RECURSOS EM FISIOTERAPIA CARDIORRESPIRATÓRIA

RECURSOS EM FISIOTERAPIA CARDIORRESPIRATÓRIA

George Jerre Vieira Sarmento
(Organizador)

- Graduado pelo Centro Universitário Claretiano de Batatais (Ceuclar).
- Pós-graduado em Fisioterapia Respiratória pela Universidade Cidade de São Paulo (Unicid).
- Coordenador técnico da Equipe de Fisioterapia do Hospital Nossa Senhora de Lourdes.
- Coordenador do Curso de Especialização em Fisioterapia Cardiorrespiratória do Hospital Nossa Senhora de Lourdes.
- Supervisor do Curso de Especialização em Fisioterapia Cardiorrespiratória do Hospital Nossa Senhora de Lourdes.
- Coordenador do Curso de Pós-graduação em Ventilação Mecânica da Faculdade Nossa Senhora de Lourdes.

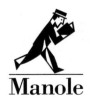

Manole

Copyright © 2012, por meio de contrato com o organizador.

Projeto Gráfico: Nelson Mielnik e Sylvia Mielnik
Adaptação de Projeto Gráfico: Depto. Editorial da Editora Manole
Editoração Eletrônica: Oika Comunicação e Serviços Editoriais
Capa: Eduardo Bertolini
Imagem da Capa: Banco de imagens do Hospital Nossa Senhora de Lourdes
Ilustrações: Mary Yamazaki Yorado, Sírio Cançado e Depto. Editorial da Editora Manole

Dados Internacionais de Catalogação na Publicação (CIP)
(Câmara Brasileira do Livro, SP, Brasil)

Recursos em fisioterapia cardiorrespiratória / George Jerre Vieira Sarmento (organizador) . -- Barueri, SP : Manole, 2012.
Vários coautores e colaboradores. Bibliografia. ISBN 978-85-204-3290-7
1. Cardiologia 2. Fisioterapia 3. Sistema cardiopulmonar – Fisioterapia I. Sarmento, George Jerre Vieira.
12-05201   CDD-616.12062   NLM-WB 460

Índices para catálogo sistemático:
1. Fisioterapia cardiorrespiratória : Ciências
médicas   616.12062

Todos os direitos reservados.
Nenhuma parte deste livro poderá ser reproduzida, por qualquer
processo, sem a permissão expressa dos editores.
É proibida a reprodução por xerox.
A Editora Manole é afiliada à ABDR – Associação Brasileira de Direitos Reprográficos.

1ª edição – 2012

Direitos adquiridos pela:
Editora Manole Ltda.
Avenida Ceci, 672 – Tamboré
06460-120 – Barueri – SP – Brasil
Fone: (11) 4196-6000 – Fax: (11) 4196-6021
www.manole.com.br
info@manole.com.br

Impresso no Brasil
Printed in Brazil

Fale com o autor: georgehnsl@yahoo.com

DEDICATÓRIA

Ao mestre Carlos Alberto Caetano Azeredo, sem dúvida alguma uma das pessoas mais importantes de minha vida (*in memoriam*).

George Jerre Vieira Sarmento

Com todo amor e respeito dedico este livro ao meu querido esposo Luciano Angheben, grande incentivador de minhas aventuras científicas.
Aos colegas fisioterapeutas.
Aos colegas fisiologistas.

Juliana Mendes Moura Angheben

A todos os estudantes e profissionais fisioterapeutas que zelam pela qualidade do atendimento de seus pacientes, realizando um trabalho com amor e ética, respeitando as diferenças, trabalhando em equipe e almejando sempre o constante aprimoramento e desenvolvimento pessoal, social e profissional.
Aos pesquisadores movidos pela busca incessante de conhecimento e validação científica da arte de ser fisioterapeuta.

Tathiana Santana Shiguemoto

SUMÁRIO

Apresentação IX
Prefácio XI
Agradecimentos XII
Nota do organizador XIII
Coautoras e colaboradores XV

1 Drenagem postural 1
Denise Rolim Leal de Medeiros, Evelim Leal de Freitas Dantas Gomes e Fernanda Córdoba Lanza

2 Vibrocompressão 15
Denise Rolim Leal de Medeiros, Evelim Leal de Freitas Dantas Gomes e Fernanda Córdoba Lanza

3 Tapotagem 18
Denise Rolim Leal de Medeiros, Evelim Leal de Freitas Dantas Gomes e Fernanda Córdoba Lanza

4 Desinsuflação pulmonar 21
Renato Pereira da Costa

5 Reexpansão pulmonar 31
Renato Pereira da Costa

6 Considerações sobre posicionamento e alterações na biomecânica e ventilação pulmonar 35
Marcelo Velloso e Eliane Maria de Carvalho

7 Manuseio de tronco: alongamento, resistência e fortalecimento dos músculos envolvidos na respiração 50
Elaine Fraccaro de Martin

8 Bases do método reequilíbrio toracoabdominal 59
Mariangela Pinheiro de Lima

   Tratamento da respiração pelo método reequilíbrio toracoabdominal: manuseio e técnicas 73
Mariangela Pinheiro de Lima e Rafaela Ana Gabriela Campos Mendes Silva

9 Cinesioterapia respiratória 93
Renato Pereira da Costa e Flaubert Luiz Lopes Rocha

10 Exercícios programados e padrões ventilatórios terapêuticos: recursos da fisioterapia para pacientes cardiorrespiratórios 102
Gustavo Alfredo Cuello

11 Terapia respiratória associada a atividades físicas e lúdicas para crianças com doença respiratória 117
Sarah Rand, Louisa Hill e S. Ammani Prasad

12 Ciclo ativo da respiração 132
Kelly Cristina de Oliveira Abud

13 Drenagem autogênica: a técnica respiratória 136
Paula Agostini, Jean Chevaillier e Lynne Gumery O'Grady

14 Técnicas inspiratórias lentas para depuração das vias aéreas periféricas 145
Denise Rolim Leal de Medeiros, Evelim Leal de Freitas Dantas Gomes, Fernanda Córdoba Lanza e Guy Postiaux

15 Técnicas expiratórias lentas 148
Denise Rolim Leal de Medeiros, Evelim Leal de Freitas Dantas Gomes, Fernanda Córdoba Lanza e Guy Postiaux

16 Técnicas expiratórias forçadas 154
Denise Rolim Leal de Medeiros, Evelim Leal de Freitas Dantas Gomes, Fernanda Córdoba Lanza e Guy Postiaux

17 Técnicas inspiratórias forçadas e de depuração das vias aéreas superiores 159
Denise Rolim Leal de Medeiros, Evelim Leal de Freitas Dantas Gomes, Fernanda Córdoba Lanza e Guy Postiaux

18 Aumento do fluxo expiratório (AFE) 165
Maria Regina de Carvalho Coppo e Mônica Carvalho Sanchez Stopiglia

19 Tosse 178
Ana Maria Gonçalves Carr

20 Aspiração endo e nasotraqueal 188
Renata Henn Moura e Renata Couto do Canto

21 Vibradores: vibração mecânica e colete de higiene brônquica 201
Marcelo Magno Laguna e Marcelo Adriano Ingraci Barbosa

22 Shaker®/Flutter® 206
Vinícius Torsani

    Acapella® 213
Carla Oliveira Pierin

23 Ventilação intrapulmonar percussiva – VIP 215
Cristiano Pires Carvalhaes e Simone Rodrigues Faria Carvalhaes

24 Insuflador-exsuflador mecânico – Cough Assist® 222
Maria Clariane Berto, Daniela A. de Oliveira e Simone Gonçalves de Andrade Holsapfel

25 Técnicas de remoção de secreções brônquicas em pacientes ventilados mecanicamente 236
Marcus Vinicius Herbst Rodrigues e Poliana de Andrade Lima

26 Respiron®/Voldyne® 245
Vinícius Torsani

    CliniFLO®/Coach® 255
Carla Oliveira Pierin

27 Terapia para expansão pulmonar: técnicas e equipamentos para realização de pressão positiva ... 257
Ana Maria Gonçalves Carr, Ali Mohamed Awada e Fabíola Pereira Rebouças

    Sistemas EPAP/PEP 271
Eduardo Moreno e Fernanda Batista Ferreira

    EzPAP 279
Carla Oliveira Pierin

28 Técnicas de insuflação pulmonar: *air stacking* e respiração glossofaríngea 283
Lizete Yumi Nakano

29 Bases do treinamento muscular respiratório 297
Rosmari Aparecida Rosa Almeida de Oliveira, Silvia Maria de Toledo Piza Soares e Carolina Kosour

30 Protocolos de ajudas técnicas aos músculos respiratórios para evitar falência respiratória e traqueostomia: um novo paradigma de tratamento para os pacientes com doença neuromuscular 313
John Bach e Miguel R. Gonçalves

31 Auxílios musculares respiratórios comparativos à fisioterapia torácica 327
Chitra Gnanasabesan

Índice remissivo 345

APRESENTAÇÃO

Foi com muita alegria que recebi o convite de meu amigo George Vieira para fazer a apresentação deste livro, obra que estará entre os nove outros livros já editados por ele.

São todas obras que nos remetem a discussões saborosas e calorosas e ao constante aprendizado e que transitam pelas diversas áreas do saber da nossa eclética Fisioterapia: terapia intensiva, pediatria e neonatologia, pacientes críticos, pré e pós-operatório, entre outras.

Este livro, em especial, descreve os princípios mais básicos da fisioterapia respiratória, nossos pilares, tais como: drenagem postural e considerações a respeito das alterações promovidas na mecânica e na ventilação pulmonar, manobras reexpansivas com e sem o auxílio de incentivadores respiratórios, toda variedade de exercícios respiratórios, além das técnicas fisioterapêuticas de ciclo ativo, drenagem autogênica, EDIC, ELTGOL, entre outras.

Aborda, ainda, o uso de pressão positiva como técnica reexpansiva, além de apresentar dois capítulos internacionais sobre músculos respiratórios e, como novidade, atividades e exercícios lúdicos que contribuem para o maravilhoso trabalho do fisioterapeuta.

Em relação à remoção de secreções, discute desde os aspectos da tosse e aspiração até o uso do Cough Assist®.

Não poderia ainda deixar de comentar sobre nossos colegas que foram convidados para escrever sobre todos os assuntos mencionados, profissionais de altíssimo nível, compondo o cenário final deste livro: o sucesso!

George, devo agradecê-lo pela brilhante iniciativa e incansável proposta de reciclagem.

Boa leitura, grandes discussões e, acima de tudo, o desejo da aplicação desses conhecimentos na prática clínica. Nossos pacientes agradecem.

Luciana Dias Chiavegato

PREFÁCIO

Todo livro lançado traz novas perspectivas de aprendizado, novas energias e grandes planos a serem cumpridos.

Disse Jonathan Kozol: "Escolha batalhas grandes o bastante para serem importantes e pequenas o bastante para serem vencidas". Eis aí um bom conselho. Ao longo destes anos na Fisioterapia fizemos muitas conquistas. Tivemos um engrandecimento em nossa informação científica, fizemos novas descobertas e estamos direcionando nossas profissões com seriedade, responsabilidade e visão do todo.

Com este livro, que abrange uma gama de informações assistenciais, podemos melhorar a nossa técnica, aprimorar as propostas de tratamento aos nossos pacientes e difundir o conhecimento de forma coesa e direta.

As pesquisas vêm se desenvolvendo a passos largos nos grandes e pequenos centros de estudo e de assistência. Cada vez mais, elas têm direcionado a decisão do tratamento em nossas áreas, quando buscamos informações científicas de maior confiabilidade e precisão em condutas terapêuticas e preventivas sobre uma determinada terapêutica.

Portanto, a qualidade na assistência deve ser a nossa preocupação. É uma tarefa complexa e muitas vezes elaborada de forma que parece não ter fim. A importância dos dados epidemiológicos brasileiros é imensurável para que possamos pensar em como anda nossa assistência e qual o custo e a efetividade de nossas atividades. Nas formulações mais recentes, considera-se essencial o uso de fatos, dados e evidências no planejamento "efetivo e responsável", na ação e na avaliação das intervenções de saúde, caracterizando o que tem sido denominado um "processo de tomada de decisões baseando-se em informações". Essa metodologia epidemiológica envolve conceitos responsáveis pela eficácia, segurança e efetividade; envolve também a avaliação da qualidade e a avaliação econômica (eficiência) responsáveis pela análise de custo-efetividade, custo-utilidade e custo-benefício.

A constante avaliação da qualidade da assistência e a abordagem nos processos de segurança dos pacientes, capazes de identificar os riscos que nossa atuação oferece aos pacientes, são vitais para o sucesso das organizações.

Tenho certeza de que estas considerações direcionarão sua atenção para mais esta obra publicada por este grande amigo que engrandece nossa trajetória profissional.

Leny Vieira Cavalheiro

AGRADECIMENTOS

Às amigas Tathiana Santana Shiguemoto e Juliana Mendes Moura Angheben, que acreditaram neste projeto, dedico todo o mérito desta obra.

Ao Professor Sergio Mingrone, eterno professor e amigo, pelo apoio durante todos esses anos.

A todos os colaboradores que possibilitaram a realização deste livro, e assim, a realização de mais um sonho.

George Jerre Vieira Sarmento

A Deus.

À minha amiga, Tathiana Shiguemoto, pelo apoio incondicional e carinho em todos os momentos.

Ao meu amigo e mestre, George Sarmento, que me ensinou o que é amar a Fisioterapia.

A todos os colaboradores desta obra, nacionais e internacionais, pela fé e dedicação a este trabalho.

Juliana Mendes Moura Angheben

Agradeço a Deus pela minha vida e pela graça de ser fisioterapeuta.

Agradeço a minha família, especialmente aos meus queridos pais, irmã e marido pelo amor e apoio em todas as horas.

Agradeço aos meus amigos George e Juliana pela parceria. Todo o meu reconhecimento aos profissionais da Editora Manole que também se empenharam para a produção desta valiosa obra, que conta com a participação de renomados autores nacionais e internacionais na área da Fisioterapia.

Agradeço por essa fantástica oportunidade: foi uma missão de muita responsabilidade da qual tive um imenso prazer de participar.

Para finalizar, toda a minha gratidão aos autores, que de forma generosa e indispensável, se dedicaram em realizar um trabalho de grande qualidade, trazendo um panorama mais global dos recursos utilizados pelo fisioterapeuta no Brasil e em alguns países. Acredito que esta obra contribuirá imensamente para o aprendizado de muitos estudantes e profissionais.

Tathiana Santana Shiguemoto

NOTA DO ORGANIZADOR

A ideia desta obra surgiu com o objetivo de fornecer informações concisas e atualizadas sobre recursos instrumentais e não instrumentais em Fisioterapia Cardiorrespiratória. Assim sendo, este livro vem para preencher uma lacuna na literatura acadêmica e profissional.

COAUTORAS E COLABORADORES

COAUTORAS

Juliana Mendes Moura Angheben
- Graduada em Fisioterapia pelo Centro Universitário Fieo (UniFieo).
- Especialista em Fisiologia pela Faculdade de Medicina do ABC (FMABC).
- Especialista em Fisioterapia Cardiorrespiratória pelo Hospital Nossa Senhora de Lourdes (HNSL).
- Mestre em Ciências da Saúde pela Faculdade de Medicina do ABC (FMABC).
- Doutoranda do Departamento de Fisiologia Cardiovascular e Respiratória da Universidade Federal de São Paulo (Unifesp).

Tathiana Santana Shiguemoto
- Fisioterapeuta formada pela Pontifícia Universidade Católica de Campinas (PUC-Campinas).
- Especialista em Fisioterapia Cardiorrespiratória pelo Hospital Nossa Senhora de Lourdes (HNSL).
- Formação no conceito Bobath, Integração Sensorial e Reequilíbrio Toracoabdominal.
- Experiência em fisioterapia no setor hospitalar, domiciliar e ambulatorial tanto em pediatria como em geriatria.
- Voluntária no Holland Bloorview Kids Rehabilitation Hospital (Toronto, Canadá).
- Assistente de Pesquisa – Projeto Lokomat no Bloorview Research Institute (Toronto, Canadá).
- Supervisora do Horário de Almoço e das Atividades Físicas Diárias no Setor Escolar Integrado no Bloorview School Authority (Toronto, Canadá).
- Membro integrante do Rehab Grupo Brasil – www.rehabgrupobrasil.com.br.

COLABORADORES

Ali Mohamed Awada
- Fisioterapeuta formado pela Universidade de Santo Amaro (Unisa).
- Especialista em Fisioterapia Cardiorrespiratória pelo Hospital Nossa Senhora de Lourdes.
- Fisioterapeuta do Hospital Geral de Pedreira.
- Supervisor de estágio da Especialização em Fisioterapia Cardiorrespiratória do Hospital Nossa Senhora de Lourdes (HNSL).
- Fisioterapeuta do Hospital Alemão Oswaldo Cruz.

Ana Maria Gonçalves Carr
- Mestre em Ciências pela Faculdade de Medicina da Universidade de São Paulo (FMUSP).
- Aprimoramento em Fisioterapia em Terapia Intensiva pelo Hospital das Clínicas da Universidade de São Paulo (HC-FMUSP).
- Especialista em Fisioterapia Pediátrica pela Universidade Gama Filho (UGF).
- Especialista em Metodologia e Didática do Ensino Superior pela Faculdade de Fisioterapia, Filosofia, Ciências e Letras de Guarulhos (FIG).
- Professora convidada da Especialização em Fisioterapia Cardiorrespiratória e Hospitalar da Universidade Cruzeiro do Sul (Unicsul).
- Supervisora da Especialização em Fisioterapia Cardiorrespiratória do Hospital e Maternidade Nossa Senhora de Lourdes (HNSL).
- Supervisora de Estágio em Fisioterapia Aplicada à Pediatria e Neonatologia na graduação em Fisioterapia na Universidade de Guarulhos (UnG).

- Supervisora de Estágio em Fisioterapia Aplicada à Clínica Médica e Cirúrgica na graduação em Fisioterapia na Universidade de Guarulhos (UnG).

Carla Oliveira Pierin
- Fisioterapeuta especialista em Fisioterapia Cardiopulmonar. Cursos no Brasil e no exterior em Ventilação Não Invasiva.

Carolina Kosour
- Doutoranda do Departamento de Cirurgia da FCM da Universidade Estadual de Campinas (Unicamp).
- Fisioterapeuta da UTI do Hospital de Clínicas da Universidade Estadual de Campinas (Unicamp).
- Coordenadora do Curso de Especialização em Fisioterapia Respiratória da UTI da Universidade Estadual de Campinas (Unicamp).

Chitra Gnanasabesan
- Respiratory Therapist – Specialization in Pediatric Rehabilitation and Complex Continuing Care.
- Respiratory Therapy Clinical and Student Coordinator at Holland Bloorview Kids Rehabilitation Hospital (Toronto, Canada).
- Clinical Educator.
- Interprofessional Education Facilitator.

Cristiano Pires Carvalhaes
- Especialista em Fisioterapia Respiratória pela Faculdade de Medicina da Universidade de São Paulo (HC--FMUSP).
- Fisioterapeuta da Unidade de Terapia Intensiva do Hospital Alemão Oswaldo Cruz.

Daniela A. de Oliveira
- Fisioterapeuta pela Universidade de Guarulhos (UnG).
- Especialista em Fisioterapia Respiratória pela Santa Casa de Misericórdia de São Paulo.
- Gerente de Desenvolvimento de Produtos da Lumiar Health Care.

Denise Rolim Leal de Medeiros
- Especialista em Fisioterapia Respiratória pela Universidade Federal de São Paulo (Unifesp).
- Especialista em Fisioterapia em UTI Pediátrica e Neonatal pelo Instituto da Criança – Faculdade de Medicina da Universidade de São Paulo (ICr-HC-FMUSP).
- Mestranda em Pediatria pela Universidade de São Paulo (USP).
- Fisioterapeuta da Terapia Intensiva Pediátrica do Hospital Sírio-Libanês.

Eduardo Moreno
- Graduado em Fisioterapia pela Universidade Veiga de Almeida, Rio de Janeiro.
- Pós-Graduado em Fisioterapia Hospitalar pela Unigranrio.
- Diretor da CriticalMed, responsável pelo Departamento de Atendimento em Saúde & Sono tendo como atuação a pesquisa e o desenvolvimento de novos produtos de aplicação em Fisioterapia Respiratória.
- Membro da Sociedade Brasileira do Sono (SBA), da Associação Brasileira de Fisioterapia Cardiorrespiratória e Fisioterapia em Terapia Intensiva (Assobrafir) e da Associação Carioca dos Portadores de Distrofia Muscular (Acadim).

Elaine Fraccaro de Martin
- Fisioterapeuta.
- Formação nos conceitos Neuroevolutivo Bobath e Baby Course, Kabat, Reequilíbrio Toracoabdominal (RTA), RPG/RPM.
- Atua na área de reabilitação neurológica, respiratória clínica e institucional.
- Ministra palestras e cursos sobre o tema há 12 anos e realiza supervisão de graduandos e residentes de especialização nessa área.

Eliane Maria de Carvalho
- Graduada em Fisioterapia pela Faculdade de Educação Física de Lins.
- Doutora em Ciências pela Universidade de São Paulo (USP).
- Professora adjunta I da Faculdade de Educação Física e Fisioterapia da Universidade Federal de Uberlândia (UFU).

Evelim Leal de Freitas Dantas Gomes
- Especialista em Fisioterapia Cardiorrespiratória pelo Instituto do Coração, Hospital das Clínicas da Faculdade de Medicina da Universidade de São Paulo (InCor--HC-FMUSP).
- Especialista em Terapia Intensiva Pediátrica/Neonatal e Fisioterapia Respiratória pela Assobrafir.
- Doutoranda em Ciências da Reabilitação pela Universidade Nove de Julho (Uninove).
- Fisioterapeuta da Terapia Intensiva Pediátrica do Hospital Sírio-Libanês.

Fabíola Pereira Rebouças
- Graduada em Fisioterapia pela Universidade Católica de Santos.
- Especialista em Fisioterapia Respiratória pela Irmandade da Santa Casa de Misericórdia de São Paulo.

- Mestranda em Ciências da Saúde pela Universidade Federal de São Paulo (Unifesp).
- Fisioterapeuta do Hospital Alemão Oswaldo Cruz.
- Revisora de Periódicos da *Revista Neurociências*.

Fernanda Batista Ferreira
- Graduada pela Universidade Gama Filho (UFG).
- Realizou treinamento técnico e profissional em Fisioterapia Geral no Hupe/UERJ em 2000 e 2001.
- Pós-graduada em Fisioterapia Cardiovascular e Respiratória pela Universidade Estácio de Sá (Unesa).
- Membro da Associação Brasileira de Fisioterapia Cardiorrespiratória e Fisioterapia em Terapia Intensiva (Assobrafir) desde 2005.
- Atua há 12 anos como Fisioterapeuta Respiratória no pré e pós-operatório na equipe de cirurgia torácica liderada pelo Dr. Anderson Nassar, referência Amil do Rio de Janeiro.
- Desde 2010 é Coordenadora de Curso de Capacitação Profissional e Projetos da Associação Carioca de Distrofia Muscular (Acadim).
- Atualmente é conselheira do Conselho Municipal de Saúde do Rio de Janeiro, quadriênio 2012/2015.

Fernanda Córdoba Lanza
- Doutora em Ciências aplicadas à Pediatria pela Universidade Federal de São Paulo (Unifesp).
- Pesquisadora Associada da Disciplina de Alergia, Imunologia e Reumatologia Pediátrica do Departamento de Pediatria da Universidade Federal de São Paulo (Unifesp).
- Professora Colaboradora do Programa de Pós-Graduação em Ciências da Reabilitação da Universidade Nove de Julho (Uninove).

Flaubert Luiz Lopes Rocha
- Bacharel em Fisioterapia pela Faculdade Santa Terezinha-MA.
- Especialista em Fisioterapia em Clínica Médica pela Universidade Federal de São Paulo (Unifesp/EPM).
- Fisioterapeuta do Hospital Samaritano, São Paulo.

Gustavo Alfredo Cuello
- Kinesiólogo formado pela Escola de Kinesiología e Fisiatría da Faculdade de Medicina da Universidade de Buenos Aires.
- Mestre, licenciado em Kinesiología pela Escola de Kinesiología e Fisiatría da Faculdade de Medicina da Universidade de Buenos Aires.
- *Fellowship* na Sección de Neumología del Programa de Pediatría Pulmonar del Departamento de Pediatría de la Escuela de Medicina de la Universidad de Puerto Rico, Centro Pediátrico Pulmonar.
- Especialista em Kinesiología Cardiorrespiratória pelo Colegio de Kinesiólogos da Província de Buenos Aires.
- Doutor em Kinesiologia e Fisiatría pela Universidade de Buenos Aires, Argentina.
- Docente Facilitador Externo da Escola de Kinesiología e Fisiatría da Faculdade de Medicina da Universidade de Buenos Aires.
- Professor Titular da Faculdade de Medicina da Universidade Católica Argentina, Buenos Aires.
- Docente da Faculdade Inspirar – Curitiba, Brasil.
- Livre-docente de Cursos de Pós-graduação e Programas de Residentes.
- Membro Par Avaliador da CONEAU.
- Consultor.
- Terapeuta.
- Diretor da Carreira de Especialização em Kinesiología Cardiorrespiratória da Faculdade de Medicina da Universidade Católica Argentina.

Guy Postiaux
- Fisioterapeuta no Grand Hôpital de Charleroi, Services de Médecine Interne et de Pédiatrie. Charleroi, Bélgica.

Jean Chevaillier
- He started studying physiotherapy at the Gent School voor Paramedische Beroepen in 1960 and graduated in 1963 as a physiotherapist.
- His whole career went from 1963 to 2005 at the Zeepreventorium in De Haan Belgium where he was the head of the physiotherapy department.
- In 1967 he started developing the Autogenic Drainage technique as a reaction to the usual techniques used at that time. At that time, his medical director Dr. Alexander gave him the opportunity to investigate in that field and always stimulated him to improve his work.
- One of the instigators and founders of the IPG/CF (International Physiotherapy Group for CF).
- Since then he continued to develop the AD technique and revised the other known techniques like PEP and Flutter to adapt them to the "flow modulation concept" which is the base of the Autogenic Drainage.
- Together with a few colleagues from Belgium, he created a working group for respiratory physiotherapists specialized in the care of CF patients more than 20 years ago. Nowadays, as a group, they are also interested in the care of many other pulmonary diseases.
- He started teaching the AD in the early 80's and actually he is still teaching the AD and other techniques all over Europe to interested physiotherapists.

John Bach
- Professor and Vice Chairman, Department of Physical Medicine and Rehabilitation.
- Professor of Neurosciences, Department of Neurosciences, UMDNJ-New Jersey Medical School.
- Medical Director of the Center for Ventilator Management Alternatives University Hospital, Newark, N.J.

Kelly Cristina de Oliveira Abud
- Especialista em Fisioterapia Cardiorrespiratória pelo Instituto do Coração (InCor) – HC-FMUSP.
- Fisioterapeuta da UTI cirúrgica pediátrica do Instituto do Coração (InCor) – HC-FMUSP.
- Membro da Comissão de Ensino do Serviço de Fisioterapia do Instituto do Coração (InCor) – HC-FMUSP.
- Supervisora de estágio do curso de especialização em Fisioterapia Cardiorrespiratória do Instituto do Coração (InCor) – HC-FMUSP.
- Professora das disciplinas de Fisioterapia em Terapia Intensiva e Pediatria do curso de especialização em Fisioterapia Respiratória da Universidade Adventista de São Paulo.

Lizete Yumi Nakano
- Graduada em Fisioterapia pela Faculdade de Medicina da Universidade de São Paulo (FMUSP).
- Aprimoramento em Fisioterapia em Unidades de Terapia Intensiva, Coronariana e Semi-Intensiva pelo Hospital Sírio-Libanês.
- Especialização em Fisioterapia em Unidade de Terapia Intensiva Pediátrica e Neonatal pelo Instituto da Criança, Hospital das Clínicas da Faculdade de Medicina da Universidade de São Paulo (ICr-HC-FMUSP).
- Fisioterapeuta do setor de Pediatria do Hospital Municipal do Campo Limpo.
- Fisioterapeuta do setor de Fisioterapia Respiratória da Associação Brasileira de Distrofia Muscular (ABDIM).

Louisa Hill
- Senior Paediatric Respiratory Physiotherapist.
- Great Ormond Street Hospital for Children NHS Trust – London, UK.

Lynne Gumery O'Grady
- Trabalhou com adultos por 30 anos, 27 deles dedicados à prática médica no West Midlands Adult Regional CF Centre, Reino Unido.
- Lecionou como Honorary Clinical Lecturer, na Universidade de Birmingham, Reino Unido.
- É membro-fundadora da Association of Chartered Physiotherapists in Cystic Fibrosis.

- Recebeu o prêmio Fellowship of the Chartered Society of Physiotherapy, em novembro de 2009.

Marcelo Adriano Ingraci Barbosa
- Professor Doutor da Faculdade de Medicina de São José do Rio Preto (Famerp) – Hospital de Base de São José do Rio Preto.
- Coordenador do curso de Fisioterapia da Universidade Paulista (Unip) de São José do Rio Preto.

Marcelo Magno Laguna
- Fisioterapeuta supervisor de Ortopedia, Traumatologia, Reumatologia e Desportiva da Universidade Paulista (Unip) de São José do Rio Preto.

Marcelo Velloso
- Graduado em Fisioterapia pela Faculdade de Ciências e Tecnologia da Universidade Estadual de São Paulo (Unesp).
- Especialista em Fisioterapia em Terapia Intensiva pela Universidade de São Paulo.
- Mestre em Reabilitação pela Universidade Federal de São Paulo (Unifesp).
- Doutor em Ciência pela Universidade Federal de São Paulo (Unifesp).
- Professor Adjunto do Departamento de Fisioterapia da Escola de Educação Física, Fisioterapia e Terapia Ocupacional da Universidade Federal de Minas Gerais (UFMG).

Marcus Vinicius Herbst Rodrigues
- Fisioterapeuta do Serviço de Fisioterapia do Instituto do Coração do Hospital das Clínicas da Faculdade de Medicina da Universidade de São Paulo (InCor-HC-FMUSP).
- Especialista em Fisioterapia Cardiorrespiratória pelo Instituto do Coração do Hospital das Clínicas da Faculdade de Medicina da Universidade de São Paulo (InCor-HC-FMUSP).
- Especialista em Fisioterapia Respiratória pela Assobrafir.
- Doutor em Cardiologia pela Faculdade de Medicina da Universidade de São Paulo (FMUSP).
- Professor Convidado da Escola Superior de Saúde Jean Piaget/Portugal.
- Coordenador do Curso de Fisioterapia da Faculdade Piaget/Brasil.
- Coordenador do site www.fisiorespiratoria.com.br.

Maria Clariane Berto
- Graduada em Fisioterapia pela Universidade Metodista de Piracicaba (Unimep).
- Especialista em Fisioterapia Neurológica pela Universidade de São Paulo (USP).

- Especialista em Terapia Intensiva pela Universidade Federal de São Paulo (Unifesp).
- Mestre em Reabilitação pela Universidade Federal do Estado de São Paulo (Unifesp).
- Responsável pelo Ambulatório de Fisioterapia Respiratória para Pacientes com Esclerose Lateral Amiotrófica da Universidade Federal de São Paulo (Unifesp).
- Coordenadora de Service & Suporte ao Cliente da Philips Respironics.

Maria Regina de Carvalho Coppo
- Graduada em Fisioterapia pela Pontifícia Universidade Católica de Campinas (Puccamp).
- Mestre em Saúde da Criança e do Adolescente pelo Centro de Investigações Pediátricas da Universidade Estadual de Campinas (Unicamp).
- Fisioterapeuta do Departamento de Pediatria da Faculdade de Ciências Médicas da Universidade Estadual de Campinas (Unicamp).
- Responsável pela UTI Neonatal do Centro de Assistência Integral à Saúde da Mulher da Universidade Estadual de Campinas (CAISM/Unicamp).
- Supervisora do Curso de Especialização em Fisioterapia em Neonatologia da Faculdade de Ciências Médicas da Universidade Estadual de Campinas (Unicamp).

Mariangela Pinheiro de Lima
- Fisioterapeuta pela Universidade Católica de Petrópolis.
- Especialista nos Métodos Bobath Básico, Baby e Reeducação Postural Global.
- Idealizadora e professora do Método Reequilíbrio Toracoabdominal.

Miguel R. Gonçalves
- Fisioterapeuta da Unidade de Fisiopatologia Respiratória e Ventilação, Serviço de Pneumologia da Unidade de Cuidados Intensivos, Serviço de Urgência – Hospital São João, Porto, Portugal.
- Professor do Departamento de Fisioterapia da ESTS Porto e da Escola Superior de Saúde de Vale do Sousa (CESPU).
- Professor do Departamento de Pneumologia da Faculdade de Medicina da Universidade do Porto, Portugal.
- Editor temático da *Revista Portuguesa de Pneumologia*.

Mônica Carvalho Sanchez Stopiglia
- Graduada em Fisioterapia pela Pontifícia Universidade Católica de Campinas (Puccamp).
- Mestre em Neurociências pelo Departamento de Pediatria da Faculdade de Ciências Médicas da Universidade Estadual de Campinas (Unicamp).

- Fisioterapeuta da Universidade Estadual de Campinas (Unicamp).
- Coordenadora de curso de especialização da Universidade Estadual de Campinas.
- Chefe do serviço de Fisioterapia da Maternidade de Campinas.
- Professora-assistente das Faculdades Integradas Metropolitanas de Campinas (Metrocamp).
- Responsável pela área de Fisioterapia Neonatal e Pediátrica do Centro de Atenção Integral à Saúde da Mulher da Universidade Estadual de Campinas (CAISM/Unicamp).
- Responsável pelos cursos de Especialização em Fisioterapia Neonatal e Fisioterapia Aplicada ao Neonato e Lactente da Faculdade de Ciências Médicas da Universidade Estadual de Campinas (Unicamp).
- Responsável pelo Serviço de Fisioterapia da Maternidade de Campinas.
- Professora da Universidade Paulista (Unip) de Campinas e das Faculdades Integradas Metropolitanas de Campinas (Metrocamp).

Paula Agostini
- Clinical Specialist Physiotherapist for thoracic surgery and CF services at Birmingham Heartlands Hospital, Birmingham, UK.
- She has worked as chartered physiotherapist for 19 years in the UK, with 15 years specifically in respiratory care working in medical and surgical in-patient settings, as well as ITU, pulmonary/cardiac rehab, respiratory outpatients and for the past 9 years in the specialist areas of thoracic surgery and more recently CF.
- She is currently undertaking PhD studies at Coventry University, UK, studying effects of different physiotherapy regimens following thoracotomy.
- She has published works on postoperative pulmonary complications and use of minitracheostomy following thoracic surgery, as well as papers on incentive spirometry, Autogenic Drainage (AD), survey of UK practice in postoperative physiotherapy, and preoperative physiotherapy for patients undergoing lung resection. Her research findings have been presented locally, nationally and internationally.
- She has had a particular interest in airway physiology and has taught the AD technique nationally in the UK for the past 10 years, having written a paper on the physiology of the technique under the guidance and teaching of Jean Chevaillier.

Poliana de Andrade Lima
- Mestre em Ciências da Saúde pela Faculdade de Medicina da Universidade de São Paulo (FMUSP).

- Docente do Curso de Fisioterapia da UniSantana.
- Docente do Curso de Fisioterapia da Faculdade Piaget/ Brasil.
- Coordenadora Científica do site www.fisiorespiratoria. com.br.

Renata Couto do Canto
- Graduada em Fisioterapia pela Universidade de Santo Amaro (Unisa).
- Especialista em Fisioterapia Cardiorrespiratória pelo Hospital Nossa Senhora de Lourdes (HNSL).
- Fisioterapeuta do Hospital Geral de Pirajussara.

Renata Henn Moura
- Fisioterapeuta pela Universidade de Santo Amaro (Unisa).
- Pós-graduada em Fisioterapia Cardiorrespiratória pelo Hospital Nossa Senhora de Lourdes (HNSL).
- Fisioterapeuta do Hospital Israelita Albert Einstein.

Renato Pereira da Costa
- Graduação em Fisioterapia pela Universidade de Mogi das Cruzes (UMC).
- Especialização em Fisiologia do Exercício pela Universidade Federal de São Paulo (Unifesp).
- Especialização em Fisioterapia Respiratória pela Universidade Federal de São Paulo (Unifesp).
- Especialização em Docência no Ensino Superior pela Universidade de Guarulhos (UnG).
- Mestrado em Reabilitação pela Universidade Federal de São Paulo (Unifesp).
- Professor adjunto no Centro Universitário Campos de Andrade (UniAndrade).

Rosmari Aparecida Rosa Almeida de Oliveira
- Docente da Faculdade de Fisioterapia da Pontifícia Universidade Católica de Campinas (Puccamp).
- Mestre pelo Departamento de Cirurgia da FCM da Universidade Estadual de Campinas (Unicamp).
- Preceptora da Residência de Fisioterapia em UTI Adulto do Hospital e Maternidade Celso Pierro (Puccamp).
- Membro do Consórcio Latinoamericano de Injúria Cerebral – LABIC.

S. Ammani Prasad
- Cystic Fibrosis Coordinator/Senior Research Physiotherapist.
- Respiratory Unit of Great Ormond Street Hospital for Children NHS Trust, Londres, Reino Unido.

Sarah Rand
- Cystic Fibrosis Outreach/Research Physiotherapist.
- Great Ormond Street Hospital for Children NHS Trust de Londres, Reino Unido.

Silvia Maria de Toledo Piza Soares
- Docente da Faculdade de Fisioterapia da Pontifícia Universidade Católica de Campinas (Puccamp).
- Doutora pelo Departamento de Cirurgia da FCM da Universidade Estadual de Campinas (Unicamp).

Simone Gonçalves de Andrade Holsapfel
- Fisioterapeuta Respiratória Especialista em Doenças Neuromusculares, atuando no ambulatório de Esclerose Lateral Amiotrófica da Universidade Federal de São Paulo (Unifesp).
- Fisioterapeuta do Setor de Respiratória da Associação Brasileira de Distrofia Muscular – ABDIM, atuando com Pesquisa, Avaliação Respiratória, Tratamento Ambulatorial e Domiciliar.
- Supervisão de estágio, aulas em cursos de especialização com os temas Esclerose Lateral Amiotrófica – ELA e Doenças Neuromusculares em Geral.
- Capacitação para Cuidadores e Equipes de Reabilitação.

Simone Rodrigues Faria Carvalhaes
- Especialista em Fisioterapia Respiratória pelo Departamento de Pneumologia da Universidade Federal de São Paulo, Escola Paulista de Medicina (Unifesp/EPM).
- Mestre pelo Departamento de Pneumologia da Universidade Federal de São Paulo, Escola Paulista de Medicina (Unifesp/EPM).
- Professora do curso de graduação em Fisioterapia da Universidade Nove de Julho (Uninove).

Vinícius Torsani
- Graduação em Fisioterapia pela Pontifícia Universidade Católica de Campinas (Puccamp).
- Especialização em Fisioterapia Respiratória pela Universidade de São Paulo (USP).
- Mestrado em Ciências (Fisiopatologia Experimental) pela Universidade de São Paulo (USP).

1

DRENAGEM POSTURAL

DENISE ROLIM LEAL DE MEDEIROS
EVELIM LEAL DE FREITAS DANTAS GOMES
FERNANDA CÓRDOBA LANZA

INTRODUÇÃO

Diferentes posturas como forma de recurso terapêutico têm sido utilizadas desde o início do século XX, inicialmente descritas para tratamento de pacientes com bronquiectasia. Desde então, inúmeros estudos têm sido realizados buscando comprovação da técnica, que mostrou maior respaldo científico em meados dos anos de 1950, com a descrição dos segmentos pulmonares por meio de imagens radiológicas.

O procedimento consiste na utilização da ação da gravidade com o objetivo de drenar secreções pulmonares em direção às regiões mais centrais da árvore brônquica, para assim facilitar sua eliminação, seja por meio da tosse ou da técnica de aspiração traqueal. A verticalização dos brônquios segmentares facilita a remoção da secreção nas regiões ventiladas por esses brônquios. Conhecer a árvore brônquica é essencial para escolher a postura mais adequada para drenagem, seja pela visualização de uma alteração de ausculta pulmonar, seja pela radiografia de tórax.

ANATOMIA PULMONAR

Os pulmões, direito e esquerdo, estão contidos na cavidade torácica e possuem três faces: diafragmática, costal e mediastinal. São órgãos de formato cônico, que se subdividem em três lobos no pulmão direito e dois no pulmão esquerdo. Os lobos do pulmão direito – superior, médio e inferior – são separados por uma fissura oblíqua e outra horizontal ou transversa,

enquanto o pulmão esquerdo, com seus dois lobos, inferior e superior, apresenta apenas a fissura oblíqua.

Os lobos pulmonares são subdivididos em segmentos broncopulmonares, cada um deles suprido por um brônquio segmentar específico. O lobo superior do pulmão direito apresenta três segmentos broncopulmonares: apical, posterior e anterior, correspondentes aos números 1, 2 e 3, respectivamente. O lobo médio do pulmão direito é composto por dois segmentos, o lateral e o medial, correspondendo, respectivamente, aos números 4 e 5. Esse lobo localiza-se entre a fissura transversa e a oblíqua, anteriormente.

Por fim, o lobo inferior do pulmão direito apresenta cinco segmentos, sendo eles o apical, basal medial, basal anterior, basal lateral e basal posterior, correspondendo aos números 6, 7, 8, 9 e 10, respectivamente.

O pulmão esquerdo, que apresenta apenas dois lobos, possui em seu lobo superior os segmentos apicoposterior, anterior, lingular superior e lingular inferior, correspondendo, respectivamente, aos números 1, 2, 3, 4 e 5.

No pulmão esquerdo, os lobos são separados pela fissura oblíqua, e o lobo inferior apresenta os segmentos apical, basal anterior, basal lateral e basal posterior, correspondendo aos números 6, 8, 9 e 10, respectivamente. Alguns autores consideram os segmentos basal anterior (8) e basal medial (7) como sendo o segmento anteromedial (7-8).

INDICAÇÕES

Segundo o guia prático da American Association for Respiratory Care, as principais indicações da drenagem postural são: dificuldade para eliminar secreção, retenção de secreção, em doenças como fibrose cística, bronquiectasia ou pneumopatia com cavitação, atelectasia causada pelo tamponamento mucoso, presença de corpo estranho nas vias aéreas, produção excessiva de muco, sendo considerada excessiva, a produção de muco acima de 25 a 30 mL/dia.

A drenagem postural pode ser realizada em todas as faixas etárias, podendo sofrer modificações de acordo com a idade e tolerância do paciente. Deve ser feita preferencialmente nos intervalos das alimentações, sempre observando a presença de refluxo gastroesofágico. Sua duração depende das propriedades viscoelásticas do muco e da utilização concomitante de outra técnica, e varia bastante em toda a literatura, sendo encontrados valores que vão desde 2 minutos em recém-nascidos até 2 horas em adultos.

CONTRAINDICAÇÕES

As contraindicações podem ser divididas em absolutas e relativas. As absolutas são: instabilidade hemodinâmica, insuficiência respiratória, abdome aberto, traumatismo torácico e lesão de cabeça e pescoço, até que se estabilizem. Entre as contraindicações relativas encontram-se pressão intracraniana não controlada, cirurgia medular recente, lesão medular aguda, edema pulmonar associado a insuficiência cardíaca congestiva, hemoptise ativa, fístula broncopleural, fratura de costela, embolia pulmonar, derrames pleurais volumosos e intolerância à posição.

CORRELAÇÃO ENTRE DRENAGEM POSTURAL E RADIOGRAFIA DE TÓRAX

Por meio da drenagem postural busca-se mobilizar secreções, acelerar a velocidade do muco traqueal, aumentando sua eliminação por meio de posições que permitam que a gravidade exerça influência sobre a área afetada do pulmão. A localização dessa área pode ser realizada por radiografia de tórax e/ou por ausculta pulmonar. A seguir, serão relacionadas imagens radiológicas, com sua respectiva posição de drenagem postural mais indicada (Figuras 1.1 a 1.34).

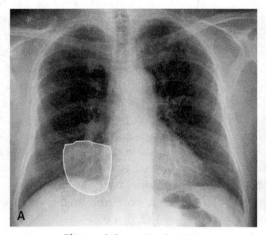
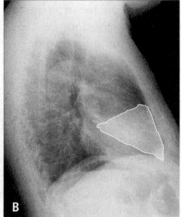

Figura 1.1 Segmento broncopulmonar medial do lobo médio.

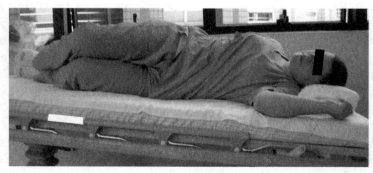

Figura 1.2 Paciente em decúbito lateral esquerdo, com 45° de rotação posterior do tronco, pés da cama elevados 30 cm ou 15°.

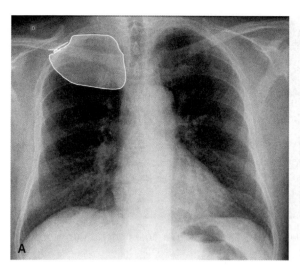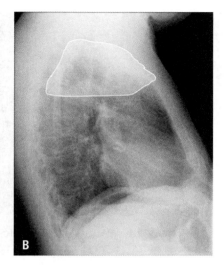

Figura 1.3 Segmento apical do lobo superior direito.

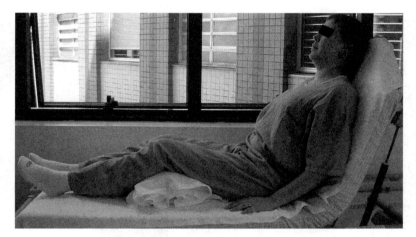

Figura 1.4 Paciente em sedestação.

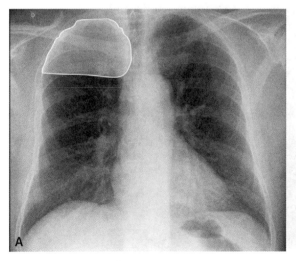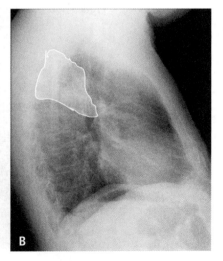

Figura 1.5 Segmento posterior do lobo superior direito.

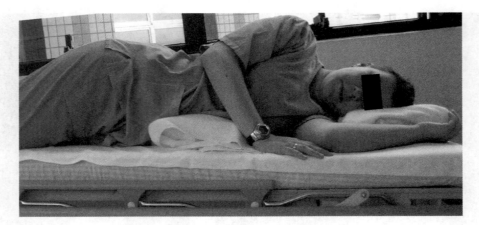

Figura 1.6 Paciente em decúbito lateral esquerdo, com rotação anterior do tronco.

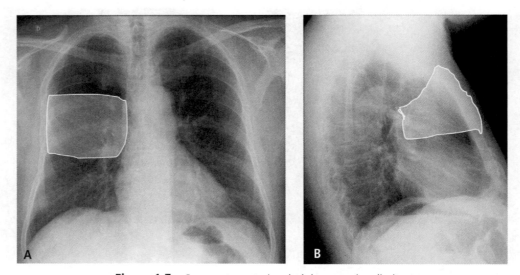

Figura 1.7 Segmento anterior do lobo superior direito.

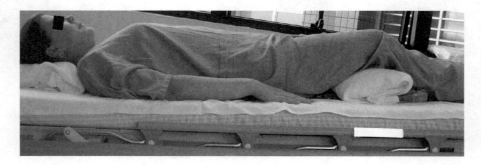

Figura 1.8 Paciente em decúbito dorsal, com ligeira rotação anterior do lado direito.

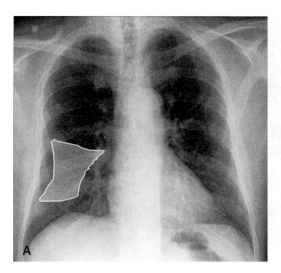
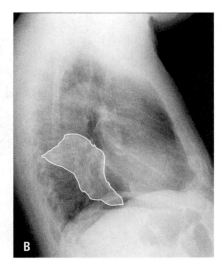

Figura 1.9 Segmento lateral do lobo médio.

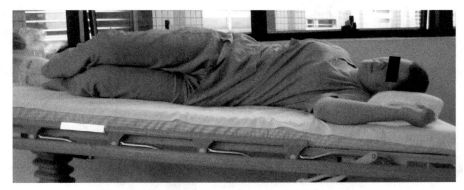

Figura 1.10 Paciente em decúbito lateral esquerdo, com 45° de rotação posterior do tronco, pés da cama elevados 30 cm ou 15°.

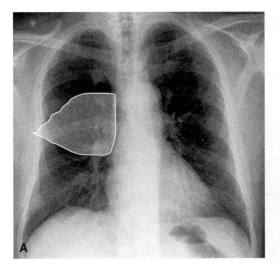
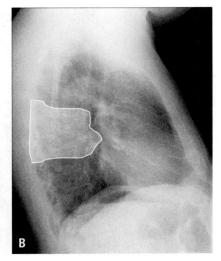

Figura 1.11 Segmento apical do lobo inferior direito.

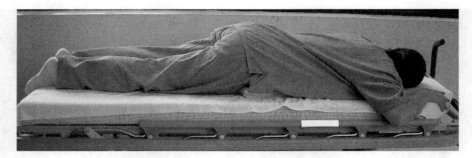

Figura 1.12 Paciente em decúbito ventral.

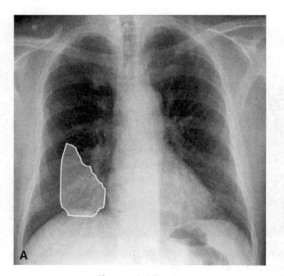
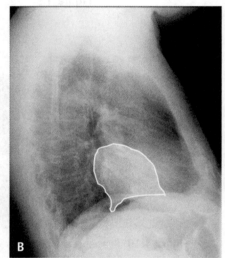

Figura 1.13 Segmento basal medial do lobo inferior direito.

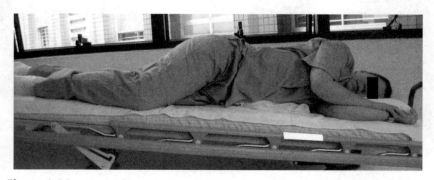

Figura 1.14 Paciente em decúbito lateral esquerdo, com pés da cama elevados.

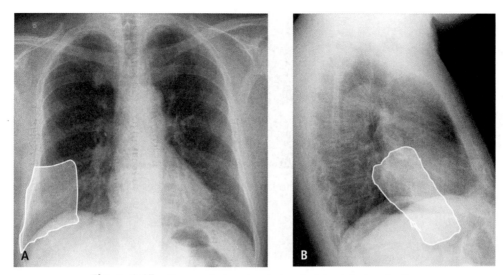

Figura 1.15 Segmento basal anterior do lobo inferior direito.

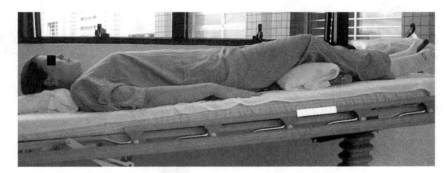

Figura 1.16 Paciente em decúbito dorsal, com os pés da cama elevados.

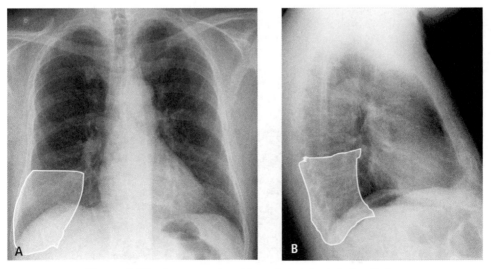

Figura 1.17 Segmento basal lateral do lobo inferior direito.

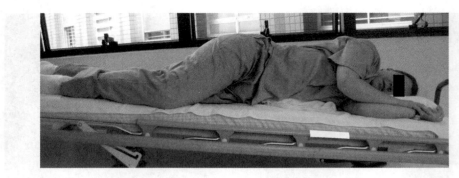

Figura 1.18 Paciente em decúbito lateral esquerdo, com pés da cama elevados.

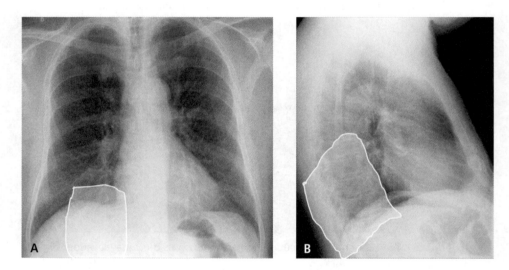

Figura 1.19 Segmento basal posterior do lobo inferior direito.

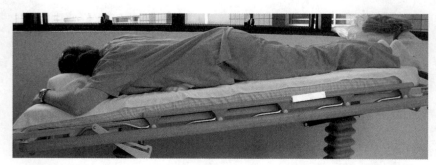

Figura 1.20 Paciente em decúbito ventral, com os pés da cama elevados.

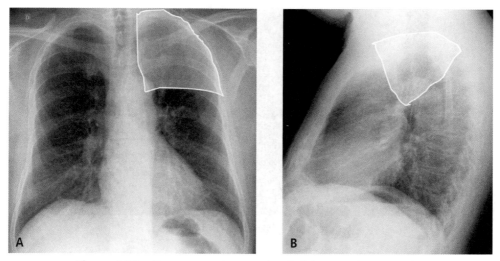

Figura 1.21 Segmento apicoposterior do lobo superior esquerdo.

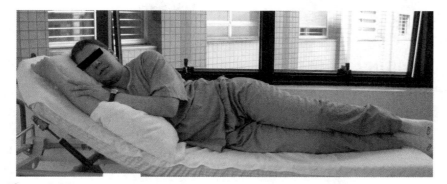

Figura 1.22 Paciente em decúbito lateral direito, com cabeceira da cama elevada.

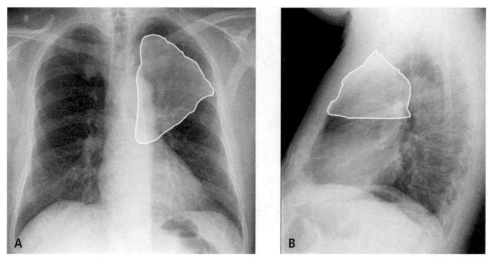

Figura 1.23 Segmento anterior do lobo superior esquerdo.

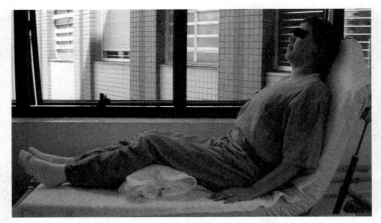

Figura 1.24 Paciente em sedestação.

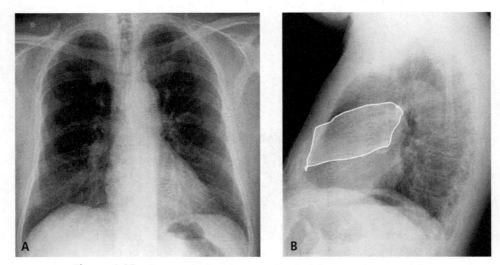

Figura 1.25 Segmento lingular superior do lobo superior esquerdo.

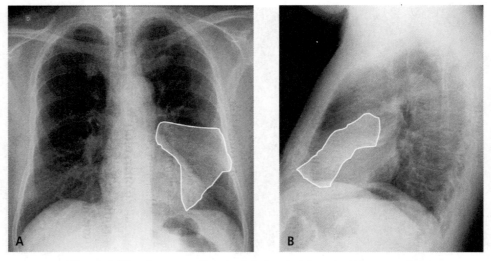

Figura 1.26 Segmento lingular inferior do lobo superior esquerdo.

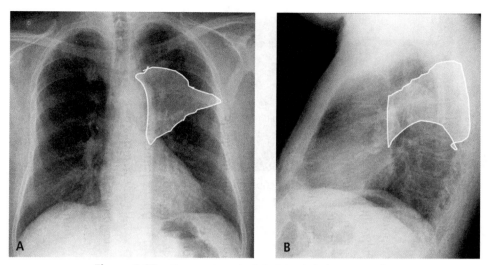

Figura 1.27   Segmento apical do lobo inferior esquerdo.

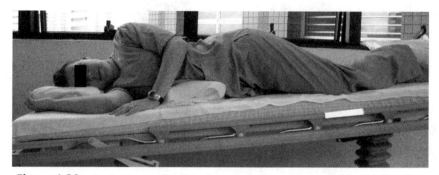

Figura 1.28   Paciente em decúbito lateral direito, com pés da cama elevados.

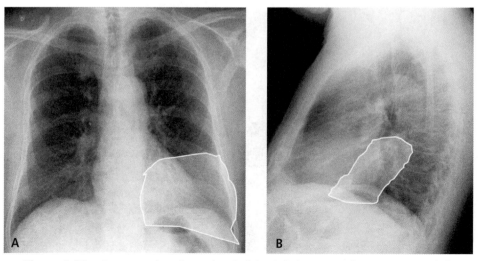

Figura 1.29   Segmento basal anterior do lobo inferior esquerdo ou anteromedial.

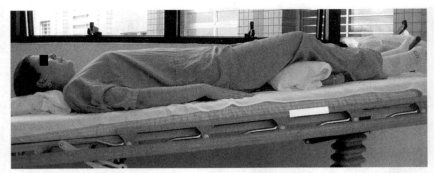

Figura 1.30 Paciente em decúbito dorsal, com pés da cama elevados.

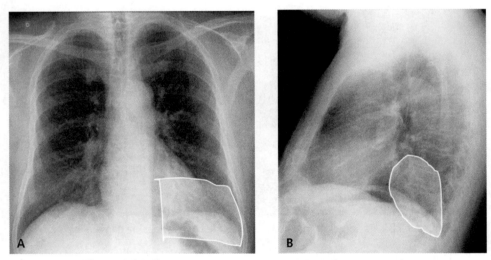

Figura 1.31 Segmento basal lateral do lobo inferior esquerdo.

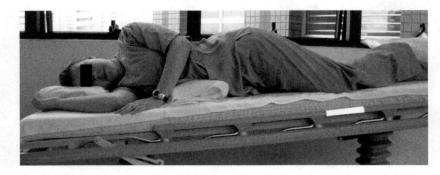

Figura 1.32 Paciente em decúbito lateral direito, com pés da cama elevados.

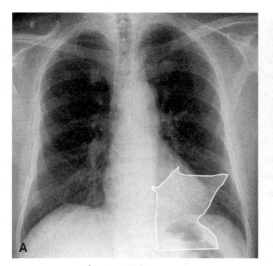
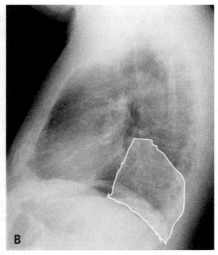

Figura 1.33 Segmento basal posterior do lobo inferior esquerdo.

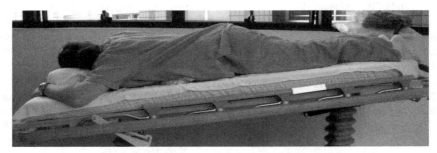

Figura 1.34 Paciente em decúbito ventral, com pés da cama elevados.

EVIDÊNCIAS DA DRENAGEM POSTURAL

Apesar de a drenagem postural ser bastante utilizada e estudada, em ambientes de terapia intensiva ela é vista com certo receio, necessitando de adaptações pela presença de sondas, cateteres e tubo orotraqueal, especialmente na faixa etária pediátrica e neonatal. Em 2006, Fineman et al. mostraram a segurança da realização da drenagem postural na posição em decúbito ventral em recém-nascidos sob ventilação mecânica.

A drenagem postural também tem sido muito estudada em associação com outras técnicas fisioterápicas, buscando a higiene brônquica, com resultados positivos.

A drenagem postural associada à tapotagem, seguida de aspiração traqueal, quando comparada a um grupo que apenas realizou aspiração traqueal, apresentou diminuição significativamente importante da resistência do sistema respiratório em estudo de Ruiz et al., demonstrando a superioridade da associação das técnicas e não apenas realização de aspiração traqueal.

Em um estudo com recém-nascidos prematuros realizado em 2009, Santos et al. associaram a drenagem postural à compressão torácica manual e aspiração intratraqueal, tendo mostrado redução da resistência de vias aéreas após a intervenção, assim como da complacência dinâmica, sem apresentar nenhuma intercorrência. Novamente provando a segurança e eficácia da técnica.

Em 2005, Thiesen et al. estudaram a influência de diversas manobras de fisioterapia respiratória, entre elas drenagem postural associada com tapotagem, na pressão intracraniana de pacientes com traumatismo cranioencefálico grave, e concluíram que as manobras fisioterápicas não afetaram de modo clinicamente significativo a pressão de perfusão cerebral desses pacientes, mostrando sua segurança mesmo nesse grupo de pacientes.

A drenagem postural também é facilmente ensinada para pacientes crônicos (p. ex., com fibrose cística), que podem realizá-la em associação ao uso do *flutter* em seu próprio domicílio, como mostrou estudo de Toledo e Adde em 2000.

RESUMO

A partir da avaliação radiológica e da ausculta pulmonar, deve-se considerar a drenagem postural como uma técnica para auxiliar na remoção da secreção, escolhendo a melhor postura, com embasamento na anatomia pulmonar. Essa técnica mostrou-se segura e eficaz em todas as faixas etárias, sendo frequentemente avaliada em associação a outra técnica de higiene brônquica.

BIBLIOGRAFIA RECOMENDADA

1. AARC (American Association for Respiratory Care) clinical practice guideline. Postural drainage therapy. Respir Care. 1994;36(12):440-52.

2. Battagin AM, Araujo DS, Silva SA, Mussi R, Adad S, Sampaio LMM. Comparação da eficácia de técnicas da fisioterapia respiratória convencional (drenagem postural e tapotagem) com a técnica de ELTGOL em portadores de bronquiectasias. Ter Man. 2009;34(7):463-8.

3. Consenso de Lyon. I Conferência de Consenso em Fisioterapia Respiratória. 1994-2000.

4. Fineman LD, LaBrecque MA, Shih MC, Curley MAQ. Prone positioning can be safely performed in critically ill infants and children. Pediatr Crit Care Med. 2006;7(5):413-22.

5. Hess DR. Airway clearance: physiology, pharmacology, techniques, and practice. Respir Care. 2007;52:1392-6.

6. Hess DR. The evidence for secretion clearance techniques. Cardiopulm Phys Ther J. 2002;13:7-22.

7. Hess DR. The evidence for secretion clearance techniques. Respir Care. 2001;46:1276-93.

8. Ike D, Lorenzo VAP, Costa D, Jamami M. Drenagem postural: prática e evidência. Fisioter Mov. 2009; 22(1):11-7.

9. Levorin C, Spósito MMM, Jardim JRB. Fisioterapia respiratória – princípios e técnicas. Acta Paul Enf. 1989;2(2):63-8.

10. Martins ALP, Jamami M, Costa D. Estudo das propriedades reológicas do muco brônquico de pacientes submetidos a técnicas de fisioterapia respiratória. Rev Bras Fisioter. 2005;9(1):33-9.

11. Toledo MF, Adde FV. Discinesia ciliar primária na infância. Jornal de Pediatria. 2000;76(1):9-16.

12. Nowobilski R, Włoch T, Płaszewski M, Szczeklik A. Efficacy of physical therapy methods in airway clearance in patients with chronic obstructive pulmonary disease. A critical review. Polskie Archiwum Medycyny Wewnetrznej. 2010;120(11):468-77.

13. Ranganathan SC, Goetz I, Hoo AF, Lum S, Castle R, Stocks J; the London Collaborative Cystic Fibrosis Group. Assessment of tidal breathing parameters in infants with cystic fibrosis. Eur Respir J. 2003;22:761-6.

14. Rosièrea J, Vaderb JP, Cavina MS, Granta K, Larcinesea A, Voellingerb R, et al. Appropriateness of respiratory care: evidence-based guidelines. Swiss Med Wkly. 2009;139(27-28):387-92.

15. Ruiz VC, Oliveira LC, Borges F, Crocci AJ, Rugolo LMSS. Efeito da fisioterapia respiratória convencional e da manobra de aspiração na resistência do sistema respiratório e na saturação de oxigênio em pacientes submetidos à ventilação mecânica. Acta Fisiátrica. 1999;6(2):64-9.

16. Santos MLM, Souza LA, Batiston AP, Palhares DB. Efeitos de técnicas de desobstrução brônquica na mecânica respiratória de neonatos prematuros em ventilação pulmonar mecânica. Rev Bras Ter Intensiva. 2009;21(2):183-9.

17. Thiesen RA, Dragosavac D, Roquejani AC, Falcão ALE, Araujo S, Dantas Filho VP, et al. Influência da fisioterapia respiratória na pressão intracraniana em pacientes com traumatismo craniencefálico grave. Arq Neuropsiquiatr. 2005;63(1):110-3.

18. Tecklin J, Holsclaw D. Evaluation of bronchial drainage in patients with cystic fibrosis. Phys Ther. 1975; 55:1081-4.

19. McCool FD and Rosen MJ. Nonpharmacologic airway clearance therapies: ACCP evidence-based clinical practice guidelines. Chest. 2006;129:250S-259S.

20. Van der Schans CP. Conventional chest physical therapy for obstructive lung disease. Respir Care. 2007; 52:1198-206.

2

VIBROCOMPRESSÃO

DENISE ROLIM LEAL DE MEDEIROS
EVELIM LEAL DE FREITAS DANTAS GOMES
FERNANDA CÓRDOBA LANZA

INTRODUÇÃO

A fisioterapia respiratória vem ganhando espaço no tratamento das pneumopatias, pois por meio de suas técnicas de higiene brônquica auxilia na prevenção e redução das consequências mecânicas da obstrução, aumentando o *clearance* mucociliar na via aérea. Algumas técnicas de higiene brônquica têm por princípio a alteração das propriedades físicas do muco, facilitando sua depuração e aumentando a amplitude dos movimentos ciliares.

A vibração, finalizada com um movimento de compressão torácica, chamada de vibrocompressão, tenta atingir a propriedade de tixotropismo do muco brônquico, deixando-o mais fluido, facilitando assim sua remoção. Para entender melhor como essa técnica pode ser benéfica, é necessário compreender as propriedades reológicas do muco brônquico.

PROPRIEDADES REOLÓGICAS DO MUCO BRÔNQUICO

Toda superfície epitelial da via aérea é recoberta por uma fina camada de muco, que tem por finalidade a proteção da mucosa contra desidratação, lesões químicas e físicas de microrganismos e agentes nocivos, por uma barreira mecânica e biológica.

O muco é um fluido constituído por duas fases: a aquosa e a gel. É por meio do equilíbrio entre elas que ele pode ser propelido pelos batimentos ciliares. No entanto, em estados patológicos, essas propriedades podem ser alteradas, mudando a conformação estrutural do muco, dificultando ou até mesmo impedindo que esse batimento ciliar, com consequente remoção do muco, ocorra. É considerado um fluido não newtoniano, já que seu comportamento se altera com a tensão a que se expõe, como altos fluxos expiratórios. O muco também é um material semissólido viscoelástico.

Além dessas características, o muco também apresenta tixotropia parcial, o que faz com que quando submetido a agitação constante sofra fluidificação progressiva e retorne parcialmente às suas características iniciais após período de repouso. As técnicas de higiene brônquica se baseiam nesses conhecimentos, supondo que são capazes de promover a remoção do muco por meio do aumento do seu transporte, por alterar suas propriedades viscoelásticas.

DEFINIÇÃO

Segundo o Consenso de Lyon, as vibrações não instrumentais consistem em movimento oscilatório aplicado manualmente sobre o tórax com frequência ideal desejada entre 3 e 75 Hz, sendo realizadas por meio da tetanização dos músculos agonistas e antagonistas do antebraço, trabalhando em sinergia com a palma da mão aplicada perpendicularmente sobre o tórax e, preferencialmente, na fase expiratória. Devem ser feitas sempre no sentido craniocaudal e lateromedial, e com uma pressão tolerável pelo paciente, atingindo uma frequência de pelo menos 13 Hz.

Os vibradores mecânicos podem ser utilizados, mas geralmente são menos eficientes pelo desgaste do equipamento e por não apresentarem contornos anatômicos, não se adaptando a diferentes conformações de tórax e às diferentes posturas que o paciente pode assumir, caso se deseje associar a drenagem postural, por exemplo. A vibrocompressão é a realização da vibração finalizada com compressão intermitente da parede torácica no final da expiração (Figura 2.1).

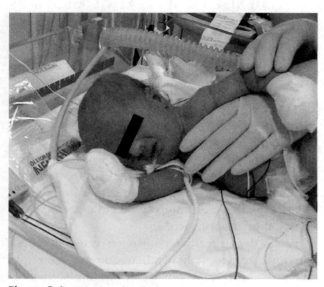

Figura 2.1 Técnica de vibrocompressão.

INDICAÇÕES

Essa técnica está indicada para pacientes com secreções já soltas, que com o procedimento serão deslocadas por meio dos brônquios de maior calibre para a traqueia e então para fora do sistema respiratório. Apresenta maior eficiência quando realizada após a tapotagem ou a percussão torácica, uma vez que as secreções já se encontrarão soltas. A vibrocompressão também acaba por provocar o reflexo tussígeno e o relaxamento dos brônquios no broncoespasmo.

CONTRAINDICAÇÕES E LIMITAÇÕES

Essa técnica está contraindicada em pacientes com fratura de costela, pneumotórax não drenado, enfisema subcutâneo e lesão de pele. Hemoptise, broncoespasmo e hemorragia intracraniana são contraindicações relativas.

Atingir a frequência vibratória mínima depende da experiência e da habilidade do terapeuta e demanda um grande desgaste físico, visto que ela deverá ser mantida por tempo suficiente até que os objetivos da terapia sejam atendidos. Talvez por isso os achados em diferentes estudos sejam contraditórios e muitas vezes inconclusivos.

EVIDÊNCIAS DA VIBROCOMPRESSÃO

Em 2005, Thiesen et al. estudaram a influência de diversas manobras de fisioterapia respiratória, entre elas vibrocompressão com as mãos posicionadas sobre o tórax e vibrocompressão com as mãos posicionadas na região diafragmática, na pressão intracraniana de pacientes com traumatismo cranioencefálico grave. Concluíram que as manobras fisioterápicas não afetaram de modo clinicamente significativo a pressão de perfusão cerebral desses pacientes, mostrando sua segurança mesmo nesse grupo.

Outro estudo realizado em 2008, também com pacientes com hipertensão intracraniana, não determinou aumento de pressão intracraniana nem de pressão de perfusão cerebral com a realização da vibrocompressão.

Muito se questiona sobre a segurança da técnica realizada em pacientes com refluxo gastroesofágico. Godoy et al. concluíram em estudo com adultos sedados, sob ventilação mecânica, recebendo dieta via sonda nasogástrica, que a vibrocompressão não propicia refluxo de dieta enteral para a cavidade orofaríngea nesse grupo de pacientes, demonstrando assim a segurança da técnica.

A vibrocompressão foi comparada com a técnica de aumento do fluxo expiratório (AFE) em estudo realizado em 2010. Ambas as técnicas causaram mudanças significativas nas pressões arteriais diastólica e média, mas as alterações desses valores se mantiveram dentro da normalidade durante todo o período do estudo. A quantidade de secreção removida dos indivíduos foi semelhante, independentemente do tipo de técnica utilizada.

Uzawa et al. demonstraram em adultos sob ventilação mecânica que a compressão torácica na fase expiratória gera alteração de fluxo e volume na via aérea em relação às demais técnicas convencionais (drenagem postural e percussão). Em um estudo experimental em adultos saudáveis realizado em 2006, McCarren et al. mostraram que a compressão é eficaz na produção de fluxo, no aumento da pressão intrapleural e na redução do diâmetro do tórax, condições mecânicas que demonstram a desinsuflação pulmonar e consequente aumento da capacidade de depuração das secreções.

RESUMO

A vibrocompressão é uma técnica de higiene brônquica que é realizada por meio da contração simultânea dos músculos agonistas e antagonistas do antebraço com as mãos localizadas sobre o tórax do paciente, em uma frequência de pelo menos 13 Hz. Tem por princípio a capacidade da modificação das propriedades viscoelásticas do muco, facilitando sua remoção. Estudos mostraram sua eficácia em todas as faixas etárias e em diferentes doenças.

BIBLIOGRAFIA RECOMENDADA

1. Castro AAM, Rocha S, Reis C, Leite JRO, Porto EF. Comparação entre técnicas de vibrocompressão e de aumento do fluxo expiratório em pacientes traqueostomizados. Fisioter Pesq. 2010;17(1):18-23.

2. Consenso de Lyon. I Conferência de Consenso em Fisioterapia Respiratória. 1994-2000.

3. Godoy ACF, Marchini JS, Vieira RJ, Araujo IIM, Ceribelli MIPF. Fisioterapia respiratória por vibrocompressão torácica não ocasiona refluxo da dieta enteral do estômago para orofaringe. Rev Cienc Med. 2004;13(3):215-21.

4. Haddad ER, Costa LCD, Negrini F, Sampaio LMM. Abordagens fisioterapêuticas para remoção de secreções das vias aéreas em recém-nascidos: relato de casos. Pediatria. 2006;28(2):135-40.

5. Levorin C, Spósito MMM, Jardim JRB. Fisioterapia respiratória – princípios e técnicas. Acta Paul Enf. 1989;2(2):63-8.

6. Liebano RE, Hassen MAS, Racy HHMJ, Correa JB. Principais manobras cinesioterapêuticas manuais utilizadas na fisioterapia respiratória: descrição das técnicas. Rev Cienc Med. 2009;18(1):35-45.

7. Martins ALP, Jamami M, Costa D. Estudo das propriedades reológicas do muco brônquico de pacientes submetidos a técnicas de fisioterapia respiratória. Rev Bras Fisioter. 2005;9(1):33-9.

8. McCarren B, Alison JA, Herbert RD. Manual vibration increase respiratory flow rate via increased intrapleural pressure in healthy adults: an experimental study. Austr Journal Physiother. 2006;52:267-71.

9. Nakano T, Ochi T, Ito N, Cahalin LP. Breathing assists techniques from Japan. Cardiopulmonary Physical Therapy Journal. 2003;14:19-23.

10. Ruiz VC, Oliveira LC, Borges F, Crocci AJ, Rugolo LMSS. Efeito da fisioterapia respiratória convencional e da manobra de aspiração na resistência do sistema respiratório e na saturação de oxigênio em pacientes submetidos à ventilação mecânica. Acta Fisiátrica. 1999;6(2):64-9.

11. Thiesen RA, Dragosavac D, Roquejani AC, Falcão ALE, Araujo S, Dantas Filho VP, et al. Influência da fisioterapia respiratória na pressão intracraniana em pacientes com traumatismo craniencefálico grave. Arq Neuropsiquiatr. 2005;63(1):110-3.

12. Toledo C, Garrido C, Troncoso E, Lobo SM. Efeitos da fisioterapia respiratória na pressão intracraniana e pressão de perfusão cerebral no traumatismo cranioencefálico grave. Rev Bras Ter Intensiva. 2008;20(4):339-43.

13. Shannon H, Gregson R, Stocks J, Cole TJ, Main E. Repeatability of physiotherapy chest wall vibrations applied to spontaneously breathing adults. Physiotherapy. 2009;95:36-42.

14. Uzawa Y, Yamaguti Y. Change in lung mechanics during application of chest physiotherapy techniques. Journal of the Japanese Physical Therapy Association. 1998;25:222.

15. Wong WP, Paratz D, Wilson K, Burns YR. Hemodynamic and ventilatory effects of manual respiratory physiotherapy techniques of chest clapping, vibration and shaking in an animal model. J Appl Physiol. 2003;95:991-8.

3

TAPOTAGEM

DENISE ROLIM LEAL DE MEDEIROS
EVELIM LEAL DE FREITAS DANTAS GOMES
FERNANDA CÓRDOBA LANZA

INTRODUÇÃO

As manobras de higiene brônquica são comumente utilizadas na fisioterapia respiratória visando remover secreções pulmonares, especialmente nos pacientes hipersecretivos. O objetivo principal dessas técnicas é sempre aumentar e facilitar a remoção dessa secreção.

Existem diversas técnicas de higiene brônquica, sendo as mais antigas e tradicionais a drenagem postural e a tapotagem. Vários estudos têm procurado mostrar a efetividade dessas técnicas, buscando, por muitas vezes, avaliar se alguma técnica é superior a outra. No entanto, não existe uma uniformização referente à execução das técnicas, à duração e ao número de sessões necessárias para o tratamento, o que dificulta muito a realização de estudos randomizados e controlados, bem como a análise científica dos resultados encontrados.

A partir de 1994, com o Consenso de Lyon, as técnicas tiveram suas nomenclaturas uniformizadas e definições para suas realizações foram feitas, assim como a divisão entre os diferentes tipos de técnicas de higiene brônquica.

CLASSIFICAÇÃO DAS TÉCNICAS DE REMOÇÃO DE SECREÇÃO

As técnicas de remoção de secreção podem ser divididas quanto ao uso da gravidade, ao emprego de ondas de choque e à utilização de variações de fluxo. A técnica que utiliza a gravidade para deslocar ou drenar secreções de determinados segmentos broncopulmonares é a drenagem postural. A utilização de ondas de choque ou choque mecânico na parede torácica é realizada nas técnicas de vibração e de percussão, entre elas a tapotagem – a mais conhecida. Variações de fluxo são empregadas nas técnicas de expiração forçada, de expiração lenta, de aumento de fluxo expiratório, de pressão expiratória e de tosse.

DEFINIÇÃO

As percussões torácicas são técnicas que visam, por meio de ondas de choque mecânico, promover vibrações diretamente na parede do tórax, para deformar o muco e facilitar sua remoção. Entre essas técnicas, a mais conhecida é a tapotagem. Sua eficácia é decorrente da força da manobra e da rigidez do tórax. Caracteriza-se pela manobra de percutir de forma ritmada com as mãos em forma de concha ou ventosa, obtida com uma concavidade palmar e com dedos aduzidos, conforme se pode observar na Figura 3.1.

É realizada simultaneamente com os dedos e com a região metacarpal sobre a zona que apresenta um acúmulo de secreção. Para maior eficácia, é necessário que a mão esteja perfeitamente acoplada ao tórax do paciente, na fase de contato com a pele, e não se distancie muito na fase em que a mão se afasta do tórax, devendo-se evitar proeminências ósseas. A maioria dos estudos recomenda a realização da tapotagem sobre a pele nua ou coberta por um fino lençol (Figura 3.2). Durante a realização da manobra, o paciente não deve sentir dor.

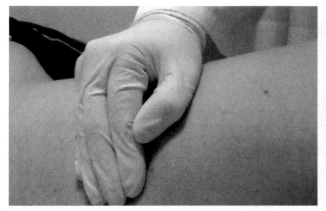

Figura 3.1 Posição da mão para a realização da tapotagem.

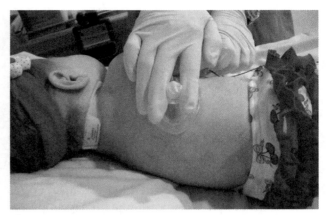

Figura 3.3 Utilização de máscara de anestesia infantil.

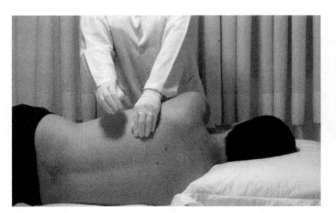

Figura 3.2 Realização da tapotagem.

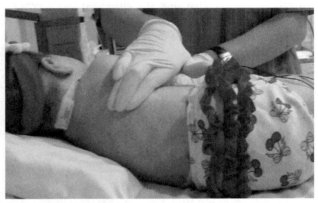

Figura 3.4 Posição dos dedos para tapotagem em lactentes.

Não existe um consenso em relação à quantidade de tempo em que o procedimento deve ser realizado. Há uma tendência de se utilizar a ausculta pulmonar para decidir a melhor duração de sua execução.

O uso em pediatria e neonatologia é controverso. São sugeridas na literatura algumas adaptações para que seja realizada nessa população, como a utilização de máscara de anestesia infantil com a abertura menor obstruída (Figura 3.3) e a sobreposição do dedo médio sobre o indicador e anular, utilizando somente os dedos para a percussão (Figura 3.4). Outros autores questionam a utilização em recém-nascidos e lactentes, já que nessa faixa etária o tórax é muito maleável, tem dimensões reduzidas e, sendo assim, o efeito mecânico da tapotagem seria consideravelmente menor, visto que a propagação das ondas de choque fica dificultada pela flexibilidade do tórax de pacientes nessa faixa etária.

INDICAÇÕES

Na prática a realização da tapotagem parece ser bastante eficaz em pacientes hipersecretivos, já que logo após a utilização desta técnica costuma-se observar tosse com expectoração e melhora da ausculta pulmonar.

CONTRAINDICAÇÕES

A tapotagem deve ser evitada em indivíduos com osteoporose, fratura de costela, tumores de pulmão e de mediastino, presença de broncoespasmo, enfisema subcutâneo, lesões cavitárias, edema agudo de pulmão, hemoptise, arritmias cardíacas importantes e sobre lesões de pele.

EVIDÊNCIAS DA TAPOTAGEM

Diversos estudos recomendam a utilização e o ensino da tapotagem para doentes crônicos (p. ex., pacientes com bronquiectasias e fibrose cística, como descrito em estudo de 2000 por Toledo e Adde e em 2009 por Battagin et al.). Um estudo realizado em 1999 analisou a mecânica pulmonar em pacientes sob ventilação mecânica, submetidos a técnica de aspiração precedida ou não por drenagem postural e tapotagem. A análise dos resultados evidenciou nítida superioridade no grupo que foi submetido à drenagem postural associada à tapotagem antes da aspiração no que se refere à diminuição da resistência de vias aéreas.

Um clássico estudo realizado por Harding et al. em 1998 concluiu que a realização de fisioterapia respiratória com tapotagem estava associada a maior incidência de lesão cerebral em recém-nascidos prematuros. No entanto, em 2001, esse mesmo grupo, em outro estudo retrospectivo com um maior número de pacientes, observou a mesma incidência de lesão neurológica no grupo que realizou fisioterapia respiratória e no que não realizou os atendimentos fisioterápicos.

RESUMO

A tapotagem é uma técnica de higiene brônquica, caracterizada pela propagação de ondas de choque, e deve ser realizada com as mãos em forma de concha, podendo sofrer adaptações para sua utilização em lactentes. Seu uso em neonatos e lactentes é controverso, visto que a propagação das ondas de choque fica dificultada pela flexibilidade do tórax de pacientes nessa faixa etária. Sua eficácia foi comprovada em diversos estudos, sobretudo os realizados em pacientes hipersecretivos, como os que apresentam bronquiectasias e fibrose cística.

BIBLIOGRAFIA RECOMENDADA

1. Battagin AM, Araujo DS, Silva SA, Mussi R, Adad S, Sampaio LMM. Comparação da eficácia de técnicas da fisioterapia respiratória convencional (drenagem postural e tapotagem) com a técnica de ELTGOL em portadores de bronquiectasias. Ter Man. 2009;34(7):463-8.

2. Consenso de Lyon. I Conferência de consenso em fisioterapia respiratória. 1994-2000.

3. Harding JE, Miles FK, Becroft DM, Allen BC, Knight DB. Chest physiotherapy may be associated with brain damage in extremely premature infants. J Pediatr. 1998;132:440-4.

4. Hess DR. Airway clearance: physiology, pharmacology, techniques and practice. Respir Care. 2007;52:1392-6.

5. Ike D, Lorenzo VAP, Costa D, Jamami M. Drenagem postural: prática e evidência. Fisioter Mov. 2009; 22(1):11-7.

6. Knight DB, Bevan CJ, Harding JE, Teele RL, Kuschel CA, Battin MR, et al. Chest physiotherapy and porencephalic brain lesions in very preterm infants. J Paediatr Child Health. 2001;37:554-8.

7. Levorin C, Spósito MMM, Jardim JRB. Fisioterapia respiratória – princípios e técnicas. Acta Paul Enf. 1989;2(2):63-8.

8. Liebano RE, Hassen MAS, Racy HHMJ, Correa JB. Principais manobras cinesioterapêuticas manuais utilizadas na fisioterapia respiratória: descrição das técnicas. Rev Cienc Med. 2009;18(1):35-45.

9. Martins ALP, Jamami M, Costa D. Estudo das propriedades reológicas do muco brônquico de pacientes submetidos a técnicas de fisioterapia respiratória. Rev Bras Fisioter. 2005;9(1):33-9.

10. Nicolau CM, Falcão MC. Efeitos da fisioterapia respiratória em recém-nascidos: análise crítica da literatura. Rev Paul Pediatria. 2007;25(1):72-5.

11. Ruiz VC, Oliveira LC, Borges F, Crocci AJ, Rugolo LMSS. Efeito da fisioterapia respiratória convencional e da manobra de aspiração na resistência do sistema respiratório e na saturação de oxigênio em pacientes submetidos à ventilação mecânica. Acta Fisiátrica. 1999;6(2):64-9.

12. Toledo MF, Adde FV. Discinesia ciliar primária na infância. Jornal de Pediatria. 2000;76(1):9-16.

13. Wong WP, Paratz D, Wilson K, Burns YR. Hemodynamic and ventilatory effects of manual respiratory physiotherapy techniques of chest clapping, vibration and shaking in an animal model. J Appl Physiol. 2003;95:991-8.

4

DESINSUFLAÇÃO PULMONAR

RENATO PEREIRA DA COSTA

INTRODUÇÃO

Ao abordar o tema da desinsuflação pulmonar, deve-se primeiramente entender o conceito de hiperinsuflação pulmonar. Trata-se de uma condição relacionada ao desequilíbrio das forças estáticas que determinam o volume pulmonar de relaxamento (V_{relax}) encontrado em nível de capacidade residual funcional (CRF), e/ou desequilíbrio dos componentes dinâmicos, como o padrão ventilatório, resistência de vias aéreas e até mesmo da atividade pós-inspiratória dos músculos que participam da fase inspiratória da ventilação pulmonar, incluindo os pequenos músculos da laringe. A hiperinsuflação pode ser compreendida, de maneira simplificada, como uma condição clínica em que se pode observar um aumento do volume de ar intrapulmonar ao final de uma expiração, em condição espontânea. Palecek (2001), ao discutir o tema, aventou a hipótese de que o aumento da CRF poderia estar diretamente relacionado a uma tentativa de regulação do organismo no sentido de aliviar a hipoxemia, a broncoconstrição e o fechamento precoce das pequenas vias aéreas presentes em diversas doenças pulmonares.

A hiperinsuflação pode ser detectada como achado clínico em diversas doenças pulmonares, sejam agudas ou crônicas. Assim, torna-se essencial ao fisioterapeuta saber distinguir o mecanismo fisiopatológico que determinou o represamento de ar antes de intervir. A determinação desse mecanismo possibilitará ainda a classificação da hiperinsuflação em estática ou dinâmica, sendo a dispneia a principal queixa referida.

Evidências relacionadas à hiperinsuflação demonstram que a caixa torácica sofre alterações em sua forma, o que resulta, principalmente nos casos de doenças pulmonares crônicas, em redução da área de aposição do diafragma. O rebaixamento da cúpula diafragmática, que é inevitável, coloca o principal músculo da ventilação em total desvantagem mecânica, pois ele se apresentará encurtado e a geração de força será limitada, o que justifica um maior trabalho respiratório e a predisposição à fadiga.

As técnicas e recursos utilizados para auxiliar na desinsuflação pulmonar em sua grande maioria são pouco discutidas e mal fundamentadas. Referências que abordam o tema são escassas e de difícil acesso, e tudo que temos está pautado em experiência clínica. O objetivo deste capítulo é a explanação racionalizada destas técnicas e recursos.

Logo, levanta-se uma questão bastante importante: independentemente da técnica e do recurso empregado, seria possível reverter os casos de hiperinsuflação estática? Por exemplo, seria possível reduzir o aumento da capacidade residual funcional em um caso de perda da retração elástica do parênquima pulmonar, como no enfisema? Nos casos de limitação crônica do fluxo aéreo, processo inflamatório recorrente e remodelamento das pequenas vias aéreas, com exercício ou técnicas é possível diminuir ou reverter o grau de obstrução se ela for progressiva e irreversível? Portanto, acredita-se que as técnicas e recursos utilizados para combater a hiperinsuflação são bastante úteis quando a natureza do quadro de hiperinsuflação é dinâmica, pois seja com o emprego de técnicas ou recursos específicos, com medicamentos ou mesmo com o repouso, a condição será capaz de ser revertida, estando vinculada a um quadro obstrutivo transitório, reversível.

TÉCNICAS E RECURSOS DESINSUFLATIVOS

Como não há consenso e/ou evidências suficientes em relação à aplicação dessas técnicas e recursos, todo o discurso apresentado a seguir será alinhado com base na opinião de especialistas que em seu cotidiano lidam com a questão da hiperinsuflação.

Quando se pensa em um ponto de partida para iniciar o trabalho com pacientes hiperinsuflados, mesmo aqueles em que essa condição está relacionada aos componentes estáticos, deve-se priorizar o trabalho postural. Ao adotar posturas que favoreçam a mecânica pulmonar, busca-se minimizar as assimetrias, principalmente de tórax, por meio de abordagens terapêuticas capazes de reorganizar o sinergismo dos músculos que participam do processo de ventilação, o que pode ser obtido, por exemplo, com a utilização de pompagens das fáscias e alongamentos de toda a cadeia respiratória.

A reeducação (ou adequação) postural deve ser trabalhada não só durante a sessão de fisioterapia, mas também em programas educativos e de conscientização corporal, buscando mudanças de atitude para que o paciente em condições adversas possa pelo menos assumir posturas ou autoposturas que quando associados ou não a outros recursos ou técnicas sejam capazes de minimizar o desconforto pertinente à condição de hiperinsuflação. Nesse sentido, posturas utilizadas em técnicas como a reeducação postural global (RPG), cadeias musculares e articulares de Godelieve Denys-Struyf (GDS) ou em outros métodos que visam a otimização da postura e alinhamento corporal podem e devem ser incorporadas ao tratamento.

Ao abordar a questão do prejuízo funcional ocasionado pelo aprisionamento de ar, justifica-se que o diafragma, principalmente em razão do aumento da capacidade residual funcional (CRF), permanece em condição de encurtamento e sua área de aposição com o gradil costal é reduzida, o que resulta em uma menor geração de força e da efetividade da ventilação. Quase todas as técnicas que visam à adequação postural utilizam-se de posturas ou padrões específicos que ao mesmo tempo que proporcionam o alinhamento postural, combatem padrões posturais atípicos da coluna vertebral, cintura escapular e pélvica. Em sua maioria, as técnicas utilizadas com

o objetivo de promover essa adequação postural associam o padrão ventilatório de predomínio diafragmático aos movimentos ou posturas; tal atitude evidencia a relevância e relação direta entre postura e mecânica ventilatória. Se o músculo diafragma for tomado como exemplo, vale lembrar que ele possui inserção costal, esternal e vertebral e que mudanças no posicionamento das costelas, nos diâmetros da caixa torácica ou mesmo no alinhamento vertebral podem colocá-lo em desvantagem mecânica, o que causaria impacto na geração de força e na resistência, influenciando na efetividade da ventilação pulmonar.

Ainda relacionado à postura, os pacientes hiperinsuflados podem ser orientados a adotar posturas específicas em condições agudas que podem atenuar emergencialmente o quadro (p. ex., sentar-se em uma cadeira ou poltrona e apoiar os membros superiores em uma mesa ou base plana e estável, sempre apoiando a cabeça, favorece o relaxamento da musculatura acessória e de toda a cintura escapular). Normalmente, essa posição é associada à técnica de ventilação em tempos equivalentes, popularmente conhecida como *ping-pong*, e ao freno labial, possibilitando uma importante melhora do desconforto gerado (Figura 4.1).

O freno labial, utilizado intuitivamente (o que ocorre sobretudo em pacientes cronicamente hiperinsuflados, por alterações nos componentes estáticos) ou utilizado de forma proposital (associado a exercícios ventilatórios), consiste no ato de promover um retardo do fluxo aéreo expiratório por meio da manutenção dos lábios franzidos ou dentes semifechados. A manutenção do retardo ou da resistência ao fluxo expiratório é responsável por criar uma espécie de tala pneumática, que quando combinada com tempos expiratórios prolongados pode auxiliar principalmente no deslocamento do ponto de igual pressão (PIP), que em alguns casos pode estar ocorrendo em vias aéreas de pouca ou nenhuma estabilidade, ocasionando o fechamento precoce das pequenas vias aéreas e o consequente aprisionamento de ar.

UTILIZAÇÃO DA PRESSÃO POSITIVA AO FINAL DA EXPIRAÇÃO EM CONDIÇÃO DE HIPERINSUFLAÇÃO

A pressão positiva ao final da expiração (PEEP) pode ser utilizada em condições de ventilação espon-

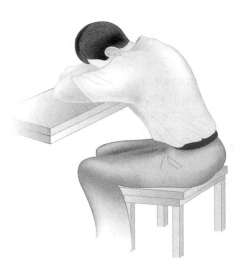

Figura 4.1 Posicionamento com apoio de membros superiores, que proporciona relaxamento da musculatura acessória e suporte à cintura escapular.

tânea ou em associação ao suporte ventilatório invasivo e não invasivo. Tanto os efeitos colaterais quanto os benefícios relacionados ao emprego da PEEP são bem conhecidos, porém quase que em sua maioria são relacionados ao paciente em suporte ventilatório, o que não quer dizer que eles não possam ocorrer em pacientes em ventilação espontânea. Em relação aos benefícios, a PEEP proporciona melhora da oxigenação arterial, pois o emprego dessa pressão é capaz de otimizar as trocas gasosas, otimiza a capacidade residual funcional e é capaz de reduzir o *shunt* intrapulmonar. Ainda pode-se considerar o efeito de redistribuição do líquido extravascular e do líquido contido no espaço intersticial (p. ex., nos casos de síndrome do desconforto respiratório agudo (SDRA), essa pressão otimiza os gradientes perfusionais).

Em pacientes hiperinsuflados, a PEEP, quando utilizada, exerce um efeito bastante semelhante ao conseguido com a técnica de freno labial, porém com o auxílio de válvulas de PEEP fixas ou do tipo ajustável (*spring load*), ou mesmo com a utilização de dispositivos mecânicos microprocessados. A pressão aplicada ao final da expiração assume um comportamento linear (i. e., mantém-se constante por todo o tempo expiratório). A manutenção da pressão intrabrônquica durante todo o tempo expiratório, assim como o retardo expiratório ou o freno labial, é capaz de criar uma tala pneumática, que pelo deslocamento do PIP permite a desinsuflação pulmonar.

Nos casos de hiperinsuflação estática, a aplicação da PEEP pode não ser um recurso eficaz, visto que o acometimento do componente estático é fisiopatologicamente inevitável e progressivo em todas as patologias pulmonares que levam a esse desfecho. Já nos casos em que a hiperinsuflação é dinâmica, o emprego da PEEP é bastante eficiente, desde que haja condições de se controlar a frequência ventilatória, buscando sempre orientar um padrão ventilatório diafragmático com relação inspiração-expiração de 1:2 ou 1:3; ou ainda, se empregado em associação com o exercício denominado ventilação em tempos equivalentes, por exemplo, torna-se bastante útil nos casos agudos de hiperinsuflação, como ocorre nas crises de asma ou hiperreatividade brônquica. As vias aéreas devem sempre ser mantidas pérvias e livres de secreção pulmonar. Nos quadros em que o aumento da resistência é resultante de processo inflamatório ativo associado ou não a quadros de espasmo brônquico, o tratamento medicamentoso deve ser simultâneo, para que se tenha realmente êxito na ação terapêutica.

Quando se considera a incidência da hiperinsuflação em pacientes sob suporte ventilatório, ela pode ocorrer principalmente em pacientes portadores de doença respiratória obstrutiva crônica. Nesse caso, é possível combatê-la utilizando-se a prescrição de uma PEEP durante a regulagem do ventilador mecânico que seja equivalente a 80 ou 85% do valor verificado da auto-PEEP, obtido a partir da monitorização da mecânica pulmonar.

CINESIOTERAPIA RESPIRATÓRIA APLICADA À HIPERINSUFLAÇÃO PULMONAR

Ao se verificar a disponibilidade de dados em bases científicas, depara-se com uma realidade de poucos relatos ou justificativas a respeito do emprego da cinesioterapia respiratória com o objetivo de promover a desinsuflação pulmonar. No entanto, nas poucas citações referentes a esse tema, é recorrente o aconselhamento quanto ao emprego do exercício com ventilação em tempos equivalentes e a terapia expiratória manual passiva (TEMP), associados ou não ao freno labial ou às formas de aplicação da PEEP com o emprego de máscaras de função específica, utilizados em situações de ventilação espontânea ou quando em utilização de ventiladores mecânicos não invasivos.

Exercício com ventilação de tempos respiratórios equivalentes

Consiste na sistematização de um padrão ventilatório em que a relação entre os tempos inspiratório e expiratório ocorre em equivalência. Quando se opta por utilizar esse tipo de exercício, o principal objetivo é diminuir a turbulência do ar inspirado, o trabalho respiratório e a capacidade residual funcional. Durante a prescrição, o paciente é orientado a realizar inspirações nasais, utilizando pequenos e constantes volumes correntes, e a expiração deve ser realizada pela boca, obedecendo um padrão expiratório uniforme, não forçado, mantendo-se uma relação I:E de 1:1 ou 2:2.

Terapia expiratória manual passiva

Ao optar por essa técnica, também conhecida como manobra de desinsuflação pulmonar, o fisioterapeuta deve, por meio de pressão manual realizada sobre o gradil costal durante a fase expiratória, deprimir todo o gradil costal, respeitando a mobilidade torácica e o movimento de alça de balde até a finalização de todo o tempo expiratório. Em relação à posição adotada, a técnica pode ser aplicada com o posicionamento do paciente em decúbito dorsal, lateral ou mesmo sentado.

Durante a execução da técnica, o fisioterapeuta deve espalmar as mãos sobre o gradil costal mantendo os dedos abduzidos, cotovelos e punhos fixos. A pressão aplicada sobre o gradil costal deve ser contínua e acompanhar a dinâmica ventilatória, como descrito anteriormente. O principal objetivo dessa aplicação é a redução da capacidade residual final, e quando aplicada com frequência também possibilitará ganho de mobilidade torácica.

Técnicas de conservação de energia

Quando se pensa em técnicas de conservação de energia, em geral se associa essa aplicação aos pacientes portadores de doença pulmonar obstrutiva crônica (DPOC) e de dispneia como fator limitante às atividades de vida diária (AVD), e ainda se pode constatar o impacto direto sobre a qualidade de vida desses pacientes. De um modo geral, eles apresentam limitação ao exercício e/ou das atividades de vida diária, porque ao se empenharem em suas rotinas diárias acabam sobrecarregando principalmente os músculos que apresentam função dupla (i. e., alguns músculos que estabilizam a cintura escapular durante as praxias também auxiliam no processo de ventilação). A sobrecarga muscular acaba por resultar em um maior recrutamento ventilatório, o que ocasiona a geração de uma situação de hiperinsuflação dinâmica, fator que justifica a dispneia e limitação às atividades e colabora para um ciclo de desuso, fadiga e fraqueza muscular, gerando impacto direto sobre a qualidade de vida desses pacientes. No entanto, quando se consideram as situações agudas de obstrução (p. ex., em pacientes asmáticos exacerbados ou em outros casos em que a hiperinsuflação dinâmica está presente e justifica a limitação física principalmente pela dispneia), as estratégias de conservação de energia podem ser de grande valia.

As técnicas de conservação de energia possibilitam ao paciente a oportunidade de realizar uma atividade coordenada, de modo que o trabalho despendido pelos músculos ventilatórios e posturais torna-se menor e, consequentemente, reduz-se a demanda ventilatória. O emprego dessas técnicas, assim como a organização e a adaptação do ambiente, aliado à adequação postural no momento da execução das atividades, é capaz, como já mencionado, de reduzir a sensação de dispneia (Figura 4.2), o consumo de oxigênio (Figura 4.3), a produção de dióxido de carbono (CO_2) e a frequência cardíaca dos pacientes (Figura 4.4).

Ao se orientar as técnicas de conservação de energia, deve-se sempre iniciar pela orientação e treinamento de um padrão ventilatório diafragmático, inicialmente realizado em repouso, visando à conscientização do movimento, seguido da prática durante as atividades ou tarefas cotidianas, buscando sempre um sincronismo entre movimento e ventilação, evitando períodos de apneia durante o esforço. Exercícios específicos de membros superiores devem ser implementados com o objetivo de condicionar a musculatura e aumentar a tolerância ao exercício e às atividades planejadas, de modo que se iniciem as atividades sempre pelas que exigem menos, que podem ser executadas lentamente e que implicam menor gasto energético.

De uma forma bastante genérica, pode-se considerar que toda atividade de esforço deve ser realizada durante a fase expiratória e sempre que possível o freno labial deve ser utilizado no sentido de promover estabilidade das vias aéreas e evitar o fechamento precoce das pequenas vias aéreas.

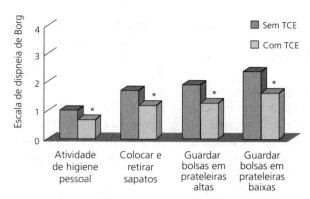

Figura 4.2 Avaliação da sensação de dispneia por meio da escala de percepção de esforço de Borg. TCE: técnicas de conservação de energia. Velloso M, Jardim JR. Study of energy expenditure during activities of daily living using and not using body position recommended by energy conservation techniques in patients with COPD. Chest. 2006;130;126-32.

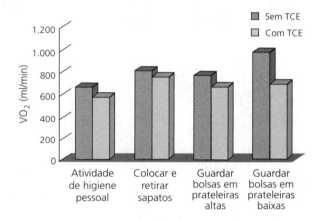

Figura 4.3 Avaliação do consumo de oxigênio (VO_2) durante atividades de vida diária com e sem o emprego das técnicas de conservação de energia (TCE). Velloso M, Jardim JR. Study of energy expenditure during activities of daily living using and not using body position recommended by energy conservation techniques in patients with COPD. Chest. 2006;130;126-32.

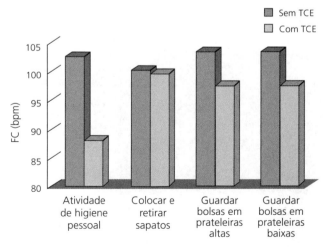

Figura 4.4 Avaliação do comportamento da frequência cardíaca durante as atividades de vida diária com e sem o emprego das técnicas de conservação de energia (TCE). Velloso M, Jardim JR. Study of energy expenditure during activities of daily living using and not using body position recommended by energy conservation techniques in patients with COPD. Chest. 2006;130;126-32.

Seguem alguns exemplos de como conservar energia e retardar a hiperinsuflação, melhorando a tolerância ao exercício e a funcionalidade, e principalmente a independência.

Ao se realizar atividades como lavar o rosto, barbear-se, pentear os cabelos, tomar banho e escovar os dentes, normalmente o paciente posiciona-se em pé e os membros superiores devem, à medida que são requisitados, vencer a força da gravidade, o que implica um importante gasto energético. Grande parte dos músculos requisitados ou estabilizadores da postura também auxiliam na ventilação (Figura 4.5). Esse dispêndio de energia pode ser reduzido, bem como a dispneia durante as atividades, quando se opta por realizar a mesma atividade em posição sentada e com apoio de membros superiores, sempre sincronizando a atividade com um padrão ventilatório predominantemente diafragmático e o esforço realizado durante a fase expiratória (Figura 4.6).

De todas as atividades, o banho ainda não é tão dispendioso do ponto de vista energético como o momento em que o paciente deve se secar. Nesse sentido, as técnicas de conservação de energia devem ser utilizadas em conjunto com a utilização de um roupão que será vestido pelo paciente, e toda rotina tradicional realizada nesse momento é substituída por movimentos bastante suaves, evitando-se o movimento de flexão de tronco e os períodos de apneia (Figura 4.7).

Outros momentos, como os de calçar sapatos e/ou subir escadas, também tornam-se muito desgastantes e dispendiosos do ponto de vista energético, o que pode ser facilmente solucionado com estratégias muito simples. Ao calçar os sapatos, o paciente deve

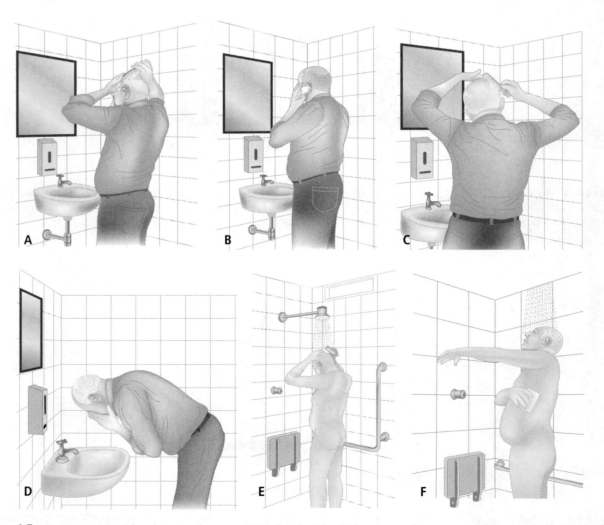

Figura 4.5 Posturas assumidas durante algumas atividades de vida diária que resultam em grande gasto energético e desvantagem ventilatória. Velloso M, Jardim JR. Funcionalidade do paciente com doença pulmonar obstrutiva crônica e técnicas de conservação de energia. J Bras Pneumol. 2006;32:580-6.

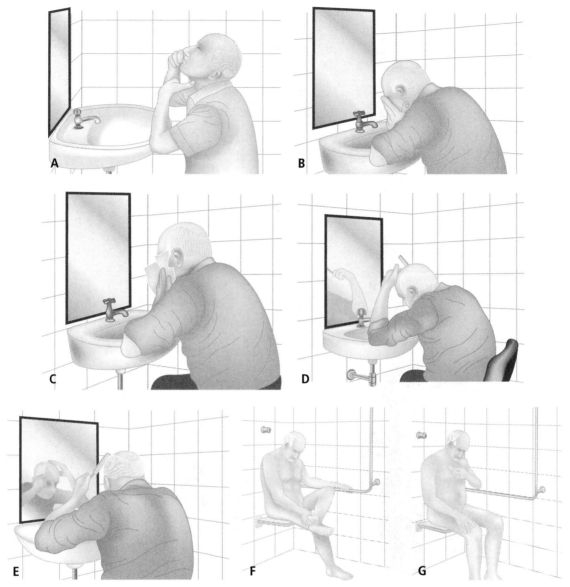

Figura 4.6 Posturas associadas à técnica de conservação de energia durante algumas atividades de vida diária. Velloso M, Jardim JR. Funcionalidade do paciente com doença pulmonar obstrutiva crônica e técnicas de conservação de energia. J Bras Pneumol. 2006;32:580-6.

sempre se utilizar de uma calçadeira de cabo longo, evitando flexionar o tronco e bloquear a incursão diafragmática ou realizar apneia. Os calçados sem cadarços são preferíveis, por facilitar e economizar ações; e na falta da calçadeira, o paciente deve cruzar a perna para facilitar o ato (Figura 4.8). Da mesma maneira, ao se vestir, o paciente deve preferir roupas de fácil manuseio, evitando muitos botões, zíperes ou feixes. Quando a transposição de degraus for inevitável ou uma ladeira surgir, o paciente deve realizar a atividade em etapas. Normalmente, orienta-se para que ele realize a devida transposição e, consequentemente, o esforço durante todo seu tempo expiratório. Havendo necessidade, deve interromper a atividade, aguardar e utilizar essa estratégia quantas vezes forem necessárias (Figura 4.9).

A organização do ambiente de convívio, deixando-se todos os utensílios e/ou matérias de uso corriqueiro em lugares de fácil acesso, de modo que o paciente não necessite sustentar os braços elevados acima da cabeça ou que ele tenha que se abaixar para realizar as atividades, auxilia muito no que diz respeito a não levar a situações de hiperinsuflação dinâmica.

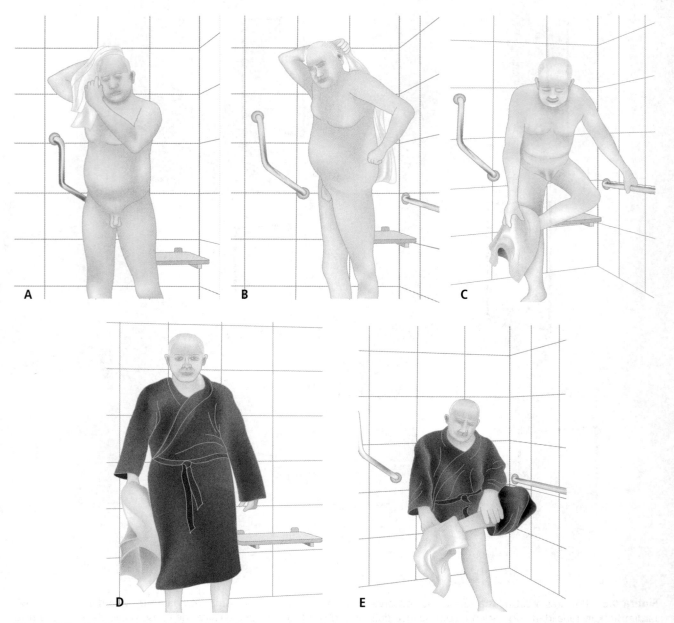

Figura 4.7 (A–C) Rotina tradicional de secagem pós-banho, sem utilização de técnicas de conservação de energia. (D–E) Rotina de secagem pós-banho com orientação e emprego de técnica de conservação de energia. Velloso M, Jardim JR. Funcionalidade do paciente com doença pulmonar obstrutiva crônica e técnicas de conservação de energia. J Bras Pneumol. 2006;32:580-6.

CONSIDERAÇÕES FINAIS

Quando se discute a respeito do tratamento e manejo adequado da hiperinsuflação pulmonar, muitos são os aspectos a serem considerados e poucas são as evidências que podem ser utilizadas como base, como foi discutido durante este capítulo. O emprego de suporte ventilatório não invasivo pode ser de grande valor, pois pode colaborar no sentido de reduzir o trabalho respiratório, principalmente por proporcionar redução da frequência ventilatória e geração de PEEP. No entanto, a má condução ou adequação dos parâmetros ventilatórios pode agravar o quadro de aprisionamento de ar.

Como apresentado ao final deste capítulo, o emprego das bem conhecidas técnicas de conserva-

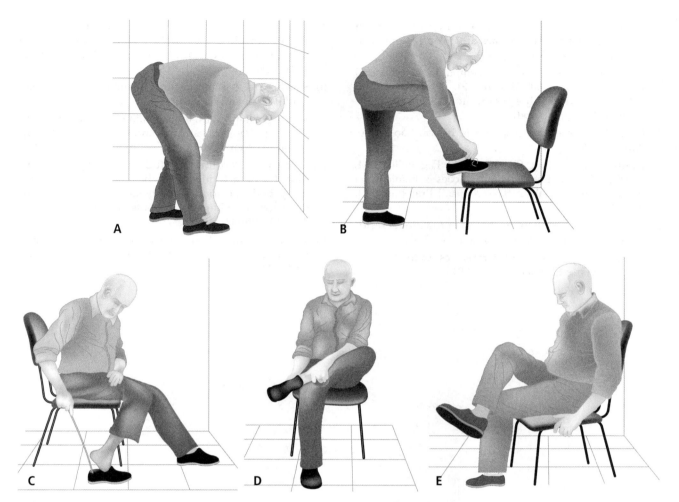

Figura 4.8 (A–B) Comparação da rotina de calçar sapatos sem e (C–E) com emprego das estratégias de conservação de energia.

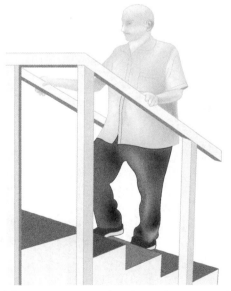

Figura 4.9 Transposição de obstáculos como degraus, utilizando-se técnicas de conservação de energia.

ção de energia também pode auxiliar os pacientes em condições agudas ou crônicas, principalmente na melhora da dispneia relacionada à hiperinsuflação dinâmica. Assim, ao abordar os casos de aprisionamento de ar, o bom posicionamento, bem como o trabalho postural, a associação à cinesioterapia, as técnicas de conservação de energia em alguns casos e o emprego da PEEP ou o retardo expiratório por meio do freno labial, representa a principal forma de abordagem a essa disfunção ou condição.

BIBLIOGRAFIA RECOMENDADA

1. Agostoni E, Mognoni P, Torri G, Agostoni AF. Static features of the passive rib cage and abdomen-diaphragm. J Appl Physiol. 1965;20:1187-93.
2. Azeredo CAC. Fisioterapia respiratória moderna. 4. ed. Barueri: Manole; 2002. p. 495.

3. Cassart M, et al. Effect of chronic hyperinflation on diaphragm length and surface area. Am J Respir Crit Care Med. 1997;156:504-8.

4. III Consenso Brasileiro de Ventilação Mecânica. J Bras Pneumol. 2007;33(supl. 2). Disponível em: http://www.jornaldepneumologia.com.br/pdf/suple_151_47_3cap3.pdf.

5. Costa D. Fisioterapia respiratória básica. São Paulo: Atheneu; 1999. p. 142.

6. Dourado VZ, Tanni SE, Vale SA, Faganello MM, Sanchez FF, Godoy I. Manifestações sistêmicas na doença pulmonar obstrutiva crônica. J Bras Pneumol. 2006;32(2):161-1.

7. Palecek F. Hyperinflation: control of functional residual lung capacity. Physiol Res. 2001;50:221-30.

8. Presto B, Damázio L. Fisioterapia respiratória. 4. ed. Rio de Janeiro: Elsevier; 2009. p. 591.

9. Ricieri DV, Rosário NA, Costa JR. Razão entre diâmetros torácicos para detecção de hiperinsuflação estática em crianças pela biofotogrametria. J Pediatr. 2008;84(5):410-5.

10. Souchard E. As autoposturas respiratórias. 2ª ed. São Paulo: Manole; 1997. p. 82.

11. Velloso M, Jardim JR. Funcionalidade do paciente com doença pulmonar obstrutiva crônica e técnicas de conservação de energia. J Bras Pneumol. 2006;32(6):580-6.

12. Velloso M, Jardim JR. Study of energy expenditure during activities of daily living using and not using body position recommended by energy conservation techniques in patients with COPD. Chest. 2006;130:126-32.

13. Vieira A. O método de cadeias musculares e articulares de GDS: Uma abordagem somática. Movimento. 1998;8:41-9.

5

REEXPANSÃO PULMONAR

RENATO PEREIRA DA COSTA

INTRODUÇÃO

A utilização de técnicas e recursos visando a expansão ou reexpansão pulmonar é rotina no cotidiano do fisioterapeuta. São várias as condições patológicas que como resultado de sua evolução ou instalação geram desigualdades na ventilação e na perfusão pulmonar, repercutindo diretamente sobre as trocas gasosas. Essas desigualdades ventilatórias acabam por gerar situações de hipoventilação e/ou atelectasias em diversos graus, levando a uma ventilação heterogênea, o que favorece, portanto, situações de *shunt* pulmonar. O emprego dessas técnicas e recursos é capaz de prevenir ou reverter essas desigualdades ventilatórias e, indiretamente, seja pela variação das pressões intratorácicas ou mesmo pelo posicionamento adequado (p. ex., o uso da posição prona), auxilia na otimização da perfusão pulmonar.

Como já mencionado no capítulo referente à cinesioterapia respiratória, a variação da pressão transpulmonar responde pelo grau de expansão pulmonar. No entanto, em algumas condições em que o paciente encontra-se impedido de colaborar ativamente com a realização de exercícios para gerar variação suficiente da pressão pleural (Ppl), a opção é promover incrementos da pressão alveolar (Palv), o que pode ser feito por meio do emprego de suporte ventilatório mecânico com pressão positiva[1] e de recursos como o recrutamento alveolar.

_____
[1] N.E.: Os termos utilizados na clínica como pressão positiva e pressão negativa são mais bem interpretados em física como pressão atmosférica e subatmosférica, respectivamente.

Ao optar pelo emprego desses recursos, o fisioterapeuta favorece o incremento da pressão alveolar, que por sua vez facilita a ventilação colateral através dos poros de Kohn (canais interalveolares), dos canais de Lambert (broncoalveolares) e dos canais de Martin (interbronquiolares), contribuindo para a expansão de unidades alveolares de constantes de tempo diferentes e proporcionando uma ventilação pulmonar plena e homogênea ocasionada pelo efeito *pendelluft* ou movimento pendular, descrito pelo gás na distribuição pela ventilação colateral (Figura 5.1).

Este capítulo descreve a manobra de recrutamento alveolar, a manobra de compressão e descompressão e a manobra de bloqueio torácico, recursos frequentemente empregados pelos fisioterapeutas com objetivo de reexpansão pulmonar, assim como suas particularidades, indicações e contraindicações.

RECRUTAMENTO ALVEOLAR

A manobra de recrutamento alveolar é utilizada com frequência pelos fisioterapeutas durante o manejo dos quadros de insuficiência ventilatória associada a colapsos alveolares (atelectasias), pneumônicos, de lesão pulmonar aguda e principalmente nas associações com a síndrome do desconforto respiratório agudo (SDRA). Conceitualmente, pode-se considerar que durante essa manobra a pressão alveolar é suficiente para promover a abertura de unidades alveolares colapsadas ou pouco ventiladas, o que resulta em otimização das trocas gasosas e consequente melhora da oxigenação sanguínea.

Normalmente, durante o emprego desse tipo de manobra, altos níveis de pressão positiva ao final

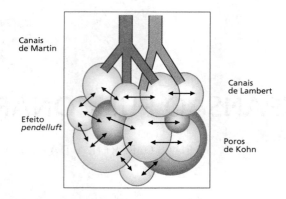

Figura 5.1 Representação gráfica da ventilação colateral e do efeito *pendelluft* (movimento pendular).

da expiração (PEEP) são mantidos por períodos de tempo que podem variar de 30 segundos até 2 minutos. Como não se tem um consenso em relação à melhor forma de se realizar o recrutamento, tem-se utilizado frequentemente a sustentação da PEEP, admitindo-se valores pressóricos entre 15 e 30 cmH$_2$O ou o modo pressão controlada (PC) com valores pressóricos de 35 a 40 cmH$_2$O de até 2 minutos, como já mencionado, respeitando-se a condição clínica de cada paciente. A instabilidade hemodinâmica, bem como as condições patológicas nas quais se observe a presença de bolhas pleurais, pneumatoceles, fístulas ou condições em que o parênquima esteja bastante friável, é contraindicação absoluta ao emprego dessa manobra.

Em pacientes acometidos por SDRA a resposta à manobra de recrutamento alveolar tende a ser diferenciada quando a causa é pulmonar ou extrapulmonar. Quando a etiologia é considerada pulmonar e resulta em consolidação pulmonar, pode-se verificar um baixo potencial ao recrutamento alveolar. Já quando a etiologia é extrapulmonar e observa-se um predomínio de atelectasias, são obtidas boas respostas ao emprego da manobra (Figura 5.2).

Vários são os protocolos propostos e relatados na literatura, considerando-se ensaios clínicos aleatórios ou não; por exemplo, Schreiter et al. mencionaram a utilização de PEEP entre 18 e 26 cmH$_2$O e altas pressões inspiratórias (PI) limitadas a 80 cmH$_2$O. Villagrá et al. relataram a experiência de se trabalhar com valores de PEEP 2 cmH$_2$O acima do ponto de inflexão obtido a partir da verificação da curva pressão-volume (curva P-V) aliado a uma estratégia ventilatória protetora. Barbas et al. utilizaram um protocolo que preconizava a aplicação de três ciclos com pressão controlada de 40 cmH$_2$O por 6 segundos a cada 3 horas. Como se pode verificar, muitas são as formas de se buscar o recrutamento alveolar e a reexpansão pulmonar; ainda não existe um consenso, porém o princí-

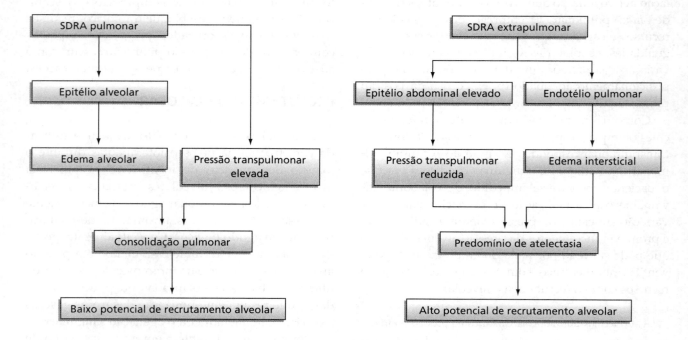

Figura 5.2 Representação gráfica do potencial de recrutamento alveolar vinculado aos casos de SDRA pulmonar e extrapulmonar.

pio fisiológico utilizado em todas as estratégias está baseado no aumento da pressão transpulmonar por meio do incremento da pressão alveolar. Considerando-se que os alvéolos de um pulmão possuem tamanhos diferentes e, consequentemente, constantes de tempo diferentes (i. e., tempo de abertura), que seriam de no mínimo 6 segundos, a ventilação colateral e o efeito *pendelluft* assumem o papel principal em qualquer uma das estratégias que se possa utilizar.

Apesar de haver poucos relatos na literatura, muitos são os fisioterapeutas que, ao se depararem com pacientes sob suporte ventilatório invasivo e após realizarem a remoção das secreções brônquicas e episódios de aspiração traqueal com consequente despressurização do sistema, optam pelo recrutamento alveolar, desde que não haja contraindicações. Boa parte dos profissionais o fazem em modo pressão controlada ou mesmo em pressão de suporte, com elevação da PEEP por 30 segundos, sempre respeitando o limite de 40 cmH_2O de pressão inspiratória, o que se repete por duas ou três vezes.

Independentemente da estratégia utilizada, o que não se deve perder de vista é o bom senso. O fisioterapeuta deve sempre considerar a condição clínica dos pacientes, acompanhar a evolução radiológica e discutir os casos em equipe multidisciplinar. Além disso, sempre que possível, ele deve se aproximar ao máximo de uma estratégia ventilatória e de recrutamento alveolar que previnam a lesão pulmonar associada à ventilação mecânica.

TÉCNICAS MANUAIS

Existe ainda grande controvérsia sobre os benefícios, mecanismos de ação e efeitos fisiológicos e terapêuticos das técnicas manuais de reexpansão pulmonar. Apesar da utilização dessas técnicas ter aumentado nos últimos anos, ainda não existem comprovações científicas suficientes para o seu uso. Alguns autores colocam-se completamente contra as mesmas, por acreditarem que elas podem até mesmo gerar um efeito contrário (i. e., em vez de expansão, gerariam colapso).

A seguir, serão descritas as manobras que supostamente são eficazes para a promoção da expansão pulmonar: a compressão e descompressão torácica e o bloqueio torácico. Deve-se ter em mente que a terapêutica pode se tornar insegura, ou até mesmo ineficaz, caso o recurso seja utilizado de forma empírica. Cabe a cada profissional a utilização consciente e criteriosa dos recursos disponíveis.

Compressão e descompressão torácica

Esta técnica, também conhecida como manobra de reexpansão pulmonar ou manobra de pressão negativa, é bastante utilizada principalmente em paciente sob suporte ventilatório impossibilitado de colaborar durante a terapia; consiste na compressão torácica durante a fase expiratória e descompressão abrupta na fase inspiratória. O objetivo principal é promover a restauração da ventilação alveolar, utilizando-se da variação de pressão pleural e alveolar.

Inicialmente, o fisioterapeuta deve reconhecer a região pulmonar comprometida, por meio de radiograma torácico e pela ausculta pulmonar; após determinar a região a ser trabalhada, inicia-se a manobra realizando uma pressão manual nessa região durante a fase expiratória. Após essa fase, aguarda-se a fase inspiratória, período pelo qual a pressão manual torácica é mantida. Essa manobra é repetida por dois ou três ciclos ventilatórios, quando então, na próxima inspiração, a resistência ou pressão sobre o tórax é retirada abruptamente, proporcionando um gradiente de pressão favorável à entrada de ar no sistema ventilatório ao mesmo tempo em que aumenta o fluxo nas regiões comprometidas.

Quando o paciente tem condições para colaborar com a terapia, pode-se solicitar uma inspiração profunda no início da descompressão. Acredita-se que a associação de uma inspiração voluntária e profunda auxiliaria na melhora da expansão pulmonar.

Essa manobra pode ser realizada tanto em decúbito dorsal quanto nos decúbitos laterais, respeitando-se uma estratégia de aplicação bilateral ou unilateral, apenas devendo haver sincronismo com ventilação quando sob suporte mecânico (Figura 5.3).

Bloqueio torácico

Manobra também utilizada com frequência, esse manuseio é destinado principalmente aos pacientes pouco colaborativos e em suporte ventilatório.

O bloqueio torácico possibilita o redirecionamento do fluxo e volume inspirado para as áreas livres de restrição, produzindo assim uma maior pressão alveolar e consequente recrutamento de unidades alveolares dessa região. Apesar de muito utilizada em pacientes pediátricos e pouco descrita

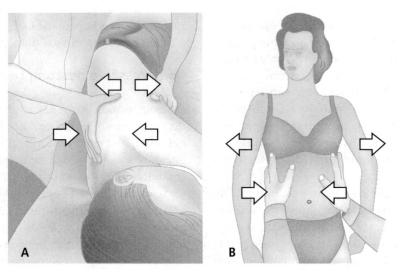

Figura 5.3 Ilustração referente ao emprego da manobra de compressão e descompressão torácica.

na literatura técnica disponível, essa manobra pode perfeitamente ser aplicada em pacientes adultos, apenas sendo menos efetiva ou contraindicada em casos em que no exame físico se observe redução da mobilidade torácica ou em casos de porosidade óssea, por conta do risco de fraturas. Já em pacientes pediátricos, em razão da boa mobilidade torácica e ausência da porosidade óssea, com exceção dos pacientes pediátricos portadores de osteogênese imperfeita, a manobra pode ser indicada quando se tem o objetivo de reexpandir os pulmões.

Durante a aplicação dessa manobra, o paciente deve ser posicionado em decúbito dorsal, posição que possibilita a alocação das mãos de forma bilateral ou unilateral, de forma sincronizada. O fisioterapeuta aplica pressão manual no local em que deseja gerar o bloqueio do movimento durante a fase expiratória e mantém a pressão e consequente restrição do movimento torácico por dois ou três ciclos ventilatórios e ao final desse período a pressão aplicada é descontinuada e aguarda-se outros dois ou três ciclos sem restrição. A manobra pode ser aplicada quantas vezes o terapeuta achar necessário.

CONSIDERAÇÕES FINAIS

Os recursos apresentados neste capítulo, apesar de serem utilizados com frequência, necessitam de pesquisas e ensaios clínicos que realmente validem suas aplicações e possibilitem uma melhor descrição fisiológica referente aos seus efeitos e repercussões, sendo, portanto, um vasto campo para pesquisa em fisioterapia respiratória.

BIBLIOGRAFIA RECOMENDADA

1. Azeredo CAC. Fisioterapia respiratória moderna. 4ª ed. Barueri: Manole; 2002. p. 495.
2. Barbas CSV, Silva E, Garrido A, Assunção M, Hoelz C, Meyer EC, et al. Recruitment maneuvers with different pressure control levels in ARDS patients. Crit Care. 2001;5(Suppl 3):46.
3. Costa DC, Rocha E, Ribeiro TF. Associação das manobras de recrutamento alveolar e posição prona na síndrome do desconforto respiratório agudo. Rev Bras Ter Intens. 2009;21(2):197-203.
4. Garcia CSN, Pelosi P, Rocco PRM. Síndrome do desconforto respiratório agudo pulmonar e extrapulmonar: Existem diferenças? Rev Bras Ter Intens. 2008;20(2):178-83.
5. Sarmento GJV, org. Fisioterapia respiratória no paciente crítico: rotinas clínicas. Barueri: Manole; 2005.
6. Schreiter D, Reske A, Stichert B, Seiwerts M, Bohm SH, Kloeppel R, et al. Alveolar recruitment in combination with sufficient positive end-expiratory pressure increases oxygenation and lung aeration in patients with severe chest trauma. Crit Care Med. 2004;32(4):968-75.
7. Sarmento GJV (org). O ABC da fisioterapia respiratória. Barueri: Manole; 2009.
8. Villagrá A, Ochagavia A, Vatua S, Murias G, Fernández MDM, Aguilar JL, et al. Recruitment maneuvers during lung protective ventilation in acute respiratory distress syndrome. Am J Respir Crit Care Med. 2002;165(2):165-70.

6

CONSIDERAÇÕES SOBRE POSICIONAMENTO E ALTERAÇÕES NA BIOMECÂNICA E VENTILAÇÃO PULMONAR

MARCELO VELLOSO
ELIANE MARIA DE CARVALHO

INTRODUÇÃO

A fisioterapia respiratória atualmente é reconhecida como uma especialidade imprescindível dentro de hospitais e sobretudo dentro das unidades de terapia intensiva (UTI), com reconhecimento legal pela Resolução-RDC n. 7, de 24 de fevereiro de 2010, que dispõe sobre os requisitos mínimos para funcionamento de UTIs.

O papel do fisioterapeuta respiratório dentro dos hospitais e das UTI tem tido cada vez mais importância, pois ele não é apenas um profissional preocupado com mobilização de secreções pulmonares, reexpansão pulmonar, monitorização e ajustes da ventilação mecânica: ele tem também papel fundamental no retorno dos pacientes às suas atividades funcionais, trabalhando para que isso ocorra o mais rapidamente possível.

O ato ventilatório e o processo de respiração são fundamentais para garantir a funcionalidade, pois, como se sabe, a produção de energia para manter os músculos em movimento vem da síntese de adenosina trifosfato (ATP), que tem sua maior produção na presença de oxigênio.

O fisioterapeuta respiratório tem que perceber as interações da posição corporal e da biomecânica na sua atuação diária, pois a respiração não se restringe ao ato de colocar ar para dentro e para fora dos pulmões, ela se relaciona com a posição da cabeça, dos membros superiores, do tórax, do abdome e dos membros inferiores; em resumo, o ato de respirar envolve o corpo como um todo.

Seguindo essa linha de raciocínio, este capítulo tem como objetivo abordar as alterações ventilatórias que ocorrem de acordo com a posição do corpo, seja na execução das atividades da vida diária (AVD), durante os exercícios respiratórios ou mesmo durante o repouso no leito. O ponto de partida para a abordagem do assunto será a revisão da anatomia funcional dos músculos respiratórios e da biomecânica ventilatória.

INTERAÇÃO ENTRE OS ELEMENTOS DA CAIXA TORÁCICA

O tórax é constituído por um arcabouço osteomuscular cartilaginoso, tendo como estruturas principais as costelas, o esterno, as cartilagens costais e as vértebras torácicas, todos revestidos e intercalados por músculos esqueléticos. É limitado anteriormente pelo esterno, posteriormente pelos corpos das doze vértebras torácicas, superiormente pela clavícula e inferiormente pelo diafragma. Esse conjunto de estruturas é denominado gradil costal.

As primeiras sete costelas superiores são denominadas verdadeiras, pois se articulam diretamente com o esterno; da oitava à décima são denominadas falsas, pois se unem umas às outras por cartilagem e se fixam ao esterno indiretamente. A sétima costela forma a borda ou margem costal, que marca o limite da caixa torácica anteriormente, pela junção na porção mais inferior do esterno, denominada processo xifoide.

As vértebras torácicas suportam e permitem o movimento da cabeça e do tronco, e se articulam com as costelas, formando as articulações fundamentais para o movimento do tórax durante a respiração; também fornecem fixações para os músculos do tronco e das extremidades superiores.

As costelas possuem dois pontos de apoio fixos, um na articulação costovertebral e outro na costotransversal. Pode-se considerar que por essas duas articulações passa um eixo de rotação, que determina nas primeiras costelas o movimento para cima e para baixo obliquamente em relação ao plano frontal, e no nível do par das últimas costelas no plano sagital. Quando elevadas, as extremidades anteriores das costelas se movem para a frente e para cima, junto ao movimento anterior do esterno, assemelhando-se ao movimento de "braço de bomba". Ao mesmo tempo, a rotação das costelas ocasiona o aumento do diâmetro transverso, assemelhando-se ao movimento de "alça de balde"; esses movimentos configuram parte da biomecânica torácica.

Recieri (2001) ressalta que o limite inferior do tórax encontra-se abaixo do limite inferior da cavidade torácica, que corresponde à convexidade da cúpula diafragmática. Os movimentos da caixa torácica, assim como qualquer outro movimento corporal, dependem da contração muscular.

O principal músculo inspiratório é o diafragma, que apresenta três grupos de fibras musculares, sendo eles as fibras vertebrais que partem da segunda e terceira vértebras lombares e dos ligamentos arqueados medial e lateral. As fibras costais partem do lado e das margens superiores das seis costelas inferiores e se interdigitam com aquelas do transverso do abdome. As fibras esternais partem da face posterior do apêndice xifoide.

Quando as fibras musculares do diafragma se contraem, o centro frênico se abaixa, aumentando assim o diâmetro vertical do tórax, que é rapidamente limitado pela entrada de tensão dos elementos do mediastino e pela presença da massa de vísceras abdominais. A partir desse momento, o centro frênico torna-se o ponto fixo e as fibras musculares agem a partir de sua periferia, realizando assim a elevação das costelas inferiores. Com isso o diafragma aumenta o diâmetro transversal do tórax inferior e, simultaneamente, por intermédio do esterno, também ocorre elevação das costelas superiores, aumentando o diâmetro anteroposterior.

Os movimentos da caixa torácica realizados durante a inspiração determinam a expansibilidade toracopulmonar e a expansão do tórax juntamente aos pulmões; a retração durante a expiração determina o recuo elástico.

A expiração tranquila é um fenômeno passivo, de retorno das propriedades elásticas dos elementos osteocartilaginosos da caixa torácica e do parênquima pulmonar. A energia necessária à expiração é uma restituição de energia desenvolvida na inspiração pelos músculos inspiratórios e armazenada pelos elementos elásticos do tórax e do pulmão. Quando realizada a expiração forçada, os músculos abdominais, o reto abdominal e os oblíquos interno e externo abaixam de maneira significativa o orifício inferior do tórax. Os músculos respiratórios, inspiratórios e expiratórios, já citados, são simultaneamente sinérgicos. A ação antagonista-sinérgica dos músculos abdominais é indispensável para a eficácia diafragmática, pois sem eles o conteúdo abdominal seria empurrado para baixo e para a frente e o centro frênico não poderia tomar um apoio sólido, que permite ao diafragma elevar as costelas inferiores.

A força dos músculos respiratórios pode ser avaliada diretamente por meio de medidas estáticas como as pressões respiratórias máximas. A pressão inspiratória máxima (PImáx) equivale à força gerada dos músculos inspiratórios contra as propriedades elásticas do sistema respiratório e a pressão expiratória máxima (PEmáx) reflete a capacidade dos músculos de retornarem ao seu estado inicial, somada à ação dos músculos expiratórios.

A mecânica respiratória inclui as forças que sustentam e movem os pulmões e a parede torácica, bem como o vencimento de resistências impostas ao sistema, as quais irão interferir nos fluxos pulmonares. Contudo, esse conjunto também será determinado pela composição corporal, pelo biótipo do indivíduo e, consequentemente, pelo biótipo torácico.

Segundo Kapandji, a idade e o sexo alteram a biomecânica respiratória normal, pois na mulher a respiração tem predomínio costal superior: a amplitude máxima situa-se na parte alta do tórax por aumento do diâmetro anteroposterior; na criança, ela é de predomínio abdominal, ao passo que no homem ela é de predomínio misto, costal e inferior.

Os fatores que determinam a forma do tórax são ainda indefinidos, em razão da grande variedade de fatores genéticos e antropológicos como altura, peso, sexo e idade. Ainda não se tem conhecimento de nenhum estudo quantitativo que correlacione a influência relativa dessas variáveis sobre o tórax, sendo que essas variações quantitativas são necessárias para avaliar as alterações causadas por doenças neuromusculares ou outros fatores.

O estudo da mobilidade da parede torácica segmentada também deve ser destacado, pois os movimentos das articulações torácicas são frequentemente analisados em conjunto durante a respiração. Contudo, quando esses movimentos são observados individualmente, pode-se perceber que sua amplitude é muito reduzida. Portanto, qualquer distúrbio que diminua a mobilidade de qualquer uma dessas articulações interfere na movimentação da caixa torácica e, consequentemente, influencia na respiração.

A eficiência da respiração depende de um adequado acoplamento abdominocostal, assim como da integridade dos músculos do gradeado costal, do diafragma e do abdome. Quando a parede abdominal está íntegra, o conteúdo do abdome resiste à descida do diafragma e com isso aumenta a pressão abdominal. Essa resistência ao diafragma melhora a zona de aposição com o abdome, permitindo melhor expansibilidade torácica. No entanto, em situações que prejudiquem a atuação do diafragma (p. ex., ascite), esse apoio será dificultado, podendo resultar em diminuição na expansibilidade do tórax.

Desde que Konno e Mead apresentaram as evidências de que a caixa torácica e o abdome se comportavam como compartimentos, cada um com um único grau de liberdade, dentro de limites estreitos de esforço respiratório, a parede torácica passou a ser analisada como um sistema de duplo compartimento. De acordo com Ward et al., é possível descrever a variação de volume verificada em cada um dos compartimentos, a partir das mudanças da dimensão da caixa torácica e do abdome, avaliadas em uma única direção.

O deslocamento torácico superior apresenta-se elíptico, limitado anteriormente pela margem superior do manúbrio esternal, junto às primeiras costelas, direita e esquerda; e posteriormente, pela primeira vértebra torácica. O deslocamento torácico inferior é irregular e maior do que o superior. O comportamento rítmico da parede torácica, durante os movimentos respiratórios, requer equilíbrio das pressões entre os dois compartimentos e isso exige uma atuação coordenada dos músculos da respiração.

Durante o movimento inspiratório, a caixa torácica tem seu diâmetro vertical, laterolateral e anteroposterior aumentados; o inverso ocorre durante a expiração, fazendo com que a cavidade torácica retorne ao seu formato original.

O conjunto da musculatura abdominal e espinhal assegura uma dupla função ao abdome, estático e dinâmico, de acordo com as circunstâncias. No ortostatismo, esse conjunto atua para manter a distribuição do peso visceral, contribuindo com o equilíbrio, enquanto, durante movimentos respiratórios, quando o diafragma se contrai na inspiração e suas cúpulas descem, ocorre a compressão para baixo do conteúdo abdominal e a parede abdominal se desloca para fora. Dessa maneira, o movimento do abdome durante a respiração é secundário ao movimento diafragmático, o que justifica o fato de os movimentos abdominais realizados durante a respiração ocorrerem predominantemente na direção ventral, sendo pequenos os movimentos registrados na direção lateral e craniocaudal.

Estudos prévios sugerem que aferências diafragmáticas participam da ativação eferente do reflexo de redução do nervo frênico quando o diafragma é alongado pelo aumento da compressão abdominal. Assim, o aumento da atividade diafragmática está associado ao aumento da pressão abdominal. O aumento da pressão diafragmática associado à compressão abdominal está relacionado com o alongamento desse músculo, produzindo uma contração muscular máxima.

O estudo de Kolouris et al., que relaciona as pressões respiratórias e a contenção abdominal, afirma que esta produz aumento da contração diafragmática. Além desse estudo, outros também concordam com os benefícios da compressão abdominal sobre a função respiratória. Trabalhos realizados com pacientes com lesão medular comprovam que a utilização de cinta abdominal elástica produz melhora nos parâmetros espirométricos e pressóricos, principalmente na posição sentada. Segundo Zamatar, a cinta abdominal elástica substitui a ação dos músculos abdominais dos pacientes com lesão medular alta, promovendo maior contenção abdominal e aumentando o raio de curvatura do músculo diafragma e sua zona de aposição.

O alongamento e a configuração muscular podem ser alterados com as mudanças de postura e, consequentemente, modificar a geração de pressão pelos músculos respiratórios. As manobras respiratórias voluntárias requerem ativação, recrutamento e coordenação de diferentes grupos musculares e isso é mais evidenciado na posição sentada.

Em relação aos músculos respiratórios, Duiverman et al., após avaliarem a musculatura respiratória de indivíduos saudáveis, verificaram pela eletromiografia de superfície (EMGs) um aumento da atividade elétrica muscular com a elevação da carga imposta aos músculos respiratórios.

O trabalho dos músculos respiratórios faz parte de um dos vários mecanismos que envolvem o processo de ventilação pulmonar, além de envolver também incursão torácica, frequência respiratória, tempo inspiratório e expiratório, fluxo de gás na via condutora e no espaço alveolar, complacência pulmonar, retração elástica pulmonar e torácica, volume corrente e volume minuto. A eficiência da ventilação pulmonar é ditada pela coordenação e pelo desempenho desses músculos respiratórios; assim, qualquer desordem funcional pode acarretar alterações que muitas vezes resultam em insuficiência ventilatória.

Estudos têm demonstrado o registro da atividade elétrica dos músculos respiratórios durante respiração lenta e durante manobras respiratórias forçadas. Em outros estudos, foram analisados os volumes e as capacidades pulmonares. Kera et al. determinaram a influência da postura na atividade expiratória dos músculos abdominais pelos registros EMGs, usando a expirometria como instrumento de mensuração do volume pulmonar. Porto realizou uma análise comparativa dos volumes e das capacidades pulmonares em três diferentes decúbitos (sentado, decúbito dorsal e lateral). Entretanto, em nenhum dos estudos foram analisadas em conjunto as mensurações de volumes e capacidades pulmonares e a correlação com os padrões EMGs nos músculos da inspiração e respiração, tanto na posição sentada como em decúbito dorsal. No entanto, a grande preocupação dos profissionais que trabalham em UTI, com pacientes que necessitam da manutenção de decúbitos é a alteração volumétrica que os decúbitos oferecem, bem como a resistência aos movimentos da caixa torácica.

Como se pode ver, a biomecânica da caixa torácica está relacionada não só ao ato ventilatório, mas também ao de sustentação da cabeça e do equilíbrio torácico por meio de inter-relações das diversas estruturas que estão presentes na caixa torácica. Os músculos da respiração têm uma estreita relação com a mobilidade do tórax durante a respiração, mas também necessitam da participação dos músculos abdominais para fazer com que o diafragma tenha uma ação plena no ato ventilatório. As alterações abdominais têm efeito direto sobre o ato ventilatório

(i. e., o acúmulo de líquidos na cavidade abdominal e a obstrução do trânsito intestinal significarão prejuízos ao ato ventilatório). Outro ponto importante a ser destacado é que o ato ventilatório é alterado de acordo com a postura corporal adotada pelo indivíduo, o que pode auxiliar ou dificultar esse ato.

ATIVIDADES FUNCIONAIS E SUA REPERCUSSÃO NA RESPIRAÇÃO

Indivíduos saudáveis

As atividades funcionais mais comuns no cotidiano humano envolvem a cintura escapular ou mais precisamente os braços, os quais são usados extensivamente para realizar desde as atividades mais simples até as mais complexas. Alguns dos músculos, como trapézio, peitoral menor, escalenos e intercostais, que participam no posicionamento dos braços, podem ter funções posturais e ventilatórias.

Couser et al. mostraram que a simples elevação dos braços resultou em considerável aumento do consumo de oxigênio (16%) e da ventilação pulmonar (24%) em indivíduos saudáveis, havendo também aumento das pressões inspiratória final gástrica (Pg) e transdiafragmática (Pdi). Isso sugere que a elevação dos braços altera o recrutamento muscular ventilatório e postural, alterando a mecânica da caixa torácica e do compartimento abdominal. Acredita-se que alguns dos músculos superiores do tronco, por estarem agora envolvidos no posicionamento dos braços, deixam de participar da ventilação, levando a um desvio do trabalho ventilatório para o diafragma; ou ainda, a elevação dos braços resulta em mudanças na impedância do tronco, gradil costal e parede abdominal, sendo necessário o aumento do trabalho diafragmático para atender à demanda ventilatória. Esses dados também foram confirmados por Bauldoff et al. em 1996.

Outros músculos importantes na respiração são os chamados músculos acessórios da inspiração, que recebem essa denominação porque habitualmente estão inativos durante a respiração tranquila, mas assumem uma função respiratória em circunstâncias extenuantes, como em exercícios fatigantes. Nessas circunstâncias, os indivíduos procuram fixar seus braços, permitindo que os músculos acessórios, que têm sua inserção ao redor dos ombros, realizem a elevação das costelas durante a inspiração.

Uma possível estratégia para evitar a fadiga em indivíduos saudáveis seria a mudança da carga respiratória para o diafragma, permitindo exclusivamente trabalho não respiratório à cintura escapular e à porção superior do tronco.

Um estudo recente avaliou 13 indivíduos saudáveis com média de idade de 60,5 (6,42) anos, utilizando a pletismografia por indutância para verificar a existência de modificação do padrão ventilatório e a ocorrência de assincronia toracoabdominal; e eletromiografia de superfície para avaliar a ativação do músculo esternocleidomastóideo durante uma atividade com os braços elevados e sem apoio (pentear os cabelos por cinco minutos). Os autores observaram que houve mudança no padrão respiratório dos indivíduos saudáveis que apresentaram aumento significativo do volume corrente (VC), 31% maior em relação ao valor de repouso, acompanhada por aproximadamente 21% de aumento na frequência respiratória (f) em relação ao valor basal, gerando aumento progressivo da ventilação minuto (VE) até o terceiro minuto da atividade, quando atingiu 67% acima do valor de repouso. Observou-se que houve aumento progressivo da assincronia toracoabdominal entre os compartimentos torácico e abdominal durante a inspiração no decorrer do tempo da atividade, passando de 6,36% no repouso para 14,77% no primeiro minuto, 14,59% no terceiro e 17,73% no quinto minuto, o que representou um aumento de 79% do repouso ao final da atividade.

De modo semelhante, foi observado aumento progressivo da assincronia entre os compartimentos durante a expiração no decorrer do tempo da atividade, passando de 11,63% no repouso para 17,18% no primeiro minuto, 18,07% no terceiro e 19,05% no quinto minuto, o que representou aumento de 64% em relação ao repouso ao final da atividade. No que se refere ao resultado da eletromiografia de superfície, foi constatado que houve aumento progressivo da amplitude de recrutamento do músculo esternocleidomastóideo entre o repouso e a atividade, apresentando-se 168% maior no primeiro minuto, 196% no terceiro e 224% no quinto minuto. Esse aumento ocorreu simultaneamente às mudanças do VC, da f, do VE e da relação volume corrente/tempo inspiratório (VC/Ti) com as variáveis que remetem à assincronia toracoabdominal. Essas alterações sugerem que existe um aumento da participação do esternocleidomastóideo na sustentação dos membros superiores durante as atividades de braço sem apoio, diminuindo sua função respiratória, o que levaria a um aumento na contribuição do diafragma para a geração do VC durante a atividade.

Como se pode observar, as atividades humanas que envolvem os músculos da cintura escapular têm uma relação intensa com a respiração em indivíduos saudáveis e o mesmo ocorre em indivíduos com doenças crônicas ou agudas. Por isso, cabe ao fisioterapeuta respiratório avaliar não só a condição dos pulmões dos pacientes, mas também sua condição muscular, sua capacidade em realizar exercícios e sua postura corporal.

Indivíduos sem problemas pulmonares crônicos se beneficiam de exercícios respiratórios associados aos membros superiores, pois a realização da inspiração com a elevação dos braços favorecerá a expansão dos pulmões, pois nesse movimento tendem a se posicionar de forma favorável à elevação das costelas durante a inspiração, podendo mobilizar maiores volumes pulmonares.

Os exercícios de membros inferiores devem ser feitos sempre na expiração, pois esta aumenta a pressão intra-abdominal, favorecendo a elevação do diafragma e, consequentemente, a expiração.

Atividades da vida diária

As atividades da vida diária não representam um grande consumo de energia para os indivíduos saudáveis, pois durante sua realização o consumo de oxigênio (VO_2) é normalmente baixo em relação ao consumo máximo de oxigênio ($VO_{2máx}$), porém em pacientes com doenças pulmonares essas AVDs podem significar um desgaste muito grande, com o aparecimento de fadiga e dispneia intensa.

Velloso et al. estudaram a demanda metabólica e ventilatória em pacientes com DPOC durante a execução de quatro AVDs que envolvem os membros superiores (varrer, apagar lousa, elevar potes e trocar lâmpadas). Essas atividades, aparentemente simples, representaram VO_2 em torno de 50 a 60% de $VO_{2máx}$, além de aumentar também a ventilação minuto (VE), utilizando cerca de 60 a 70% da ventilação voluntária máxima (VVM). Isso justifica a sensação de dispneia e mal-estar físico sofrido pelos pacientes com DPOC.

Outro estudo comparou o VO_2 entre pacientes com DPOC e indivíduos saudáveis com a mesma idade durante a realização de cinco AVDs (permanecer sentado, de pé, andar, andar carregando peso e subir dois lances de escadas). Os resultados mostraram que não houve diferença de VO_2 entre os grupos, embora o $VO_{2máx}$ durante o teste de exercício tenha sido menor nos pacientes com DPOC em relação aos indivíduos saudáveis, mostrando, mais uma vez, que os pacientes com DPOC consomem uma elevada parcela de sua disponibilidade energética para realizar atividades cotidianas simples. A sensação de dispneia foi mais intensa nos pacientes com DPOC, quando comparada com a dos indivíduos saudáveis, principalmente nas atividades que exigiram maior esforço, como andar, andar carregando peso e subir dois lances de escadas.

Embora as pesquisas estejam mais focadas em pacientes com DPOC, pode-se supor que esse desconforto durante as AVDs será sentido por todos os pacientes com comprometimentos respiratórios; por conta disso, é recomendado que esses pacientes façam uso de técnicas de conservação de energia ao executar suas atividades cotidianas com a finalidade de diminuir a sensação de dispneia, reduzir e retardar o aparecimento das disfunções respiratórias durante a realização das AVDs, aumentando assim sua capacidade funcional.

Um estudo realizado por Velloso et al. mostrou que atitudes simples e de baixo custo podem minimizar o desconforto desses pacientes, reduzindo o trabalho cardíaco expresso pela FC e, consequentemente, o VO_2 e a sensação de dispneia em pacientes com DPOC durante a execução de quatro grupos de AVDs (higiene pessoal, tirar e colocar sapatos, guardar mantimentos em prateleiras altas e guardar mantimentos em prateleiras baixas), quando comparadas à sua realização com e sem a utilização das posturas preconizadas pelas técnicas de conservação de energia. A colocação de uma cadeira no banheiro e o rebaixamento do espelho facilitam a realização das atividades de higiene pessoal (lavar o rosto, escovar os dentes e pentear os cabelos); sentar-se e cruzar uma perna sobre a outra facilita a colocação e a retirada do sapato; a organização do ambiente com a colocação dos utensílios mais usados entre a altura dos ombros e da cintura pélvica também diminuiu o gasto energético para a atividade de guardar mantimentos, utensílios domésticos ou mesmo em atividades profissionais. O mecanismo para diminuição do consumo energético é explicado pelo favorecimento ao ato ventilatório, ocasionado pela posição corporal adotada (Figuras 6.1 e 6.2).

Na Figura 6.1A, o paciente está em posição ortostática, fazendo flexão de tronco (i. e., está gastando oxigênio para manter a posição corporal e a flexão de tronco faz com que a pressão intra-abdominal aumente, dificultando a incursão do diafragma). Como visto no início deste capítulo, a posição corporal pode influenciar positiva ou negativamente a ventilação, de modo que esse é um exemplo de atuação negativa. Já na Figura 6.1B, o paciente faz a mesma atividade, mas economizando oxigênio, pois está sentado, o que diminui o consumo para essa atividade, e o tronco não está flexionado, não havendo prejuízo para a ventilação.

Na Figura 6.2A, o paciente está em posição ortostática, com um dos membros superiores elevados e sem apoio (i. e., está gastando oxigênio

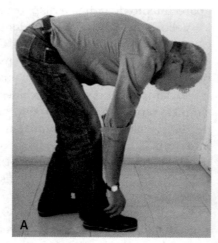
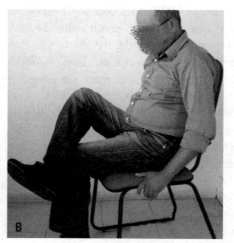

Figura 6.1 (A) Execução da atividade de colocar os sapatos sem postura de conservação de energia. (B) Postura de conservação de energia.

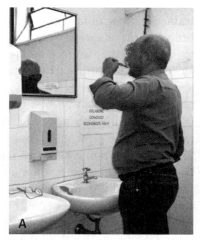 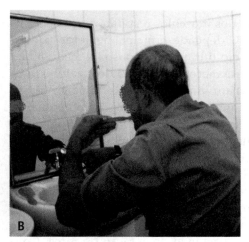

Figura 6.2 (A) Execução da atividade de escovar os dentes sem postura de conservação de energia. (B) Postura de conservação de energia.

para manter a posição corporal) e a elevação do membro superior sem apoio faz com que ocorra o deslocamento da função respiratória da musculatura acessória da respiração para a função postural. Em pacientes pneumopatas, esse fato faz com que aumente a dificuldade de respirar durante a atividade. Como visto anteriormente, atividades com os membros superiores elevados e sem apoio fazem com que indivíduos saudáveis apresentem assincronia toracoabdominal, além de causarem o aumento da atividade elétrica do músculo esternocleidomastóideo. Dessa forma, pode-se concluir que em indivíduos doentes esses efeitos são ainda maiores, atuando negativamente na ventilação. Na Figura 6.2B o paciente faz a mesma atividade, mas economizando oxigênio, pois está sentado, com os membros superiores apoiados no lavatório. Isso diminui o consumo de oxigênio para a atividade e não há competição entre a função respiratória e de sustentação da posição do braço, de modo que não há prejuízo para a ventilação.

CONDIÇÕES ESPECIAIS

Pacientes com doença pulmonar obstrutiva crônica (DPOC)

Pacientes com DPOC apresentam hiperinsuflação pulmonar, o que provoca alterações importantes na biomecânica da caixa torácica, como a horizontalização dos arcos costais e a retificação diafragmática, resultando em repercussões importantes no padrão respiratório.

A hiperinsuflação pulmonar faz com que as fibras diafragmáticas também se horizontalizem e com isso ocorre a diminuição da curvatura de sua cúpula, alterando a mecânica respiratória, com consequente redução da capacidade do diafragma em gerar pressão. Nesses casos, os músculos intercostais externos, a parte paraestenal dos intercostais internos e os escalenos estão sempre ativos durante a respiração tranquila, na tentativa de compensar essa desvantagem mecânica do diafragma.

Funcionalmente, os pacientes com DPOC ficam prejudicados, pois a simples elevação do braço tem consequências respiratórias importantes. É provável que a capacidade desses indivíduos de sustentar o exercício dos membros superiores não seja determinada apenas pela força e resistência dos músculos do braço, mas que também sofra influência do posicionamento do próprio braço sobre a mecânica respiratória.

No exercício com os braços sem suporte, os músculos acessórios são requeridos para participar no suporte postural dos braços e do tronco, diminuindo sua efetiva contribuição na ventilação, levando a fadiga precoce, além de poder resultar em respiração assincrônica. Como visto anteriormente, indivíduos saudáveis nas mesmas atividades apresentam importante assincronia e alteração no padrão respiratório. Dessa forma, pode-se também concluir que pacientes com DPOC decorrente das alterações da biomecânica torácica acabarão apresentando repercussões maiores para a mesma atividade.

Segundo Epstein et al., no início da simples elevação dos braços (30 segundos), o padrão de recrutamento dos músculos respiratórios de pacientes com DPOC depende principalmente do padrão de recrutamento durante o repouso. À medida que os braços permanecem elevados dois fatores adicionais se tornam importantes determinantes desse padrão respiratório: a hiperinsuflação pulmonar e, em menor grau, a força de reserva do diafragma.

A hiperinsuflação dinâmica irá ocorrer em indivíduos com DPOC à medida que aumenta a ventilação e diminui o tempo expiratório durante uma atividade. Dessa forma, os músculos respiratórios são colocados em uma posição desfavorável da sua curva comprimento-tensão durante a inspiração, reduzindo a capacidade de geração de força. Conforme a função do diafragma se torna mais comprometida, a contribuição dos músculos acessórios para a inspiração terá mais importância.

Assim, a elevação do braço sem suporte pode forçar os músculos da cintura escapular e da parte superior do tronco a participar simultaneamente das atividades ventilatórias e não ventilatórias. *Inputs* aferentes simultâneos ou *outputs* de regiões do sistema nervoso central (SNC), que controla as funções tônicas e respiratórias desses músculos, podem resultar em incoordenação significativa da ação dos músculos respiratórios e podem levar a aumento da dispneia e assincronia toracoabdominal, observadas durante exercício de braço sem suporte.

Uma possível estratégia para evitar essa situação seria mudar a carga respiratória para o diafragma (como visto em indivíduos saudáveis), permitindo que a cintura escapular e a porção superior do tronco executem exclusivamente trabalho não respiratório. Entretanto, quando o diafragma está em desvantagem mecânica, tal estratégia pode resultar em fadiga ou falência diafragmática.

Ao realizar o plano de tratamento de um paciente com DPOC, o fisioterapeuta respiratório deve ter em mente todas as alterações biomecânicas, a hiperinsuflação dinâmica e as alterações no padrão respiratório desses pacientes, pois uma conduta mal direcionada pode gerar mais desconforto ao paciente e, consequentemente, pode não ser efetiva. Atitudes simples, como nunca elevar os braços durante a inspiração, fazer a expiração usando frenolabial e prolongar o tempo expiratório ajudam o paciente a diminuir o desconforto e minimizam a sensação de dispneia durante os exercícios.

O fisioterapeuta pode utilizar exercícios respiratórios com auxílio dos membros superiores para tratar esse paciente. Desde que ele inspire com os braços parados e expire com os braços em movimento, esse tipo de exercício evitará a competição entre as funções posturais e respiratórias dos músculos acessórios, tendo em vista que no momento da inspiração os braços estarão inativos e o paciente poderá usar a musculatura acessória na função respiratória. Como a expiração é passiva, o movimento dos braços não afetará essa função e se ela for realizada lentamente poderá funcionar como "temporizador" para aumentar o tempo expiratório associado ao frenolabial.

O mesmo raciocínio pode ser utilizado para os exercícios com os membros inferiores. Quando eles são elevados a pressão intra-abdominal aumenta, facilitando a elevação do diafragma e, também, a expiração.

Pacientes com dreno de tórax

O paciente com dreno de tórax normalmente, durante a avaliação, encontra-se em posição antálgica com espasmo muscular protetor, que envolve toda a musculatura da cintura escapular e do tórax com consequente alteração na biomecânica torácica. A situação relatada acima ocorre por causa do medo que o paciente tem de se movimentar e perder o dreno torácico ou ainda pelo temor de que se movimente em seu interior e provoque algum dano; outro fator pode ser a presença de dor.

A tensão muscular na região do braço, ombro e tórax homolateral ao dreno dificulta a expansão pulmonar, pois a posição adotada pelo paciente favorece a diminuição dos espaços intercostais (Figura 6.3). Em razão disso, é fundamental que o fisioterapeuta realize uma avaliação minuciosa dos seguintes músculos: levantador da escápula, romboide maior e menor, infraespinal, redondo maior e menor, latíssimo do dorso, trapézio, peitorais, serrátil e intercostais para detectar pontos de tensão e possíveis limitantes para o movimento do membro superior e do tórax homolateral ao dreno.

Ao abordar esse paciente, o fisioterapeuta deverá primeiro avaliar a postura que ele está adotando para em seguida começar sua intervenção. Nunca se deve iniciar o tratamento respiratório antes de acertar o posicionamento do tórax do paciente e minimizar o quadro de dor.

Para minimizar a dor e melhorar a postura do paciente, o fisioterapeuta deve inicialmente realizar a mobilização passiva da cintura escapular e o

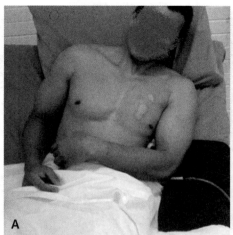 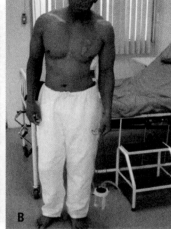

Figura 6.3 (A) O paciente encontra-se no leito em posição antálgica com lateralização do tronco para o lado do dreno. (B) O paciente está em ortostatismo, porém apresenta assimetria dos ombros, sendo o esquerdo mais alto que o direito.

alongamento dos músculos torácicos, ajustando a postura para eliminar a postura antálgica e fazer com que a biomecânica torácica se torne favorável à reexpansão pulmonar.

A mobilização da cintura escapular homolateral ao dreno mostrará se há diminuição do espaço entre o tórax e a escápula. Se esse espaço estiver diminuído, o paciente sentirá dor, o que piora o posicionamento do tórax. Nesses casos, a escápula deverá ser mobilizada até que esteja "solta"; em seguida, tem início a mobilização do ombro, com movimentos circulares na articulação glenoumeral, até que o fisioterapeuta consiga colocar o ombro do paciente em flexão. Nesse momento, o tórax também estará alongado, o paciente estará sem dor e pronto para começar os exercícios respiratórios (Figura 6.4).

Quando o tórax estiver bem posicionado e o paciente sem dor, o fisioterapeuta deverá dar início aos exercícios de reexpansão pulmonar, utilizando exercícios respiratórios em tempos, manobras de reexpansão pulmonar, retirada do paciente do leito e caminhada pelo quarto ou pelo corredor do hospital (Figura 6.5), além de orientação quanto ao uso e à importância dos espirômetros de incentivo e sobre a realização de movimento com os membros superiores nos intervalos da fisioterapia.

Pacientes internados na Unidade de Terapia Intensiva

Frequentemente, pacientes internados na Unidade de Terapia Intensiva (UTI) permanecem imóveis por longos períodos. Às vezes esse procedimento é necessário para os pacientes no estado crítico, porém, produz sérios efeitos deletérios. Suas repercussões variam desde atrofia muscular até paresias importantes nos casos mais graves.

A fraqueza muscular é a mais frequente complicação dos pacientes que sobrevivem às doenças críticas (25 a 60% após uma semana de ventilação mecânica) e está associada a uma maior incapacidade funcional, aumento da mortalidade, aumento nos dias de estadia na UTI e no hospital, além de refletir negativamente na qualidade de vida.

Em um estudo multicêntrico, que investigou a relação entre fraqueza muscular adquirida na UTI e a mortalidade, os autores concluíram que a miopatia adquirida na UTI está diretamente relacionada ao aumento da mortalidade, independentemente de outros fatores como idade, sexo, dias de ventilação mecânica (VM) e gravidade da doença.

Alguns autores observaram o aparecimento de tetraparesia e perda dos reflexos neurológicos profundos nos pacientes que apresentavam dificuldade no desmame da VM. O déficit motor mostrou ser de natureza axonal e aguda, de predomínio motor com curso de evolução e prognósticos variáveis. A associação entre déficit motor e fraqueza muscular foi denominada polineuropatia do paciente crítico. A imobilidade, o descondicionamento e a fraqueza muscular são problemas comuns aos pacientes em VM e seu aparecimento tem origem multifatorial. Contudo, as desordens clínicas, como sepse e síndrome do desconforto respiratório agudo (SDRA), desnutrição e agentes farmacológicos, têm influência direta sobre o *status* funcional.

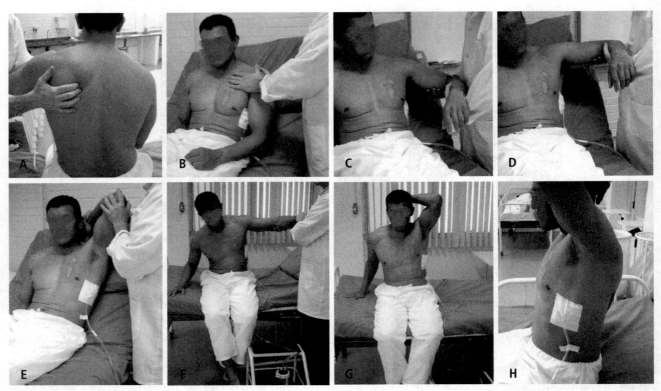

Figura 6.4 Sequência de exercícios para liberar a cintura escapular do paciente e para posicionar o tórax para os exercícios de reexpansão pulmonar. Em **A**, o fisioterapeuta faz a palpação da escápula; em **B**, começa a fazer mobilização passiva da escápula e do ombro; em **C** e **D**, faz mobilização passiva do ombro, associando o aumento da amplitude de movimento do braço; em **E**, faz a flexão do ombro, ganhando alongamento do tórax e melhor posicionamento do tórax; em **F**, **G** e **H**, o paciente já está com as pernas fora do leito, trabalhando a abdução do braço e o posicionamento do tórax.

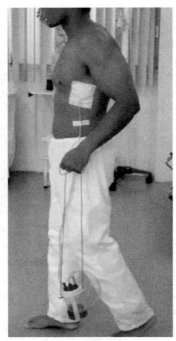

Figura 6.5 Paciente deambulando e carregando o selo d'água.

Herridge et al. observaram que todos os 109 pacientes avaliados após um ano de recuperação da SDRA relataram perdas funcionais importantes, que foram atribuídas a atrofia muscular e fadiga. Fatores como falência de múltiplos órgãos, imobilização muscular, hiperglicemia, uso de corticosteroides, sedativos e bloqueadores neuromusculares estão intimamente relacionados com maior incidência de fraqueza muscular adquirida na UTI.

A partir desses dados, as devidas precauções deveriam ser tomadas com o intuito de minimizar as complicações inerentes à internação/imobilidade no leito. Entre elas, podem ser citados o descondicionamento físico, a fraqueza muscular, o prejuízo funcional, a dispneia, a ansiedade e a depressão. Os dados serviriam também para o tratamento das disfunções primárias relacionadas aos longos períodos de repouso no leito.

Há evidências na literatura de uma variedade de formatos de programas de reabilitação precoce de acordo com a prática e a rotina das instituições. De maneira geral, eles incluem:

1. mobilizações que respeitam as condições e capacidades individuais do paciente;
2. exercícios progressivos de transferências de decúbito no leito;
3. transferências para posturas antigravitacionais no leito;
4. transferências para fora do leito (poltrona ou ortostatismo) até atingir exercícios de treino de equilíbrio em ortostatismo;
5. atividades pré-marcha (deslocamento lateral do centro de gravidade, marcha estacionária) até alcançar a deambulação.

O estudo de Chiang et al. comparou por seis semanas os efeitos de um programa de treinamento fisioterapêutico aplicado a pacientes em VM pós-alta da UTI, com um grupo de pacientes que permaneceram restritos ao leito pelo mesmo período. Os autores verificaram que após as seis semanas os pacientes do grupo de tratamento (53%) eram capazes de deambular curtas distâncias no final do programa, pois apresentaram aumento progressivo da força muscular periférica, que foi maior na terceira e na sexta semana e aumento das pressões respiratórias (PImáx e PEmáx) ao longo do estudo e do tempo fora da VM, quando comparados ao grupo que ficou restrito ao leito.

Thomsen et al. avaliaram os pacientes antes e depois da alta da UTI para uma unidade intermediária e perceberam que somente 6% conseguiam deambular 48 horas antes da alta. Após 48 horas de alta da UTI, 41% deambulavam; com isso, puderam concluir que a capacidade de deambular não era explicada pela melhora fisiopatológica da doença, mas pela mudança de atitude que priorizava a atividade precoce. Com a atividade precoce e a mudança no direcionamento do tratamento do paciente, pode-se verificar os seguintes benefícios:

1. o posicionamento "vertical" melhora o volume pulmonar e a troca gasosa, estimula a atividade autonômica e pode reduzir o estresse compressivo do coração;
2. a atividade física suficiente para provocar efeitos fisiológicos aumenta a ventilação pulmonar, a perfusão central e periférica, a circulação global, o metabolismo muscular e o estado de alerta desses pacientes, o que é considerado um efeito bastante positivo.

Clini et al. consideram que a intervenção muscular ativa e específica, consistindo em controle de tronco, manutenção da postura corporal e atividades de membros superiores e inferiores com resistência, facilita as transferências dos pacientes da cama para a cadeira e/ou para se levantar, até fazer caminhada com auxílio do andador. Essa forma de tratamento pode ser conduzida independentemente do processo de desmame da VM e é efetiva para acelerar o desmame em pacientes traqueostomizados submetidos a VM prolongada. Outro achado desse estudo foi que houve aumento no escore de AVD e no desempenho muscular, sendo um significativo preditor de tempo de desmame desses indivíduos.

Como se pode ver, há evidências na literatura de que a fisioterapia respiratória dentro da UTI não deve se restringir somente a desobstrução brônquica, reexpansão pulmonar e monitorização e controle da VM. A mobilização do paciente no leito também é muito importante e envolve o tratamento respiratório, pois qualquer alteração de sua posição corporal irá alterar a relação ventilação/perfusão (V/Q).

Torna-se necessário ao fisioterapeuta conhecer a relação ventilação/perfusão decúbito-dependente. Dessa forma, será descrita a seguir uma explicação sobre como a posição corporal pode interferir nessa relação.

RELAÇÃO VENTILAÇÃO PERFUSÃO (V/Q) E POSIÇÃO DO CORPO

A ventilação alveolar ocorre pela entrada de ar nos pulmões, que leva oxigênio (O_2), nitrogênio e outros gases. O oxigênio que entra no alvéolo se difundirá pela barreira hematogasosa devido à diferença de pressão do O_2 (PO_2) entre o alvéolo e o sangue, transformando o sangue venoso em arterial. A perfusão, por sua vez, é a quantidade de sangue que passa pelo capilar que envolve o alvéolo e que transportará o O_2 captado nos alvéolos para todo o corpo. Assim, para que ocorra oxigenação adequada dos tecidos corporais, é importante que haja equilíbrio entre ventilação (V) e perfusão (Q), ou seja, uma adequada relação V/Q (Figura 6.6).

A distribuição do ar pelos pulmões não é homogênea e depende dos seguintes fatores: volume pulmonar pré-inspiratório, volume corrente e posição do corpo. O fluxo sanguíneo também não é homogêneo, pois depende da pressão hidrostática que favo-

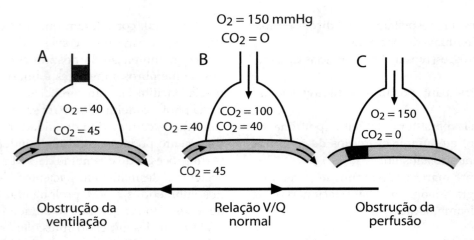

Figura 6.6 Em **A** ocorre a adequada entrada de ar e a passagem de sangue pelo capilar, ou seja, é uma situação de relação V/Q normal. Em **B** ocorreu a obstrução da passagem de ar para dentro do alvéolo, ou seja, essa região está perfundindo, mas não está sendo ventilada; a relação V/Q tende a zero. Em **C**, a ventilação alveolar está normal, porém a perfusão está comprometida, nesse caso a relação V/Q tende ao infinito (Modificado de: West JB. Fisiologia respiratória moderna. 3ª ed. São Paulo: Manole; 1990).

rece a perfusão das regiões inferiores dos pulmões, da pressão alveolar e da pressão arteriovenosa.

Diante do exposto, podemos verificar que a mudança de decúbito irá alterar a relação V/Q, pois altera as pressões pulmonares refletindo diretamente nas trocas gasosas.

Em posição ortostática a relação V/Q é maior nos ápices pulmonares onde há maior ventilação e menor perfusão, já nas bases (região dependente) essa relação é menor, pois há mais sangue e menos ar, porém as trocas gasosas são maiores nas bases do que nos ápices, tendo em vista que a entrada e saída de ar nas regiões dependentes são maiores e que grande parte do O_2 que chega nessa região é carregado pelo sangue (Figura 6.7). Quando um indivíduo é colocado de cabeça para baixo (posição de Trendelenburg) ocorre mudança na relação V/Q, ou seja, ela se inverte, pois nessa posição os ápices pulmonares passam a ser a região dependente; assim, ela receberá maior perfusão e terá a troca gasosa aumentada em relação às bases pulmonares.

Como vimos, a posição corporal influencia muito nas trocas gasosas e dessa forma ela pode ser usada com propósitos terapêuticos para melhorar a ventilação pulmonar de pacientes com as mais diversas doenças pulmonares.

Um paciente com doença unilateral, por exemplo, se for colocado em decúbito lateral com o pulmão afetado para baixo (região dependente) ocorrerá piora da ventilação e sua saturação periférica de oxigênio irá cair, pois, como vimos anteriormente, a troca gasosa é maior nas regiões dependentes, nesse caso o pulmão afetado está na região dependente, ou seja, haverá pouca área de troca gasosa o que levará a piora na ventilação. Caso o mesmo paciente seja colocado em decúbito lateral, mas com o pulmão saudável para baixo, o posicionamento irá facilitar as trocas gasosas, pois a região dependente tem bastante área para fazer a troca gasosa. A situação

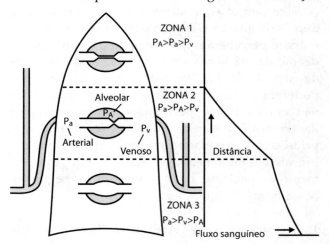

Figura 6.7 Na posição ortostática verifica-se que na Zona 1 os alvéolos estão mais insuflados, ocorrendo maior compressão do capilar pulmonar e menor perfusão; nesse caso, a relação V/Q é alta. Na Zona 2 o volume de ar nos alvéolos diminui um pouco, favorecendo a perfusão; nesse caso, a ventilação e a perfusão são praticamente semelhantes. Já na Zona 3 o volume de ar dentro dos alvéolos é baixo e faz com que ocorra dilatação do capilar, favorecendo a perfusão; nesse caso, a relação V/Q é baixa (Fonte: West JB. Fisiologia respiratória moderna. 3ª. ed. São Paulo: Manole; 1990).

descrita anteriormente ocorre porque, em decúbito lateral, as áreas de maior relação V/Q encontram-se nos terços superiores de cada pulmão.

No caso de pacientes com acometimento bilateral, recomenda-se o uso do decúbito lateral direito, pois nesse decúbito os níveis de gases sanguíneos apresentam-se mais elevados. Esse fato se deve, provavelmente, às diferenças anatômicas entre os pulmões, pois o pulmão direito é mais largo que o pulmão esquerdo, e pela diminuição da compressão do coração.

Na posição supina, ou decúbito dorsal, a relação V/Q torna-se mais uniforme em todas as áreas dos pulmões, uma vez que as partes posteriores dos dois pulmões serão as áreas dependentes. Porém, nessa posição, haverá alguns fatores de complicação, pois ocorre alteração da configuração da caixa torácica, da posição da cúpula diafragmática, das pressões intrapleurais e abdominais, da posição da vísceras, entre outras. Essa posição pode levar a uma diminuição da capacidade residual funcional e da complacência pulmonar, e ao aumento da resistência das vias aéreas, o que pode predispor ao fechamento das vias aéreas e ao aumento do trabalho respiratório. Embora existam algumas desvantagens, essa posição deve ser considerada dependendo do objetivo do tratamento e da avaliação.

Na posição prona, ou decúbito ventral, a relação V/Q também torna-se mais uniforme em todas as áreas pulmonares, pois agora as regiões anteriores dos dois pulmões serão as áreas dependentes. Esse posicionamento favorece a expansão dos alvéolos posteriores e pode melhorar as trocas gasosas. Essa posição é utilizada em pacientes com síndrome do desconforto respiratório agudo (SDRA), porém ainda existem controvérsias de seu efeito nas trocas gasosas.

Ao longo de um atendimento fisioterapêutico, são proporcionadas várias mudanças de decúbito ao paciente. Durante a sua realização, mesmo que de forma passiva, o fisioterapeuta proporcionará experiências motoras ao indivíduo, pois para mudar o decúbito é necessário fazer flexão de quadril e dos joelhos, dissociação de cinturas pélvica e escapular, além de flexão de ombro para liberar o hemitórax que será trabalhado. Durante todo esse processo os músculos da caixa torácica serão trabalhados e estimulados; além disso, ocorrem também mudanças na relação V/Q, a qual é decúbito-dependente.

Considerando todos esses relatos, e como descrito anteriormente, o fisioterapeuta respiratório não pode achar que respirar se resume ao simples ato de colocar ar dentro e fora dos pulmões, porque se trata de uma atividade complexa que envolve todo o corpo.

BIBLIOGRAFIA RECOMENDADA

1. Ali NA, Almoosa K, Connors AF, Finley JCW, Garland A, Hejal R et al. Acquired weakness, handgrip strength and mortality in critically ill patients. American Journal of Respiratory and Critical Care Medicine. 2008;178:261-8

2. Bauldoff GS, Hoffman LA, Sciurba F, Zullo TG. Home-based, upper-arm exercise training for patients with chronic obstructive pulmonary disease. Heart Lung. 1996;25:288-94.

3. Beelen A, Dongelmans DA, Nollet F, Schaaf MVD, Vroom MB. Functional status after intensive care: a challenge for rehabilitation professionals to improve outcome. J Rehabil Med. 2009;41:360-6.

4. Beelen A, Groot IJM, Schaaf MVD. Critical illness polyneuropathy: a summary of the literature on rehabilitation outcome. Disability and Rehabilitation. 2000;22(17):808-10.

5. Bellemare JF, Cordeau MP, Leblanc P, Bellemara F. Thoracic dimensions at maximum lung inflation in normal subjects and in patients with obstructive and restrictive lung diseases. Chest. 2008;(119):376-86.

6. Beelen A, Schaaf MVD, Vos RD. Functional outcome in patients with critical illness polyneuropathy. Disability and Rehabilitation. 2004;26(20):1189-97.

7. Beelen A, Dettling DS, Dongelmans DA, Lucas C, Nollet F, Shaaf MVD. Poor functional status immediately after discharge from an intensive care unit. Disability and Rehabilitation. 2008;30(23):1812-18.

8. Beelen A, Schaaf MVD, Vos RD. Functional outcome in patients with critical illness polyneuropathy. Disability and Rehabilitation. 2004;26(20):1189-97.

9. Brower RG. Consequences of bed rest. Crit Care Med 2009;37(10):S422-28.

10. Callahan LA, Supinski GS. Sepsis-induced myopathy. Crit Care Med. 2009;37(10):S354-67.

11. Campos FC. Estudo eletromiográfico de músculos inspiratórios de indivíduos com doença pulmonar obstrutiva crônica durante o exercício físico [tese de mestrado]. Universidade Federal de Minas Gerais, Escola de Educação Física, Fisioterapia e Terapia Ocupacional; 2006.

12. Carvalho M. Fisioterapia respiratória: fundamentos e contribuições. 5ª ed. Rio de Janeiro: Revinter; 2001.

13. Celli BR. The clinical use of upper extremity exercise. Clin Chest Med. 1994;15:339-49.

14. Celli BR, Criner GJ, Rassulo J. Ventilatory muscle recruitment during unsupported arm exercise in normal subjects. J Appl Physiol. 1988;64(64):1936-41.

15. Chambers MA, Moylan JS, Reid MB. Physical inactivity and muscle weakness in the critically ill. Crit Care Med. 2009;37(10):S337-46.

16. Chiang LL, Wang LY, Wu CP, Wu HD, Wu YT. Effects of physical training on functional status in patients with prolonged mechanical ventilation. Physical Therapy. 2006;86(9):1271-81.

17. Clini E, Ambrosino N. Early physiotherapy in the respiratory intensive care unit. Respir Med. 2005 Sep; 99(9):1096-104.

18. Costa D. Fisioterapia respiratória básica. São Paulo: Atheneu; 2002.

19. Couser JI, Martinez FJ, Celli BR. Respiratory response and ventilatory muscle recruitment during arm elevation in normal subjects. Chest. 1992;101(2):336-40.

20. Criner GJ, Celli BR. Effect of unsupported arm exercise on ventilatory muscle recruitment in patients with severe chronic airflow obstruction. Am Rev Respir Dis. 1998;138:856-61.

21. Dangelo JG, Fattini CA. Anatomia humana sistêmica e segmentar, 2. ed. São Paulo: Atheneu; 2005.

22. D'Angelo E, Gligio R, Lafontaine E, Bellemare F. Influence of abdomen on respiratory mechanics in supine rabbits. Respir Physiol 1999 May 3;115(3):287-99.

23. Diário Oficial da União de 25 de fevereiro de 2010, seção 1, n. 37 – páginas 48-51. Disponível em: http://www.in.gov.br/visualiza/index.jsp?data=25/02/2010&jornal=1&pagina=48&totalArquivos=72

24. Dolmage TE, Maestro L, Avendano MA, Goldstein RS. The ventilatory response to arm elevation of patients with chronic obstructive pulmonary disease. Chest. 1993;104(4):1097-100.

25. Duiverman ML, VanEykern LA, Vennik PN, Koëter GM, Maarsingh EJW, Wijkstra PJ. Reproducibility and responsiveness of non-invasive EMG technique of the respiratory muscles in COPD patients and in healthy subjects. J Appl Physiol. 2004;9:1723-9.

26. Epstein SK, Celli BR, Tarpy S, Roa J, Shannon T. Ventilatory response to arm elevation. Am J Respir Crit Care Med. 1995;152:211-6.

27. Gigliotti F, Coli C, Bianchi R, Grazzini M, Stendardi L, Castellani C et al. Arm exercise and hyperinsuflation in patients with COPD. Chest. 2005;128:1225-32.

28. Goldman MD, Mead J. Mechanical interaction between the diaphragm and rib cage. Journal of Applied Physiology. 1973 ago;2(35):197-204.

29. Gosselink R, Bott J, Johnson M, Dean E, Nava S, Norrenberg M et al. Physiotherapy for adult patients with critical illness: recommendations of the European Respiratory Society and European Society of Intensive Care Medicine Task Force on Physiotherapy for Critically Ill Patients. Intensive Care Med. 2008 Jul; 34(7):1188-99.

30. Griffiths RD, Hall JB. Intensive care unit-acquired weakness. Crit Care Med. 2010;38(3):779-87.

31. Griffiths RD, Hall JB. Intensive care unit-acquired weakness. Crit Care Med. 2010;38(3):2010.

32. Hall J, Schweickert WD. ICU acquired weakness. Chest. 2007;31(5):1541-49.

33. Herridge MS, Cheung AM, Tansey CM, Matte-Martyn A, Diaz-Granados N, Al-Saidi F, et al. One-year outcomes in survivors of the acute respiratory distress syndrome. N Engl J Med. 2003 Feb 20;348(8):683-93.

34. Hillman DR, Markos J, Finucane KE. Effect of abdominal compression on maximum transdiaphragmatic pressure. J Appl Physiol. 1990;68(6):2296-304.

35. Jeng C, Chang W, Wai MP, Chou CL. Comparison of oxygen consumption in performing daily activities between patients with chronic obstructive pulmonary disease and a healthy population. Heart Lung. 2003;32:121-30.

36. Jonghe B, Lacherade JC, Outin H, Sharshar T. Intensive care unit-acquired weakness: risk factors and prevention. Crit Care Med. 2009;37(10):S309-15.

37. Júnior CA, Amaral G. Assistência ventilatória mecânica. São Paulo: Atheneu; 1995. p. 3-39.

38. Kapandji AI. Fisiologia articular: esquemas comentados de mecânica humana. 5ª ed. São Paulo: Panamericana; 2000. vol. III.

39. Kera T, Maruyama H. The effect of posture on respiratory activity of the abdominal muscles. J Physiol Anthropol Appl Human Sci. 2005Jul;24(4):259-65.

40. Kolouris N, Mulvey DA, Laroche CM, Goldstone J, Moxham J, Green M. The effect of posture and abdominal blinding on respiratory pressures. Eur Respir J. 1989 Nov;2(10):961-5.

41. Konno K, Mead J. Measurement of the separate volume changes of rib cage and abdomen during breathing. J Appl Physiol. 1967;3(22):407-22.

42. Lemura LM, Duvillard SPV. Fisiologia do exercício clínico: aplicações e princípios fisiológicos. Rio de Janeiro: Guanabara Koogan; 2006.

43. Lippeter LS. Cinesiologia clínica para fisioterapeutas, 3. ed. Rio de Janeiro: Guanabara Koogan; 2003.

44. Martinez FJ, Couser JI, Celli BR. Respiratory response to arm elevation in patients with chronic airflow obstruction. Am Rev Respir Dis 1991;143:476-80.

45. McCool FD, Loring SH, Mead J. Rib cage distortion during voluntary and involuntary breathing acts. Am Physiol Soc 1984;161:1703-11.

46. Moore KL, Dalley AF. Anatomia orientada para clínica, 4. ed. Rio de Janeiro: Guanabara Koogan; 2001.

47. Morris PE, Goad A, Thompson C, Taylor K, Harry B, Passmore L et al. Early intensive care unit mobility therapy in the treatment of acute respiratory failure. Crit Care Med. 2008 Aug;36(8):2238-43.

48. Needham DM. Mobilizing patients in the intensive care unit: improving neuromuscular weakness and physical function. JAMA. 2008;300(14):1685-90.

49. Panka GFL, Oliveira MM, França DC, Parreira VF, Britto RR, Velloso M. Ventilatory and muscular assessment in healthy subjects during an activity of daily living with unsupported arm elevation. Rev Bras Fisioter. 2010;14:4;337-43.

50. Parreira VF, França DC, Zampa CC, Fonseca MM, Tomich GM, Britto RR. Pressões respiratórias máximas: valores encontrados e preditos em indivíduos saudáveis. São Carlos: Revista Brasileira de Fisioterapia 2007 set/out;11(5):361-8.

51. Perme C, Chandrashekar R. Early mobility and walking program for patients in intensive care units: creating a standard of care. Am J Crit Care. 2009 May;18(3):212-21.

52. Porto CC. Semiologia médica. 4. ed. Rio de Janeiro: Guanabara Koogan; 2001.

53. Rassulo J, Make BJ. Dyssynchonous breathing during arm but not leg exercise in patients with chronic airflow obstruction. N Engl J Med. 1986;314(23):1485-90.

54. Recieri D. Anatomia da parede torácica e suas relações com os movimentos respiratórios: uma abordagem fisioterápica. Fisio&terapia. 2001 out/nov;VI(29):16-9.

55. Rocco PRM, Zin WA. Fisiologia respiratória aplicada. Rio de Janeiro: Guanabara Koogan; 2009.

56. Smith LK, Weiss EL, Lehmkuhl LD. Cinesiologia clínica de Brunnstrom, 5. ed. São Paulo: Manole; 1997.

57. Spence AP. Anatomia básica. 2ª ed. São Paulo: Manole; 1991.

58. Tansey CM, Louie M, Loeb M, Gold WL, Muller MP, de Jager J et al. One-year outcomes and health care utilization in survivors of severe acute respiratory syndrome. Arch Intern Med. 2007;167(12):1312-20.

59. Thomsen GE, Snow GL, Rodriguez L, Hopkins RO. Patients with respiratory failure increase ambulation after transfer to an intensive care unit where early activity is a priority. Crit Care Med. 2008 Apr;36(4):1119-24.

60. Velloso M, Stella SG, Cendon S, Silva AC, Jardim JR. Metabolic and ventilatory parameters of four activities of daily living accomplished with arms in COPD patients. Chest. 2003;123:4:1047-53.

61. Velloso M, Jardim JR. Study of energy expenditure during activities of daily living using and not using body position recommended by energy conservation techniques in patients with COPD. Chest. 2006;130:126-132.

62. Velloso M, Jardim JR. Funcionalidade do paciente com doença pulmonar obstrutiva crônica e técnicas de conservação de energia. J Bras Pneumol. 2006;32(6):580-6.

63. Velloso M. Fisioterapia nas afecções pleurais. In: Gava MV, Picanço PSA. Fisioterapia pneumológica. Barueri: Manole; 2007. p. 280-91.

64. Ward ME, Ward JW, Macklem PT. Analysis of human chest wall motion using a two-compartment rib cage model. J Appl Physiol. 1992;4(72):1338-47.

65. West JB. Fisiologia respiratória moderna. 3ª ed. São Paulo: Manole; 1990.

66. Williams PL, Warnick R, Dyson M, Bannister LH. Gray's anatomy. Rio de Janeiro: Guanabara Koogan; 1995.

67. Zamatar VCO, Pinho VS, Maeda NS, Seibert PA, Garanhani MR, Lavado EL et al. Utilização da cinta abdominal elástica em pacientes portadores de trauma raquimedular alto. Relatos de caso. Fisioter Univ São Paulo. 1999 jan/jun;1(6):113-21.

7

MANUSEIO DE TRONCO: ALONGAMENTO, RESISTÊNCIA E FORTALECIMENTO DOS MÚSCULOS ENVOLVIDOS NA RESPIRAÇÃO

ELAINE FRACCARO DE MARTIN

"A respiração não se ensina ou se aprende, ela se libera."

(Mézières, 1947)

INTRODUÇÃO

A abordagem terapêutica do manuseio de tronco exige do terapeuta conhecimentos da anatomofisiologia respiratória, biomecânica da caixa torácica, do compartimento abdominal e dos músculos respiratórios, desde a evolução no desenvolvimento neuropsicomotor. A maior diversidade na aplicação de recursos terapêuticos, promove uma melhor integração do paciente ao meio em que vive, atuando em conjunto com as demais especialidades envolvidas no programa de reabilitação.

Dessa forma, a utilização de condutas diversas pode proporcionar ao paciente maior conforto respiratório e qualidade nas atividades de vida diárias.

ANATOMOFISIOLOGIA RESPIRATÓRIA

A respiração é uma atividade involuntária que está até certo ponto sob controle voluntário. A ventilação depende das propriedades elásticas dos pulmões, tórax, diafragma, músculos respiratórios e complexo abdominal.

Os músculos esqueléticos estão morfológica e funcionalmente distribuídos de forma a deslocarem ritmicamente a parede torácica para bombear ar para dentro e fora dos pulmões, função esta vital, mantenedora de níveis adequados de oxigênio e saída de gás carbônico, proporcionando aos gases sanguíneos arteriais que permaneçam dentro de limites aceitáveis para o seu funcionamento.

AÇÃO DO DIAFRAGMA

O diafragma, principal músculo da respiração, é um músculo ímpar e assimétrico, que possui um tendão central inserido em estruturas sólidas: sua porção crural insere-se nas três primeiras vértebras lombares e no ligamento arqueado. Sua porção costal insere-se no processo xifoide e nas seis últimas costelas inferiores. Durante a inspiração, desloca-se descendo o seu centro tendíneo e gerando uma pressão abdominal positiva, uma queda na pressão pleural e um aumento no volume pulmonar. A forma cilíndrica do diafragma na sua porção costal justapõe-se à face inferior da caixa torácica (zona de aposição Figura 7.1), que em sua ação diafragmática expande a caixa torácica inferior, diminuindo o espaço justaposto: esse efeito é conhecido como componente justaposicional. Visualiza-se a projeção do abdome superior.

O segundo componente da ação inspiratória do diafragma na caixa torácica relaciona-se ao fato de que ele se liga às costelas inferiores, exercendo uma força em sentido às suas fibras orientadas cranialmente, tendo um efeito de erguer as costelas inferiores e rodá-las para fora. A massa visceral abdominal fornece um sólido suporte contra o qual o diafragma contraído se empurra para elevar as costelas inferiores. Essa ação diafragmática, relacionada à ação abdominal, é denominada componente insercional. Visualizam-se a abertura e a elevação suave das costelas.

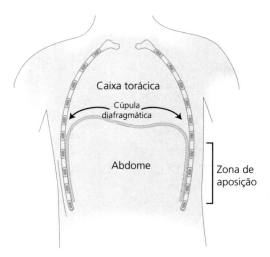

Figura 7.1 Compartimento toracoabdominal e zona de aposição do diafragma.

MÚSCULOS DA CAIXA TORÁCICA

Entre os músculos da caixa torácica, podem-se citar os músculos intercostais na sua porção intracondral do intercostal interno (o paresternal), que possuem significativa função inspiratória, funcionando como agonistas da inspiração.

Estudados recentemente, os escalenos, em seres humanos, são músculos primários da inspiração, atuando para expandir a caixa torácica superior e interagir com os paraesternais em sua ação no esterno.

MÚSCULOS ACESSÓRIOS DA INSPIRAÇÃO

Dentre os músculos que passam entre a cabeça e a caixa torácica, a coluna e a cintura escapular, a cintura escapular e a caixa torácica que atuam secundariamente no momento inspiratório na biomecânica da respiração, incluem-se: músculos laríngeos, trapézios, esternocleidomastóideo, peitorais maior e menor, elevador da escápula, serrátil anterior, subclávio, romboides, latíssimo do dorso, músculos espinais e ileocostal.

MÚSCULOS ACESSÓRIOS DA EXPIRAÇÃO

O músculo triangular do esterno (ou transverso do esterno) situa-se mais profundamente ao esterno e ao intercostal paraesternal, possui função respiratória, contraindo-se durante a expiração, abaixo da capacidade residual funcional, assim como em um esforço expiratório espontâneo, como tosse, riso e fala. Ele também funciona em conjunto com o intercostal interno, abaixando as costelas e aumentando a pressão pleural.

Diferentemente do intercostal externo, que tem função inspiratória. Porém, alguns estudos mostram que os músculos intercostais interno e externo trabalham como agonistas em situações de aumento ou diminuição extrema do volume pulmonar e da caixa torácica. Atuariam em conjunto expandindo a caixa torácica quando o volume pulmonar for baixo e atuariam em conjunto deprimindo a caixa torácica quando o volume pulmonar for alto.

Com o papel principal de manter um espaço ideal ileocostal, o músculo quadrado lombar auxilia na expiração, inserindo-se nas inserções ilíacas e lombares, abaixando a décima segunda costela, mantendo também esse espaço no momento da marcha, para otimizar a pressão abdominal, potencializando a ação diafragmática.

Músculos abdominais

Como músculos acessórios da expiração, o reto abdominal, os oblíquos interno e externo e o transverso do abdome auxiliam sempre nos esforços expiratórios, voluntários ou involuntários, tracionando as costelas para baixo e potencializando cada qual a sua ação motora e principalmente a função respiratória do músculo diafragma. A contração persistente dos abdominais na posição ortostática aumenta a capacidade do diafragma de gerar aumento de volume pulmonar e previne seu encurtamento excessivo.

Devem-se destacar ainda as seguintes ações não respiratórias do diafragma e dos músculos abdominais:

- Orgânicas: tosse, espirro, vômitos, erupções, evacuação, micção, eliminação de gases e deglutição.
- Emocionais: fala, grito, risada, canto, choro compulsivo e gargalhada.

Para um melhor entendimento da anatomia dos músculos respiratórios, ver Figuras 7.2, 7.3 e 7.4.

EXAME FÍSICO

Além da observação da respiração, são necessárias avaliação motora; avaliação da presença de reflexos patológicos, postura e movimento; alteração de tônus; controle de tronco; morfologia do tórax e suas possíveis distorções; expansibilidade e mobilidade torácica; encurtamentos musculares; padrão

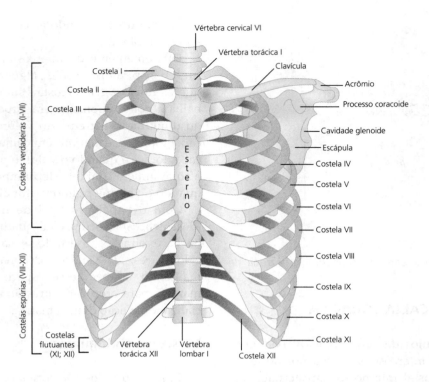

Figura 7.2 Caixa torácica (vista anterior).

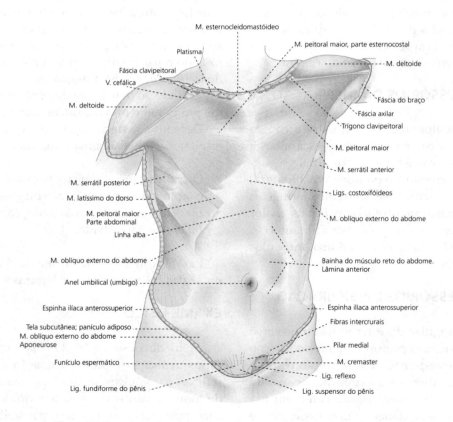

Figura 7.3 Músculos da parede torácica e abdominal (vista anterior).

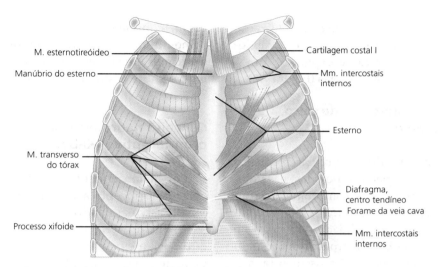

Figura 7.4 Caixa torácica e músculos respiratórios (vista anterior).

respiratório com enfoque na ação diafragmática (fase justaposicional e insercional); avaliação do tipo de respiração (nasal ou oral); ausculta pulmonar; níveis de saturação de oxigênio; frequência respiratória e cardíaca e sua independência ou não nas atividades de vida diárias (AVD) e em sua qualidade.

Podem ocorrer deformidades significativas na caixa torácica. As várias morbidades de etiologias neurológicas, ortopédicas, respiratórias e/ou associadas alteram o mecanismo biofuncional.

Em razão da complexidade da biomecânica respiratória e de sua importância, diversas condutas terapêuticas durante muitos anos foram desenvolvidas para proporcionar o equilíbrio biomecânico harmonioso.

Após conhecer a biomecânica da musculatura respiratória e sua importância, serão descritas algumas condutas terapêuticas que enfatizam o alongamento, o fortalecimento e a propriocepção da musculatura de tronco.

CONDUTAS E TÉCNICAS TERAPÊUTICAS

Etapas motoras

Por meio do conhecimento e da observação das etapas do desenvolvimento motor normal (i. e., desenvolvimento dos reflexos e aquisições motoras), desde o rolar, sentar, gato até a aquisição da postura em pé é possível alongar e fortalecer a musculatura global, fazendo uso dessas posturas como conduta terapêutica (Figura 7.5).

Conscientização da respiração por meio da propriocepção diafragmática

As alterações da biomecânica respiratória e os bloqueios inspiratórios, seja por motivos físicos ou emocionais, comprometem a qualidade da respiração. O indivíduo muitas vezes não percebe sua respiração e

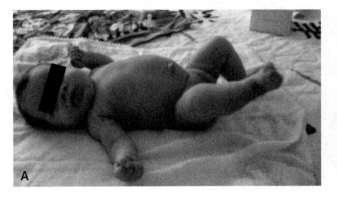
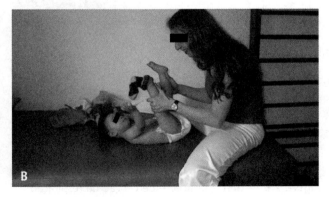

Figura 7.5 (A) RTCA – reflexo tônico cervical assimétrico. (B) Terapeuta busca simetria e fortalecimento da musculatura da cadeia anterior.

como está respirando. O trabalho de conscientização ocorre na terapia por meio de apoios toracoabdominais, percepção da inspiração e expiração com o comando verbal auxiliando as terapias (Figura 7.6).

Alongamentos, transferência de peso, mobilidade de tronco

Alterações de tônus, fraqueza muscular, bloqueios de cintura escapular e pélvica devidas a etiologias neurológicas e ortopédicas comprometem consideravelmente o padrão respiratório, diminuindo a capacidade pulmonar e a qualidade da respiração durante o sono. A mobilidade de tronco, enfatizando alongamentos e fortalecimento da musculatura, age beneficamente nas incursões respiratórias.

Essa mobilidade ocorre por meio das dissociações de cinturas, transferência de peso e manobras miofasciais, liberando assim a respiração (Figura 7.7).

Conceito neuroevolutivo Bobath

É um conceito que se baseia em princípios neurofisiológico, biomecânico, sensorial, psicológico e ambiental, no qual o indivíduo é visto como um todo. Sua abordagem ocorre por meio de inibição ou facilitação de movimentos baseados nas etapas motoras do desenvolvimento neuromotor, buscando atividades funcionais.

Técnicas *balance* e bola suíça

Com o auxílio da bola terapêutica ocorrem exercícios de alongamento, fortalecimento, equilíbrio, consciência corporal, flexibilidade e relaxamento por meio de diferentes posturas, com exercícios em sua maioria ativos, realizados lentamente sobre a superfície instável da bola (Figura 7.8).

Conceito neuromuscular proprioceptivo (Kabat)

Por meio de técnicas de facilitação neuromuscular proprioceptiva, o indivíduo realiza exercícios ativos, ativo-assistidos em espiral e diagonal, com o auxílio do terapeuta. Alguns estudos indicam que pacientes com DPOC obtiveram melhora do pico de fluxo respiratório após a realização da técnica.

Reeducação postural global (RPG)

Terapêutica que tem como objetivo o trabalho com a musculatura antigravitacionária, responsável pela posição ereta, por meio de posturas e manipulações sincronizadas com a respiração. Também se enfatiza o trabalho com o músculo diafragma durante a terapia. Faz-se uso de posturas mais estáticas com constante participação do paciente.

Reequilíbrio toracoabdominal (RTA)

A técnica do método RTA consiste em um manuseio dinâmico sobre o tronco, que visa restabelecer a respiração predominantemente abdominal, oferecendo ao diafragma uma melhora dos componentes justaposicional e insercional por meio de alongamento, fortalecimento, posicionamentos e estimulação proprioceptiva adequada. Também facilita a desobstrução brônquica, incrementando a ventilação, melhorando o fluxo expiratório, a movimentação fina e qualitativa do tórax e normalizando a tonicidade e força dos músculos abdominais, restaurando o sinergismo muscular respiratório perdido na vigência de distúrbios respiratórios.

Situações diversas

Visa-se à mobilidade de tronco, ao fortalecimento e alongamento por meio de situações lúdicas, nas quais a criatividade do terapeuta deve ser levada em

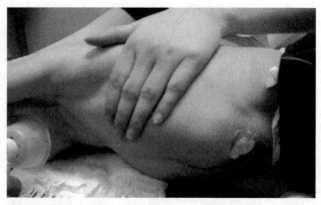

Figura 7.6 Conscientização e percepção da respiração.

MANUSEIO DE TRONCO: ALONGAMENTO, RESISTÊNCIA E FORTALECIMENTO DOS MÚSCULOS ENVOLVIDOS NA RESPIRAÇÃO | 55

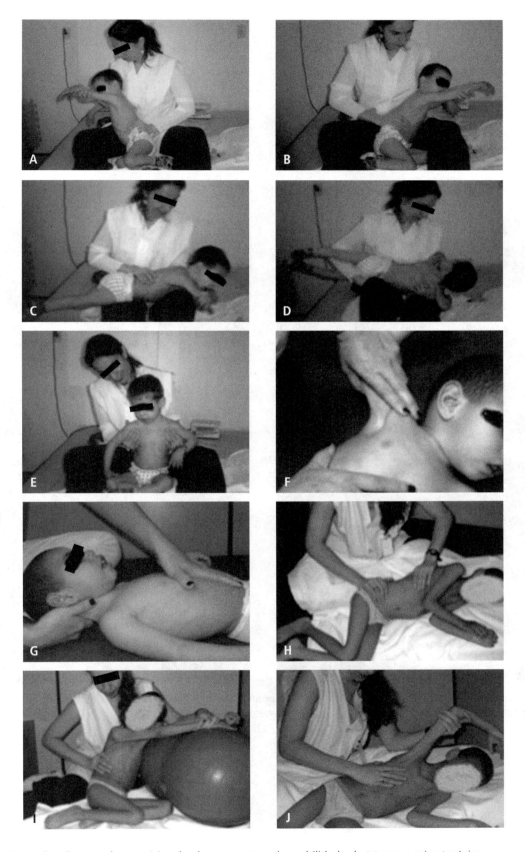

Figura 7.7 Exemplos diversos de exercícios de alongamento e de mobilidade de tronco e caixa torácica.

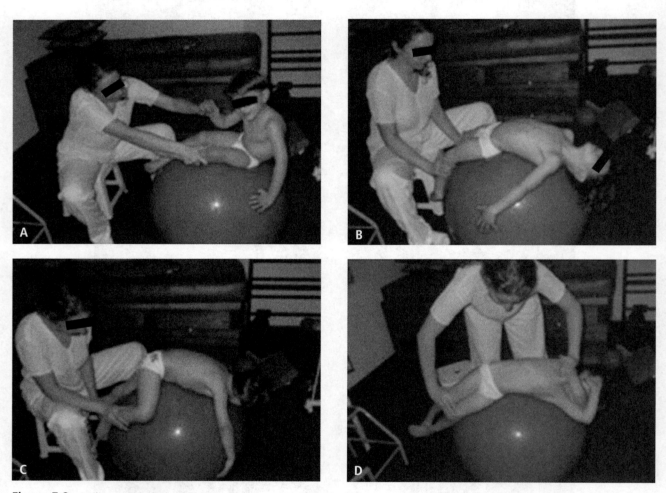

Figura 7.8 Utilização da bola suíça como ferramenta terapêutica para realização de exercícios de alongamento, fortalecimento, equilíbrio, consciência corporal, flexibilidade e relaxamento.

consideração. Em paralelo a atividades do dia a dia, os exercícios são indicados com conscientização do movimento. Exercícios com bastão, escalar o espaldar, carrinho de mão, descer em um escorregador e de membros superiores são exemplos de situações diversas (Figura 7.9).

CONSIDERAÇÕES FINAIS

A postura e o movimento de um indivíduo, os fatores hereditários, aquilo que constitui seu movimento próprio, reunindo os elementos de sua personalidade, a constituição anatômica de seu movimento e a evolução possível e vivências motoras devem ser considerados.

As diversas condutas de manuseio em tronco, que buscam a mobilidade, o fortalecimento, o equilíbrio biomecânico e a conscientização da inspiração e expiração, serão indicadas de acordo com o momento do indivíduo e o grau de comprometimento de sua musculatura, buscando essencialmente seu bem-estar.

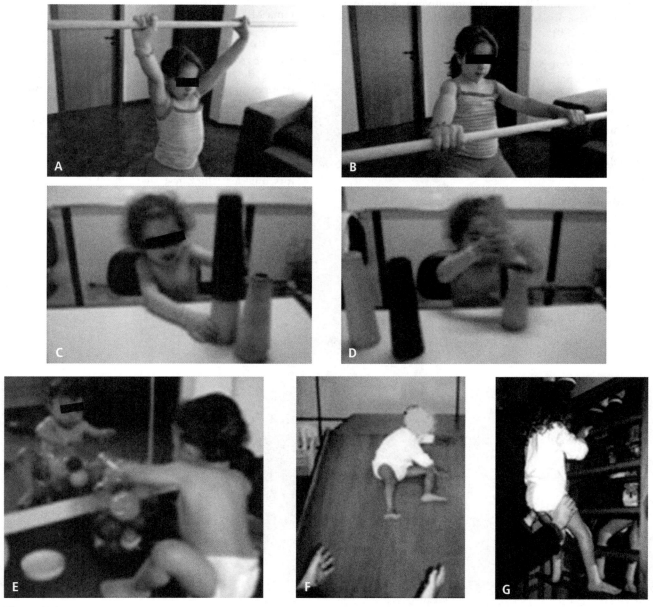

Figura 7.9 Exemplos de situações diversas de atividades que facilitam o alongamento, o fortalecimento e a maior mobilidade do tronco.

BIBLIOGRAFIA RECOMENDADA

1. Azeredo CAC. Fisioterapia respiratória moderna, 4. ed. Barueri: Manole; 2002. p. 12-4.

2. Batista MR, Gianezi RA. Influência do método Kabat-FNP no pico de fluxo expiratório de indivíduos tabagistas.

3. Béziers MM, Piret S. A coordenação motora. 2ª ed. São Paulo: Summus; 1992.

4. Burns YR, MacDonald J. Fisioterapia e a criança em crescimento. São Paulo: Santos; 1999.

5. Carriére B. Bola suíça. Teoria, exercícios básicos e aplicação clínica. São Paulo: Manole; 1999.

6. Castilho E. Curso Bobath: Tratamento neuroevolutivo. Curso básico. São José dos Campos. Junho, julho e agosto de 2001.

7. Cuello AF, Masciantonio L, Cuello GA. Entrenamiento muscular com patrones musculares respiratórios em diferentes patologías y distribución regional de ventilación. Med Intensive. 1988;5:68-77.

8. Davies P. Passos a seguir. São Paulo: Manole; 1996.

9. Flaminiano LE, Celli BR. Respiratory muscle testing. Clinics in chest medicine. 2001; 22(4):661-77.

10. Flehmig I. Texto e atlas do desenvolvimento normal e seus desvios no lactente, diagnóstico e tratamento precoce do nascimento até o 18º mês. São Paulo: Atheneu; 2002.

11. German BC. Anatomia para o movimento. vol 1 e 2. São Paulo: Manole; 1992. .

12. Gesser MO, Silva KMA. O uso da bola suíça no tratamento da escoliose. Um estudo de caso. Florianópolis: UDESC; 2007.

13. Gusman S. Curso Bobath: Tratamento neuroevolutivo. Curso Básico. São Paulo. Abril e maio de 2006.

14. Gusman S. Curso de bebês baseado no tratamento neuroevolutivo: Conceito Bobath. São Paulo. Agosto e setembro de 2007.

15. Knobel E. Terapia intensiva: pneumologia e fisioterapia respiratória. São Paulo: Atheneu; 2004.

16. Lima MP, Cunha CC. Reequilíbrio tóraco-abdominal: Curso básico. São Paulo. Agosto e setembro de 2006.

17. Lima MP. Resumo da palestra. VIII Congresso Brasileiro e V Congresso Latino-Americano de Terapia Intensiva Pediátrica (18-22/09/2001, Rio de Janeiro).

18. Moreno AM, Silva E, Zuttin RS. Efeito de um programa de treinamento de facilitação neuromuscular proprioceptiva sobre a mobilidade torácica. Unimep. São Paulo: Fisioter Pesq. 2009;16(2).

19. Moura EW, Lima E, Borges D, Silva PAC. Fisioterapia, aspectos clínicos e práticos da reabilitação. 2ª ed. Porto Alegre: Artes Médicas; 2010.

20. Troyer A, Marc EA. Functional anatomy of the respiratory muscles. Clin Chest Med. 1988;9:175-93.

8

BASES DO MÉTODO REEQUILÍBRIO TORACOABDOMINAL

MARIANGELA PINHEIRO DE LIMA

INTRODUÇÃO

Seria a respiração um fluido, um ar vital emanado do Criador? Seria alento, fogo que mantém acesa a vida? Seria ela algo invisível, intangível, função destinada ao movimento de fole dos pulmões?

Sim, a respiração pode ser assim percebida. Pode também ser traduzida em complicadas fórmulas físicas e matemáticas e avaliada em sofisticados equipamentos. Quando adoece, a respiração pode ser tratada com medicamentos de última geração e também com atitudes que melhoram a qualidade de vida.

Nós, fisioterapeutas respiratórios, que lidamos diariamente com pessoas portadoras de distúrbios respiratórios, precisamos literalmente tocar o problema da respiração. A respiração precisa se tornar real, tangível, palpável.

Além da abrangência de fluxos, volumes, resistência, complacência, trabalho, pressões, capacidades, a respiração é uma experiência corporificada. Isso significa que toda e qualquer equação relacionada à respiração se manifesta no corpo. Para alguns profissionais da área de saúde, sobretudo o médico, é possível abordar os aspectos químicos da respiração, empregando medicamentos que possam auxiliar na retomada do funcionamento de parte do sistema respiratório. Ao fisioterapeuta cabe a parte mecânica. Grande sorte para quem escolhe como profissão ser um terapeuta, alguém que acompanha e orienta uma pessoa na busca de sua própria cura.

A biomecânica respiratória é a apresentação científica da corporificação da respiração. Temos um corpo que respira e não pulmões que respiram. Ao assimilar este conceito, podemos entender que alte-rações da postura, do movimento e da relação com a vida fazem parte da doença respiratória e que, ao tratar a postura, o movimento e a relação com a vida, tratamos a respiração.

Essa ideia, no entanto, não deve ficar no campo do desejo poético de entender o ser humano como um todo. Precisamos compreender o funcionamento biomecânico do sistema respiratório: ações musculares, coordenações, interações da respiração com o movimento e a postura, efeitos das pressões e cargas sobre o sistema, etc.

Este capítulo tem como objetivo estabelecer as bases do método reequilíbrio toracoabdominal, apresentando as diretrizes que norteiam os princípios dessa técnica de terapia respiratória manual.

ANATOMIA FUNCIONAL DOS MÚSCULOS RESPIRATÓRIOS E BIOMECÂNICA DO SISTEMA RESPIRATÓRIO

Compreender a função dos músculos respiratórios na saúde e na doença tem sido um grande desafio para os profissionais que se interessam pela prevenção e pelo tratamento dos distúrbios respiratórios. Felizmente, há enorme fonte de pesquisa e muito do mistério da sofisticada função destes músculos já foi desvendado.

É importante notar que os músculos respiratórios não trabalham de forma isolada e sim inseridos em um sistema que atua por meio de coordenações que possibilitam atividades funcionais; estas, por sua vez, concedem ao ser humano a possibilidade de realização global de seus desejos e anseios.

Desde já, inicia-se a análise da função dos músculos respiratórios, entendendo que a respiração é uma ação corporificada e que está presente em cada atitude do indivíduo.

Os músculos respiratórios, juntamente com os pulmões, formam o sistema respiratório e a principal função destes é deslocar a parede torácica ritmicamente, bombeando ar para dentro e para fora dos pulmões.

Os músculos respiratórios apresentam características funcionais, morfológicas e embriológicas de músculos estriados esqueléticos, embora algumas diferenças existam quando os comparamos a músculos periféricos. Eles se diferenciam por apresentar maior resistência à fadiga, maior fluxo sanguíneo máximo, maior capacidade oxidativa e maior densidade capilar. Outra singularidade relacionada à função dos músculos respiratórios é que eles se contraem contra cargas resistivas (as vias aéreas) e elásticas (a caixa torácica e os pulmões), além das forças inerciais. Também são extraordinariamente dotados da capacidade de atuar simultaneamente na respiração e nas atividades não respiratórias, alternando atividade elétrica fásica e tônica, de acordo com a ação em curso.

Os músculos respiratórios diferenciam-se ainda dos outros músculos estriados esqueléticos por serem mantenedores da vida. Sua atividade constante e variada, na vigília ou durante o sono, proporciona suprimento energético não somente para a continuidade da vida, mas para que a vida se expresse com a potência possível a cada indivíduo.

É importante observar que embora a respiração possa ser controlada de forma voluntária, este controle é limitado pelo tempo e que a tentativa de controlar o movimento respiratório interfere no sinergismo toracoabdominal. O controle voluntário do padrão de respiração (abdominal ou torácico) em indivíduos normais e com doença pulmonar obstrutiva crônica (DPOC) produz assincronia respiratória e movimento paradoxal no compartimento (tórax ou abdome) não controlado voluntariamente. Ou seja, a respiração automática é dotada de coordenações neuromusculares que garantem a sua eficiência a um baixo custo energético e funciona como um pano de fundo que possibilita as atividades da vida diária, estas sim controladas pela vontade.

De acordo com Stanley Keleman, a respiração é a experiência palpável de uma ação contínua para nos mantermos ligados ao planeta e é uma forma especializada de pulsação. É dessa maneira que os músculos respiratórios se assemelham ao músculo cardíaco, contraindo-se de forma rítmica e mantendo a vida. Esse mesmo autor coloca que, se os músculos de todo o corpo não recebem sangue ou oxigênio suficiente, a ação do indivíduo torna-se limitada. Se o cérebro sofre falta de oxigênio, instala-se a apatia, a insensibilidade e a desatenção. Se, por outro lado, o cérebro recebe oxigênio em demasia, como nos estados de ansiedade, o indivíduo é impelido a agir. Portanto, a respiração é mais do que um ato mecânico: é um estado de espírito.

É certo que todos os outros músculos estriados esqueléticos respondem a esses estados, mas apenas os músculos respiratórios atuam diretamente na modificação da fisiologia em resposta a diferentes condições anímicas.

SISTEMA DE CARGAS

A oposição dos músculos respiratórios às cargas resistivas e elásticas ocorre principalmente durante a inspiração, que é sempre ativa, tanto no repouso, quando usamos apenas o volume corrente, quanto no exercício, quando necessitamos utilizar o volume de reserva inspiratório. As cargas resistivas e elásticas aumentam não somente segundo a demanda energética originada pelo exercício, mas também de acordo com a postura e com o movimento do corpo que, por meio da contração dos músculos do tronco, imprime certo grau de dificuldade de expansão à caixa torácica e ainda com as emoções que geram estreitamento das vias aéreas e contração muscular. Portanto, os músculos inspiratórios estão constantemente trabalhando contra a resistência das vias aéreas, contra a elasticidade do tecido pulmonar, contra o peso dos ossos da caixa torácica e a força de seus ligamentos.

Os músculos expiratórios não estão tão sujeitos a esse sistema de cargas, porque a expiração só se torna ativa fora do repouso. Assim, em situações de esforço, como a fala, o exercício físico e a tosse, os músculos expiratórios entram em ação para aumentar o fluxo expiratório e o volume de ar expirado e, então, têm que vencer a resistência que as vias aéreas impõem à saída do ar e deslocar a parede torácica abaixo da capacidade residual funcional, ou seja, além da posição de relaxamento da caixa torácica e de equilíbrio do sistema respiratório. As cargas impostas aos músculos expiratórios também estão sujeitas às variações da postura, do movimento e das emoções.

Ao compararmos os músculos inspiratórios e expiratórios, no que tange o sistema de cargas, deve-

BASES DO MÉTODO REEQUILÍBRIO TORACOABDOMINAL

mos observar ainda uma importante diferença entre esses dois grupos musculares. Os músculos inspiratórios, de acordo com sua distribuição e função, são antigravitacionais, enquanto os expiratórios trabalham a favor da gravidade. Isso significa uma maior carga de trabalho para os músculos inspiratórios e condiciona a qualidade de sua função às variações da postura do corpo. Em um indivíduo hipercifótico, os músculos espinhais que são acessórios da inspiração apresentam atividade elétrica tônica aumentada, na tentativa de manter o tronco e a cabeça bem posicionados no espaço, contra a gravidade. Sendo assim, tais músculos trabalham com sobrecarga e isso repercute em sua função respiratória, não somente através do padrão de respiração, mas também da modificação da geometria da parede torácica.

Bem, se os músculos respiratórios estão constantemente submetidos a um sistema de cargas, quando é que esses músculos, sobretudo os inspiratórios, relaxam? Eles relaxam apenas durante a pausa que antecede a inspiração da respiração em repouso e, outra diferença apresentada em relação aos músculos periféricos, é que sua posição de relaxamento é unicamente determinada pelo equilíbrio entre as forças de recolhimento ou recuo dos pulmões e da caixa torácica. Isso significa que, ao final de uma expiração em repouso, quando o sistema respiratório situa-se na Capacidade Residual Funcional (CRF), também chamada de Ponto de Equilíbrio ou Nível de Repouso, ocorre um momento de equilíbrio no sistema respiratório quando os pulmões e a caixa torácica encontram-se em uma situação máxima de recolhimento passivo.

A força vetorial dos pulmões é de recolhimento, enquanto a da caixa torácica é de expansão. Dessa forma, as duas forças se anulam no momento da pausa respiratória que antecede a próxima respiração em repouso. Nesse ponto, todos os músculos respiratórios estão relaxados e alongados, porque, além da ausência de contração, os músculos respiratórios encontram-se com suas origens e inserções afastadas.

Durante a expiração forçada, os músculos expiratórios entram em atividade e suas origens aproximam-se das inserções. Quando isso ocorre, o sistema respiratório não está mais em seu ponto de equilíbrio (CRF) e sim no volume de reserva expiratório. Nessa situação, os músculos inspiratórios podem estar ainda mais alongados, desde que esteja operante o sinergismo muscular respiratório e postural. Isto é o que ocorre com indivíduos normais durante o esforço: o aumento da atividade física e respiratória ofe-

rece vantagem mecânica aos músculos inspiratórios (aumento do comprimento) que, na inspiração subsequente, estarão mais preparados para responder ao aumento de demanda.

COORDENAÇÕES RESPIRATÓRIAS

Para que os músculos respiratórios produzam o movimento de deslocamento da caixa torácica e dos pulmões com pequeno gasto energético; é necessário que a ação dos vários músculos inspiratórios e expiratórios aconteça de forma sinérgica, ou seja, assim como é necessário, por exemplo, uma coordenação entre a visão e o movimento do membro superior para alcançar um objeto (coordenação óculo-manual), a ação dos músculos respiratórios também deve ser coordenada para assegurar sua função em diferentes situações, como o sono, a vigília, o exercício e os efeitos que as emoções produzem no sistema respiratório.

Essas coordenações atendem a uma necessidade que parece ser a mais importante do sistema respiratório: baixo custo energético, mínimo esforço e máxima eficiência.

A coordenação da função dos músculos respiratórios apresenta-se de três maneiras, conforme apresentado a seguir.

Sinergismo entre músculos motores primários e acessórios durante a respiração em repouso

O sincronismo toracoabdominal respiratório, fruto da ação sinérgica entre os músculos motores primários e os acessórios da respiração, oferece grande vantagem mecânica ao sistema respiratório. No padrão normal de respiração, os compartimentos torácico e abdominal devem se deslocar em conjunto (em fase), para cima e para fora durante a inspiração e para baixo e para dentro durante a expiração. Este deslocamento é relativo ao volume de ar que entra e sai dos pulmões. Para que tal ação coordenada aconteça, os músculos respiratórios atuam de maneiras distintas. Os motores primários – diafragma, escalenos e paraesternais (intercostais internos intercondrais) – atuam de forma fásica e os músculos acessórios da inspiração atuam de forma tônica.

Durante a contração do diafragma, ocorre a descida de seu centro tendíneo, discreta elevação da região inferior do esterno e elevação e abertura das seis últimas costelas. Por ser um importante gerador de pressão de expansão da parede torácica, durante sua contração ocorre uma queda da pressão pleural (Ppl), tornando-se mais negativa. Essa alteração da Ppl ocorre sempre na inspiração, a partir da contração de qualquer músculo inspiratório, e será tanto maior quanto maior for o volume de ar inspirado e quanto maior a velocidade da inspiração.

A negatividade da Ppl é necessária para manter juntos os pulmões e a parede torácica e, assim, deslocar o sistema respiratório. Sob condições adversas, a negatividade da Ppl poderia atuar em sentido contrário e, ao invés de contribuir para expandir a parede torácica, a tracionaria para baixo e para dentro no momento da inspiração, caso não houvesse biomecanismos de controle.

A retração inspiratória da parede torácica não ocorre porque, durante a contração do diafragma, os músculos escalenos e paraesternais elevam suavemente a região mediossuperior do tórax (contração fásica) e porque os músculos acessórios da inspiração atuam, através de sua tonicidade e força, para estabilizar a parede torácica (contração tônica).

Outro componente de controle dos possíveis efeitos negativos da Ppl sobre a parede torácica é o aumento da pressão abdominal durante a inspiração: a descida do diafragma provoca diminuição do tamanho e consequente aumento de pressão no compartimento abdominal. Essa pressão positiva é então transmitida ao espaço intrapleural por meio da área de justaposição, o que equilibra a queda da pressão pleural e facilita um deslocamento positivo da parede torácica. Isso só é possível com uma tonicidade adequada dos músculos abdominais, que também frenam a descida do diafragma e controlam a velocidade do fluxo, tornando-o mais laminar.

Ao analisar essa primeira coordenação do sistema respiratório, que depende de comando neurológico adequado e também alimenta o centro respiratório com seus padrões de resposta, podemos entender que a respiração em repouso não é uma ação biomecânica simples e que para recuperá-la é necessário ter um profundo conhecimento nas áreas da cinesiologia, fisiologia e fisiopatologia respiratória.

Coordenação entre atividades respiratórias e não respiratórias dos músculos respiratórios

Essa coordenação começa a se estabelecer logo após o nascimento do bebê, quando se iniciam os mo-vimentos antigravitacionais reflexos e espontâneos. Os mesmos músculos que bombeiam ar para dentro e para fora dos pulmões também são responsáveis por inúmeros movimentos da cabeça, dos membros superiores, do tronco e até mesmo dos membros inferiores. Esses movimentos possibilitam o desenvolvimento de funções essenciais, como a evolução sensório-motora, a alimentação independente, o trabalho, a locomoção e a atividade sexual. Durante a realização dessas funções, ocorre um aumento de demanda ventilatória, e os mesmos músculos respiratórios que no momento são solicitados a participar de funções não respiratórias podem atuar como acessórios da respiração. As atividades não respiratórias contribuem decisivamente para o fortalecimento e alongamento dos músculos respiratórios e ajudam a estabilizar a caixa torácica e a melhorar o desempenho do diafragma.

A realização de duas funções diferentes por parte dos mesmos músculos respiratórios depende de uma refinada coordenação, e parece que o estímulo para a realização de atos motores distintos pode partir de áreas específicas dos centros cerebrais que controlam a respiração e as atividades não respiratórias. Puckree et al., pesquisando sobre a ativação de unidades motoras de músculos abdominais durante atividades respiratórias e não respiratórias, perceberam que diferentes grupos de unidades motoras dos músculos oblíquo interno e transverso do abdome foram acionados durante a respiração tranquila, o movimento ativo de flexão do quadril com extensão do joelho e a expiração forçada (carga expiratória na via aérea, através de uma coluna de água). Este estudo mostra que diferentes áreas dos músculos testados foram usadas nas tarefas propostas e ilustra a complexa atuação dos músculos respiratórios.

As funções respiratórias e não respiratórias dos músculos respiratórios devem interagir durante a vida de relação do indivíduo, que somente dessa forma pode manifestar-se e realizar suas aptidões laborais, lúdicas, afetivas, artísticas e desportivas. A coordenação entre a respiração e essas outras funções faz parte do padrão respiratório normal e desenvolve-se, sobretudo, durante a fase de desenvolvimento sensoriomotor normal no primeiro ano de vida da criança.

Percepção do grau de carga e mudanças de forma impostas ao sistema respiratório

A terceira coordenação sob a qual os músculos respiratórios atuam está relacionada à percepção do grau de carga imposta ao sistema respiratório e das mudanças de forma da caixa torácica. Qualquer mudança na profundidade e duração da respiração modifica o *feedback* a respeito das mudanças instantâneas do volume pulmonar e da configuração da parede do tronco, bem como as mudanças de forma da parede torácica e o aumento de carga impostos ao sistema respiratório modificam o volume pulmonar e a velocidade do fluxo respiratório. Assim, quando, por exemplo, é movimentado o tronco em flexão e rotação, ocorre uma diminuição dos compartimentos torácico e abdominal. Isso provoca alteração da forma e aumento de carga que são imediatamente percebidos pelos centros neurológicos de controle da respiração e que instantaneamente ajustam o volume e o fluxo respiratório.

As respostas compensatórias resultantes dessa coordenação servem para otimizar o comprimento do diafragma e o padrão de respiração e minimizar o trabalho e o custo da respiração.

Diante de tal complexidade de funcionamento dos músculos respiratórios, a abordagem terapêutica do indivíduo com disfunção respiratória deve compreender os diferentes arranjos biomecânicos relacionados ao cotidiano do paciente. Esses arranjos, que incluem a participação de vários músculos para formar uma atividade elaborada, dependem também da boa atuação de cada um dos músculos respiratórios.

AÇÕES DOS MÚSCULOS RESPIRATÓRIOS

Serão analisadas aqui ações globais dos músculos respiratórios, na respiração e nas atividades não respiratórias.

Músculos respiratórios acessórios

Atividade respiratória dos músculos acessórios da inspiração

Os músculos acessórios da inspiração podem ser divididos, de acordo com sua localização, em: músculos cervicais (esternocleidomastoideo e trapézio superior); músculos escapulares (peitoral maior, peitoral menor, serrátil anterior, grande dorsal, romboides e trapézio médio); espinhais (todos os paravertebrais, sobretudo os músculos íleo costal e longo dorsal); e torácicos (músculos intercostais). Além desses, há ainda alguns músculos da face e das vias aéreas superiores, mas concentraremos nossa atenção nos músculos da parede torácica.

Estabilização da caixa torácica

A estabilização da caixa torácica é uma relevante função dos músculos acessórios da inspiração. O grau de tonicidade e força destes músculos evita a retração inspiratória da parede torácica durante a queda da Ppl na inspiração.

A força e a tonicidade dos músculos inspiratórios acessórios e de todos os músculos estriados esqueléticos dependem da herança genética de cada indivíduo, da qualidade do desenvolvimento sensoriomotor nos primeiros anos de vida, assim como das experiências corporais continuadas de exercícios durante a vida, sejam esses exercícios oriundos de práticas desportivas, laborais ou artísticas.

As doenças respiratórias que têm como causa uma disfunção da bomba muscular ventilatória (músculos respiratórios) apresentam redução do volume pulmonar, da ventilação e instabilidade da parede torácica. Isso ocorre por causa da diminuição da força e da tonicidade dos músculos inspiratórios, o que reduz a força de expansão da parede torácica e aumenta a força de retração elástica dos pulmões.

Essa condição de alteração da capacidade de contração dos músculos inspiratórios pode tornar-se dramática durante o sono REM, quando há uma acentuada queda do tônus muscular. Os bebês prematuros sofrem inúmeras alterações ventilatórias porque além de, mesmo na vigília, apresentarem baixa tonicidade muscular e caixa torácica muito cartilaginosa e geometricamente desfavorável, passam grande parte do dia dormindo em sono REM. Isso provoca instabilidade da parede torácica que, regionalmente, se desloca em sentido expiratório durante a inspiração.

Sempre que houver instabilidade da parede torácica provocando movimentos inspiratórios negativos, instala-se o esforço muscular ventilatório, que altera o sincronismo respiratório e aumenta o gasto de energia. A respiração, então, deixa de existir como um pano de fundo para as atividades não respiratórias e passa a limitá-las.

Elevação da caixa torácica durante o esforço

Toda vez que as necessidades da vida cotidiana impelem o indivíduo a sair do repouso e realizar uma atividade, ocorre um aumento de demanda energética e os músculos motores primários da respiração não são mais capazes de proporcionar uma ventilação compatível. Dessa maneira, dependendo da ação em curso e de sua intensidade, os músculos inspiratórios acessórios são acionados e novos arranjos biomecânicos respiratórios se instalam. Esses músculos atuam no sentido de auxiliar a elevação e abertura da parede torácica para aumentar as trocas gasosas.

Dentro do mecanismo inspiratório acessório, músculos como os peitorais maior e menor, serrátil anterior, esternocleidomastoideo e intercostais externos entram em ação para deslocar a caixa torácica para fora e para o alto, enquanto outros, como os músculos trapézios superior e médio, espinhais e grande dorsal, além de contribuírem de maneira menos intensa para esse deslocamento, atuam mais fortemente para estabilizar áreas da parede torácica e facilitar o movimento de outras áreas. Isso oferece vantagem mecânica ao movimento respiratório, reduzindo o custo da ventilação e disponibilizando energia para as atividades não respiratórias.

Facilitação do movimento diafragmático

Nas atividades não respiratórias, os músculos acessórios da inspiração possuem ações que deprimem a cintura escapular na direção do quadril e da região mediossuperior do tórax em sentido anterolateral inferior. Essas forças de depressão da parede torácica, que se expressam através de contração fásica nas atividades não respiratórias e de forma tônica na respiração em repouso, evitam o deslocamento superior excessivo da caixa torácica durante a inspiração em repouso e facilitam o movimento longitudinal inferior do diafragma durante a descida do centro frênico. Além disso, a atuação dessas forças facilita o posicionamento das costelas em direção oblíqua e descendente, o que mantém o diafragma mais alongado e com maior vantagem mecânica.

Na vigência de esforço ventilatório, independente da origem da doença respiratória, os músculos acessórios da inspiração passam a atuar no repouso elevando a caixa torácica e, dessa forma, contrapondo-se ao movimento longitudinal inferior do diafragma. Essas duas forças vetoriais opostas desarmonizam a atuação aditiva dos músculos respiratórios, o assincronismo toracoabdominal se instala e o esforço ventilatório aumenta. Quando isso ocorre, o diafragma inicia seu movimento com uma contração

pré-inspiratória determinada pela elevação das costelas e tem que vencer a resistência que a parede torácica e a cintura escapular elevadas impõem ao seu movimento longitudinal inferior. Afortunadamente, no mecanismo respiratório normal isso não acontece porque o papel dos músculos inspiratórios acessórios na inspiração é otimizar a função diafragmática.

A elevação da cintura escapular e da caixa torácica por encurtamento e diminuição da força e do tônus dos músculos inspiratórios acessórios também pode acontecer por uma alteração postural. Nessa situação, o diafragma também sofre uma desvantagem mecânica pouco significativa, porque o aumento de carga imposto ao sistema respiratório deve-se somente ao mau posicionamento da parede torácica e à alteração da atuação muscular sem, entretanto, envolver um comprometimento dos pulmões ou das vias aéreas superiores.

Nas doenças respiratórias originadas por falha da bomba muscular ventilatória, o comprometimento do sistema musculoesquelético passa a ter desfavorável importância para a ventilação, porque ocorre modificação do volume pulmonar, do volume corrente, da qualidade do fluxo e da resistência das vias aéreas.

Manutenção da caixa torácica aberta e elevada

A tonicidade e a força dos músculos inspiratórios acessórios na respiração em repouso mantêm a caixa torácica aberta e elevada. Dentro da dinâmica do equilíbrio de forças de expansão da caixa torácica e da retração elástica dos pulmões, a força e a tonicidade dos músculos inspiratórios contribuem decisivamente para a manutenção da abertura crítica da vias aéreas e da pressão expiratória final das vias aéreas. Estes componentes contribuem para manter o volume pulmonar normal e para a estabilização da parede torácica tanto no repouso quanto durante a atividade.

Atividade respiratória dos músculos acessórios da expiração

O grupo dos músculos expiratórios é composto pelos músculos abdominais (reto anterior, oblíquo externo, oblíquo interno e transverso do abdome), e ainda pelos músculos triangular do esterno, intercostais internos, grande dorsal (possui ações inspiratória e expiratória) e quadrado lombar.

Deprimem a CT durante a expiração forçada

Os músculos expiratórios, especialmente os abdominais e o triangular do esterno, têm a função de deprimir a parede torácica durante a expiração forçada. Quando, devido a uma atividade física ou na vigência de funções de excreção (tosse, espirro, evacuação, micção e vômito) ou expressão (fala, canto, assovio, grito e choro), há necessidade de usar o volume de reserva expiratória, são esses músculos que geram a pressão necessária para aumentar o volume de ar expirado, contribuindo para a eliminação de gás carbônico durante o aumento das trocas gasosas.

Os músculos abdominais e o triangular do esterno, tracionam as costelas para baixo e para dentro, deprimem a parede abdominal e empurram o diafragma para cima, alongando suas fibras durante a expiração.

Para que estas funções aconteçam de forma adequada, o volume pulmonar deve ser normal e os músculos inspiratórios devem estar alongados para permitir a descida da caixa torácica.

Facilitação da função diafragmática – atividade inspiratória dos abdominais

Os músculos abdominais exercem grande influência no desempenho quantitativo e qualitativo dos movimentos inspiratório e expiratório do diafragma.

Na verdade, o diafragma e o grupo dos abdominais trabalham de forma simbiótica para garantir ventilação eficiente e o fazem das seguintes formas:

a. Comprimento do diafragma – a força e tonicidade dos abdominais posicionam as costelas em direção oblíqua e descendente. Esse posicionamento favorece a manutenção da forma de cúpula do diafragma e mantém esse músculo mais alongado. Isso coloca o diafragma em vantagem mecânica na relação tensão-comprimento e sua contração fica facilitada;
b. Regulação da pressão pleural – os músculos abdominais mantêm adequados os níveis de pressão no compartimento abdominal. Esta pressão se eleva durante a inspiração e, assim, é transmitida ao espaço pleural, evitando a queda excessiva da Ppl e a consequente retração inspiratória de parte da parede torácica;
c. Qualidade do fluxo inspiratório – a tonicidade e a força dos músculos abdominais frenam a descida do diafragma durante a inspiração. Esta frenação

diminui a velocidade do fluxo inspiratório, tornando-o mais laminar e evita os efeitos negativos da queda súbita da Ppl;
d. Fortalecimento do diafragma – a contração fásica dos músculos abdominais acontece durante a expiração forçada e durante inúmeras atividades não respiratórias, principalmente naquelas em que os movimentos de flexão anterior, flexão lateral e rotação do tronco estão presentes. Toda vez que o diafragma se contrai durante uma atividade não respiratória na qual os abdominais estão contraídos, deve vencer a carga provocada pelo aumento da pressão abdominal e pela depressão e fechamento das costelas. Assim, ao trabalhar contra esse aumento de carga, o diafragma se fortalece. Isso acontece constantemente ao longo da vida e é um brilhante exemplo da interação das coordenações dos músculos respiratórios e de seu impressionante controle neurológico.

As contribuições dos músculos expiratórios são imprescindíveis para a atividade e potencialização da função respiratória do diafragma.

Defesa dos pulmões e das vias aéreas superiores

Os músculos expiratórios são recrutados sempre que há necessidade de utilizar a tosse e o espirro como mecanismos de defesa do trato respiratório inferior e das vias aéreas superiores, respectivamente. Respondendo a reflexos de defesa, os músculos expiratórios contribuem para aumentar o volume de ar expirado e a velocidade do fluxo expiratório, no sentido de impedir a entrada de material estranho e remover outros materiais não gasosos (secreção excessiva, corpo estranho, etc.).

ATIVIDADE NÃO RESPIRATÓRIA DOS MÚSCULOS INSPIRATÓRIOS E EXPIRATÓRIOS

Como descrito anteriormente, os músculos respiratórios possuem a capacidade de realizar e coordenar funções respiratórias e não respiratórias ou posturais.

Essas atividades não respiratórias, automáticas e voluntárias contribuem para a manutenção da postura e do equilíbrio do corpo no espaço, para a realização de aptidões individuais e para responder às percepções sensoriais. Pode-se classificá-las da seguinte maneira.

Captação sensorial e interação com o meio ambiente

Os órgãos dos sentidos estão, em sua maioria, localizados na cabeça (os olhos, a boca, o nariz, os ouvidos e parte da pele). É por meio desses órgãos que entram as informações e percepções do que acontece no meio ambiente, demandando uma resposta do indivíduo. A resposta pode ser de cunho interno, como a apreciação de um sabor ou de um aroma, ou externo, como quando necessitamos tomar uma atitude diante de um estímulo captado. Assim, por exemplo, o ruído do motor de um automóvel faz com que movamos a cabeça em direção ao estímulo para avaliar se podemos atravessar uma rua.

Alguns dos músculos responsáveis pelos movimentos da cabeça para captar a informação são músculos respiratórios (escalenos, esternocleidomastóideo e trapézio superior). Dessa maneira, os músculos respiratórios – em sua atividade não respiratória – contribuem para a interação e a tomada de atitudes, a partir de um estímulo do meio ambiente.

Reações de retificação e equilíbrio

As reações de retificação e equilíbrio são automáticas e responsáveis pelo ajuste do corpo no espaço diante dos constantes deslocamentos aos quais ele é submetido durante a manutenção da postura e o movimento. Músculos como os escalenos, esternocleidomastóideo, trapézio superior, eretores da coluna e abdominais participam dos movimentos de flexão anterior, flexão lateral, extensão e rotação do pescoço e do tronco durante as reações de retificação e equilíbrio. Na vigência dessas reações, tais músculos ganham fortalecimento e alongamento, o que contribui para o estabelecimento de geometria toracoabdominal adequada e para maior eficiência na geração de pressões respiratórias.

Independência motora

A independência motora é necessária para que seja possível a alimentaçãio independente, a locomoção e a execução de atividades lúdicas, afetivas, laborais, artísticas e desportivas. Além da captação sensorial, da interação com o meio ambiente e das reações de retificação e equilíbrio imprescindíveis para a locomoção, as atividades realizadas com os membros superiores dependem da ação de músculos como os peitorais maior e menor, serrátil anterior,

romboides, trapézio médio e grande dorsal. Esses músculos atuam como motores primários e também como estabilizadores dos movimentos dos membros superiores, contribuindo para a coordenação fina e a destreza necessárias para a execução de atividades com alto grau de integração neurológica.

Manutenção da postura contra a gravidade

A manutenção da postura contra a gravidade é condição essencial para o controle do corpo no espaço e para a realização de movimentos destinados à manifestação das atividades funcionais. Esse controle do corpo necessita de um ajuste fino entre músculos antagonistas para que seu trabalho se torne complementar.

Todos os músculos respiratórios, até mesmo o diafragma, possuem ações destinadas ao controle postural. Quando os músculos respiratórios ficam muito comprometidos com a função respiratória, a qualidade do controle postural diminui. É importante saber avaliar esse comprometimento para restabelecer, o máximo possível, a geometria normal do tronco, que é imprescindível para a integração entre as atividades respiratórias e não respiratórias e para a manutenção de um padrão respiratório com mínimo gasto de energia.

ALTERAÇÕES BIOMECÂNICAS NA DOENÇA RESPIRATÓRIA

Na vigência de doença respiratória, o comportamento dos músculos respiratórios se modifica na tentativa de suprir o aumento do gasto energético e de manter uma ventilação compatível com o aumento de demanda. Infelizmente, na presença de cargas patológicas, o sistema respiratório funciona de maneira muito diferente da normalidade e as alterações biomecânicas estáticas e dinâmicas que se instalam passam a fazer parte da doença, porque, embora necessárias, também contribuem para a limitação da ventilação, das atividades não respiratórias e para o acúmulo de secreções.

a. Esforço muscular ventilatório: Na presença de distúrbios respiratórios, o esforço muscular ventilatório pode ser observado em repouso, quando, em situações de normalidade, ele só ocorre durante o exercício. O sinergismo entre os músculos motores primários e acessórios se perde e os compartimentos torácico e abdominal tendem a não atuar mais de forma sincrônica. Esse efeito será tanto pior quanto maior o esforço respiratório.

b. Encurtamento dos músculos inspiratórios – Quando os músculos inspiratórios trabalham contra cargas aumentadas e de forma assincrônica, tendem a perder comprimento. O relaxamento desses músculos fica limitado porque o sistema respiratório não tem a oportunidade de voltar ao ponto de equilíbrio em função do aumento da tonicidade muscular inspiratória, que mantém a parede torácica mais elevada mesmo em situações em que deveria estar relaxada, como ao final de uma expiração em repouso. Assim, com a caixa torácica elevada, o arco de movimento inspiratório diminui porque a inspiração inicia-se em uma situação de elevação estática da parede torácica. Durante a expiração, essa elevação estática diminui a retração elástica do tecido pulmonar nas doenças obstrutivas. Nas doenças restritivas, a condição de encurtamento dos músculos inspiratórios torna-os mais fracos para oferecer oposição ao aumento de retração elástica dos pulmões e aproxima origens e inserções ósseas desses músculos, o que, combinado à perda de volume pulmonar, contribui ainda mais para a restrição ventilatória.

c. Perda de força dos músculos expiratórios – Quando ocorre aumento de cargas no sistema respiratório e esforço muscular ventilatório, a caixa torácica se eleva e as atividades não respiratórias ficam reduzidas ou até mesmo abolidas. Mesmo quando o volume pulmonar é baixo, isso ocorre de forma relativa. Dessa maneira, os músculos expiratórios perdem força e tonicidade porque suas funções de flexão anterior, flexão lateral e rotação do tronco estão alteradas e eles também não conseguem mais manter as costelas em posição oblíqua e descendente.

d. Redução das atividades não respiratórias – Sempre que a respiração deixar de ser um pano de fundo, um alimento para as atividades funcionais e passar a se expressar de forma mais evidente (esforço muscular ventilatório), as atividades não respiratórias ficam em segundo plano, porque a respiração é mais importante para a manutenção da vida. A seleção das atividades é compatível com a manutenção de mínimo esforço e mínimo gasto de energia, embora isso contribua para a deterioração da mecânica respiratória, já que as atividades não respiratórias são fonte de fortalecimento e alongamento dos músculos respiratórios. As possibilidades de expressão corporal do indivíduo diminuem.

e. Alteração do fluxo inspiratório – As alterações da tonicidade e força dos músculos abdominais diminuem a possibilidade de frenação da descida do diafragma durante a inspiração e o fluxo inspiratório torna-se mais turbulento.

f. Bloqueio inspiratório – Alterações da postura das costelas, do esterno e da coluna vertebral e ainda disfunções do tônus abdominal estão sempre presentes nos pacientes que apresentam doenças respiratórias. Tão importante quanto observar tais achados e saber que decorrem da doença pulmonar é tentar entender o que essas alterações mecânicas do tronco significam e as consequências que podem trazer ao quadro do paciente.

Nas doenças obstrutivas, a postura observada no tórax é de elevação, e nas doenças pulmonares obstrutivas crônicas, podem se instalar deformidades torácicas generalizadas, como o peito de pombo, o tórax em tonel, ou ainda deformidades regionais como: elevação acentuada das últimas costelas, do esterno, hipercifose dorsal, elevação dos ombros e encurtamento do pescoço. No caso das doenças obstrutivas, chega-se a este estado de modificação da postura do tórax devido ao progressivo aumento do volume pulmonar e ao esforço dos músculos inspiratórios ao exercer sua função contra a resistência imposta por condutos aéreos obstruídos.

O esforço respiratório aumenta o estado de tensão e diminui o comprimento dos músculos inspiratórios, que então tracionam as costelas para uma posição mais elevada. A retração elástica dos pulmões para o nível de repouso fica diminuída em função da obstrução e também das alterações musculoesqueléticas, e assim os músculos abdominais perdem tônus e força e não conseguem manter as costelas em sua posição normal nem manter uma pressão abdominal adequada ao bom funcionamento do diafragma. Todas essas alterações mecânicas que se originaram da doença pulmonar passam a ser também uma causa do déficit ventilatório: a elevação das costelas inferiores, associada a um volume pulmonar alto modificam a geometria do diafragma, diminuindo a área de justaposição. Como a pressão abdominal está diminuída, a transmissão desta ao espaço pleural será insuficiente e então estarão criadas as condições para que ocorram retrações costais e subfrênicas durante a inspiração. Esse movimento negativo do tórax (distorção torácica), que é uma forma grave de expressão do esforço respiratório, passa a ser uma outra causa de esforço já que seu efeito é de redução da ventilação. A elevação das costelas superiores e do esterno e o encurtamento do pescoço demonstram, além de aumento do volume pulmonar, a atividade constante dos músculos inspiratórios acessórios que deslocam o tórax para o alto, dificultando o movimento longitudinal do diafragma.

Nas doenças pulmonares de natureza restritiva, a postura do tórax é de depressão nas regiões mais afetadas pela restrição e de elevação vicariante nas outras áreas do tórax. A depressão das costelas e do esterno demonstra a perda de tônus e força dos músculos inspiratórios que não conseguem vencer o aumento da retratilidade pulmonar, o baixo volume pulmonar e a própria retração da caixa torácica. A dificuldade para elevar o tórax e manter níveis ventilatórios adequados gera esforço inspiratório, encurtamento dos músculos inspiratórios e perda de massa desses músculos. Da mesma forma que nas doenças obstrutiva, as alterações mecânicas decorrentes da doença pulmonar restritiva passam a ser mais uma causa de esforço.

g. Padrão de respiração – As alterações do padrão de respiração podem ser variadas e dependem da doença apresentada pelo indivíduo, da idade, do grau de nutrição, da tonicidade e força muscular e das experiências sensoriomotoras prévias.

Quando os músculos acessórios da respiração entram em ação no repouso e as forças biomecânicas respiratórias deixam de ser aditivas e passam a ser dispersivas, novos arranjos mecânicos ocorrem e estes podem variar desde o assincronismo entre os compartimentos torácico e abdominal até a distorção de áreas do tórax e do abdome ou, ainda mais grave, a respiração paradoxal.

Qualquer padrão de respiração diferente do sinergismo entre os músculos motores primários e acessórios da respiração movimenta o tórax e o abdome de maneira a não alcançar o ponto de equilíbrio ao final de uma expiração em repouso. O novo posicionamento toracoabdominal, que se instala progressivamente, perpetua o desarranjo e contribui para a formação de deformidades torácicas.

MÉTODO REEQUILÍBRIO TORACOABDOMINAL

O método reequilíbrio toracoabdominal (RTA) é uma técnica de fisioterapia que tem por objetivo incentivar a ventilação pulmonar e promover a remoção de secreções pulmonares e das vias aéreas superiores através da reorganização do sinergismo

muscular respiratório, que se perde na presença de disfunção respiratória. A reorganização do sinergismo muscular respiratório, no repouso e durante as atividades funcionais, possibilita a redução do esforço muscular ventilatório, melhora da ventilação e otimização das atividades funcionais.

As medidas terapêuticas para alcançar tais objetivos baseiam-se no alongamento e fortalecimento dos músculos respiratórios, além da facilitação da adequação da tonicidade muscular, na tentativa de vencer as tensões elásticas e as obstruções pulmonares aumentadas na vigência de pneumopatias. O RTA preconiza que as disfunções e doenças respiratórias apresentam sequelas musculares, posturais, ocupacionais e sensoriomotoras.

Essa técnica busca a reabilitação da função pulmonar de forma integral, entendendo a interação do indivíduo com o meio ambiente e consigo mesmo. O tratamento do paciente pneumopata merece uma abordagem global, assim como são globais as funções dos músculos respiratórios, que possuem algumas ações puramente relacionadas à respiração e outras que facilitam funções como a alimentação, a captação sensorial, as reações de retificação e equilíbrio, o trabalho, a higiene pessoal, a fala e a excreção. Ao abordar os distúrbios respiratórios de forma abrangente, é possível vislumbrar uma reabilitação da função respiratória reintegrando a respiração à atividade sensoriomotora global, oferecendo ao paciente melhor qualidade de vida, valorizando suas potencialidades e, acima de tudo, reduzindo o esforço muscular respiratório em repouso e durante as atividades funcionais.

O método reequilíbrio toracoabdominal foi assim denominado porque as alterações mecânicas resultantes de patologias pulmonares demonstram desequilíbrio de forças entre músculos inspiratórios e expiratórios (torácicos e abdominais). Esse desequilíbrio muscular e as alterações do volume pulmonar modificam o ponto de equilíbrio do tórax (capacidade residual funcional ou nível de repouso), que se desloca em sentido inspiratório nas patologias obstrutivas e expiratório nas patologias restritivas. A mudança do ponto de equilíbrio do sistema respiratório gera esforço muscular ventilatório, aumento do gasto energético, bloqueio da caixa torácica, alterações de tonicidade e força dos abdominais e limitação das atividades funcionais.

O tratamento não se constitui de manobras isoladas, mas de um manuseio dinâmico orientado pela biomecânica respiratória normal e pela fisiopatologia das disfunções respiratórias. Tal manuseio se caracteriza por: a) posicionamento adequado; b) alongamento passivo; c) alongamento ativo-assistido; d) alongamento ativo; e) fortalecimento muscular; f) apoios manuais; g) massagens; e h) manobras miofasciais.

A aplicação da técnica possibilita a reorganização da geometria toracoabdominal, a reexpansão de áreas hipoventiladas, a melhora da ventilação, da qualidade do fluxo, o incremento das atividades não respiratórias e a reestruturação da postura.

Os grandes objetivos do tratamento por meio do RTA são:

- redução do esforço muscular ventilatório;
- remoção de secreções;
- desbloqueio do tórax;
- reintegração das atividades respiratórias e não respiratórias.

A finalidade maior do tratamento é a melhora da função respiratória; no entanto, somente ao coordenar funções não respiratórias e respiratórias se está realmente iniciando a restauração de uma respiração mais eficiente, já que as duas classes de funções dos músculos ventilatórios estão integradas em nossas atividades de vida diária.

TREINAMENTO MUSCULAR POR MEIO DO MÉTODO REEQUILÍBRIO TORACOABDOMINAL

Alongamento dos músculos respiratórios

O alongamento dos músculos respiratórios na terapêutica RTA tem como finalidade aumentar o arco de movimento do sistema respiratório, o que se traduz por incremento ventilatório, independente da patologia a ser tratada. Para tal, é necessário que o fisioterapeuta, por meio de seus conhecimentos de fisiologia, fisiopatologia e biomecânica respiratória, possa identificar o deslocamento do ponto de equilíbrio e suas manifestações no corpo do paciente.

A partir dessa avaliação, alguns critérios devem ser contemplados para que o alongamento dos músculos respiratórios possa gerar aumento de volume de ar inspirado e ou expirado e redução do esforço muscular ventilatório:

a. o alongamento dos músculos inspiratórios deve ser feito preferencialmente durante a expiração e o alongamento dos músculos expiratórios durante a inspiração;

b. a carga imposta ao sistema respiratório através do manuseio deve ser vencida pelo paciente sem aumento de esforço ventilatório, ou seja, ao alongar os músculos respiratórios, a resposta obtida deve ser a melhora de parâmetros como frequência respiratória, saturação de oxigênio, frequência cardíaca e outros sinais de esforço;

c. é necessário que o alongamento ocorra no tempo respiratório do paciente, somente assim pode-se aumentar os tempos inspiratório e ou expiratório;

d. o alongamento pode ser passivo, como quando necessita-se reduzir o esforço ventilatório ou ativo-assistido e ativo quando se necessita desbloquear a caixa torácica ou reintegrar as funções respiratórias e não respiratórias;

e. os músculos não devem ser alongados de forma isolada, mas sim com o intuito de recuperar as coordenações respiratórias, tornando o mais sincrônico possível o movimento toracoabdominal;

f. durante o manuseio, o conceito de tração é muito mais importante que o de pressão, para evitar sobrecarga ao sistema respiratório.

Alongamento dos músculos inspiratórios

O alongamento dos músculos inspiratórios, integrado à atividade respiratória, é um eficiente meio terapêutico de otimização da ventilação, e dentre outros resultados pode-se destacar os apresentados a seguir.

Aumento do comprimento dos músculos inspiratórios

A melhora da relação tensão/comprimento faz com que os músculos inspiratórios se tornem mais eficazes para deslocar a parede torácica durante a inspiração. Isso ocorre tanto aos músculos inspiratórios motores primários quanto aos inspiratórios acessórios.

Apesar de se ter como objetivo a eliminação da ação dos músculos acessórios da inspiração durante o repouso, é importante atentar para o fato de que, em algumas doenças, o aumento de carga imposto ao sistema respiratório pode ser perene e que músculos inspiratórios acessórios mais alongados tornam-se mais eficientes.

Costelas mais oblíquas e descendentes

O alongamento dos músculos inspiratórios reduz a elevação da caixa torácica e devolve as costelas a uma posição mais oblíqua e descendente. Esse posicionamento costal reduz a desvantagem mecânica do sistema respiratório e resulta em maior arco de movimento inspiratório.

Melhor tonicidade e força abdominal

Como os músculos inspiratórios são elevadores da caixa torácica, seu encurtamento provoca desequilíbrio da ação complementar com os abdominais para equilibrar a postura do tronco e o posicionamento das costelas.

O alongamento dos músculos inspiratórios favorece a atuação tônica e fásica dos músculos abdominais, tornando mais eficiente as relações respiratória e postural entre os compartimentos torácico e abdominal.

Melhor função diafragmática

O alongamento dos músculos inspiratórios, incluindo o diafragma, facilita um posicionamento mais oblíquo e descendente das costelas, o que possibilita maior arco de movimento inspiratório e coloca o diafragma em vantagem em sua relação tensão/comprimento.

A associação de costelas mais oblíquas e descendentes com a adequação da tonicidade e força dos músculos abdominais tende a aumentar a área de justaposição e melhorar a relação entre as pressões intrapleural e abdominal, resultando em maior frenação do diafragma por parte dos abdominais, contribuindo para um fluxo inspiratório mais laminar e menor tensão diafragmática para a geração de pressões inspiratórias.

Aumento do sincronismo toracoabdominal

Ao alongar os músculos acessórios da inspiração, que deslocam a caixa torácica para cima e para fora, diminui a oposição que estes fazem ao deslocamento longitudinal inferior do diafragma. A cintura escapular e a região mediossuperior do tórax tornam-se mais estáveis e o compartimento abdominal pode se deslocar com maior amplitude, proporcionando maior eficiência diafragmática e redução do gasto energético.

Maior eficiência das atividades não respiratórias

Quando os músculos acessórios da inspiração reduzem a atividade respiratória no repouso, tornam-se mais aptos para atuar nas atividades funcionais que resultam em realização individual. Assim, as atividades lúdicas, esportivas, afetivas, laborais e artísticas podem ser mais facilmente exercidas.

FORTALECIMENTO DOS MÚSCULOS INSPIRATÓRIOS

O fortalecimento dos músculos inspiratórios, feito sempre após o alongamento desses músculos, fixa e estabelece mais fortemente as aquisições adquiridas com o alongamento. Deve ser iniciado o mais precocemente possível, para que as atividades não respiratórias consigam emergir. A seguir, são apresentados os resultados do fortalecimento dos músculos inspiratórios.

Estabilidade da cintura escapular e da caixa torácica

A estabilidade da cintura escapular e da caixa torácica oferece ao sistema respiratório vantagem mecânica para equilibrar os efeitos negativos que a pressão pleural exerce quando há aumento de cargas elásticas ou resistivas. Quando os músculos inspiratórios estão fracos, o aumento da negatividade da pressão pleural é capaz de deslocar a parede torácica para dentro durante a inspiração. Com o fortalecimento muscular, esse efeito diminui ou desaparece.

Integração entre atividades respiratórias e não respiratórias

O fortalecimento dos músculos inspiratórios facilita o movimento dos membros superiores para atividades mais finas e seletivas, porque a cintura escapular torna-se mais estável. Isso aumenta a dissociação entre o tórax e os membros superiores e a coordenação entre as atividades respiratórias e posturais.

A dissociação toracoumeral alivia a carga sobre o sistema respiratório porque os movimentos dos membros superiores não elevam a caixa torácica e os músculos inspiratórios permanecem em vantagem mecânica para a respiração mesmo durante a elevação e abdução dos braços. Assim, as atividades funcionais realizadas com os membros superiores não colocam o diafragma em oposição aos movimentos da região mediossuperior do tórax, a distorção torácica ocupacional diminui e com o decorrer do tratamento pode ser abolida, diminuindo o custo da expiração durante as atividades da vida diária.

Facilitação da função diafragmática

Como citado anteriormente, a estabilização da caixa torácica decorrente do fortalecimento dos músculos acessórios da inspiração diminui o movimento antagônico entre o diafragma e a região mediossuperior do tórax. Dessa forma, o diafragma tem sua ação facilitada e melhora sua função respiratória e também sua contribuição para aumentar a digestão e a circulação.

Melhora da captação sensorial e interação com o meio ambiente

A melhora do comprimento e da força dos músculos acessórios da respiração propicia e facilita os movimentos da cabeça, do pescoço e do tronco, contribuindo para a captação sensorial e interação com o meio ambiente. Em pacientes portadores de patologias respiratórias crônicas, a dificuldade para movimentar o corpo aparece de forma bem evidente em função das alterações musculares e do bloqueio inspiratório. Reverter esse quadro faz com que os músculos respiratórios tenham maior performance em relação à respiração e torna os movimentos mais qualitativos. Movimentos qualitativos atuam desbloqueando áreas fixas e contribuem para evitar e/ou minimizar as deformidades torácicas.

FORTALECIMENTO DOS MÚSCULOS EXPIRATÓRIOS

Durante a aplicação do método reequilíbrio toracoabdominal, o fortalecimento dos músculos expiratórios, especialmente os abdominais, deve ser aplicado com a finalidade de:

a. minimizar os efeitos negativos da pressão pleural em relação à estabilidade da caixa torácica, evitando movimentos respiratórios distorsivos;
b. tornar as pressões expiratórias mais eficientes e a tosse mais eficaz;
c. aumentar a força do diafragma;
d. aumentar a mobilidade do tronco e a estabilidade da coluna vertebral.

O fortalecimento dos músculos expiratórios deve ser feito preferencialmente durante a expiração, para evitar aumento de carga para o sistema respiratório, exceto em pacientes muito treinados e em crianças pequenas que se movimentam expontaneamente e não podem atender solicitações terapêuticas.

Nesses casos, o fisioterapeuta deve graduar a intensidade dos movimentos facilitados para não aumentar o esforço respiratório.

Para maior resultado em relação à mecânica ventilatória, aplica-se o fortalecimento dos músculos expiratórios após o alongamento dos músculos inspiratórios. Os resultados esperados são apresentados a seguir.

Reposicionamento das costelas

As doenças respiratórias causam ao tórax e abdome mudanças de forma e função. O bom posicionamento das costelas está diretamente relacionado a uma mecânica respiratória mais vantajosa e a força dos músculos abdominais e o alongamento dos músculos inspiratórios mantém as costelas em posição oblíqua e descendente. Esse posicionamento das costelas aumenta o volume de ar inspirado e expirado, tende a tornar mais verticais as fibras do diafragma e aumenta sua forma de cúpula (aumento da área de justaposição). Além disso, o reposicionamento costal facilita os movimentos de flexão anterior, flexão lateral e rotação do tronco.

Adequação da pressão abdominal

A adequação da pressão abdominal contribui para equilibrar a negatividade da pressão pleural, aumentando a estabilidade da parede torácica e otimizando a função diafragmática. O fluxo inspiratório torna-se mais laminar porque músculos abdominais mais eficientes frenam a descida do diafragma e evitam movimento inspiratório rápido.

Aumento da propriocepção abdominal diafragmática

Em estado de vigília, os movimentos são quase sempre acompanhados de flexões e rotações do tronco. Esses movimentos atuam no sentido de alongar o diafragma e aumentar a pressão abdominal, aumentando a carga que este tem de vencer durante a inspiração. Essa frequente combinação alonga e fortalece o diafragma e é um estímulo proprioceptivo que torna mais eficiente e perene a função desse músculo.

Abaixo estão listados diversos manuseios e técnicas do reequilíbrio toracoabdominal, sendo que alguns deles serão mais bem detalhados, ilustrados e explicados a seguir, na segunda parte deste capítulo:

- posicionamento adequado;
- apoio toracoabdominal;
- apoio abdominal inferior;
- apoio no espaço ileocostal;
- manobra circular do esterno;
- manobra circular do abdome;
- transferência ventilatória;
- ajuda inspiratória;
- alongamento posterior;
- reposicionamento costal;
- alongamento passivo, ativo-assistido e ativo dos músculos inspiratórios;
- alongamento passivo, ativo-assistido e ativo dos músculos expiratórios;
- reeducação do movimento integrado à respiração;
- abertura do espaço interescapular;
- fortalecimento dos músculos inspiratórios;
- fortalecimento dos músculos expiratórios;
- dissociação toracoumeral;
- abertura do espaço ileocostal;
- facilitação do desenvolvimento sensoriomotor; associado a manuseios de ajustes biomecânicos para facilitar a ventilação;
- ginga torácica;
- ginga torácica com ajuda inspiratória.

TRATAMENTO DA RESPIRAÇÃO PELO MÉTODO REEQUILÍBRIO TORACOABDOMINAL: MANUSEIOS E TÉCNICAS

MARIANGELA PINHEIRO DE LIMA
RAFAELA ANA GABRIELA CAMPOS MENDES SILVA

INTRODUÇÃO

Este texto tem como objetivo exemplificar parte da prática do método reequilíbrio toracoabdominal (RTA) no atendimento de pacientes com distúrbios respiratórios. Por se tratar de terapêutica muito abrangente, torna-se difícil mostrar, em apenas um capítulo, todas as diretrizes e formas de tratamento para uma diversidade de situações que podem abranger desde os pacientes hospitalizados em diferentes condições clínicas até o tratamento de pacientes ambulatoriais.

Assim, nesse momento, serão tratadas especificamente a redução do esforço muscular ventilatório e a remoção de secreções pulmonares.

É importante ressaltar que para aprender a tratar com RTA, assim como com qualquer técnica de terapia manual é necessário passar por um treinamento prático orientado por profissional capacitado e habilitado para o ensino. A apresentação de alguns manuseios de RTA nesse capítulo pode levar o leitor não iniciado no método ao conhecimento teórico e a ter uma ideia de como tratar pacientes com essa técnica. Para os profissionais que já praticam RTA, o conteúdo deste texto pode funcionar como um guia e auxiliar na prática diária.

As técnicas de RTA não devem ser utilizadas de forma isolada e sim associadas após um planejamento conduzido por um raciocínio clínico baseado em parâmetros biomecânicos normais comparados à apresentação da fisiopatologia das disfunções em cada indivíduo.

A respiração é uma experiência corporificada e é necessário enxergá-la contextualizada no corpo. A leitura dos sinais dinâmicos e estáticos da respiração normal e patológica habilita o fisioterapeuta a desenvolver uma terapia objetiva e humanizada.

ALONGAMENTO DOS MÚSCULOS INSPIRATÓRIOS

Todas as terapias de RTA iniciam com o objetivo de reduzir o esforço muscular ventilatório, através da reorganização do sinergismo muscular respiratório que visa restaurar o sincronismo toracoabdominal. Para tal, é necessário reduzir a atuação dos músculos acessórios da inspiração para facilitar a ação do diafragma. Assim, a primeira atitude terapêutica deve ser o alongamento dos músculos inspiratórios, realizado passivamente, no tempo expiratório do paciente, sem pressionar a caixa torácica para não aumentar a carga sobre o sistema respiratório. Quando a frequência respiratória estiver muito alta, o manuseio não deve ser feito em todas as expirações.

É muito importante que o terapeuta não solte a área que está alongando durante a inspiração. Nesse momento, as mãos do terapeuta devem diminuir a tração feita no sentido das fibras musculares, mantendo a intenção do direcionamento iniciado na expiração.

Não há regras fixas quanto ao tempo de alongamento de cada músculo. O que orienta o manuseio é a resposta apresentada pelo paciente. Essa resposta vem por meio da redução da frequência respiratória, redução dos sinais de esforço, mudança de postura do segmento tratado e maior atuação do músculo diafragma.

A escolha da região para iniciar o alongamento dos músculos inspiratórios é fruto de avaliação minuciosa, conhecimento da biomecânica normal, biomecânica patológica e fisiopatologia da disfunção de cada paciente.

O alongamento dos músculos inspiratórios pode contribuir para potencializar a atuação deles e do diafragma, melhorar a estabilidade da cintura escapular, dissociar o tórax e os membros superiores e assim reduzir o esforço ventilatório durante as atividades de vida diária.

Quando os músculos acessórios da inspiração atuam na respiração em repouso, suas atividades não respiratórias diminuem e o paciente progressivamente limita suas atividades de vida diária para usar toda sua energia para respirar. A coordenação entre as atividades respiratórias e não respiratórias diminui, prejudicando funções como a manutenção da postura contra a gravidade, as reações de retificação, o equilíbrio, a capacidade para o exercício e a coordenação motora fina dos membros superiores. Ao alongar os músculos inspiratórios, são facilitadas todas as funções anteriormente relacionadas, e estas funções são a fonte de ganho de forca dos músculos respiratórios e de flexibilidade do tronco, equilibrando a relação força *versus* comprimento entre esses músculos.

A variação dos manuseios e da forma de alongar os músculos inspiratórios depende também da idade do paciente. É preciso ter muita cautela quando se trata de bebês, especialmente os prematuros. A fragilidade desses pacientes exige um manuseio cuidadoso, somente no sentido de movimentos pertinentes ao grau de maturidade neurológica e do desenvolvimento sensoriomotor.

Manusear um bebê prematuro fazendo flexões laterais e ou rotações do pescoço, rolar passivamente dissociando o tronco e solicitar o controle de cabeça, por exemplo, é um contra senso e demonstra a falta de conhecimento das particularidades da população neonatal e pediátrica. O manuseio global através do método RTA requer conhecimento das fases de desenvolvimento da criança e das possibilidades de movimento do adulto.

São apresentadas na Figura 8.1 algumas formas de alongar os músculos acessórios da inspiração.

FACILITAÇÃO DO MOVIMENTO DIAFRAGMÁTICO POR MEIO DA POSTURA

O trabalho normal do diafragma depende do equilíbrio de funções sinérgicas que se organizam no corpo do indivíduo de acordo com o seu grau de força e alongamento muscular, sobretudo no tronco, e ainda do seu comportamento, o que determina a funcionalidade de seus movimentos. A estabilidade das cinturas escapular e pélvica assegura ao diafragma um movimento livre de tensões e assimetrias e o comprimento e força dos músculos do tronco oferece correta pressão abdominal, espaço íleo costal adequado para a excursão diafragmática e ainda sustentação e liberdade de movimentos à caixa torácica.

A perda de função do diafragma está relacionada à:

- falta de estabilidade da cintura escapular que, em geral, está tracionada para o alto, devido ao encurtamento dos músculos inspiratórios;
- encurtamento dos músculos flexores do quadril que tracionam a pelve para frente e as costelas para o alto, diminuindo consequentemente o comprimento do diafragma;
- alterações pressóricas no compartimento abdominal (pressão aumentada ou diminuída);
- encurtamento do diafragma. Estes fatores associados contribuem para a diminuição da área de justaposição, levando à diminuição da vantagem mecânica desse músculo.

Em geral, ao analisar a postura de um portador de disfunção respiratória observa-se uma série de alterações posturais que dificultam o trabalho do diafragma. Antes de alongar e estimular esse músculo, é necessário posicionar o paciente de maneira a facilitar arranjos biomecânicos favoráveis.

POSICIONAMENTOS PARA FACILITAR A RESPIRAÇÃO DIAFRAGMÁTICA

Decúbito dorsal

O paciente deve estar alinhado, com os braços ao longo do corpo e com flexão da articulação coxofemoral. Os braços ao longo do corpo evitam que o encurtamento dos músculos inspiratórios escapulares eleve a caixa torácica. A flexão da articulação coxofemoral protege o comprimento do diafragma porque evita a anteroversão da pelve, a elevação das costelas e a extensão excessiva e impactação da coluna lombar.

O paciente com desconforto respiratório deve ficar em decúbito elevado, entre 30 e 45 graus e a ca-

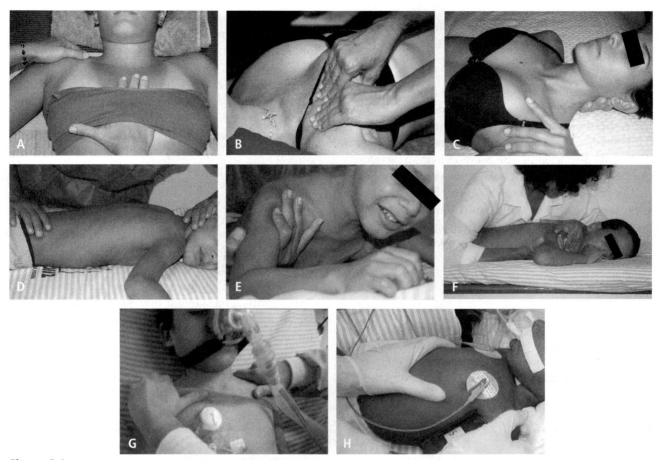

Figura 8.1 Alongamento dos músculos acessórios da inspiração.

beça apoiada em um travesseiro ou almofada para evitar que a hiperextensão do pescoço tracione o tórax para o alto, colocando todos os músculos inspiratórios em desvantagem mecânica.

Decúbito ventral

Tanto essa postura quanto a anterior podem ser aplicadas a pacientes em várias condições. Estejam eles internados em UTI, quarto, enfermaria ou mesmo no atendimento ambulatorial.

Da mesma forma que na postura anterior, evite que os braços fiquem abduzidos e coloque sob o abdome inferior do paciente um travesseiro ou almofada que corrija a lordose lombar. Alongue a região medioinferior da coluna e se possível faça, passivamente, rotação externa nas coxas do paciente. A rotação interna conduz à anteroversão do quadril.

O decúbito ventral proporciona ao diafragma enorme vantagem mecânica porque nessa postura:

1. O abdome recebe pressão positiva devido ao apoio do corpo na superfície, o que ajuda a minimizar os efeitos da queda da pressão pleural sobre a caixa torácica. O corpo do paciente deve estar bem posicionado para que a pressão seja bem distribuída no abdome e evitar sobrecarga para determinadas áreas. Quando o diafragma está enfraquecido, encontra excessiva resistência, seu movimento diminui e os músculos acessórios são acionados;
2. O apoio da caixa torácica na superfície diminui o diâmetro anteroposterior e melhora a área de justaposição;
3. Sob condições de esforço respiratório, os músculos acessórios da inspiração são constantemente acionados elevando, entre outras partes, a região anterior do tórax. Essa tração anterior e ascendente da caixa torácica se opõe ao movimento do diafragma. Quando a região anterior do tórax está apoiada, o movimento anterossuperior da caixa torácica diminui, impedindo o crescente

encurtamento dos músculos inspiratórios e facilitando o movimento descendente das cúpulas diafragmáticas.

Deve-se atentar para o fato de que a postura prona, embora ofereça enorme vantagem mecânica ao sistema respiratório, não deve ser utilizada indiscriminadamente. Ela pode trazer excessiva resistência para o diafragma de pacientes com acentuado grau de esforço que não estejam recebendo suporte ventilatório.

O paciente adulto tem, em geral, dificuldade para suportar a postura prona devido ao peso de seu corpo que impõe muita carga ao diafragma ou também devido a outras situações como abdome protuso e hiperlordose lombar.

Sentado

É possível facilitar o trabalho do diafragma usando a postura sentada com e sem apoio nas costas e a opção será sempre justificada de acordo com o objetivo do terapeuta, condição do paciente ou fase do tratamento.

Sentado recostado

A grande vantagem que se tem ao recostar o paciente é o relaxamento dos músculos paravertebrais e relativo relaxamento da cintura escapular. Como os paravertebrais são acessórios da inspiração, e em toda situação de esforço respiratório é provável que eles estejam muito acionados. Esta tensão mantém as costelas elevadas, o que diminui a área de justaposição e dificulta a ação do diafragma.

Os braços devem permanecer ao longo do corpo e os membros inferiores apoiados. Esse posicionamento está indicado para pacientes hospitalizados e ambulatoriais que apresentam esforço respiratório ou ainda para iniciar a terapia de pacientes que não apresentam esforço significativo, mas possuem tonicidade aumentada nos paravertebrais.

Nessa postura, outras manobras de redução do esforço podem ser associadas, como: manobra circular do esterno, alongamento dos peitorais, ajuda inspiratória e reposicionamento costal.

Sentado sem apoio nas costas

Postura em geral utilizada associada ao trabalho ativo-assistido. O terapeuta pode aproveitar este mo-
mento para alongar a musculatura posterior do tronco, aplicar estimulação proprioceptiva ao diafragma (apoios), redirecionar as costelas e melhorar a flexão ativa do quadril. Os mesmos cuidados em relação aos membros superiores e inferiores devem ser tomados. Deve-se manter muita atenção à pelve que, em anteroversão, prejudica a ação do diafragma.

Trabalhar com o paciente nessa postura possibilita dinamismo terapêutico e às crianças deve ser oferecido um brinquedo e, aos adultos, um direcionamento para movimentos ativos que aloguem a cadeia posterior dos músculos dos membros inferiores.

Importante: quando há encurtamento da cadeia posterior, torna-se impossível para o paciente manter a flexão do quadril e a coluna lombar ereta quando sentado no solo. Isso resulta em diminuição do espaço ileocostal e em menor área para a excursão diafragmática. Para evitar que isso ocorra, coloque o paciente sentado sobre um plano inclinado ou sobre um banco.

ESTIMULAÇÃO PROPRIOCEPTIVA E FORTALECIMENTO DO DIAFRAGMA

As técnicas de tratamento denominadas apoio toracoabdominal, apoio abdominal inferior e apoio no espaço íleocostal que serão descritas a seguir têm por objetivo e função alongar, estimular e fortalecer o músculo diafragma. Sua finalidade terapêutica é recuperar o sinergismo entre tórax e abdome, melhorar o posicionamento das costelas e a área de justaposição e aumentar o tônus e a força dos músculos abdominais para que estes desempenhem com eficiência suas funções inspiratórias e expiratórias. Além dos apoios manuais, várias outras formas de estimulação tátil ou proprioceptivas passivas e ativas contribuem para melhorar a função do diafragma. Essas formas de estimulação também serão discutidas neste capítulo.

A estimulação, o fortalecimento e alongamento do diafragma apresentam maior resultado após o alongamento dos músculos acessórios da inspiração que, em geral, estão muito ativos nos indivíduos que apresentam distúrbios respiratórios. Ao se tentar trabalhar o diafragma antes de alongar os músculos acessórios da inspiração, acrescenta-se carga ao sistema respiratório e especialmente ao diafragma. Nessa situação, a frequência respiratória tende a aumentar, os sinais de esforço tornam-se mais evidentes e há maior consumo de energia.

Durante uma terapia, o alongamento dos músculos acessórios da inspiração e a estimulação do diafragma devem ser feitos simultaneamente.

Apoio toracoabdominal

Essa técnica tem por objetivo melhorar o posicionamento das costelas e o componente justaposicional, ou seja, aumentar ou normalizar a área de justaposição, orientando cranialmente as fibras do diafragma.

As mãos do terapeuta devem se posicionar sobre a região inferior do tórax e superior do abdome e parte de seus dedos deve alcançar o ângulo das costelas, o que permitirá o direcionamento delas.

O sentido do direcionamento das costelas para regularizar a área de justaposição depende da alteração geométrica da região inferior do tórax em questão. Se o aumento do raio de curvatura do diafragma está mais relacionado ao aumento do diâmetro transverso do tórax, as mãos do terapeuta, a cada expiração, direcionam as costelas para o centro e para baixo, em direção ao umbigo. Se o aumento do raio de curvatura evidencia-se através do aumento do diâmetro anteroposterior durante a expiração, as mãos devem direcionar as costelas para baixo, em direção ao púbis, e para trás, em direção à coluna vertebral.

Durante a inspiração, as mãos do terapeuta devem manter o alongamento e direcionamento obtido durante a expiração, sem, no entanto, aplicar carga excessiva que aumente o recrutamento dos músculos acessórios da inspiração. Essa manutenção alonga o diafragma e funciona como uma leve resistência que pode aumentar à medida que aumenta a resposta do diafragma a essa estimulação proprioceptiva. Ao aumentar progressivamente a carga aplicada, mantendo o sinergismo muscular ventilatório, o diafragma ganha força e comprimento e o padrão de respiração diafragmático instala-se rapidamente. O apoio toracoabdominal deve ser combinado com uma série de medidas terapêuticas para que o padrão de respiração abdominal se estabeleça.

Ao iniciar a execução do apoio toracoabdominal, o terapeuta deve apenas posicionar as mãos sobre as costelas e sentir o ritmo da respiração do paciente. Feito isso, deve-se tracionar suavemente as costelas tentando prolongar levemente o tempo de expiração. Se as mãos do terapeuta tracionam as costelas mais rápido do que o tempo expiratório do paciente, instala-se uma taquipneia e incoordenação do ritmo respiratório.

A resposta esperada quando se aplica essa manobra é um aumento do movimento no abdome superior durante a inspiração. Se a pressão dada pelas mãos do terapeuta for excessiva, o que se observa é um aumento do uso dos músculos acessórios da inspiração e da movimentação inspiratória da região média e superior do tórax. Isso significa um erro por parte do terapeuta que, dessa forma, estará dificultando a ação do diafragma.

Frequentemente será encontrada nos pacientes pneumopatas, sobretudo os obstrutivos, uma alteração costal e/ou esternal que dificulta um pouco o apoio toracoabdominal: as retrações do esterno e das costelas. Elas determinam uma abertura lateral das costelas na altura dessas retrações e o seu manuseio torna-se mais complexo, exigindo que, sobre elas, seja feita a manobra de ajuda inspiratória associada ao apoio toracoabdominal (Figura 8.2).

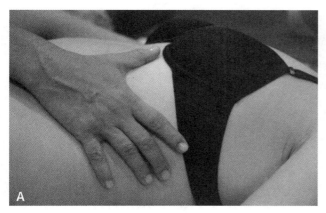
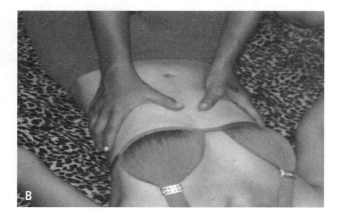

Figura 8.2 Apoio toracoabdominal.

Apoio abdominal inferior

O objetivo da aplicação do apoio abdominal inferior é melhorar o componente insercional do diafragma, ou seja, oferecer suficiente pressão positiva ao compartimento abdominal, suficiente para melhorar o apoio do centro frênico sobre as vísceras e permitir a elevação das seis últimas costelas e da região inferior do esterno durante a inspiração, o que caracteriza a segunda fase da respiração diafragmática.

Essa manobra pode ser aplicada de várias maneiras, como poderá ser observado nas figuras que virão a seguir.

O terapeuta deve aplicar pressão no abdome inferior durante a inspiração. A pressão aplicada deve ser o suficiente para ser vencida pelo diafragma do paciente e para não aumentar o uso dos músculos acessórios da inspiração. Essa pressão deve aumentar gradativamente, de acordo com a resposta do paciente, e, como na manobra de apoio toracoabdominal, essa pressão significa uma resistência a ser vencida pelo diafragma, que, assim, se fortalece.

Durante a expiração, o terapeuta deve manter a pressão aplicada durante a inspiração e tracionar os músculos da região abdominal inferior em sentido cranial, para, dessa forma, direcionar a pelve em retroversão, aumentando o alongamento do diafragma crural e a retroversão da pelve.

A resposta esperada durante a aplicação deste manuseio é um movimento inspiratório positivo, que se estende por todo o abdome (superior e inferior) e a discreta elevação das seis últimas costelas e região inferior do esterno. A correta aplicação desse manuseio e a resposta alcançada representam um grande prazer para o terapeuta, que consegue alterar o padrão de respiração do paciente, sob o toque de suas mãos, como se estivesse esculpindo uma nova forma de respirar, levando-o a um maior conforto respiratório.

Como visto anteriormente, a pressão positiva do abdome, relacionada ao componente insercional, é capaz de transmitir, através da área de justaposição, uma pressão positiva ao espaço intrapleural, o que evita distorções na caixa torácica. Essa pressão positiva frena a descida abrupta do diafragma e melhora a qualidade do fluxo inspiratório, que se torna menos turbulento. Na verdade, quando as distorções torácicas inferiores estão presentes, a única atividade capaz de elevar as costelas inferiores ou a região inferior do esterno é o movimento para fora e para o alto proporcionado pela contração das fibras periféricas do diafragma. É essa possibilidade que busca-se ao usar o apoio abdominal inferior na presença de distorções.

As retrações costais e esternais são áreas suscetíveis a movimentos inspiratórios negativos e exigem, além da aplicação passiva dos apoios toracoabdominal e abdominal inferior, um fortalecimento dos músculos abdominais, sobretudo os abdominais inferiores, que, assim, podem sustentar a caixa torácica e manter ativo o componente insercional.

A aplicação do apoio abdominal inferior nem sempre requer a realização prévia do apoio toracoabdominal. Muitos pacientes realizam bem a primeira fase de ação do diafragma (descida do centro frênico), mas não conseguem potencializar sua contração, elevando a região inferior do tórax durante a inspiração. Nesses casos, pode-se iniciar a estimulação proprioceptiva do diafragma com o apoio abdominal inferior (Figura 8.3), mas se é percebido que

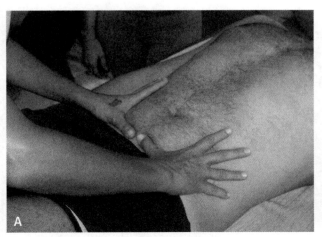
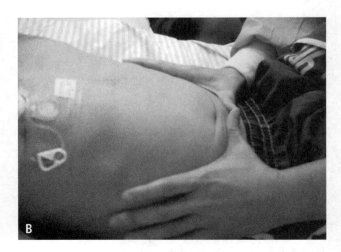

Figura 8.3 Apoio abdominal inferior.

as seis últimas costelas ou o esterno apresentam alguma alteração geométrica, sobretudo em elevação, é essencial a aplicação do apoio toracoabdominal, para melhorar o direcionamento das fibras do diafragma, tornando-as mais verticais.

Espaço ileocostal

O espaço ileocostal é aquele que se localiza entre a última costela e o osso ilíaco. Em sua maior porção, ocupa a parte lateral do tronco, mas estende-se ligeiramente para as regiões anterior e posterior. A existência do espaço ileocostal mantém adequados os níveis da pressão abdominal, principalmente na postura sentada e nos movimentos de flexão anterior, rotação e flexão lateral do tronco.

Além da parede anterior do abdome, essa é a única área do tronco não revestida por ossos. Isso permite ao tronco uma liberdade de movimentos como a flexão anterior e a extensão, mas são os movimentos de flexão lateral e rotação que mais se beneficiam pela presença desse hiato ósseo no tronco. Usa-se constantemente movimentos de rotação e flexão lateral na vida diária, quando, por exemplo, o tronco é girado em função de um estímulo auditivo, ou para atender ao telefone, ou alcançar o sabonete quando se está no banho, ou o cinto de segurança dentro do carro ou para alcançar um objeto que se encontra lateralmente ao tronco e abaixo da linha da mão, além dos movimentos pertinentes à atividade ocupacional de cada indivíduo e que exigem uma adaptação do tronco em relação ao espaço através das reações de retificação e equilíbrio. Todos esses movimentos ocorrem pela contração dos músculos abdominais, que nesse momento tornam-se mais tensos e aumentam a pressão do compartimento abdominal. Esse aumento de pressão funciona como uma bomba proprioceptiva que alonga o diafragma e estimula sua contração. Graças ao espaço ileocostal, os movimentos referidos ocorrem harmoniosamente, sem interrupção do ritmo respiratório e sem que a pressão abdominal se eleve a níveis incompatíveis com a respiração diafragmática.

Esse espaço entre o tronco e a pelve também dá ao indivíduo a possibilidade de se alimentar sem que pressões excessivas sejam geradas no compartimento abdominal.

A redução do espaço ileocostal determinaria uma pressão abdominal alta, sobretudo na postura sentada, e pequenas quantidades de alimento seriam limitantes para a descida do diafragma ou para uma boa digestão, facilitando, dessa forma, o refluxo gastroesofágico com suas conhecidas consequências negativas sobre o sistema respiratório.

A mudança de hábitos posturais e ocupacionais que acompanham a vida moderna trouxe como consequência o aumento da permanência na posição sentada, associado a uma má qualidade de flexão do quadril, redução da atividade física e alimentação inadequada e, em geral, excessiva. Esses fatores propiciam uma redução do espaço ileocostal, mesmo nos indivíduos considerados normais. No paciente pneumopata, essa redução se agrava porque, aos fatores anteriores, somam-se os seguintes:

1. O encurtamento dos músculos posteriores do corpo limita a flexão do quadril e, ao sentar-se, o paciente apoia-se sobre o sacro, e o tronco desaba, propiciando o aparecimento de cifose lombar e redução do espaço ileocostal.
2. A presença de distorções torácicas que se caracteriza por retrações inspiratórias costais e esternais que tracionam o tórax para dentro, para baixo e para trás e reduzem a sustentação do tronco, aproximando o ilíaco e a última costela.
3. Nos pacientes obstrutivos, o uso constante dos músculos expiratórios, sobretudo dos abdominais, para tentar reduzir os efeitos da limitação crônica do fluxo expiratório torna esses músculos mais tensos. Como a função dos músculos abdominais é de abaixar a caixa torácica e aproximar o tórax da pelve ou a pelve do tórax, o espaço ileocostal torna-se reduzido também por esse motivo.
4. Quando a doença respiratória tem caráter restritivo e ainda mais se a restrição tem como causa as doenças neuromusculares, o tronco perde a sustentação e o tórax e a pelve se aproximam. Se a causa da restrição for unicamente pulmonar é a diminuição do volume pulmonar associada à retração de partes moles da área restrita que aproxima o tórax da pelve.

Para recuperar as vantagens biomecânicas respiratórias do espaço ileocostal, é necessário alongar esse espaço e readequar a pressão abdominal e a integração entre tórax e abdome.

Apoio no espaço ileocostal

Nesse manuseio, o estímulo proprioceptivo é aplicado no espaço ileocostal, na região lateral do tronco, em direção ao umbigo. A pressão deve ser exercida durante as fases inspiratória e expiratória e deve aumentar à medida que aumente a resposta do paciente.

Esse é, certamente, o manuseio que melhor estimula o diafragma, ainda mais se o paciente em questão sofre de grande debilidade e flacidez dos músculos abdominais. A sua eficácia deve-se ao fato de poder aplicar uma grande carga pressórica sem que isso interfira na distensão da parede abdominal durante a inspiração. Assim, apesar de haver aumento da pressão abdominal, o diafragma desce livremente graças à dilatação da parede anterior do abdome durante a inspiração.

Este manuseio pode ser associado ao alongamento da fáscia toracolombar, embora a execução simultânea seja um pouco difícil. O resultado da aplicação destes manuseios não se altera se eles forem executados separadamente e nesta situação, devemos usar primeiro o alongamento da fáscia toracolombar, que auxilia no relaxamento da região toracolombar e depois o apoio no espaço ileocostal (Figura 8.4).

Alongamento do espaço ileocostal

Esse manuseio deve ser feito preferencialmente em decúbito lateral, embora também possa ser realizado nas demais posturas (Figura 8.5).

No decúbito lateral, o paciente deve ser posicionado da seguinte maneira:

- A cabeça apoiada e alinhada com o tronco, o antebraço do membro superior que fica para cima deve estar apoiado em direção anterossuperior para facilitar a rotação das costelas. O membro inferior que fica em contato com a superfície deve estar mais flexionado (quadril e joelho) e o outro membro inferior menos flexionado para facilitar a abertura do espaço ileocostal.
- Uma das mãos do terapeuta posiciona-se sobre o osso ilíaco, exercendo tração em sentido caudal, preferencialmente durante a expiração. A outra mão pode ser posicionada sobre as costelas inferiores com o mesmo sentido de manuseio do apoio toracoabdominal, ou ainda tracionar a coluna lombar em sentido cranial.

Combinação de apoios

Como visto anteriormente, a aplicação dos apoios toracoabdominal e abdominal inferior melhora, res-

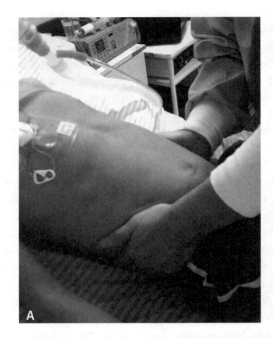
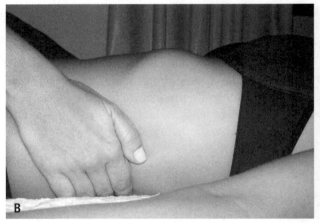

Figura 8.4 Apoio no espaço ileocostal.

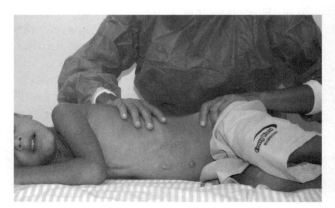

Figura 8.5 Alongamento do espaço ileocostal.

pectivamente, os componentes justaposicional e insercional do diafragma. A necessidade de aplicá-los de forma simultânea se justifica em todos os pacientes que apresentam distúrbios respiratórios. Todavia, isso nem sempre é possível em função do tamanho da região toracoabdominal de determinados pacientes, sobretudo os adultos e ainda mais nos casos de obesidade.

A criatividade do terapeuta, associada ao conhecimento da técnica, deve estar sempre pronta a atender à necessidade de cada indivíduo. Por meio de alguns exemplos, serão demonstradas possibilidades de combinações de manuseios para tornar a abordagem terapêutica o mais global possível.

Apoio toracoabdominal com apoio abdominal inferior

Após a realização do manuseio de apoio toracoabdominal como descrito previamente, use uma das mãos para manter e continuar o resultado alcançado e com a outra mão faça o apoio abdominal inferior.

A dificuldade dessa combinação está em manter a mão do apoio toracoabdominal tracionando suavemente o tórax inferior para baixo a cada expiração enquanto a mão do apoio abdominal inferior deve oferecer pressão durante a inspiração e, na expiração, tracionar cranialmente os músculos abdominais inferiores. A prática constante e a concentração do terapeuta são os fios condutores de manuseios simultâneos e ao conseguir aplicar os dois apoios a ação do diafragma se potencializará e o trabalho dos músculos acessórios da inspiração ficará diminuído, facilitando o relaxamento da cintura escapular e do pescoço.

Observe na Figura 8.6 a aplicação desses manuseios.

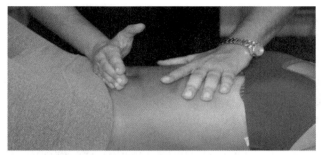

Figura 8.6 Apoio toracoabdominal com apoio abdominal inferior.

Apoio no espaço ileocostal com apoio abdominal inferior

Como citado anteriormente, o apoio no espaço ileocostal oferece respostas muito satisfatórias quanto ao trabalho do diafragma pela possibilidade de aplicação de pressão sem interferência na distensão da parede abdominal. Quando se associa esse manuseio ao apoio abdominal inferior, possibilita-se melhor apoio visceral do centro frênico acompanhado de todas as vantagens advindas da aplicação desse manuseio, descritas anteriormente.

A associação desses manuseios é importante para o ganho de força do diafragma, porque é possível aplicar cargas progressivas durante a inspiração, desde que a aplicação dessas cargas não resulte em aumento do uso dos músculos acessórios da inspiração.

A aplicação simultânea dos apoios abdominal inferior e no espaço ileocostal não é de difícil execução, mas em alguns pacientes é preciso que o terapeuta use o antebraço para dar apoio abdominal inferior enquanto as mãos se ocupam do apoio no espaço ileocostal. Observe na Figura 8.7 a aplicação desses manuseios.

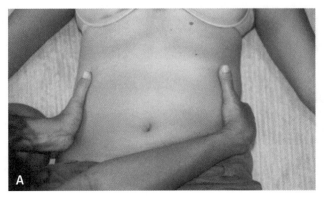 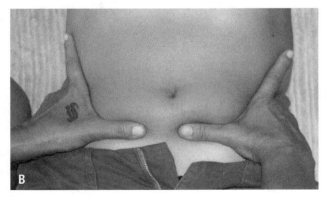

Figura 8.7 Apoio no espaço ileocostal com apoio abdominal inferior.

Apoio toracoabdominal com apoio no espaço ileocostal

A aplicação desse manuseio sem o uso de artefato só é possível em bebês e crianças devido à proporcionalidade de tamanho das mãos do terapeuta e da região toracoabdominal.

Nos pacientes adultos, será necessário o uso de rolos que podem ser confeccionados com lençóis ou toalhas para estimular o espaço ileocostal. Esses rolos ajudam a aumentar sutilmente a pressão abdominal e seu uso é recomendado a todos os pacientes acamados, sobretudo àqueles internados nas unidades de terapia intensiva. Eles evitam a queda lateral da parede abdominal e do tórax que é tanto maior quanto maior o peso corporal, menor o tônus do paciente ou maior a sua permanência em decúbito dorsal. Nos pacientes mantidos sob ventilação mecânica no modo de respiração assistida é possível constatar por meio da monitorização do respirador que o uso dos rolos laterais proporciona maior volume de ar inspirado, porque melhora a área de justaposição quando atua sobre as costelas lateralmente e aumenta a pressão no compartimento abdominal através do espaço ileocostal.

A aplicação simultânea desses apoios oferece ao diafragma maior possibilidade de descida do centro frênico e ao mesmo tempo estimulação proprioceptiva abdominal sem interferir no deslocamento da parede abdominal inferior (Figura 8.8).

Apoio toracoabdominal com apoio abdominal inferior e apoio no espaço ileocostal

Associar os três apoios abdominais só é possível quando se tratam bebês e crianças, devido à proporcionalidade do tamanho das mãos do terapeuta e da área corporal a ser abordada (Figura 8.9).

Quando é possível trabalhar dessa maneira a resposta é excelente, porque é possível melhorar a área de justaposição com o apoio toracoabdominal e ajustar a pressão abdominal por meio dos apoios abdominal inferior e no espaço ileocostal.

Pode-se utilizar rolos confeccionados com toalhas para fazer o apoio no espaço ileocostal e usar as mãos para realizar os outros dois apoios nos pacientes adultos.

MANOBRA CIRCULAR DO ESTERNO

A manobra circular do esterno é um manuseio de desbloqueio da parede anterior do tórax, mais especificamente das articulações costoesternais. Durante a execução desse manuseio, os músculos peitoral maior, esternocleidomastóideos, triangular do esterno, reto abdominal e oblíquos externos, devem ser alongados, o que também contribui para o desbloqueio da caixa torácica.

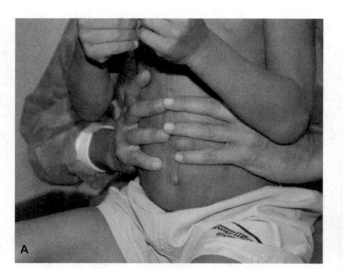
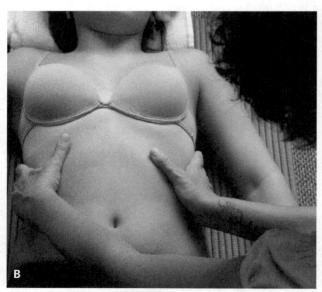

Figura 8.8 Apoio toracoabdominal com apoio no espaço ileocostal. Note que a união dos dois apoios somente é possível em pacientes menores (A). Na segunda imagem (B), a terapeuta realiza o apoio toracoabdominal, porém o apoio ileocostal somente pode ser feito em uma pequena área do espaço ileocostal; para realizar os dois apoios completos ao mesmo tempo, poderiam ser utilizados rolos de posicionamento para estimular o espaço ileocostal.

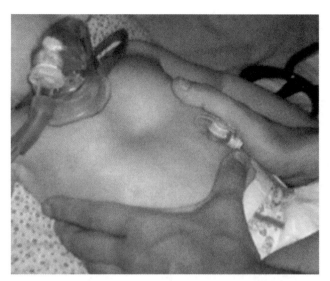

Figura 8.9 Apoio toracoabdominal com apoio abdominal inferior e apoio no espaço ileocostal.

O manuseio deve ser feito nos sentidos horário e anti-horário, lentamente, durante a inspiração e a expiração (Figura 8.10). Maior ênfase deve ser dada durante a expiração para não adicionar carga ao sistema respiratório. É importante que as mãos do terapeuta atuem com bastante respeito sobre esta área, que está muito relacionada a questões emocionais, onde localizamos angústias, medos, sofrimento. Ao tocar o centro do peito, pode-se causar alívio e também liberar emoções bloqueadas. O paciente pode se emocionar e o profissional deve estar preparado para entender e acolher a liberação das emoções do paciente.

Quanto aos efeitos diretos sobre a respiração, observa-se diminuição da frequência respiratória e maior e melhor movimentação do diafragma, já que a liberação parcial do bloqueio inspiratório facilita a descida do centro frênico e o melhor posicionamento das costelas, o que contribui para o alongamento do diafragma. O aumento da amplitude dos movimentos inspiratórios e expiratórios mobiliza as secreções pulmonares e facilita a tosse e a expectoração.

MANOBRA CIRCULAR DO ABDOME

O objetivo da manobra circular do abdome é relaxar e alongar a parede abdominal, sobretudo em pacientes com doença obstrutiva crônica e que usam os músculos abdominais na expiração em repouso.

O aumento de tensão e encurtamento dos músculos abdominais aumenta a pressão do compartimento abdominal também durante a fase inspiratória, quando estes deveriam relaxar para permitir a descida do diafragma. O alongamento e relaxamento dos músculos abdominais facilita o movimento do diafragma e diminui o uso da musculatura acessória da inspiração.

Esse manuseio não é de fácil execução, porque deve ser feito rapidamente, somente durante a fase expiratória e sem aplicação de pressão excessiva para não dificultar o movimento do diafragma (Figura 8.11).

A manobra circular do abdome não é recomendada para bebês e crianças, pois a frequência respiratória é muito alta e dificilmente poderia ser executada somente durante a expiração. Além disso, outros manuseios mais sutis podem produzir o mesmo efeito em bebês e crianças.

TRANSFERÊNCIA VENTILATÓRIA

Essa técnica de tratamento baseia-se na aplicação da lei de Fick, que diz que a velocidade de transporte de um gás (O_2) através de uma camada de tecido

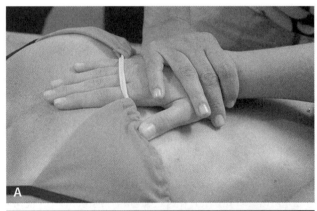

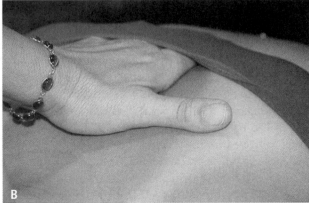

Figura 8.10 Manobra circular do esterno.

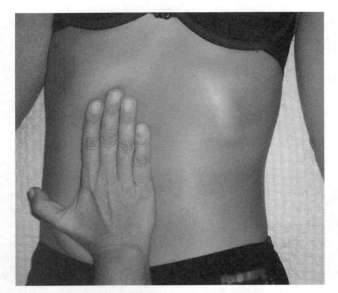

Figura 8.11 Manobra circular do abdome.

(membrana respiratória) é proporcional à área de tecido e à diferença na pressão parcial do gás entre os dois lados, e inversamente proporcional à espessura do tecido.

A transferência ventilatória deve ser aplicada sempre que se deseja equilibrar a qualidade ventilatória de áreas com ventilação desigual, como em um lobo atelectasiado ou hipoventilado.

Nas patologias respiratórias com distribuição assimétrica, o ar dirige-se, preferencialmente, para as áreas que oferecem menor resistência. Dessa maneira, as áreas mais ventiladas "roubam" o movimento das áreas menos ventiladas e o padrão de ventilação assimétrico se retroalimenta, impedindo maior aeração das áreas pulmonares menos distensíveis.

No tratamento através do método RTA, busca-se transferir a ventilação das áreas mais ventiladas para as menos ventiladas. Para tal, seguindo os princípios da lei de Fick, é necessário aumentar a área da membrana respiratória e o volume de ar inspirado. O manuseio mais indicado para alcançar esses objetivos é a ajuda inspiratória, que deve ser aplicada sobre a área menos ventilada. Além disso, é necessário limitar o direcionamento do ar para as áreas hiperventiladas e isso deve ser feito por meio de um manuseio similar ao apoio toracoabdominal, restringindo o movimento excessivo. Note que o manuseio sobre a área hiperventilada é de restrição e não de bloqueio e está sempre associada à ajuda inspiratória. Se o paciente apresenta o padrão ventilatório assimétrico é porque é somente dessa maneira que pode respirar e não há finalidade terapêutica no bloqueio do movimento.

Para conseguir transferir a ventilação de uma área para outra, muitos outros manuseios devem ser associados, como alongamento dos músculos posteriores do tronco, manobra circular do esterno, abertura do espaço ileocostal, entre outros (Figura 8.12).

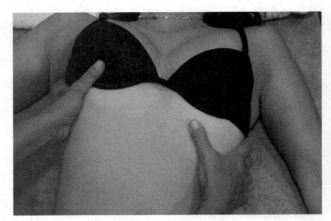

Figura 8.12 Transferência ventilatória.

TÉCNICA DE AJUDA INSPIRATÓRIA

Técnica aplicada com o objetivo de incrementar a expansão e a ventilação pulmonares por meio da geração de fluxo e volume inspiratórios. Consiste na elevação de parte ou de todo o tórax ou hemitórax durante a inspiração, acompanhando o ritmo respiratório do paciente e tracionando as costelas e/ou esterno no sentido de elevação da caixa torácica. As mãos do terapeuta devem acompanhar a geometria do tórax do paciente e manuseá-lo no sentido do posicionamento normal das costelas e esterno, de acordo com o padrão esperado para a idade. Esse manuseio facilita ao paciente vencer as forças elásticas e resistivas antagonistas à inspiração, como o aumento da retratilidade do tecido pulmonar, da resistência nas vias aéreas e da tensão superficial dos líquidos.

A técnica de ajuda inspiratória é um dos manuseios mais indicados para o paciente com doenças restritivas, como na atelectasia, derrame pleural, pneumotórax, fibrose pulmonar, entre outras. Também pode ser aplicada em casos de doença obstrutiva, quando o desconforto respiratório resulta em arranjos biomecânicos muito assincrônicos e que impedem a captação do oxigênio, como nas crises de broncoespasmo.

Como todos os outros manuseios de RTA, a ajuda inspiratória não deve ser aplicada de maneira isolada e sim como parte de uma terapêutica baseada em um raciocínio clínico que contemple o paciente como um todo.

Essa técnica pode ser aplicada por movimento direto sobre as costelas e esterno, por descolamento e, sempre que possível, associada ao reposicionamento das costelas (Figuras 8.13 a 8.16).

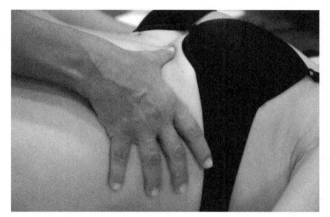

Figura 8.13 Ajuda inspiratória por movimento direto sobre as costelas.

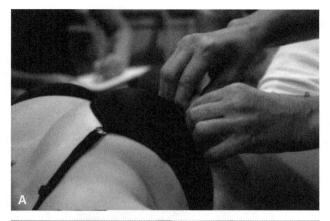

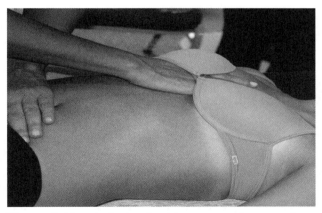

Figura 8.14 Ajuda inspiratória por movimento direto sobre o esterno.

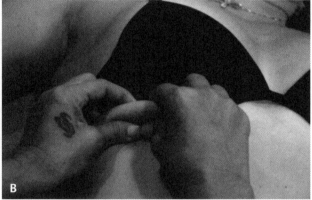

Figura 8.15 Ajuda inspiratória por descolamento.

ALTERAÇÕES DA GEOMETRIA TORÁCICA DECORRENTE DE PADRÕES ANORMAIS DA RESPIRAÇÃO

A caixa torácica de um indivíduo saudável possui geometria normal, com as costelas posicionadas em direção oblíqua e descendente, o esterno aplanado e cintura escapular baixa. Esse sentido geométrico da caixa torácica inicia sua construção aos sete meses de vida, quando o bebê já e capaz de realizar movimentos de rotação do tronco, e alcança uma forma mais definitiva aos 30 meses de vida. Antes disso, como se sabe, as costelas são mais tão horizontalizadas, o esterno mais elevado e a cintura escapular mais alta, quanto mais tenra é a idade do bebê.

A geometria fisiológica das costelas oferece vantagem mecânica aos músculos ventilatórios e facilita um padrão de respiração com mínimo esforço, baixo custo energético e máxima eficiência. Esse padrão de respiração é uma combinação de movimentos entre os compartimentos torácico e abdominal, de forma sincrônica, e ocorre predominante na região anterolateral do tórax.

Na vigência de distúrbios respiratórios, os músculos respiratórios trabalham de maneira assincrônica, sobretudo quando o desconforto é intenso. Embora seja mais fácil visualizar o assincronismo no desconforto agudo, ele também está presente nas doenças crônicas e torna-se maior de acordo com a cronicidade.

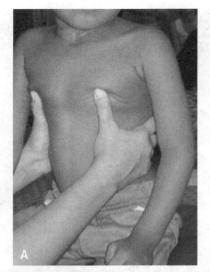
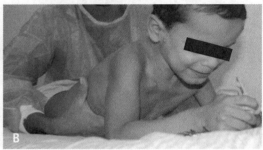
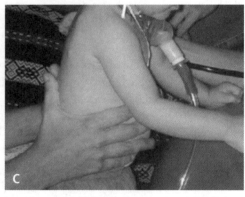

Figura 8.16 Ajuda inspiratória associada ao reposicionamento costal.

O assincronismo dos músculos ventilatórios pode gerar movimento em paralelo entre o tórax e o abdome em detrimento do movimento normal que deve ocorrer em série entre os dois compartimentos.

Normalmente, os músculos acessórios da inspiração exercem atividade tônica estabilizadora da caixa torácica, mas nas disfunções respiratórias, eles passam a atuar na inspiração em repouso, de forma fásica, deslocando a caixa torácica para o alto e para fora. A caixa torácica eleva-se mais do que o esperado e prejudica o movimento diafragmático. Assim, com a caixa torácica se deslocando excessivamente para cima, os músculos inspiratórios se encurtam e alteram a geometria torácica. Essa alteração também se deve às modificações do volume pulmonar.

Os arranjos biomecânicos patológicos que mais alteram a geometria da caixa torácica são as distorções torácicas. As distorções torácicas são sinal de grave esforço muscular ventilatório e se apresentam através de movimento negativo de parte do esterno e ou de algumas costelas. Há enorme esforço muscular para elevar a parede torácica durante a inspiração, mas algumas áreas são literalmente sugadas para dentro. Isso gera ainda mais esforço em um padrão patológico que se retroalimenta.

As distorções torácicas localizam-se mais comumente na região anterolateral e inferior das costelas (sinal de Hoover) e na região inferior do esterno. O movimento de retração inspiratória dessas áreas gera posteriorização das costelas e elevação do pequeno braço das costelas (cifose costal). Esse posicionamento perpetua o movimento de distorção, mesmo quando há melhora clínica os ossos da caixa torácica deformam-se em retração.

REPOSICIONAMENTO COSTAL

Para melhorar o padrão de respiração é necessário reposicionar as costelas recriando componentes de movimento perdidos por causa da distorção e ou retração.

O manuseio deve ser feito conduzindo o pequeno braço das costelas para baixo, para frente e o ângulo e o grande braço das costelas em obliquidade. Nos bebês, não é necessário conduzir as costelas em direção oblíqua, já que, fisiologicamente, as costelas ainda não possuem esse direcionamento (Figura 8.17).

Os movimentos são realizados durante a expiração, de maneira sutil, gentil e gradual. Durante a inspiração, deve-se manter em parte o posicionamento conseguido na expiração. Nesse momento, deve-se ter muito cuidado para não aumentar a carga imposta aos músculos ventilatórios. O objetivo é facilitar a ventilação e jamais prejudicá-la.

À medida que o reposicionamento vai ocorrendo, o movimento posterior das costelas começa a diminuir e, consequentemente o movimento costal anterolateral melhora. Além disso, o reposicionamento costal oferece vantagem mecânica ao diafragma, que ganha comprimento quando a geometria costal vai retornando ao arranjo mais fisiológico.

TREINAMENTO DA RESPIRAÇÃO PELO MÉTODO REEQUILÍBRIO TORACOABDOMINAL: MANUSEIOS E TÉCNICAS | 87

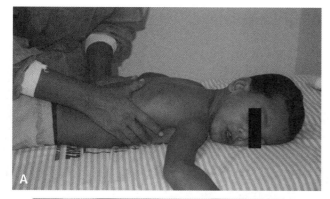
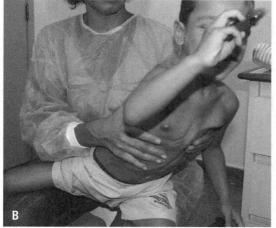
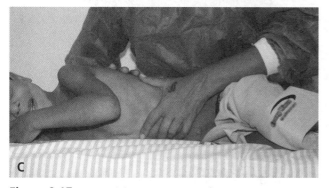

Figura 8.17 Reposicionamento costal.

GINGA TORÁCICA

A ginga torácica é um manuseio usado com a finalidade de promover a mobilização de secreções broncopulmonares, aumentar a mobilidade das articulações costoesternais e costovertebrais e preparar o paciente para os movimentos de rotação, flexão lateral e flexão anterior do tronco. Durante esse manuseio, ocorre aumento do volume de ar expirado, mas um de seus efeitos mais importante é o aumento da mobilidade da caixa torácica com consequente aumento do volume inspiratório. A mobilização de secreções pulmonares ocorre em função do aumento do arco de movimento inspiratório e expiratório.

Esse manuseio deve ser utilizado após o alongamento dos músculos inspiratórios, quando o retrocesso elástico da caixa torácica aumenta, tornando-a mais maleável e permitindo a aplicação de pressões suaves sobre a parede torácica sem os efeitos de compressão dinâmica sobre as vias aéreas, o que contribuiria para o fechamento precoce destas.

A técnica pode ser aplicada com o paciente em supino, em prono ou sentado recostado, pois é necessário um apoio na região posterior ou anterior do tronco.

Os movimentos da ginga torácica podem ser realizados nos sentidos anteroposterior (AP), transverso ou oblíquo e essa escolha vai depender do tipo de tórax do paciente: se, por exemplo, apresenta aumento do diâmetro AP, a ginga será feita no sentido AP, se o aumento do diâmetro é transverso, a ginga será feita neste sentido e, quando o aumento é global, a ginga deve ser feita no sentido oblíquo. Isso não determina que somente pacientes com aumento dos diâmetros da caixa torácica possam se beneficiar com a ginga. Ela também será aplicada a pacientes com redução do volume pulmonar, mas quando as patologias forem assimétricas, o manuseio deve ser modificado. A escolha do sentido da ginga corresponde à necessidade de aumentar a pressão expiratória que se encontra diminuída se algum diâmetro do tórax está aumentado, ou seja, a elevação de uma região do tórax demonstra que há menor atuação dos músculos expiratórios e ou aumento do volume pulmonar. Isso significa que, durante a tosse e o espirro (atividades excretoras do sistema respiratório), aquela área elevada do tórax não se deprimirá como as outras áreas e haverá diminuição da pressão expiratória incidindo sobre a caixa torácica e diminuição do volume de ar expirado.

A perda de mobilidade costal encontrada na pessoa portadora de disfunção respiratória, tanto para o ato de respirar quanto para os movimentos que envolvam o tronco não ocorre somente nas patologias que apresentam aumento da resistência ao fluxo e consequente aumento do volume pulmonar. A diminuição da mobilidade também está presente nas patologias restritivas que decorrem do aumento da resistência elástica do tecido pulmonar e de doenças pulmonares provenientes de ineficiência da bomba muscular ventilatória. A diminuição da mobilidade torácica e o assincronismo respiratório (modificação do padrão de respiração) reduzem a mobilização do muco e propiciam a retenção de secreções. O manuseio de ginga torácica tem objetivo de mobilizar seletivamente as costelas e deve ser feito de maneira alternada com a suave pressão expiratória que orienta o movimento das costelas. O terapeuta deve posicionar as mãos na região inferior do tórax e aplicar suave pressão sobre as costelas ora em um hemitórax ora no outro. A direção do movimento das costelas deve seguir a orientação determinada pela avaliação do terapeuta, que deve escolher entre os modos a seguir.

Ginga anteroposterior

O manuseio das costelas é orientado no sentido de diminuir o diâmetro anteroposterior de cada hemitórax durante a expiração. É importante notar que neste, como em todo o manuseio da técnica de RTA, a orientação das costelas é obtida muito mais pela tração do que pela pressão. Sendo assim, o terapeuta deve tracionar cada hemitórax para baixo, na direção da pelve, e aplicar pouca pressão em direção à região posterior do tronco. A ginga torácica deve ser feita somente na expiração e no tempo expiratório do paciente, prolongando-o suavemente. Ao terminar o manuseio de um dos lados a mão do terapeuta deve relaxar completamente e a outra mão deve iniciar o manuseio do outro lado, no início da expiração seguinte (Figura 8.18). À medida que o manuseio vai sendo feito, a mão que está relaxada deve posicionar-se um pouco acima da região na qual executou a última ação. Dessa maneira, é possível deslocar a pressão expiratória em sentido ascendente no tórax.

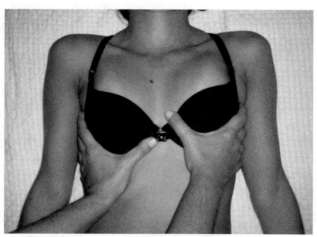

Figura 8.18 Ginga anteroposterior.

Ginga laterolateral

Todos os princípios descritos na ginga anteroposterior devem ser respeitados, excetuando a direção do movimento das costelas que vai ser feito no sentido de diminuir o diâmetro transverso. As mãos do terapeuta devem se posicionar sobre o ângulo das costelas e tracioná-las na expiração em direção ao osso ilíaco e pressioná-las suavemente em direção ao umbigo (Figura 8.19).

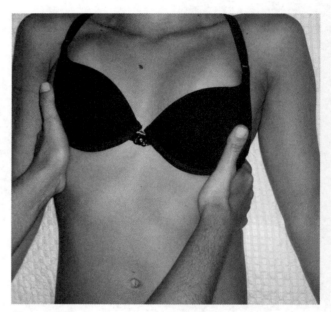

Figura 8.19 Ginga laterolateral.

Ginga oblíqua

Similar à anterior; entretanto, o que muda é o direcionamento das costelas, que na ginga oblíqua deve ser realizado levando as costelas em direção oblíqua e descendente, a cada expiração, alternando os lados do tórax (Figura 8.20). Essa modalidade de ginga torácica não deve ser aplicada a bebês com idade inferior a sete meses, pois somente com o início das rotações de tronco ativas é que o bebê começa a direcionar as costelas obliquamente. O posicionamento de suas costelas é similar ao do adulto somente ao final do segundo ano de vida.

A resposta apresentada pelo paciente durante e após aplicação da ginga torácica é a mobilização de secreções pulmonares, tosse mais eficiente e aumento da mobilidade da caixa torácica.

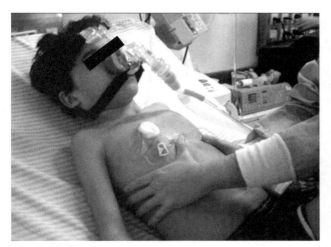

Figura 8.20 Ginga oblíqua.

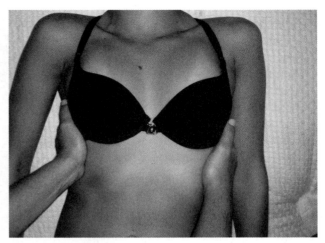

Figura 8.21 Ginga torácica com ajuda inspiratória.

Ginga torácica com ajuda inspiratória

A associação da ginga torácica com ajuda inspiratória é um manuseio de difícil execução, pois exige do terapeuta coordenação de movimentos, concentração e compreensão máxima da aplicação desta atitude terapêutica. Caso contrário, o próprio terapeuta pode, com seu manuseio incorreto, instalar um padrão respiratório assincrônico que gera aumento do esforço muscular ventilatório e do gasto de energia.

Na aplicação do manuseio uma das mãos do terapeuta deve ser posicionada em um dos hemitórax do paciente, respeitando o direcionamento desejado das costelas. Essa mão conduz o hemitórax, sutilmente, para baixo e para dentro durante a expiração, como descrito na técnica de ginga torácica. No início da inspiração, essa mesma mão inicia o manuseio de ajuda inspiratória. A outra mão do terapeuta pode estar posicionada sobre o outro hemitórax, porém de forma passiva, sem aplicar qualquer pressão (Figura 8.21).

Ao terminar o manuseio em um dos hemitórax, inicia-se no outro e assim, alternando os hemitórax, o manuseio é repetido por toda a caixa torácica, em sentido ascendente.

A resposta apresentada pelo paciente é o aumento da expansão da caixa torácica e dos pulmões, intensa mobilização de secreções pulmonares, redução do esforço e tosse produtiva. No caso de pacientes intubados, observa-se aspiração mais produtiva.

FACILITAÇÃO DA TOSSE

A prática e o ensino da fisioterapia respiratória, historicamente, privilegiam técnicas relacionadas à higiene brônquica, como se o acúmulo de secreções fosse a principal origem do desconforto respiratório nas mais diversas patologias.

Apesar da conhecida importância da obstrução das vias aéreas por acúmulo de secreções, esta representa apenas parte da gênese fisiopatológica das disfunções do sistema respiratório.

Em alguns distúrbios ventilatórios, como na bronquiolite, a prioridade da terapêutica é reduzir o desconforto respiratório; já em situações de hipoventilação, o objetivo é reexpandir a área afetada.

No caso das doenças crônicas obstrutivas, o paciente muitas vezes apresenta uma combinação de acúmulo de secreções, broncoespasmo e áreas hipoventiladas, cabendo assim ao fisioterapeuta avaliar com eficiência e construir um raciocínio clínico voltado às reais necessidades de cada indivíduo.

Ao priorizar a remoção de secreções, frequentemente, abandonam-se as demais manifestações biomecânicas, como os sinais de esforço, a incapacidade funcional, as deformidades torácicas e o desconforto global do paciente. O processo fisiológico para uma tosse eficiente compreende três fases:

- Fase inspiratória: nessa fase ocorre um aumento no volume de ar inspirado que permite o deslocamento do muco e ainda contribui para a abertura das vias aéreas. Ao traçar um paralelo com situações patológicas, pode-se concluir que a totalidade dos pacientes acometidos apresenta dificuldades em realizar a inspiração profunda, o que pode estar relacionado com as alterações biomecânica da parede torácica e o aumento ou diminuição do volume pulmonar.

- Fase compressiva: nessa fase ocorre o fechamento da glote e a contração dos músculos abdominais associados ao rebaixamento do diafragma que se deu na fase inspiratória. Essas ações combinadas permitem o aumento na pressão positiva nas vias aéreas, contribuindo para melhor distribuição e consequente difusão do oxigênio. Esse aumento da pressão positiva também impede o fechamento precoce das vias aéreas durante a expiração forçada subsequente.

A fraqueza dos músculos abdominais e do diafragma dos pacientes com distúrbios respiratórios dificulta a geração de pressão positiva suficiente para manutenção da abertura crítica das vias aéreas o que leva a uma tosse ineficiente.

- Fase expulsiva: nessa fase ocorre a abertura da glote associada à contração vigorosa dos músculos expiratórios e elevação do diafragma. Esse mecanismo reduz o volume pulmonar e acelera o fluxo expiratório conduzindo ao meio externo elementos estranhos ao sistema respiratório.

Novamente, em situações patológicas, a inabilidade contrátil dos músculos expiratórios limita a redução do volume pulmonar, a elevação do diafragma e a aceleração do fluxo expiratório.

A partir do exposto, podemos concluir que a tosse é um mecanismo complexo dotado de sofisticadas coordenações e para que ela seja eficiente é necessário que todas as fases sejam contempladas durante a fisioterapia respiratória.

Para facilitar a inspiração profunda é importante fornecer vantagem mecânica aos músculos inspiratórios, alongando-os para que, obedecendo a lei de tensão-comprimento, eles possam desenvolver mais força durante a inspiração. Este alongamento também possibilita a descida da caixa torácica e assim contribuindo para maior eficiência da fase expulsiva.

Analisando as fases fisiológicas da tosse e as dificuldades apresentadas pelos pacientes para que ela seja efetiva, não é difícil concluir que o fisioterapeuta deve conduzir sua abordagem terapêutica para o mais próximo do fisiológico. Ou seja, incrementar a ventilação, minimizando o padrão respiratório assincrônico, potencializar a função dos músculos respiratórios e desbloquear a caixa torácica.

O desbloqueio da caixa torácica, especialmente em pacientes crônicos, realizado através de manu-

seios como a manobra circular do esterno e ginga torácica, contribui tanto para inspiração profunda quanto para a potência dos músculos expiratórios.

Ao seguir esta linha de tratamento, o paciente apresenta tosse espontânea e, quanto mais vantagem mecânica é dada ao sistema respiratório, mais eficaz será a tosse.

AUXÍLIO À TOSSE

Quando a tosse ocorre é necessário auxiliá-la para que ela seja ainda mais efetiva. Este auxílio deve ser dado nos pontos de fuga da pressão expiratória, representados por áreas da caixa torácica que se mantém elevadas (costelas, esterno, ombros) durante a expiração normal e durante a tosse. Estes pontos contribuem para o fechamento precoce das vias aérea durante a tosse, já que a caixa torácica permanece em oposição ao esvaziamento dos pulmões, limitando o volume de ar expirado e prejudicando a remoção de secreções.

O auxílio à tosse, aplicado nos pontos de fuga da pressão expiratória através de reposicionamento costal, de pressões expiratórias com reposicionamento biomecânico das costelas, esterno e cintura escapular elevados, devem ser feitos na medida do retrocesso elástico da caixa torácica e somente na fase expulsiva da tosse.

É importante observar que realizar estas pressões expiratórias somente na medida do retrocesso elástico da caixa torácica é o que evita a compressão dinâmica das vias aéreas e seu consequente fechamento precoce.

Outro fator de extrema relevância é pautado na ideia de que a tosse somente é terapêutica quando produtiva, ao contrário dos acessos de tosse apresentados pelos pacientes e muitas vezes incentivados. A tosse não produtiva quando presente de maneira repetitiva contribui para a compressão dinâmica das vias aéreas e para o aparecimento do desconforto respiratório e dispneia.

CONSIDERAÇÕES FINAIS

De modo geral, o treinamento dos músculos respiratórios por meio do RTA orienta-se pelas diretrizes enunciadas, mas a forma de aplicação é bastante sofisticada e sutil. Não há uma regra a ser seguida para todos os pacientes e sim uma terapêutica baseada na interpretação da interação entre a fisiopatologia da doença, os efeitos biomecânicos da disfunção respiratória sobre o indivíduo e de como este suporta os acontecimentos que o desviam do estado de saúde.

A leitura terapêutica para a tomada de decisões será tão mais precisa quanto mais a normalidade for o parâmetro a ser conquistado, mesmo quando sabemos não haver mais esta possibilidade de forma plena.

Embora muitos profissionais, entre eles o fisioterapeuta, sejam classificados como da área da saúde, a formação acadêmica sugere uma aceitação muitas vezes passiva, dos conceitos e das perspectivas da doença e é bastante comum ouvir a clássica frase: "isso faz parte da doença".

O otimismo excessivo pode parecer ingenuidade ou falta de conhecimento, mas é preciso acreditar que podemos ajudar a modificar o curso da vida de uma pessoa que passa por uma situação de doença.

Manipular o corpo e incentivá-lo a encontrar, da melhor maneira possível, o caminho da normalidade; facilitar o encontro da pessoa consigo mesma, com seus desfrutes e realizações é o que torna prazeroso o trabalho do terapeuta.

Os objetivos que tentamos alcançar podem estar limitados pelo estado do paciente e sua capacidade de resposta. É preciso incentivar e auxiliar o paciente a dar o máximo de resposta, mas lembrando que isto deve acontecer sem aumentar o esforço ventilatório.

Em alguns casos, como dos pacientes internados em Unidades de Terapia Intensiva, os objetivos possíveis são a redução do esforço ventilatório e a remoção de secreções. Em casos menos agudos, o desbloqueio do tórax e a reintegração entre as atividades respiratórias e não respiratórias devem ser somados aos objetivos anteriores e algum grau de todos eles pode ser alcançado em apenas uma terapia. A orientação mais importante é que a respiração tem que melhorar, ou seja, devemos buscar o conforto respiratório com a melhora de parâmetros ventilatórios.

A finalidade do tratamento não justifica atitudes imediatas e nocivas ao padrão de respiração, porque é no decorrer da terapia que se constrói autonomia respiratória do indivíduo com suas inerentes potencialidades. Assim, um manuseio suave que resulte em maior sincronismo toracoabdominal pode levar à eficiente remoção de secreções e redução do gasto energético. Essa energia poupada será empregada em atividades mais produtivas e funcionais e que retroalimentem a respiração.

BIBLIOGRAFIA RECOMENDADA

1. Aliverti A, Cla SJ, Duranti R, Ferrigno G, Kenyon CM, Pedotti A, et al. Human respiratory muscle actions and control during exercises. J Appl Physiol. 1997;83(4): 1256-69.
2. Bouisset S, Duchene JL. Is body balance more perturbed by respiration in seating than standing posture? Neuro Report. 1994;5:957-60.
3. Cala SJ, Edyvean J, Rynn M, Engel LA. O_2 cost of breathing: ventilatory vs. pressure loads. J Appl Physiol. 1992; 73:1720-7.
4. Campbell EJM. The respiratory muscles and the mechanics of breathing. The Year Book Publishers, 1958. p.43-7.
5. Cappello M, Troyer A. Interaction between left and right intercostal muscles in airway pressure generation. J Physiol. 2000;88:817-20.
6. Coriat LF. Maturação psicomotora no primeiro ano de vida da criança. Cortez e Moraes.
7. Cournand A, Brock HJ, Rappaport I, Richards DW. Disturbance of action of respiratory muscles as a contributing cause of dyspnea. Arch Inter Med. 1936; 57:1008-26.
8. Danon J, Druz WS, Goldberg NB, Sharp JT. Function of the isolated paced diaphragm and the cervical accessory muscles in C1 quadriplegics. Am Ver Respir Dis. 1979;119:909-19.
9. De Troyer A, Estenne M. Coordination between rib cage muscles and diaphragm during quiet breathing in humans. J Appl Physiol. 1984;57:899-906.
10. De Troyer A, Estenne M, Heilporn A. Mechanism of active expiration in tetraplegics subjects. N Engl J Med. 1986;314:740-4.
11. De Troyer A, Estenne M, Vincken W. Rib cage motion and muscle use in high tetraplegics. Am Ver Respir Dis. 1986;133:1115-9.
12. De Troyer A, Ninane V, Gilmartin JJ, Lemerre C, Estenne M. Triangularis sterni muscle use in supine humans. J Appl Physiol. 1987;62:919-25.
13. De Troyer A. Rehabilitation of the patient with respiratory disease. Derenne J-P, Macklem PT, Roussos C. The respiratory muscles: mechanics, control and pathophysiology. Part 1. Am Ver Respir Dis. 1978;118:119-33.
14. Dimarco AF, Romaniuk. Kowalski KE, Supinski GS. Efficacy of combined inspiratory intercostal and expiratory muscle pacing to maintain artificial ventilation. Am J Respir Crit Care Med. 1997;156(1):122-6.
15. Edwards RHT, Faulkner J. Structure and function of the respiratory muscles. In: Roussos C, Macklem PT (eds). The thorax, part A. New York: Marcel Dekker. 1986. p. 297-326.
16. Efthimiou J, Fleming J, Spiro SG. Sternomastoid muscle function and fatigue in breathless patients with severe respiratory disease. Am Ver Respir Dis. 1987;136:1099-105.
17. Estenne M, De Troyer A. Relationship between respiratory muscle electromyogram and rib cage motion in tetraplegia. Am Respir Dis. 1985;132:53-9.
18. Estenne M, Knoop C, Vanvaerenbergh J, Heilporn A, De

Trouyer A. The effect of pectoralis muscle training in tetraplegic subjects. Am Ver Respir Dis. 1989;139:1218-22.

19. Fenichel NM, Epstein BS. Pulmonary apical herniations. Arch Intern Med. 1955;96:747-51.

20. Gandevia SC, Butler JE, Hodges PW, Taylor JL. Balancing acts: respiratory sensations, motor control and human posture. Clin Exp Pharmacol Physiol. 2002;29:118-21.

21. Hodges PW, Gandevia SC. Activation of the human diaphragm during a repetitive postural task. Journal of Physiology. 2000;522.1:165-75.

22. Hodges PW, Gurfinkel VS, Brumagne S, Smith TC, Cordo PC. Coexistence of stability and mobility in postural control: evidence from postural compensation for respiration. Exp Brain Re. 2002;144:293-302.

23. Hodges PW, Heijnen I, Gandevia SC. Postural activity of the diaphragm is reduced in humans when respiratory demand increases. Journal of Physiology. 2001; 537(3):999-1008.

24. Keleman S. Anatomia emocional. 3ª ed. São Paulo: Summus. 1992. p.57-63.

25. Kendall FP, McCreary EK, Provance PG. Músculos provas e funções. 4ª ed. Barueri: Manole; 1995.

26. Legrand A, Wilson TA, Troyer A. Rib cage muscle interaction in airway pressure generation. Journal of Hysiology. 1998;85:198-203.

27. Lima MP. Tórax enfisematoso – tratamento fisioterápico. Série Fisioterapia no Hospital Geral SUAM. 1986; 9:273-87.

28. Mckenzie DK, Gandevia SC, Gorman RB, Southon FCG. Dynamic changes in the zone of apposition and diaphragm length during maximal respiratory efforts. Thorax. 1994;49:634-8.

29. Palange P, Forte S, Onorati P, Manfredi F, Serra P, Carlone S. Ventilatory and metabolic adaptations to walking and cycling in patients with COPD. Journal of Applied Physiology. 2000;88:1715-20.

30. Puckree T, Cerny F, Bishop B. Abdominal motor unit activity during respiratory and non-respiratory tasks. J Appl Physiol. 1998;84(5):1707-15.

31. Raper AJ, Thompson WT, Shapiro W, Patterson Jr JL. Scalene and sternomastoid muscle function. J Appl Physiol. 1966;21:497-502.

32. Roussos C, Mackey PT. The respiratory muscles. N Engl J Med. 1982;307:786-97.

33. Sackner MA, Gonzales H, Rodriguez M, Belsito A, Sackner DR, Grenvik S. Assessment of asynchronous and paradoxical motion between rib cage and abdomen in normal subjects and in patients with chronic obstructive pulmonary disease. Am Ver Respir Dis. 1984;130:588-93.

9

CINESIOTERAPIA RESPIRATÓRIA

RENATO PEREIRA DA COSTA
FLAUBERT LUIZ LOPES ROCHA

INTRODUÇÃO

A cinesioterapia é representada pelo conjunto de ações terapêuticas, de características ativas ou passivas, instrumentais ou não instrumentais, que em seu principal escopo viabiliza a reabilitação funcional de todo o sistema respiratório. Neste capítulo, o foco será na apresentação de uma variedade de exercícios, os quais assumem grande importância mediante a ausência de recursos tecnológicos. Esses exercícios, do ponto de vista fisiológico, possibilitarão não simplesmente a expansão ou insuflação dos pulmões, mas também a otimização de toda mecânica pulmonar, das trocas gasosas e consequentemente da captação e transporte dos gases e até mesmo do controle químico e não químico da ventilação.

Ao se deparar com as várias possibilidades de abordagem ao paciente, cabe ao fisioterapeuta selecionar os instrumentos corretos, sempre com base em uma criteriosa avaliação funcional, de modo que se estabeleça de forma clara o diagnóstico da incapacidade e o atendimento seja prestado dentro do padrão máximo de qualidade e com total segurança. Essa menção se faz necessária, visto que com o crescente aumento da demanda de atendimentos prestados pelos serviços especializados, muitos profissionais têm optado por utilizar quase sempre a pressão positiva como principal ou único recurso quando o objetivo é expandir os pulmões.

Casos simples, como os de hipoventilação, reduções dos volumes e capacidades pulmonares pós-cirurgias de tórax e abdome, atelectasias laminares e pequenas condensações, têm recebido quase sempre um tratamento único, sempre vinculado à aplicação de pressão positiva por meio de equipamentos de pressurização, e pouco se tem utilizado dos recursos não instrumentais, nos quais a participação ativa do paciente e do terapeuta é necessária.

Quando se retoma a história da fisioterapia respiratória no Brasil e se toma como base os principais autores e colaboradores para o desenvolvimento da especialidade, não se pode deixar de citar grandes nomes como Carlos Alberto Caetano Azeredo, que em sua obra literária sempre preconizou a utilização de técnicas de reeducação funcional respiratória (i. e., exercícios ou padrões ventilatórios com preconização de ação muscular), fortalecimento, alongamento e relaxamento, apesar de também ter apresentado as vantagens da utilização da pressão positiva. Mercedez Carvalho também nunca deixou de enfatizar a necessidade da utilização de exercícios respiratórios, quase sempre preconizando a ação diafragmática, associada ou não à mobilização ativa corporal ou em associação com tarefas como deambular e subir escadas. Ainda nesse mesmo contexto, outro autor que não se pode deixar de mencionar é o professor Dirceu Costa, que em suas publicações considera o termo reeducação funcional respiratória (RFR). Nelas se preconiza o exercício respiratório de ação diafragmática em associação com a mobilização de tronco e membros.

Dessa forma, talvez se deva refletir a respeito do fato e reservar a pressão positiva para os casos em que se observam grandes áreas de *shunt* pulmonar, grandes condensações ou colapsos ou mesmo utilizar os recursos não instrumentais, os exercícios, em conjunto, o que seria sensato e tornaria o processo de reabilitação ativo e interativo.

VENTILAÇÃO PULMONAR

A compreensão do processo de ventilação pulmonar torna-se essencial para que se possa compreender as disfunções que podem se instalar a partir de diversas condições patológicas. Tal conhecimento também proporciona embasamento no momento de optar pelos exercícios que farão parte do plano terapêutico.

O processo de ventilação pulmonar é dependente da interação de mecanismos centrais (sistema nervoso central [SNC]), relacionados ao controle da ventilação, da ação dos efetores ventilatórios (músculos) e da integridade e funcionalidade das estruturas esqueléticas que eles influenciam.

Ao analisar o processo de ventilação pulmonar, deve-se primeiramente considerar que ele está condicionado à ação de um controlador central, acionado de forma involuntária ou voluntária. Do ponto de vista involuntário, o controle é exercido pelos centros de controle ventilatório, localizados no tronco encefálico, especificamente nas regiões de ponte e bulbo. Já do ponto de vista voluntário, o córtex cerebral é capaz de sobrepor o controle involuntário, as regiões orais do lobo frontal e a face ventral dos lobos temporais se conectam aos centros de controle ventilatório localizados no tronco encefálico e são responsáveis pelos movimentos ventilatórios voluntários. Os potenciais de ação gerados trafegam através dos nervos em direção aos efetores da ventilação, que, por sua vez, são responsáveis pelo movimento da caixa torácica e do abdome.

A partir do movimento torácico, pode-se observar uma redução da pressão intratorácica, com consequente aumento do volume pulmonar. A variação pressórica ocasionada é responsável por gerar o movimento do gás atmosférico para o interior dos pulmões, favorecendo a ventilação alveolar e a consequente expansão pulmonar.

A eficiência da ventilação alveolar, bem como a expansão pulmonar, estão condicionadas ao fato de a caixa torácica e o abdome se movimentarem livremente e de não haver impedimento à passagem do gás através das vias aéreas. Quando se considera o esquema apresentado na Figura 9.1, pode-se compreender que a expansão pulmonar e a ventilação alveolar podem ser comprometidas por problemas que talvez não estejam apenas relacionados às estruturas que constituem o sistema respiratório ou a própria caixa torácica. Alterações relacionadas ao controle central da ventilação e à transmissão dos potenciais de ação ao longo dos nervos ou na junção mioneural também podem responder pelo comprometimento do processo.

Os alvéolos pulmonares são estruturas elásticas nas quais a variação do volume de gás contido em seu interior está condicionada à variação das pressões pleural (Ppl) e alveolar (Palv). Assim, ao entender o conceito de pressão transpulmonar (Ptp), pode-se então compreender como é possível expandir os pulmões e mobilizar a caixa torácica. A pressão transpulmonar é resultante da diferença entre a Palv e a Ppl (i. e., quanto maior for o valor da Palv ou mais negativo o valor da Ppl, maior será a pressão transpulmonar e consequentemente a expansão pulmonar) (Figura 9.2).

Ao optar pela prescrição de exercícios, garante-se sempre a expansão pulmonar por meio da negativação da pressão pleural, o que é evidenciado pela ação dos efetores ventilatórios.

Reconhecer e compreender os volumes e capacidades pulmonares também se torna fundamental, pois eles podem ser, por exemplo, mensurados e monitorados e servir de parâmetro para alta do paciente ou como referência durante a execução de alguns exercícios, como ocorre quando se prescreve o exercício com ventilação desde volume residual. Na Figura 9.3 são representados todos os volumes e capacidades pulmonares.

EXPANSÃO PULMONAR

Ao abordar os recursos em cinesioterapia respiratória, geralmente refere-se à aplicação de exercícios que em muitos momentos recebem a denominação de exercícios respiratórios, padrões musculares respiratórios, padrões ventilatórios, exercícios de controle ventilatório, o que faz com que se reflita a respeito da ausência de consenso em relação às denominações ou termos utilizados em fisioterapia respiratória. O objetivo da aplicação desses exercícios sempre será o acionamento da bomba muscular e a repercussão dessa ação sobre o processo de ventilação pulmonar sem a utilização de dispositivos ou acessórios que auxiliem ou motivem a ação do paciente. A seguir, serão relacionados os principais exercícios ou padrões ventilatórios utilizados na rotina de atendimento. A associação desses exer-

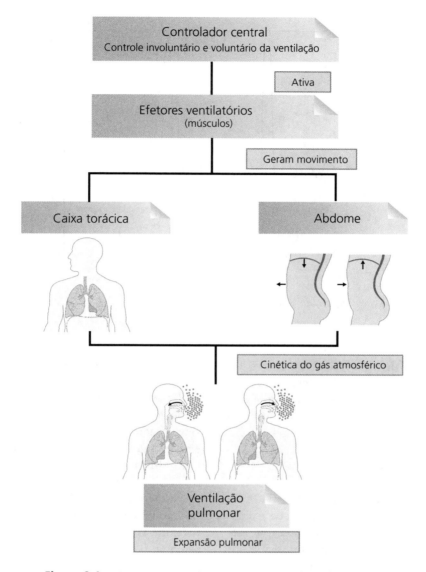

Figura 9.1 Sistematização do processo de ventilação pulmonar.

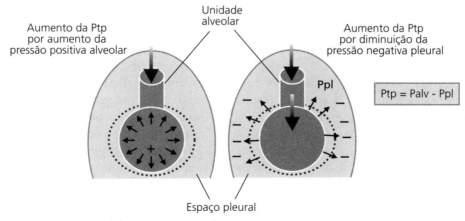

Figura 9.2 Representação esquemática da pressão transpulmonar. Ptp: pressão transpulmonar; Palv: pressão alveolar; Ppl: pressão pleural.

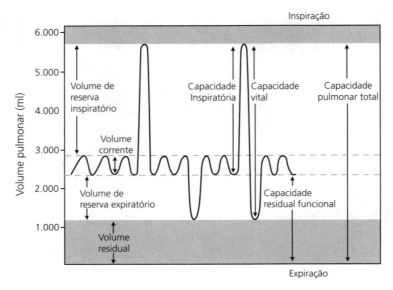

Figura 9.3 Representação gráfica dos volumes e capacidades pulmonares.

cícios a movimentos de membros superiores ou posturas de alongamento muscular destinados aos músculos que compõem a caixa torácica e/ou a cintura escapular favorece a manutenção ou mesmo a otimização da mobilidade torácica.

Exercício diafragmático

Trata-se de um exercício em que a atividade do músculo diafragma é priorizada durante sua execução. Assim como vários termos em fisioterapia respiratória, este também apresenta sinônimos que por vezes podem ser encontrados na literatura científica disponível: respiração diafragmática, respiração abdominal ou, ainda, controle ventilatório.

Ao optar por utilizar esse tipo de exercício, o fisioterapeuta pretende possibilitar a melhora da ventilação na região de bases pulmonares, aumentar a capacidade residual funcional e o volume de reserva inspiratório.

Durante a execução do exercício poderão ser adotados diferentes posicionamentos, sempre se respeitando as condições clínicas do paciente e os objetivos pretendidos. Ao iniciar o exercício, durante a fase inspiratória, o paciente deve realizar uma inspiração, preferencialmente nasal e profunda, sem utilização de musculatura acessória, observando-se durante essa fase a elevação da parede abdominal. Eventualmente, ou se for preferido pelo terapeuta, uma de suas mãos pode ser posicionada sobre a região abdominal do paciente para criar consciência em relação ao movimento, aplicando uma leve pressão. A expiração oral pode ser realizada em associação com a técnica de freno labial. A inspiração deve ser realizada preferencialmente por via nasal, para que ocorra condicionamento do ar inspirado: aquecimento, filtragem e umidificação. Porém, os pacientes que apresentam dificuldade em realizar a inspiração nasal em razão do aumento de resistência de vias aéreas superiores podem realizar a inspiração via oral. Nesse exercício, o maior volume corrente (VC) é obtido na posição sentada, por condições biomecânicas.

Exercício intercostal

Diferentemente do exercício anterior, nesse tipo de exercício prioriza-se a atividade da musculatura intercostal. O principal objetivo ao se optar por prescrever esse tipo de exercício seria a possibilidade de ocasionar um aumento da ventilação pulmonar em zonas mediais e laterais e, concomitantemente, aumentar a capacidade residual funcional e o volume de reserva inspiratório.

Para realizar o exercício, o paciente deve ser posicionado em decúbito dorsal elevado ou em posição sentada e instruído a realizar um padrão ventilatório de predomínio diafragmático e, após a expiração, solicita-se a realização de uma inspiração nasal, procurando deslocar toda a região superior do tórax, seguida de expiração oral suave.

Soluços inspiratórios

O paciente, ao realizar esse exercício, deve inspirar pequenos e sucessivos volumes de ar até que se alcance a capacidade inspiratória máxima. O principal objetivo é proporcionar o aumento da ventilação nas zonas basais, com elevação da capacidade e do tempo inspiratório. Durante a execução, o fisioterapeuta deve posicionar o paciente preferencialmente em posição sentada, com inclinação de 45°, e suas mãos podem ser colocadas sobre a região abdominal ou torácica inferior do paciente, para conscientização do movimento a ser realizado. Após a adequação postural, solicita-se a realização de inspirações nasais curtas e sucessivas até que se atinja a capacidade inspiratória máxima. A expiração deve ser oral e suave, podendo ser associada ao freno labial (Figura 9.4).

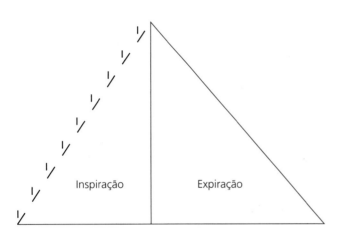

Figura 9.4 Representação gráfica do exercício de soluços inspiratórios.

Inspiração em tempos

Esse exercício trata-se de uma adaptação realizada por Azeredo a partir de um dos padrões ventilatórios propostos por Cuello. Durante sua execução, o fisioterapeuta solicita ao paciente que realize sucessivos volumes inspiratórios intercalados com uma pausa inspiratória com duração mínima de 6 segundos, tempo necessário para a distribuição do ar no interior dos pulmões, já que nos pulmões existem unidades alveolares de tamanhos diferentes e de constantes de tempo diferentes. Durante essa aplicação, visa-se proporcionar a melhora da complacência torácica e pulmonar, bem como a otimização da capacidade inspiratória. O paciente é orientado a realizar inspirações nasais de forma suave e curta, intercalando com um curto período de apneuse após cada inspiração (Figura 9.5). A fase inspiratória pode ser fracionada em até seis tempos, a depender da capacidade inspiratória do paciente. Quanto maior o tempo inspiratório e a pausa ou apneia pós-inspiratória, melhor será a distribuição de ar nos pulmões, pois a ventilação colateral, mecanismo que auxilia no recrutamento das unidades alveolares, se tornará mais ativa. A expiração é realizada de forma oral e suave, também podendo ser associada ao freno labial.

Expiração abreviada

Nesse exercício, o paciente é orientado a realizar inspirações fracionadas e intercaladas por breves expirações, até que se atinja a capacidade pulmonar total (CPT). O objetivo dessa aplicação é aumentar o volume pulmonar e o tempo inspiratório. O paciente deve inspirar através do nariz e, em seguida, expirar uma pequena quantidade de ar, de forma oral, e após isso deve voltar a inspirar; essa manobra deve se repetir por quantas vezes forem necessárias até

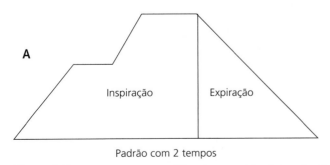

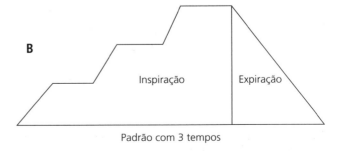

Figura 9.5 Representação gráfica do exercício de inspiração em tempos.

que se alcance a capacidade inspiratória máxima. Ao se atingir o volume inspirado máximo, a expiração é realizada de forma oral, suave, podendo ser associada à técnica de freno labial (Figura 9.6).

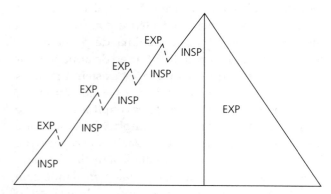

Figura 9.6 Representação gráfica do exercício de expiração abreviada.

Exercício com ventilação desde volume residual

Nesse exercício, a fase inspiratória inicia-se a partir do volume residual, o que possibilita uma maior ventilação nas regiões apicais e o aumento da capacidade vital, do volume corrente e da capacidade inspiratória. O fisioterapeuta orienta o paciente a realizar uma expiração prolongada até que se atinja o volume residual e, a seguir, solicita uma inspiração profunda, expandindo a região não dependente. Durante a realização do exercício, o fisioterapeuta ou o paciente pode aplicar uma pressão manual na região na qual se quer enfatizar a expansão e, durante a fase inspiratória, diminui-se gradativamente essa pressão, visando ao direcionamento do fluxo aéreo. Esse exercício pode ser realizado em diferentes posições, obedecendo-se o princípio da expansão da região não dependente. Isso se baseia no fato de que no volume residual ocorre oclusão dos bronquíolos das regiões dependentes (volume de fechamento), estando ainda permeáveis os bronquíolos das regiões não dependentes, o que leva ao maior deslocamento de fluxo aéreo para essas regiões. A posição sentada é preferida ao se optar por esse exercício (Figura 9.7).

Exercício com ventilação desde capacidade residual funcional

Esse exercício permite incrementos da quantidade de ar destinado às bases pulmonares, aumentar a ventilação das regiões basais e diminuir a hipoventilação alveolar. O paciente é posicionado sentado ou na posição de Fowler e orientado para que realize uma respiração tranquila até o nível de repouso expiratório. Durante a expiração, aplica-se estímulo manual na região abdominal; ao final dessa fase, solicita-se a inspiração lenta e profunda. Esse tipo de padrão deixa evidente a atividade diafragmática (Figura 9.8).

Exercícios de expansão torácica localizada

Nesses exercícios, objetiva-se aumentar a ventilação pulmonar nas regiões em que há maior deslocamento da caixa torácica. O posicionamento das mãos determina a denominação específica do exercício.

Expansão torácica inferior unilateral

Nesse exercício, a palma da mão é posicionada na linha axilar média, sobre a sétima, oitava e nona

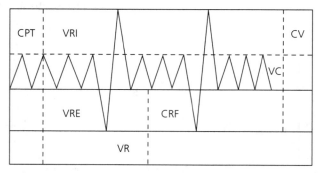

Figura 9.7 Representação gráfica do exercício com ventilação desde volume residual. CPT: capacidade pulmonar total; CRF: capacidade residual funcional; CV: capacidade vital; VC: volume corrente; VR: volume residual; VRI: volume de reserva inspiratório; VRE: volume de reserva expiratório.

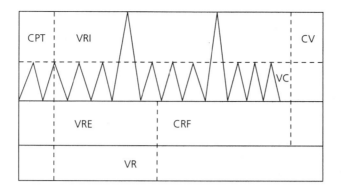

Figura 9.8 Representação gráfica do exercício com ventilação desde a capacidade residual funcional. CPT: capacidade pulmonar total; CRF: capacidade residual funcional; CV: capacidade vital; VC: volume corrente; VR: volume residual; VRI: volume de reserva inspiratório; VRE: volume de reserva expiratório.

costelas de um dos hemitórax. O paciente, nesse momento, é orientado a expirar e uma compressão é realizada nesse local pelo terapeuta. Em seguida, uma inspiração profunda é realizada, e a compressão deve ser liberada gradualmente, até que se alcance a capacidade pulmonar total.

Expansão torácica inferior bilateral

O exercício segue o mesmo procedimento de execução utilizado na expansão torácica inferior unilateral; no entanto, aplica-se o estímulo manual com leve pressão sobre a região axilar média bilateralmente. A pressão aplicada deve ser reduzida gradativamente até o final da inspiração, e a expiração é realizada oralmente, podendo ser associada ao freno labial.

Expansão apical

O exercício segue o mesmo procedimento de execução utilizado nas apresentações anteriores, porém aplica-se a pressão manual abaixo da clavícula. O paciente é orientado a inspirar, expandindo o tórax para a frente e para cima contra a pressão aplicada. Durante a realização desse exercício, ele deve ser orientado a estar com os ombros relaxados.

Expansão torácica posteroinferior

O exercício segue o mesmo procedimento de execução utilizado nas apresentações anteriores, porém aplicando-se a pressão manual sobre a face posterior das costelas inferiores. O paciente deve ser posicionado sentado, com inclinação do tórax à frente de seus quadris, mantendo a coluna em posição retilínea. Podem ser utilizados faixas ou cintos elásticos para gerar estímulo de compressão quando se opta pela autoaplicação dos exercícios.

Para finalizar, ressaltando a necessidade e importância da realização de um trabalho mais ativo pelo paciente por meio da maior utilização da cinesioterapia respiratória pelo fisioterapeuta, seguem abaixo alguns exemplos de exercícios respiratórios, em uma linguagem mais acessível e que podem ser facilmente ensinados aos pacientes.

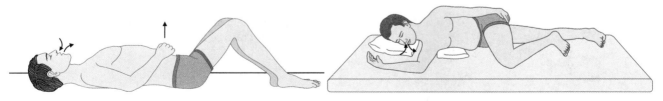

Figura 9.9 Inspirar pelo nariz estufando a barriga. Expirar pela boca e encolher a barriga. Realizar o movimento respiratório deitado em decúbito dorsal. Repetir a respiração deitado do lado direito e do lado esquerdo, conforme a necessidade.

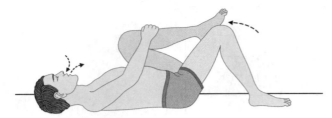

Figura 9.10 Inspirar pelo nariz, com os membros inferiores relaxados. Quando expirar pela boca, puxar uma das pernas contra o peito. Uma perna de cada vez.

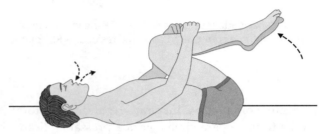

Figura 9.11 Inspirar pelo nariz e, quando expirar pela boca, puxar as duas pernas juntas contra o peito.

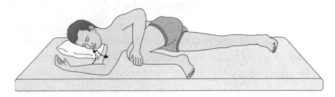

Figura 9.12 Inspirar pelo nariz. Quando expirar pela boca, puxar uma das pernas contra o peito, na posição lateral direita e esquerda.

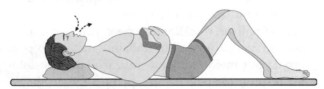

Figura 9.13 Exercício para fortalecer o diafragma, puxando o ar pelo nariz e soltando pela boca, com um peso determinado para cada caso, na região diafragmática.

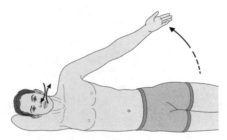

Figura 9.14 Deitado em decúbito lateral, inspirar pelo nariz levantando o braço e expirar pela boca abaixando-o. Repetir do outro lado.

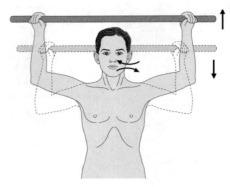

Figura 9.15 Sentado ou em pé, segurar um bastão e elevá-lo atrás das costas, inspirando, forçando os braços para trás, e expirar quando abaixá-lo.

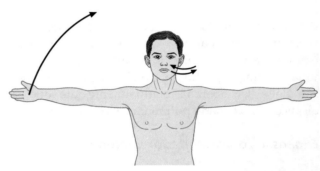

Figura 9.16 Em pé, sentado ou deitado, levantar os braços inspirando pelo nariz e expirando pela boca e soltar o ar abaixando-os.

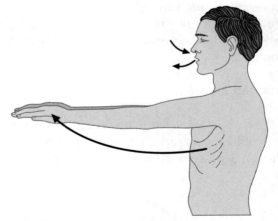

Figura 9.17 Em pé, sentado ou deitado, inspirar pelo nariz elevando os braços e soltar o ar abaixando-os.

CINESIOTERAPIA RESPIRATÓRIA 101

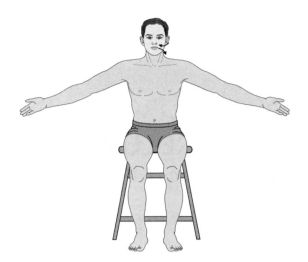

Figura 9.18 Puxar o ar pelo nariz abrindo os braços e soltar o ar pela boca, fechando-os.

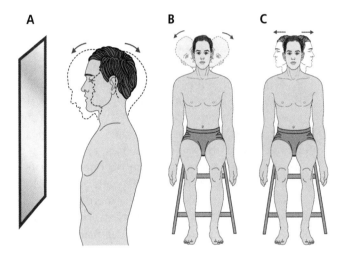

Figura 9.19 Sentado se possível na frente de um espelho, mantendo uma respiração tranquila: (A) fazer movimentos com a cabeça para frente e para trás vagarosamente; (B) levar a orelha ao ombro, dos dois lados; (C) girar a cabeça para um lado e depois para o outro.

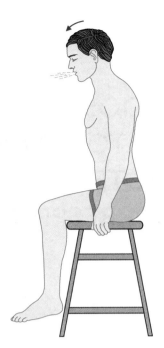

Figura 9.20 Sentado em um banco, inclinar o corpo para frente, soltando lentamente o ar.

BIBLIOGRAFIA RECOMENDADA

1. Azeredo CAC. Fisioterapia respiratória moderna. 2ª ed. São Paulo: Manole; 1993.
2. Azeredo CAC. Fisioterapia respiratória no hospital geral. São Paulo: Manole; 2000.
3. Azeredo CAC. Fisioterapia respiratória. Rio de Janeiro: Panamed/SUAM; 1984. p. 184-94.
4. Carvalho M. Fisioterapia respiratória. 3ª ed. Rio de Janeiro: Polar; 1979.
5. Carvalho M. Fisioterapia respiratória. Fundamentos e contribuições. 5ª ed. Rio de Janeiro: Revinter; 2001.
6. Costa D. Fisioterapia respiratória básica. São Paulo: Atheneu; 1999.
7. Cuello AF, Muhr E, Diaz MR, Masciantonio L, Luque L, Cuello GA, et al. Técnicas para incrementar la función muscular respiratoria. Kinesiología científica 1986;1:21-9.
8. Cuello GA, Masciantonio L, Cuello AF. Patrones respiratorios en distintas afecciones. Corde 1982;3:48-60.
9. Ellis E. Fisioterapia cardiorrespiratória prática. Rio de Janeiro: Revinter; 1997. p. 224.
10. Frownfelter DL. Chest physical therapy and pulmonary rehabilitation. Chicago: Year Book Medical Publishers, Inc; 1978.
11. Gaskel DV, Webber BA. Fisioterapia respiratória: Guia do Brompton Hospital. 4ª ed. Rio de Janeiro: Colina; 1984.
12. Nakagawa NK, Barbabe V. Fisioterapia do sistema respiratório. São Paulo: Sarvier; 2006. p. 397.
13. Pryor JA. Fisioterapia para problemas respiratórios e cardíacos. 2ª ed. Rio de Janeiro: Guanabara Koogan; 2002.
14. Westerdahl E, Lindmark B, Eriksson T, Hedenstierna G, Tenling A. The immediate effects of deep breathing exercises on atelectasis and oxygenation after cardiac surgery. Scand Cardiovasc J. 2003 Dec;37(6):363-7.

10

EXERCÍCIOS PROGRAMADOS E PADRÕES VENTILATÓRIOS TERAPÊUTICOS: RECURSOS DA FISIOTERAPIA PARA PACIENTES CARDIORRESPIRATÓRIOS

GUSTAVO ALFREDO CUELLO

INTRODUÇÃO

A ventilação pulmonar (mais especificamente a ventilação alveolar) é um fenômeno mecânico e dinâmico estabelecido pelo deslocamento do volume de ar desde o meio ambiente até o âmbito alveolar. Pode-se considerá-la como a entrada e a saída de um conteúdo (volume aéreo) cuja transferência acontece por causa da deflagração de pressão subatmosférica gerada pelos músculos ventilatórios ativados. Ventilar é uma forma de exercício terapêutico.

Além disso, a ventilação é automática e reflexa, mas pode ser ativada voluntariamente através da via corticoespinal.

FISIOTERAPIA CARDIORRESPIRATÓRIA

A fisioterapia (*fisein gr.*: natureza; *terapia*: tratamento) é um processo terapêutico baseado nos conhecimentos e recursos próprios da disciplina utilizado com base nas condições psicofisicossociais, cujos objetivos são promover, aperfeiçoar ou adaptar o indivíduo, visando à melhoria de qualidade de vida.

A fisioterapia estuda no recém-nascido, no paciente pediátrico, no adulto e no idoso a dinâmica e a mecânica osteoartroneuromuscular em todas as suas formas de expressão e potencialidades e sua integração cardiorrespiratória, conforme maturidade, desenvolvimento e envelhecimento, tanto nas

alterações patológicas quanto nas suas repercussões, enfatizando a terapia mediada pelo movimento (cinesioterapia) e pelos meios físicos.

A fisioterapia cardiorrespiratória analisa e estuda, especificamente, a própria dinâmica e mecânica ventilatória e respiratória, todas as suas formas de expressão e potencialidades, como a sua integração cardiocirculatória, tanto nas alterações patológicas funcionais e estruturais quanto nas sequelares; e suas repercussões na maquinária ou bomba periférica (considerada essa última integrada tanto pelos membros inferiores quanto pelos membros superiores), com capacidade de produzir trabalho físico. A bomba periférica é a responsável fisiológica da capacidade ergonômica do indivíduo, sendo assistida por diferentes órgãos e sistemas.

A fisioterapia cardiorrespiratória pode ser subdividida em: hospitalar e ambulatória; neonatal e pediátrica; no adulto; geriátrica; e no paciente de terapia intensiva (Figura 10.1).

Essa subdivisão da fisioterapia enfatiza o uso e a aplicação de manobras, posicionamentos, exercícios e aparelhos para solucionar o problema da disfunção cardiorrespiratória que acomete o paciente. As disfunções cardiorrespiratórias ou cardiopulmonares resultam das alterações patológicas das condições cardíacas e pulmonar ou de ambas. A população de pacientes a ser tratada deve ser dividida em pacientes clínicos e cirúrgicos; e as condições clínicas devem ser subdivididas em agudas e crônicas, com o propósito de padronizar as condutas fisioterápicas e seus modelos de intervenção.

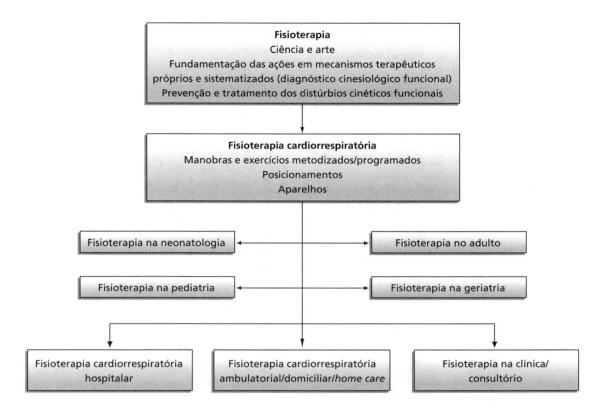

Figura 10.1 Fisioterapia cardiorrespiratória, recursos específicos e diferentes áreas ou especialidades (Cuello GA, 2011).

No estudo da capacidade do exercício, as variáveis que quantificam os valores normais e sua diminuição, titulando a disfunção cardiorrespiratória, são os instrumentos de avaliação: parâmetros, índices, testes, ferramentas do tipo escore de pontuação ou questionários a serem aplicados e preenchidos tanto no ambulatório quanto na beira do leito do paciente.

A avaliação da capacidade para o trabalho físico, feita por meio do teste de esforço cardiopulmonar, indica a medida direta de gases expirados durante a ergometria. O consumo máximo de oxigênio ($VO_{2máx}$) ou potência aeróbia máxima representa o maior valor de oxigênio consumido no nível alveolar pelo indivíduo em um minuto durante um teste de esforço (TE) de natureza progressiva e máxima (expressa em L/min), que é a mais eficaz para a mensuração da deficiência cardiovascular, sendo frequentemente expressa em termos relativos em mL/kg/min.

A tolerância ao exercício pode ser avaliada por bicicleta ergométrica ou esteira, com mensuração de $VO_{2máx}$, $FC_{máx}$ e $trabalho_{máx}$. Uma abordagem menos complexa é usar um teste de caminhada autorregulado, cronometrado (p. ex., a clássica caminhada de 6 minutos quando distância percorrida, saturação de oxigênio ($SatO_2$) e o índice de esforço percebido são estudados). A propósito, os testes de caminhada com estímulo (*shuttle test* com estações) fornecem informações mais completas que um teste inteiramente autorregulado.

Várias instituições, organizações de ensino e pesquisadores preconizam diferentes métodos e ferramentas para estudar distintas variáveis para testar a capacidade de exercício diminuída e tipificar a disfunção cardiorrespiratória (Figura 10.2).

PACIENTES CARDIORRESPIRATÓRIOS

Nos pneumopatas e cardiopatas crônicos, a intolerância ao exercício provoca o declínio do estado de saúde, além do descondicionamento físico, no qual fatores como hipóxia, estresse oxidativo, alteração nutricional, eventual efeito farmacológico adverso e o desuso pela falta de atividade física induzirão alteração muscular tanto nos músculos ventilatórios quanto nos músculos dos membros inferiores e mais significativamente na sua sinergia. A falha cardíaca

- Ortostatismo e tolerância ortostática quando necessários
- Esforço percebido (índice de Borg); Saint George's Respiratory Q, escala de dispneia MCR, MRC/ATS
- Nível de atividade da vida diária (AVD), London Chest Activity of Daily Living Scale (LCADL)
- Classe funcional (NY Heart Association)
- Capacidade ergonômica diminuída (teste de esforço, teste de masters, nomograma de Astrand-Rhyming, ergoespirometria)
- Teste de caminhada de 6 minutos, distância percorrida, velocidade de caminhada, quantidade de passos
- Índice BODE (Body Mass Index; dispneia e exercício)
- Medical Outcomes Study (MOS)/rand (SF-36), qualidade de vida: WHOQOL100 da OMS e o Self-Assessment of General Well Being (SAGWB)
- Classificação internacional da funcionalidade, incapacidade e saúde (CIF)

Figura 10.2 Métodos e ferramentas para estudo de distintas variáveis de teste de capacidade de exercício e tipificação da disfunção cardiorrespiratória.

e a falha pulmonar desencadearão piores condições de hipotrofia muscular, desadaptação pelo imobilismo e desuso (Figura 10.3).

O ciclo vicioso nos pacientes pneumopatas crônicos pode ser descrito em 4Ds:

- 1º D: disfunção ventilatória pela obstrução ventilatória;
- 2º D: dispneia;
- 3º D: diminuição da capacidade de exercício;
- 4º D: descondicionamento.

É fato que as doenças crônicas figuram como principal causa de mortalidade e incapacidade no mundo, sendo responsável por 59% dos 56,5 milhões de óbitos anuais verificados em 2001. São os chamados agravos não transmissíveis, que incluem doenças cardiovasculares, diabetes, obesidade, câncer e doenças respiratórias. As doenças transmissíveis, problemas maternos e perinatais e deficiências nutricionais estudadas pela Organização Panamericana de Saúde (OPS) atingiram 18,4 milhões de pessoas (32,5% de óbitos por grupo), enquanto 5,1 milhões representaram 9% de óbitos do grupo acometido por lesões. A atividade física regular é fundamental para prevenir doenças crônicas.

Pelo menos 60% da população global não obedece à recomendação mínima de 30 minutos diários de atividade física de intensidade moderada. O risco de contrair doença cardiovascular aumenta 1,5 vez nas

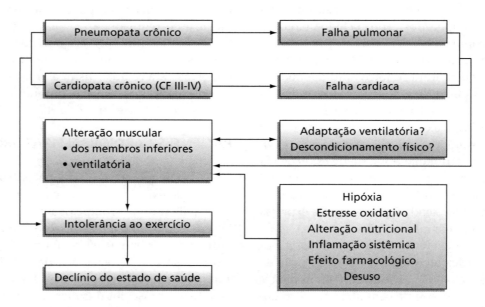

Figura 10.3 Fatores de intolerância ao exercício nos pneumopatas e cardiopatas.

pessoas que não praticam a atividade física mínima recomendada. Tanto os pneumopatas quanto os cardiopatas precisam se exercitar.

O estudo da mortalidade proporcional segundo causas selecionadas no Brasil em 2003 apontou que 30% dos óbitos ocorreram em razão de doenças do aparelho circulatório (primeira causa) e que uma mortalidade maior do que 10% se dava por conta de doenças do aparelho respiratório (quarta causa). A hipertensão arterial sistêmica e a doença pulmonar obstrutiva crônica (DPOC) podem ser consideradas um perigo invisível, e a existência dessas doenças representa apenas o início do problema.

Muitas vezes, a doença não é diagnosticada até que já esteja bastante avançada, afetando a qualidade de vida ou provocando eventos com risco de morte, agravos e internações com necessidade de cuidados críticos de alta complexidade.

A boa notícia é que há tratamentos eficazes para melhorar a qualidade de vida das pessoas, auxiliar no retardamento da progressão da doença, além de evitar agudizações, internações, agravos, complicações e óbitos.

No indivíduo com DPOC, durante a realização de exercício, a pressão gerada é bem próxima à $Pi_{máx}$. Como eles não conseguem mantê-lo por um determinado tempo, acabam interrompendo a prática.

Os pacientes cardiopatas apresentam capacidade limitada de execução de exercícios, caracterizada pela fadiga precoce. O descondicionamento físico apresentado pelos pacientes cardíacos após a alta hospitalar é resultado tanto da condição cardíaca subjacente como do período de imobilização prolongada a que os indivíduos são submetidos, piorando a condição nos pacientes com classe funcional mais acometida.

Os benefícios gerados a essa população irão depender das características da sessão de exercício executado (frequência, intensidade, modalidade e tempo de duração total) para cada grupo de pacientes.

Cabe mencionar que os efeitos crônicos do exercício dependem fundamentalmente de uma adaptação periférica, que envolve um melhor controle e distribuição da perfusão periférica e adaptações específicas da musculatura esquelética (capilaridade e *pool* mitocondrial), facilitando uma atividade enzimática predominantemente oxidativa (aeróbica) ou glicolítica (anaeróbica lática) na musculatura treinada. A maior extração periférica de oxigênio durante o exercício pode permitir que o indivíduo treinado atinja a mesma intensidade de exercício com menor débito cardíaco.

Deve-se estudar as causas centrais e periféricas da fadiga muscular ventilatória, a causa de origem propriamentente pulmonar ou neuromuscular e a fadiga muscular locomotora.

TRATAMENTO DOS PACIENTES CARDIORRESPIRATÓRIOS COM ÊNFASE NO EXERCÍCIO TERAPÊUTICO

A terapêutica do paciente cardiorrespiratório pode ser dividida em tratamentos farmacológico e não farmacológico.

O tratamento não farmacológico (TNF) é constituído pelas intervenções fisioterapêuticas e interações interdisciplinares de profissionais da saúde. Esse tipo de tratamento visa principalmente a utilização dos exercícios cardiorrespiratórios de forma metodizada, como base terapêutica (Figuras 10.4 e 10.5).

Treinamento terapêutico

Considera-se o exercício terapêutico (ET) como um processo pedagógico no qual o exercício físico é organizado por meio de estratégias específicas. Inicialmente, utilizam-se a variação da intensidade e carga de trabalho crescente (incremental, a carga escolhida é titulada como a carga terapêutica), cuja potencialidade estimula diversos eventos fisiológicos no indivíduo em tratamento, na procura da homeostasia. Para tal, são utilizados diversos instrumentos e aparelhos que auxiliam nesse processo (Figura 10.6).

O treinamento terapêutico (TT) melhora as capacidades físicas, táticas e psíquicas do indivíduo. Tais efeitos são alcançados seguindo algumas regras específicas do tratamento terapêutico. Estas regras são conhecidas também como "os princípios do treinamento físico". Um dos princípios é o condicionamento. Ele está relacionado à melhora da performance cardiorrespiratória do indivíduo, que pode ser percebida quando os exercícios prescritos se tornam rotineiros para os pacientes.

Outro princípio é a carga supralimiar (esforço com estabilidade). Ela é necessária para desencadear a resposta desejada ao exercício. Temos, ainda, a especificidade do estímulo (o grupo muscular específico requerido e ativado define o princípio de especificidade, o tipo ou padrão de movimento requerido e executado). Por fim, o princípio da repetitividade (o número de repetições) que indica a continuidade

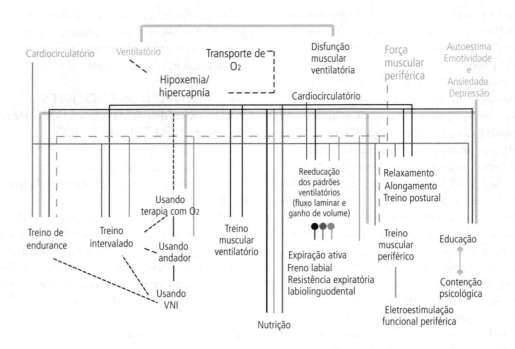

Figura 10.4 Tratamento não farmacológico. Intervenções fisioterapêuticas e interações interdisciplinares. VNI: ventilação não invasiva.

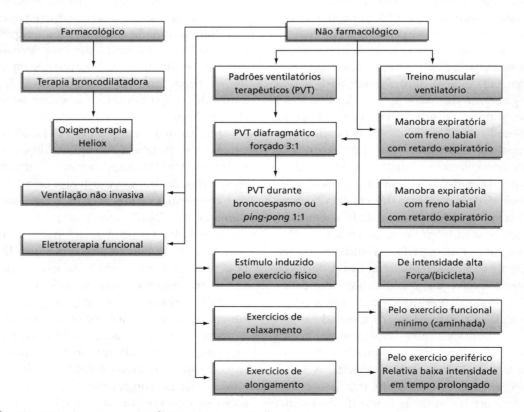

Figura 10.5 Diagrama dos tratamentos farmacológico e não farmacológico.

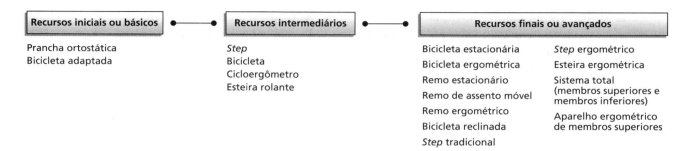

Figura 10.6 Recursos utilizados como adjuvantes do exercício terapêutico durante as fases de reabilitação do paciente cardiorrespiratório.

da carga (aplicada e sustentada) durante um período de tempo. São excluídos deste tratamento os pacientes com distúrbios importantes do ritmo cardíaco, comprometimento miocárdico grave, infarto agudo do miocárdio recente e instabilidade hemodinâmica, ou outras complicações não cardíacas.

Após o estudo do estadiamento da disfunção ventilatória, as repercussões gasométricas e a estratificação de risco cardíaco inicial, os pacientes devem ser reavaliados no início de cada sessão de exercício, para a detecção de sinais e sintomas sugestivos de exacerbações sintomatológicas pulmonares ou descompensação cardiovascular que possam resultar em risco aumentado de complicações durante e depois do treinamento.

Durante as últimas cinco décadas, diversos estudos demonstraram uma taxa reduzida de eventos coronarianos em pessoas fisicamente ativas. Têm sido desenvolvidos programas destinados principalmente a pacientes de baixo risco cardíaco, que incluem programas domiciliares. Entre as metas a serem atingidas estão a melhoria da capacidade cardiorrespiratória, o aumento da flexibilidade, da resistência muscular e força e ainda, a redução dos sintomas, acompanhada de resposta psicológica de melhora do bem-estar psicossocial e do seu desempenho.

Nos pacientes portadores de cardiopatia isquêmica e de insuficiência cardíaca, os ET reduzem as mortalidades cardiovascular e total, abrindo novas perspectivas. A insuficiência cardíaca é a via final comum da maioria das doenças que acometem o coração, sendo um problema epidêmico em progressão. A reabilitação cardiovascular é eficaz para pacientes com insuficiência cardíaca crônica estável em classe funcional II–III (CF II–III) do New York Heart Association (NYHA).

Vale considerar os principais desfechos clínico-epidemiológicos das doenças cardíacas: mortalidade total, mortalidade cardíaca, taxa de reinfarto miocárdico, incidência de procedimentos de revascularização coronariana, fatores de risco cardíacos modificáveis (tabagismo, hipertensão arterial sistêmica e hipercolesterolemia) e qualidade de vida relacionada à saúde.

Em pacientes com insuficiência cardíaca, os estudos sobre a custo-efetividade do tratamento por meio da reabilitação têm mostrado resultados mais expressivos e significativos do que os referentes a portadores de coronariopatias.

Os pneumopatas crônicos tratados em programas de reabilitação pulmonar utilizam menos os serviços de saúde. A escassez de centros estruturados de reabilitação gera grande demanda reprimida de pacientes. A conduta na fisioterapia cardiorrespiratória e reabilitação para aplicar o TT está direcionada ao uso do exercício como ferramenta não farmacológica e começa por:

1. induzir mudanças adaptativas;
2. conservar tais mudanças;
3. controlá-las;
4. construir o programa de exercícios considerando os princípios:
   - da escolha específica do estímulo;
   - da eficácia da carga;
   - do incremento progressivo da carga;
   - da relação ideal entre a carga aplicada e a recuperação pós-esforço;
   - da indicada repetitividade e continuidade;
   - da temporização ou periodização dos esforços terapêuticos (duração dos esforços e dos intervalos, das sessões, da quantidade de dias por semana e, por fim, da duração do tratamento);
   - da versatilidade da carga (mudanças do tipo

da carga, conservando sua intensidade [ou seja, a relação equicalórica, igual valor de gasto calórico para diferentes exercícios]) (Figuras 10.7 e 10.8).

Algumas dicas:

1. eleger 8 a 10 exercícios para grandes grupos musculares;
2. fixar cargas de trabalho entre 30 e 60 até 70% de repetição máxima;
3. repetir de uma a três séries para cada exercício;
4. frequências de duas a três vezes por semana;
5. respeitar o limite de no mínimo 10 e no máximo 15 repetições por exercício, associando manobras ventilatórias e exercícios ventilatórios, com as premissas: lentamente, devagar, gradativa e progressivamente.

Os exercícios musculares e o treinamento aeróbico, além da mobilização rotineira, feita ativamente em pacientes críticos, melhoram o condicionamento. As intervenções dos fisioterapeutas na UTI, como a utilização de exercícios ativos ou ativo-assistidos, sedestação na beira do leito, a incorporação para a bipedestação, transferência da cama para cadeira e

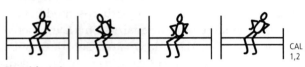

Exercício n. 1
Mãos na cintura, flexão de tronco com inclinação lateral para ambos os lados, 16 vezes por minuto.

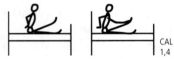

Exercício n. 2
Sentado, tocar com a mão o pé oposto, 16 vezes por minuto.

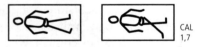

Exercício n. 3
Deitado, cruzar uma perna e, em seguida, a outra, 16 vezes por minuto.

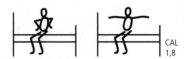

Exercício n. 4
Sentado, com as mãos na cintura, elevar os dois braços até a altura do tórax, 28 vezes por minuto.

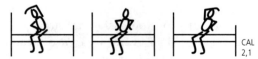

Exercício n. 5
Com as mãos na cintura, elevar uma das mãos com inclinação lateral do tronco oposta. Repetir com o outro braço, 16 vezes por minuto.

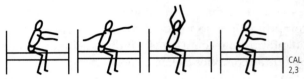

Exercício n. 6
Sentado, com os braços junto ao corpo, elevar os braços para frente, depois atrás e, em seguida, sobre a cabeça, 14 vezes por minuto.

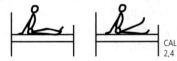

Exercício n. 7
Sentado, com as pernas afastadas, elevar alternadamente as pernas, 16 vezes por minuto.

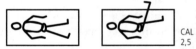

Exercício n. 8
Deitado, elevar uma das pernas em ângulo reto e logo depois a outra, 10 vezes por minuto.

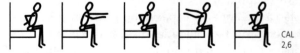

Exercício n. 9
Com as mãos na cintura, elevar os braços para frente, depois para trás, 28 vezes por minuto.

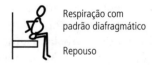

Exercício n. 10
Recuperar-se com respiração diafragmática.

Figura 10.7 Exercícios programados intra-hospitalares (Cuello, 2004).

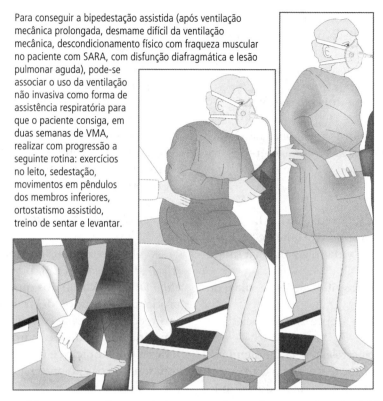

Figura 10.8 Blocos de exercícios programados associados ao uso de ventilação não invasiva (VNI).

Para conseguir a bipedestação assistida (após ventilação mecânica prolongada, desmame difícil da ventilação mecânica, descondicionamento físico com fraqueza muscular no paciente com SARA, com disfunção diafragmática e lesão pulmonar aguda), pode-se associar o uso da ventilação não invasiva como forma de assistência respiratória para que o paciente consiga, em duas semanas de VMA, realizar com progressão a seguinte rotina: exercícios no leito, sedestação, movimentos em pêndulos dos membros inferiores, ortostatismo assistido, treino de sentar e levantar.

caminhada, foram rotinas preconizadas e aplicadas pelos pioneiros nos anos de 1960, inclusive usando a prancha de bipedestação. Os pacientes com ventilação mecânica prolongada, falência ou dificuldade no desmame e descondicionamento físico com fraqueza muscular são tratados com programas de exercícios progressivos (Figuras 10.7 e 10.8).

Atualmente, o uso de bicicleta na cama, com atividade monitorada, parece ser uma prática crescente nas salas de UTI. Na prática rotineira, em atividades grupais na fase ambulatorial, geralmente com duração de 4 a 10 semanas, e programas mais longos, observam-se efeitos mais evidentes que os programas mais curtos.

As sessões de treinamento variam em frequência de diária a semanal, em duração de 10 a 45 minutos por sessão e em intensidade de 50% do VO_2máx até o máximo tolerado.

A duração ideal do programa de exercícios ainda não foi estabelecida em ensaios controlados aleatorizados, mas a maioria dos estudos com menos que 28 sessões de treinamento registraram resultados inferiores comparados aos de períodos de tratamento mais longos.

Quando possível, o paciente deve treinar a resistência trabalhando em regime preferencialmente de 60 a 80% da capacidade máxima limitada por sintomas, podendo o treinamento ser realizado com exercícios contínuos ou intervalados.

Vários pesquisadores e terapeutas aconselham seus pacientes a se exercitarem por conta própria (fazendo uma atividade como: andar 20 minutos diariamente), quando impossibilitados de participar de um programa institucional ou ambulatorial estruturado ou sem cobertura pelo sistema de saúde.

Alguns pesquisadores e terapeutas usam programas que também incluem exercícios dos membros superiores, em geral envolvendo um ergômetro para membros superiores ou treinamento de resistência usando pesos com modalidades recreativas e variando com diferentes elementos para evitar a monotonia.

As diretrizes de reabilitação cardíaca para pacientes com isquemia miocárdica nos consensos e arquivos referem-se a:

- melhora da angina em repouso;
- atenuação da isquemia induzida pelo esforço;

- melhora da capacidade funcional;
- controle dos fatores de risco para doença cardiovascular;
- melhora da isquemia miocárdica; aumento do volume sistólico (VS);
- atenuação da taquicardia durante o exercício.

Os benefícios da reabilitação pulmonar na DPOC e os seus níveis de evidência (E) considerados na GOLD (Global Initiative for Chronic Obstructive Lung Disease) são:

- melhora a capacidade de exercício (E:A);
- reduz a intensidade percebida de falta de ar (E:A);
- melhora a qualidade de vida relacionada à saúde (E:A);
- reduz o número de hospitalizações e dias de internação (E:A);
- reduz a ansiedade e a depressão associada à DPOC (E:A);
- o treinamento de força e resistência de membros superiores melhora a função do braço (E:B);
- os benefícios se estendem bem além do período imediato de treinamento (E:B);
- a intervenção psicossocial é útil (E:C);
- melhora a sobrevivência (E:B);
- o treinamento da musculatura respiratória é benéfico, sobretudo quando combinado a treinamento geral com exercícios (E:C);
- o uso de um simples andador com rodas parece melhorar a distância caminhada e reduzir a dispneia em pacientes com grave incapacidade (E:C).

O TT usa o estímulo induzido pelo exercício físico e por exercícios globais, seja pelo exercício funcional mínimo (como caminhadas), pelos exercícios de intensidade alta, do tipo força/bicicleta, ou em uma outra opção do tipo de exercício periférico de relativa/baixa intensidade em tempo prolongado.

A administração de oxigênio e misturas de gás hélio, bem como a monitorização pela gasometria do paciente, são utilizadas para melhora dos resultados do TT. Aqueles com evidência de fraqueza dos músculos respiratórios são fortes candidatos para fazer treinamento dos músculos ventilatórios (TMV) com sucesso.

É necessário ter conhecimentos sobre a fisiologia do exercício e a resposta dos pacientes, o que permitirá interpretar as modificações fisiológicas decorrentes do TT. É importante:

1. identificar sintomas e sinais de alerta correspondentes a marcadores de situações que impliquem risco para os pacientes (p. ex., hiper e hipoglicemias, dificuldade respiratória, broncoespasmo, hiperinsuflação, queda dos níveis de saturação de oxigênio, episódios de isquemia miocárdica, arritmias cardíacas graves, hipotensão ortostática e hipertensão arterial descontrolada);
2. atender as eventuais emergências, sendo necessário treinamento básico em reanimação cardiorrespiratória.

Eletroestimulação funcional

A eletroestimulação funcional (*functional electrical stimulation* [FES] ou *neuromuscular electrical stimulation* [NMES]) dos quadríceps é cada vez mais usada pelos grupos de trabalho. A eletroterapia é um recurso de uso frequente na fisioterapia, e mais especificamente na área cardiorrespiratória: a eletroterapia transtorácica e transcutânea é um método de tratamento coadjuvante na disfunção diafragmática pós-revascularização com a ponte mamária.

Padrões ventilatórios terapêuticos

O padrão ventilatório (PV) é o produto resultante da mecânica e dinâmica da bomba ventilatória, a forma como se processa a ventilação pulmonar em um determinado momento, levando-se em consideração o ritmo ventilatório, profundidade ventilatória e trabalho respiratório.

As variáveis integradas do PV são: P = pressão, V = volume, F = fluxo, T_i = tempo inspiratório, T_e = tempo expiratório e relação inspiração/expiração = R I:E.

O PV sempre estará alterado na presença de distúrbios obstrutivos ou restritivos, e a manutenção da adequada profundidade do volume corrente e ritmicidade regular para assegurar o nível ventilatório requerido não será possível, será necessário mais trabalho para ultrapassar e tolerar a carga imposta, com desvantagem mecânica adicional e perda dos volumes operativos.

O PV terapêutico (PVT) deverá ser eleito focado na fundamentação dos objetivos a serem alcançados, baseando-se em ausculta pulmonar (marcadores auscultatórios), controle radiológico (marcadores radiológicos), inspeção (ritmo, profundidade e trabalho ventilatório) e história fisiopatológica e condição da estrutura e função muscular, pulmonar e torácica do paciente.

A distribuição pulmonar da ventilação foi estudada com cintilografia Xe_{133} e câmara gama durante 5 minutos, em 6 pacientes. Eles praticaram os PVT para ganho de volume e controle do fluxo laminar. Foi registrada e logo computada a diferença média (d) da atividade pulmonar pré e pós-PVT (pré = 42,95 [pulmão acometido] e pós = 46,67% [pulmão normal e com atividade compensatória]), marcando 3,71 pontos de incremento de atividade pulmonar de distribuição da ventilação dos pulmões patológicos. Ao comparar o valor com o modelo matemático ideal de 50% da taxa de atividade para cada pulmão, os 3,71 pontos de 7,05 pontos da taxa da atividade pulmonar de distribuição da ventilação da faixa de melhoramento representam 8,64% de incremento. O uso dos PVT incrementou mais da metade da atividade pulmonar de distribuição da ventilação nos pulmões patológicos dos pacientes estudados na sua faixa de melhoramento.

A escolha do PVT está determinada para atingir ou alcançar: ganho de volume inspiratório; otimização do fluxo laminar inspiratório; distribuição homogênea da ventilação, se for viável; ensino; aprendizado; e reprodutibilidade. Com efetividade na tolerância e na recuperação, o PVT prestará assistência funcional significativa.

Os PVT são utilizados para não provocar um trabalho excessivo decorrente da maior demanda gerada pelo desconforto respiratório. Eles não necessitam de aparatos especiais quando aplicados e praticados do modo correto (Figura 10.9).

São exemplos de PVT:

1. Freno labial ou retardo expiratório: é uma manobra ventilatória fundamentada em uma inspiração nasal seguida por uma expiração oral suave, realizando-se um retardo expiratório que pode ser obtido por meio dos dentes cerrados e lábios propulsados ou franzidos. Esse padrão permite a manutenção da integridade dos condutos aéreos pelo deslocamento do ponto de igual pressão (PIP) (ou EPP [*equal point pressure*]), evitando o colapso ou fechamento precoce que ocorre por influência do predomínio da pressão intratorá-

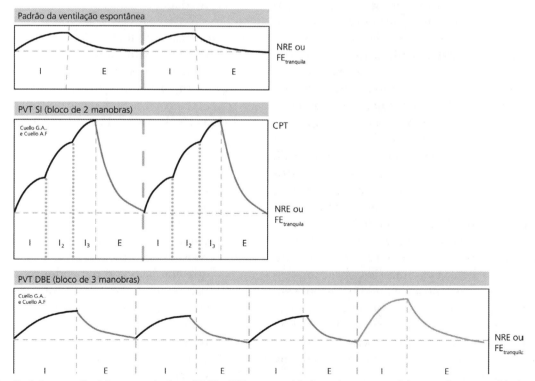

Figura 10.9 Padrões ventilatórios terapêuticos (PVT). CPT = capacidade pulmonar total (na prática, capacidade pulmonar inspiratória total); E = expiração; $FE_{tranquila}$ = expiração final tranquila; I = inspiração; NRE = nível de repouso expiratório; PVT DBE = PVT durante broncoespasmo ou *ping-pong* 1:1; PVT diafragmático forçado 3:1; PVT SI = PVT soluços inspiratórios.

cica sobre as paredes brônquicas, promovendo, portanto, a desinsuflação das paredes pulmonares atingidas e o seu fechamento e consequente colapso.

2. A expiração ativa com freno labial e resistência expiratória labiolinguodental é uma outra manobra ventilatória que induz o melhor controle do débito expiratório (i. e., maior efetividade expiratória, sem recrutar a atividade dos bucinadores).

3. O PVT diafragmático forçado está caracterizado por soluços inspiratórios (*sniff inspirations*). Baseia-se em uma série de inspirações curtas e sucessivas efetuadas pelo nariz, acumulativamente, até atingir a capacidade inspiratória total do paciente de R I:E = 3:1 , e então é feita uma expiração oral completa, suave e passiva. Ao realizar esse PVT, é possível melhorar a atividade ventilatória das zonas basais. Sua associação com a expiração ativa com freno labial e resistência expiratória labiolinguodental pode facilitar a recuperação pós-esforço. Solicita-se ao paciente que faça pequenas inspirações interrompidas até atingir a inspiração máxima, liberando devagar, passivamente com a sua exalação.

4. PVT durante broncoespasmo ou *ping-pong*: consiste na realização de um padrão ventilatório de alta frequência com relação inspiração/expiração R I:E = 1:1, estabilizando assim as pressões expiratórias positivas (PEP). O seu rápido *ping* inspiratório e *pong* expiratório favorece o controle laminar do fluxo. Solicita-se que o paciente inspire e exale curta e brevemente um para um.

Infere-se, desta maneira, que a distribuição da ventilação ficará mais homogênea (isso foi verificado por meio da utilização do radioisótopo Xe_{133} em vários estudos). Deve-se evitar a hiperinsuflação dinâmica (auto-PEEP), fazendo blocos de PVT durante o broncoespasmo intervalados, intercalados com o padrão espontâneo do paciente, aplicando manobras de assistência expiratória (vibrocompressão torácica). Às vezes, posicionando o paciente em um decúbito mais funcional, faz com que ele consiga controlar o débito expiratório com maior condição laminar do seu fluxo; em outras ocasiões, soluços diafragmáticos forçados são ocasionados mediante a inserção de blocos de PVT.

Treinamento dos músculos ventilatórios

A diminuição da $Pi_{máx}$ ou da $Pe_{máx}$ sinaliza a necessidade de treinamento muscular respiratório para que o músculo consiga maior resistência e força sem provocar fadiga, considerando que os pacientes com DPOC usam mais $Pi_{máx}$ para ventilar espontaneamente e muito mais no esforço exigido, ao passo que caminham para a fadiga.

O treinamento dos músculos ventilatórios (TMV) está indicado para os pacientes que apresentam diminuição da força de aproximadamente 70% do predito ou < 60 cmH_2O e sintomas relacionados à fraqueza: dispneia, queda de $SatO_2$, diminuição da capacidade de exercício e falha no desmame da ventilação artificial.

A força é definida pela pressão máxima ou mínima desenvolvida dentro do sistema a um específico volume pulmonar. Essa pressão depende das forças geradas durante a contração muscular e das propriedades elásticas do pulmão e parede torácica. A resistência consiste na capacidade de sustentar uma força constante (i. e., a resistência ventilatória é a capacidade de manter níveis máximos ou submáximos de ventilação em condições isocápnicas).

As modalidades de TMV são:

- força (usando alta tensão, baixa repetição e com curta duração do esforço ou exercício);
- resistência (empregando baixa tensão, alta repetição com longa duração do esforço).

Duas técnicas têm sido utilizadas para o TMV:

1. aplicação de resistências inspiratórias ou respiração resistida:
   - no TMV com resistores de carga alinear, os aparelhos usados são o Inflex® e o Pflex®, que são, basicamente, peças com um bocal como embocadura, que apresenta no seu corpo um resistor de orifícios calibrados (por fluxo), o que condiciona a dependência do fluxo. Seu uso pode incrementar o trabalho respiratório com mudanças no padrão da respiração. A carga dificilmente é controlada (o nível de resistência é alterado modificando a graduação do aparelho, através do disco). Os resistores de carga linear para usar no TMV são aparelhos manuais, porém a resistência é mediada por válvulas. As marcas

registradas usadas são o Threshold® e o Respitrein Exercise System®. O nível de resistência é alterado, aumentando a tensão da mola. Ele também não é dependente do fluxo, o seu uso desencadeia menor trabalho respiratório e não altera o padrão respiratório. O controle da carga é efetivo e total.

2. hiperventilação isocápnica voluntária.
   - a hiperventilação isocápnica é também chamada de hiperpneia isocápnica ou hiperpneia normocápnica. Consiste em uma hiperpneia voluntária com manutenção de isocapnia, usando um tempo de sustentação de 15 até 20 segundos sem carga, com base da fração sustentada em 70% da ventilação voluntária máxima, tentando manter na condição uma respiração com FR de 40 a 60 ipm. Necessita de equipamento sofisticado para monitorizar a isocapnia requerida (p. ex., controle do $ETCO_2$ e CO_2 corrente expirado).

O TMV requer a correção das anormalidades nutritivas, correção ou a maior retificação possível das alterações gasométricas, a prescrição de fármacos para melhorar a contratilidade muscular ventilatória ou o broncoespasmo, ativação do músculo ventilatório quando passível e possível e readaptação em sua condição, reeducação no desempenho de tarefas e atividade da vida diária (AVD), o aperfeiçoamento funcional usando um novo padrão ventilatório visado, como o PVT (escolhido, orientado e reeducado pelo fisioterapeuta).

A realização de treinamento não específico para os músculos ventilatórios (sobretudo treinamento geral com exercícios aeróbicos) é benéfica e também repercute no desempenho físico e na funcionalidade dos músculos ventilatórios.

Os PVT são utilizados para minimizar o trabalho excessivo ocasionado pelo TT, quando combinados em cada repetição do exercício com uma inspiração prévia à execução do exercício; em seguida, pode-se realizar uma expiração fracionada (3 ou 4 tempos) concordante com os 3 ou 4 tempos nos quais o exercício é executado em cada repetição. É uma forma de combinar e associar o exercício físico com o exercício respiratório, que proporciona notórios benefícios para o paciente. Entende-se que fazer com que uma coisa combine convenientemente com a outra leva tempo porque precisa de aprendizado, adaptação e coordenação orientada e supervisionada pelo fisioterapeuta.

CONCLUSÕES

A fisioterapia cardiorrespiratória analisa e estuda especificamente as alterações cardiorrespiratórias funcionais, estruturais e suas repercussões na bomba periférica, considerando a capacidade funcional do indivíduo.

A bomba periférica é a responsável fisiológica pela capacidade ergonômica do indivíduo, sendo assistida por diferentes órgãos e sistemas. As intervenções da fisioterapia cardiorrespiratória são fundamentadas nos mecanismos terapêuticos próprios e sistematizados (tratamentos não farmacológicos), caracterizados pelo uso de manobras e exercícios metodizados, com diferentes modalidades e programas, usando aparelhos em algumas condições e circunstâncias, tanto na UTI como no ambulatório ou em domicílio.

Os pacientes cardiorrespiratórios que aderem a programas de ET apresentam inúmeras mudanças ventilatórias, hemodinâmicas, metabólicas, miocárdicas, vasculares, psicológicas e da qualidade de vida.

Alguns terapeutas e pesquisadores usam programas que também incluem exercícios dos membros superiores, envolvendo um ergômetro (outros, um aparelho com remos), treinamento de resistência e pesos com modalidades recreativas, variando com diferentes elementos para evitar a monotonia.

A eletroestimulação dos quadríceps é cada vez mais usada pelos grupos de trabalho para ganho de musculatura. A manobra do freno labial ou o retardo expiratório evita o colapso ou fechamento precoce das VAs.

A expiração ativa com freno labial e resistência expiratória é uma manobra ventilatória usada sem recrutar a atividade dos bucinadores, produzindo retardo de combinação labiolinguodental, que induz a um maior controle do débito expiratório, com efetividade expiratória. Ao que parece, uma maior estabilidade da VA contribui para tolerar mais facilmente os esforços quando a manobra é usada na recuperação pós-esforço.

O PVT diafragmático forçado facilita o ganho de volume inspiratório. É possível melhorar a atividade ventilatória das zonas basais associando-a com a expiração ativa com freno labial e resistência expiratória labiolinguodental, o que pode facilitar a recuperação pós-esforço.

O PVT durante o broncoespasmo otimiza o fluxo laminar tanto inspiratório como expiratório para favorecer a distribuição homogênea da ventilação. Deve-se evitar a hiperinsuflação dinâmica fazendo-se blocos intercalados com o padrão espontâneo do paciente, às vezes aplicando manobras associadas de assistência expiratória; em outras ocasiões, posicionando o paciente em um decúbito mais funcional ou inserindo blocos de PVT e solicitando soluços diafragmáticos forçados como alternativa.

A diminuição da $Pi_{máx}$ ou da $Pe_{máx}$ sinaliza a necessidade de TMV para melhora da resistência muscular. Desse modo, o TMV é benéfico sobretudo quando combinado com treinamento geral com exercícios.

É necessário fornecer a FiO_2 em correlação com a gasometria do paciente e controlar o uso de broncodilatadores conforme o indicado pelo médico especialista. Deve-se estudar as causas centrais e periféricas da fadiga muscular ventilatória, a causa propriamente pulmonar, neuromuscular e da fadiga muscular locomotora, além de discriminar a dispneia cardíaca, para assim elaborar planos de tratamento de TT, modulando os ET, PVT e as manobras ventilatórias.

Os PVT são utilizados para minimizar o trabalho excessivo ocasionado pelo TT, consistindo em uma forma de combinar e associar o exercício físico com o exercício respiratório, de modo a proporcionar notórios benefícios para o paciente. No entanto, é necessário tempo de aprendizado, adaptação e coordenação orientada e supervisionada pelo fisioterapeuta. O fisioterapeuta especialista faz a diferença.

Não existe até o momento um programa terapêutico eficiente para manter os efeitos indefinidamente. A duração ideal do programa de exercícios ainda não foi pesquisada, tampouco se sabe qual programa tem efeitos mais duradouros.

Uma boa notícia é que existem tratamentos eficazes que podem melhorar a qualidade de vida dos pacientes, favorecendo a funcionalidade e auxiliando no retardamento da progressão da doença, e indo além: conseguindo evitar complicações e óbitos.

BIBLIOGRAFIA RECOMENDADA

1. Abdellaoui A, Préfaut C, Gouzi F, Couillard A, Coisy-Quivy M, Hugon G, et al. Skeletal muscle effects of electrostimulation after COPD exacerbation: a pilot study. Eur Respir J. 2011 Feb 24. [Epub ahead of print].

2. Araújo CGS, Carvalho T, Castro CLB, Costa RV, Moraes RS, Oliveira Filho JA. Diretriz de reabilitação cardíaca. Normatização dos equipamentos e técnicas da reabilitação cardiovascular supervisionada. Arq Bras Cardiol. 2004;83:448-5.

3. Barach AL. Physiologic advantages of grunting, groaning and pursed-lip breathing: adaptative symptoms related to the development of continuous positive pressure breathing. Bull NY Acad Med. 1973;49:666-73.

4. Barreto SM. Vigilância de doenças crônicas não transmissíveis no Brasil. Brasília: Ministério da Saúde, Secretaria de Vigilância em Saúde, 2004. Uma análise da situação de saúde. Brasil: Ministério da Saúde; 2004.

5. Behnke M, Taube C, Kirsten D, Lehnigk B, Jörres RA, Magnussen H. Home-based exercise is capable of preserving hospital-based improvements in severe chronic obstructive pulmonary disease. Respir Med. 2000;94:1184-91.

6. Bott J, Blumenthal S, Buxton M, Ellum S, Falconer C, Garrod R, et al. BTS/ACPRC. Guidelines for the Physiotherapy Management of the Adult, Medical, Spontaneously Breathing Patient. Thorax. 2009;64:i1-52.

7. Breslin E. The pattern of respiratory muscle recruitment during pursed-lip breathing. Chest. 1992;101:75-8.

8. Caruana-Montaldo B, Gleeson K, Zwillich CW. The control of breathing in clinical practice. Chest. 2000;117(1):205-25.

9. Carvalho M. Fisioterapia respiratória. Rio de Janeiro: Revinter; 2001.

10. Casaburi R, Petty TL. Principles and practice of pulmonary rehabilitation. Philadelphia: WB Saunders; 1993. p. 171-4.

11. Costa D. Fisioterapia respiratória básica. São Paulo: Atheneu; 1999.

12. Consenso Argentino de Rehabilitación Respiratoria. Buenos Aires: Medicina. 2004;64:357-67.

13. III Consenso Brasileiro de Ventilação Mecânica. Treino ventilatório muscular. J Bras Pneumol. 2007;33(Supl 2):S142-50.

14. Consenso I de Fisioterapia Respiratória (ConFir I); 2006.

15. Consenso II de Fisioterapia Respiratória (ConFir II); 2007.

16. Consenso III de Fisioterapia Respiratória (ConFiR III); 2008, nos Simpósios de Paranaguá/PR, Brasil. 2006-7-8. Faculdade Inspirar. Disponível em: http://www.inspirar.com.br.

17. Cuello AF. Arcodaci C. Bronco-obstrução. São Paulo: Panamericana; 1987.

18. Cuello AF, Cuello GA. Patrones musculares respiratorios. In: Hoyo EH, Mendoza SM, Cuello AF. Kinesiologia neumocardiológica. Editorial Silka; 1980.

19. Cuello AF, Murh EM, Díaz Moreno R, Masciantonio L, Luque LI, Cuello GA, et al. Técnica para incrementar la función muscular ventilatoria. Kinesiología Científica. 1986;I(2):21-9.

20. Cuello A, Masciantonio L, Cuello GA. Entrenamiento muscular con patrones musculares respiratorios en

diferentes patologías y distribución regional de ventilación. Rev Medicina Intensiva. 1988;V:68-77.

21. Cuello A, Muhr E, Díaz Moreno R, Masciantonio L, Luque L, Cuello G. Evaluación espirométrica de cuatro modalidades terapéuticas en el post-operatorio de cirugía cardiovascular. Rev Medicina Intensiva. 1990;VII(1):25-31.

22. Cuello GA. Apuntes de la cátedra de la carrera de especialización en kinesiología cardio-respiratória. Facultad de Medicina, Pontificia Universidad Católica Santa María de los Buenos Aires; 2008, 2009, 2010.

23. Cuello GA. Cuidados kinésicos respiratorios en los post-operatorios de cirurgía cardiovascular. Director de tesis: Prof. Dr. Elías Hurtado Hoyo. Expediente Tesis Nro: 507.575/91. Facultad de Medicina, Universidad de Buenos Aires; 1998.

24. Cuello GA. Diaphragmatic disfunction (DD) in pediatrics patients. Score protocol of degree of compromise (score GC) and priority scheme (EP). Kinesitherapy respiratory. In: Carvalho WB, Telles Jr. M, Freddi NA. Pediatric intensive care. State of the Art. São Paulo: Lovise; 1994. p. 291-2.

25. Cuello GA. Ejercícios terapéuticos. Tiempo de Salud. 2009;3:26-8. Disponível em: http://www.fundamed.org.ar/tds200905_007.pdf.

26. Cuello GA, Masciantonio L, Cuello AF. Patrones respiratorios en distintas afecciones. Corde Rev del Instituto de Cardiología y Cirugía Cardiovascular (director René Favaloro). 1982;III(3):48-60.

27. Cuello GA, Masciantonio L, Cuello AF. Respiratory patterns in different diseases. The IXth International Congress of World Confederation for Physical Therapy's Proceedings. Stockholm: Grafiska Gruppen; 1982. p. 436-42.

28. Cuello GA. Ventilación mecánica prolongada en los post-operatorios de cirugía cardiovascular. Prensa Médica Argentina. 2003;90(6):498-505.

29. Dal Corso S, Nápolis L, Malaguti C, Gimenes AC, Albuquerque A, Nogueira CR, et al. Skeletal muscle structure and function in response to electrical stimulation in moderately impaired COPD patients. Respir Med. 2007;101(6):1236-43. Epub 2006 Dec 14.

30. Dall'Ago P, Chiappa GR, Guths H, Stein R, Ribeiro JP. Inspiratory muscle training in patients with heart failure and inspiratory muscle weakness: a randomized trial. J Am Coll Cardiol. 2006;47(4):757-63.

31. Decramer M. Pulmonary rehabilitation: Art or science? Eur Resp J. 1992;5:155-6.

32. Ellis E, Alison J. Fisioterapia cardiorrespiratória prática. São Paulo: Revinter; 1998.

33. Finnerty JP, Keeping I, Bullough I, Jones J. The effectiveness of outpatient pulmonary rehabilitation in chronic lung disease: a randomised controlled trial. Chest. 2001;119:1705-10.

34. GOLD (Global Iniciative for Chronic Obstructive Lung Disease). Publication number 2701; Abr 2001.

35. Gosselink RA. Controlled breathing and dyspnea in patients with chronic obstructive pulmonary disease (COPD). J Rehabil Res Dev. 2003;40(5 supl 2):S25-34.

36. Gosselink RA, Wagenaar RC, Rijswijk H, Sargeant AJ, Decramer ML. Diaphragmatic breathing reduces efficiency of breathing in patients with chronic obstructive pulmonary disease. Am J Respir Crit Care Med. 1995;151:1136-42.

37. Green RH, Singh SJ, Williams J, Morgan MD. A randomised controlled trial of four weeks versus seven weeks of pulmonary rehabilitation in chronic obstructive pulmonary disease. Thorax. 2001;56:143-5.

38. Guyton A, Hall J. Tratado de fisiologia médica. Rio de Janeiro: Guanabara Koogan; 1996.

39. Iogna MF. Biblioteca médica digital en rehabilitación cardio-respiratoria. Buenos Aires: Data Visión; 1997.

40. Irwin S, Tecklin J. Fisioterapia cardiopulmonar. 2ª ed. São Paulo: Manole; 1994.

41. Leblanc P, Bowie DM, Summers E, Jones NL, Killian KJ. Breathlessness and exercise in patients with cardiorespiratory disease. Am Rev Respir Dis. 1986;133:21-2.

42. Margulies SSG, Farkas A, Rodarte JR. Effects of body position and lung volume on in situ operating length of canine diaphragm. J Appl Physiol. 1990;69:1702-8.

43. McKenzie DK. Respiratory muscle function and activation in chronic obstructive pulmonary disease. J Appl Physiol. 2009;107(2):621-9.

44. Mueller RE, Petty TL, Filley CF. Ventilation and arterial blood gas changes induced by pursed lips breathing. J Appl Physiol. 1970;28:784-89.

45. Nield MA, Soo Hoo GW, Roper JM, Santiago S. Efficacy of pursed-lips breathing: a breathing pattern retraining strategy for dyspnea reduction. J Cardiopulm Rehabil Prev. 2007;27(4):237-44.

46. O'Donnell DE, Katherine A, Webb KA. The major limitation to exercise performance in COPD is dynamic hyperinflation. J Appl Physiol. 2008;105:753-5.

47. Organização Panamericana da Saúde. Doenças crônico-degenerativas e obesidade: estratégia mundial sobre alimentação saudável, atividade física e saúde.Brasília: Organização Panamericana da Saúde; 2003.

48. Petty TL, Guthrie A. The effects of augmented breathing maneuvers on ventilation in severe chronic airway obstruction. Resp Care. 1971;16:104-11.

49. Pitta F, Probst VS, Kovelis D, Segretti NO, Leoni AMT, Garrod R, et al. Validação da versão em português da escala London Chest Activity of Daily Living (LCADL) em doentes com doença pulmonar obstrutiva crónica. Rev Port Pneumol. 2008;14(1):27-47.

50. Ries AL, Kaplan RM, Myers R, Prewitt LM. Maintenance after pulmonary rehabilitation in chronic lung disease: a randomised trial. Am J Respir Crit Care Med. 2003;167:880-8.

51. Rodenstein DO, Stanescu DC. Absence of nasal air flow during pursed lips breathing: the soft palate mechanisms. Am Rev Respir Dis. 1983;128:716-8.

52. Secretaria de Vigilância em Saúde. Departamento de Análise de Situação de Saúde. A vigilância, o controle e a prevenção das doenças crônicas não transmissíveis (DCNT) no contexto do Sistema Único de Saúde brasileiro. Ministério da Saúde. Organização Pan-Americana da Saúde/Organização Mundial da Saúde. Brasil; 2005.

53. Seifer FD. Pulmonary rehabilitation: Sisyphus or Odysseus? Chest. 1991;115.2:1311-13.

54. Shibata S, Perhonen M, Levine BD. Supine cycling plus volume loading prevent cardiovascular deconditioning during bed rest. J Appl Physiol. 2010;108:1177-86; published ahead of print March 11, 2010.

55. Similowski T, Yan S, Gauthier AP, Macklem PT, Bellemare F. Contractile properties of the human diaphragm during chronic hyperinflation. N Engl J Med. 1991;325:917-23.

56. Sinderby C, Beck J, Spahija J, Weinberg J, Grassino A. Voluntary activation of the human diaphragm in health and disease. J Appl Physiol. 1998;85:2146-58.

57. Spahija J, de Marchie M, Grassino A. COPD: effects of imposed pursed-lips breathing on respiratory mechanics and dyspnea at rest and during exercise in COPD. Chest. 2005;128:640-50.

58. Stadler DL, McEvoy RD, Bradley J, Denzil P, Catcheside PG. Stigol L, Cuello A. Voluntary control of the diaphragm in one subject. J Appl Physiol. 1966;21:1911-2.

59. Stoller KJ. Fundamentos da fisioterapia respiratória de Egan. 7ª ed. São Paulo: Manole; 2000. p. 439-78.

60. Thoman R, Stoker G, Ross J. The efficacy of pursed lips breathing in patients with chronic obstructive pulmonary disease. Am Rev Respir Dis. 1966;93:100-6.

61. Tiep BL, Burns M, Hererra J. A new pendant oxygen-conserving cannula which allows pursed lips breathing. Chest. 1989;95;857-60.

62. Tiep BL, Burns M, Kao D, Madison R, Herrera J. Pursed lips breathing training using ear oximetry. Chest. 1986;90:218-21.

63. Tobin M, Laghi F, Jubran A. Narrative review: Ventilator-induced respiratory muscle weakness. Annals of Internal Medicine. 2010;153(4):240-5.

64. Troosters T, Probst VS, Crul T, Pitta F, Gayan-Ramirez G, Decramer M, et al. Resistance training prevents deterioration in quadriceps muscle function during acute exacerbations of chronic obstructive pulmonary disease. Am J Respir Crit Care Med. 2010. 15;181(10):1072-7. Epub 2010 Feb 4.

65. Troosters TR, Gosselink RW, Janssensand W, Decramer M. Exercise training and pulmonary rehabilitation: new insights and remaining challenges. Eur Respir Rev. 2010;19:115:24-9.

66. Ward SA. Ventilatory control in humans: constraints and limitations. Experimental Physiology. 2007;92:357-66.

67. West JB. The major limitation to exercise performance in COPD is inadequate energy supply to the respiratory and locomotor muscles vs. lower limb muscle dysfunction vs. dynamic hyperinflation. J Appl Physiol August 1, 2008;105:758-62.

11

TERAPIA RESPIRATÓRIA ASSOCIADA A ATIVIDADES FÍSICAS E LÚDICAS PARA CRIANÇAS COM DOENÇA RESPIRATÓRIA

SARAH RAND
LOUISA HILL
S. AMMANI PRASAD

INTRODUÇÃO

O tratamento de crianças com distúrbios respiratórios tornou-se um ramo especializado da fisioterapia respiratória. Ela compreende quaisquer atividades e técnicas de fisioterapia que visam a melhorar a distribuição ventilatória, intensificar a eliminação de muco, facilitar a expectoração, fortalecer os músculos respiratórios, manter ou aumentar a flexibilidade e aprimorar a aptidão cardiovascular.

A integração de atividades lúdicas é um importante aspecto na terapia respiratória bem-sucedida para crianças. A definição de atividade lúdica é "engajar a criança em atividade prazerosa e recreativa e não com fins sérios ou práticos". Portanto, a terapia respiratória que integra atividades lúdicas não deve ser vista como uma atividade lúdica "pura", pois esse tipo de terapia possui finalidades clínicas práticas. As atividades lúdicas da fisioterapia respiratória podem ser denominadas como atividades lúdicas "estruturadas" para diferenciá-las das normais.

INDICAÇÕES

As indicações da terapia respiratória para crianças com doença respiratória podem ser categorizadas em dois grupos: distúrbios respiratórios agudos e distúrbios respiratórios crônicos. Os distúrbios agudos englobam uma ampla variedade de condições, algumas das quais podem necessitar de admissão à unidade de terapia intensiva (UTI) pediátrica. A indicação

da terapia respiratória dependerá dos sintomas e do estado clínico do paciente. Algumas condições médicas, como pneumonia, frequentemente necessitam de intervenção fisioterápica respiratória, particularmente se a retenção de secreção brônquica for um problema.

Algumas vezes, a fisioterapia respiratória pode ser indicada mesmo quando a retenção de secreção não constituir o principal problema (p. ex., uma criança com infecção pleural pode não ter problema com secreções brônquicas, mas a imobilidade e a presença de dreno torácico podem resultar em retenção das secreções e aparecimento de tosse fraca e ineficaz). Os distúrbios crônicos incluem pneumopatia supurativa, como fibrose cística (FC), bronquiectasia não relacionada à fibrose cística, discinesia ciliar primária (DCP) e outras condições crônicas, como asma ou doença neuromuscular em que a fraqueza muscular leva a complicações respiratórias.

Existem diferenças entre os tratamentos fisioterápicos de distúrbios agudos e crônicos. Com o passar do tempo, as crianças com distúrbios respiratórios crônicos tornam-se mais conscientes das implicações de seus distúrbios e do provável impacto exercido sobre seu estilo de vida no dia a dia. As crianças devem ser incentivadas a assumir maior responsabilidade por seu tratamento desde cedo, conforme o caso, e devem, sempre que possível, ser envolvidas nas decisões terapêuticas para melhorar a adesão às terapias de rotina. A orientação contínua e apropriada à idade sobre o distúrbio também deve ser incorporada aos tratamentos fisioterápicos para auxiliar na adesão ao tratamento à medida que a criança cresce.

DIFERENÇAS ANATÔMICAS E FISIOLÓGICAS ENTRE CRIANÇAS E ADULTOS

A anatomia e a fisiologia respiratórias de bebês e crianças são muito diferentes daquelas de adultos. Portanto, os princípios do tratamento fisioterápico cardiorrespiratório de adultos não devem ser aplicados diretamente a bebê ou criança com doença pulmonar. Algumas das diferenças anatômicas e fisiológicas mais importantes serão abordadas a seguir.

Diferenças anatômicas

Formato do gradil costal e do tórax

O formato de corte transversal do tórax infantil é cilíndrico e não elíptico, como é o caso de adolescentes ou adultos. As costelas do recém-nascido são flexíveis e cartilaginosas, além de exibirem posição mais horizontal. Portanto, o movimento da costela em "alça de balde", que facilita o aumento do volume pulmonar observado em crianças de mais idade e adultos, não é possível. O formato do tórax "adulto" é atingido ao redor dos 3 anos de idade. Os músculos intercostais do bebê também são pouco desenvolvidos e, por essa razão, o incremento da ventilação é obtido pelo aumento da frequência respiratória e não da profundidade.

Diafragma

O ângulo horizontal de inserção do bebê o coloca em desvantagem mecânica. O músculo também possui conteúdo mais baixo de fibras de alta resistência e ainda quantidade mais baixa de massa muscular, tornando-o muito mais suscetível à fadiga.

Diâmetro das vias aéreas

Após o nascimento, não há aumento adicional no número das vias aéreas formadas, mas elas aumentam de tamanho, de modo que dentro dos primeiros anos de vida, há um crescimento significativo no diâmetro das vias aéreas mais calibrosas e mais proximais. As vias aéreas menos calibrosas e mais distais não aumentam de diâmetro até cerca de 5 anos de idade, resultando em resistência periférica geralmente mais alta dessas vias. Isso pode aumentar ainda mais na presença de inflamação causada por infecção respiratória ou se houver secreções.

Paredes brônquicas

As paredes brônquicas de bebês contêm uma proporção mais alta de cartilagem e tecido conjuntivo em comparação àquelas de crianças com idade mais avançada e adultos, bem como uma proporção mais elevada de glândulas mucosas nos brônquios principais de bebês. Isso torna as vias aéreas mais suscetíveis à obstrução por muco.

Ventilação colateral

A ventilação colateral é o meio pelo qual uma unidade pulmonar distal pode ser ventilada, apesar da obstrução de sua via aérea principal. Os trajetos ventilatórios colaterais incluem uma rede de canais interligados que unem diferentes estruturas. Os bronquíolos respiratórios são ligados por canais de Martin, enquanto os canais de Lambert conectam os bronquíolos respiratórios e terminais com os alvéolos e seus ductos; no entanto, os alvéolos adjacentes são conectados por poros de Kohn. No nascimento, não existe nenhuma dessas vias. Os poros de Kohn desenvolvem-se entre 1 e 2 anos de idade, os canais de Lambert não aparecem até cerca de 6 anos de idade e os canais de Martin permanecem pouco desenvolvidos até 2 a 3 anos de idade. Essa falta de ventilação colateral predispõe os bebês e as crianças pequenas a colapso alveolar.

Diferenças fisiológicas

Complacência respiratória

A complacência pulmonar é a resultante da variação de volume que ocorre no sistema respiratório, em decorrência da variação de pressão nesse sistema. A fórmula da complacência é dada por:

$$CP = \Delta V / \Delta P$$

Em que:
CP = complacência pulmonar;
ΔV = variação de volume;
ΔP = variação de pressão.

É importante salientar que no sistema respiratório devem ser levadas em consideração duas complacências: a pulmonar e a da caixa torácica. Ambas podem variar entre adultos e crianças visto as diferenças em suas estruturas anatômicas.

Em termos anatômicos, o número reduzido de ventilação colateral, a diminuta alveolização e a imaturidade do sistema surfactante levam à diminuição esperada da complacência pulmonar dos recém-nascidos quando comparada à complacência pulmonar dos adultos. Ao mesmo tempo, a complacência da caixa torácica dos recém-nascidos é aumentada, visto a composição cartilaginosa de suas costelas.

Essas diferenças, muitas vezes, geram desequilíbrio e desconforto ventilatório nessa população.

Volume de oclusão

O volume de oclusão refere-se ao volume pulmonar em que ocorre o fechamento das pequenas vias aéreas. Os bebês possuem um alto volume de oclusão (que excede a capacidade residual funcional [CRF]), predispondo-os ao fechamento das vias aéreas antes do término da expiração. Um bebê com pneumopatia, que já pode ter volume pulmonar reduzido, fica, portanto, sob maior risco de atelectasia disseminada.

Ventilação e perfusão

A distribuição de ventilação e perfusão é diferente no bebê e na criança, em comparação ao adulto. Ao contrário do adulto, a ventilação é preferencialmente distribuída para as regiões pulmonares mais superiores nos bebês. A perfusão é melhor nas regiões dependentes, resultando em desequilíbrio entre a ventilação e a perfusão, embora a troca gasosa seja mais eficiente nas regiões pulmonares mais superiores.

Não se sabe exatamente quando a distribuição ventilatória no bebê muda para a de adulto. Dessa forma, tanto a ventilação como a perfusão são distribuídas, de preferência, para o pulmão dependente, mas essa mudança de distribuição pode ocorrer somente aos 10 anos de idade. Isso pode ter implicações importantes ao se posicionar algum bebê ou criança pequena agudamente enfermos com pneumopatia unilateral.

Fadiga muscular

Os músculos respiratórios de bebês sofrem fadiga com maior rapidez que os de adultos por conta da menor proporção de fibras musculares resistentes a esse processo.

Consumo de oxigênio e débito cardíaco

Os bebês possuem taxa metabólica em repouso mais alta e, portanto, necessidades mais elevadas de oxigênio. As crianças apresentam débito cardíaco e consumo de oxigênio (por quilograma de peso corporal) mais altos que os de adultos. Isso é mantido pela frequência cardíaca basal mais alta e pressão arterial mais baixa que as de adultos.

OS DESAFIOS DE LIDAR COM CRIANÇAS

O tratamento de crianças pode ser uma tarefa difícil e desafiadora. As sessões de fisioterapia são mais fáceis quando as crianças cooperam e obedecem ao tratamento. A avaliação e o tratamento de crianças exigem uma comunicação habilidosa e apropriada à idade da criança, à família e à equipe multidisciplinar. É essencial envolver os pais, parentes e responsáveis como parte da equipe terapêutica. Também deve ser dada uma explicação completa sobre a necessidade do tratamento e os fatores envolvidos. Ao lidar com crianças, um fisioterapeuta inexperiente necessitará de suporte e apoio técnicos de algum fisioterapeuta pediátrico experiente para desenvolver as habilidades necessárias.

Adesão à terapia respiratória

Vários fatores, incluindo sexo, idade e evolução da doença, podem influenciar o grau em que cada indivíduo adere a qualquer esquema terapêutico. A adesão à depuração (desobstrução) das vias aéreas é variável, mas frequentemente relatada como baixa, em particular naqueles pacientes com doença respiratória crônica. A adesão pode ser melhorada se houver técnicas alternativas disponíveis, se for providenciado algum pacote terapêutico gradativamente desenvolvido e ainda se os pacientes tiverem tempo e receberem assistência para processar as informações e organizar sua vida diária. À medida que as crianças ficam mais velhas, elas podem começar a desempenhar um papel mais ativo em seu próprio tratamento. Embora haja muitos tratamentos fisioterápicos diferentes disponíveis, o esquema terapêutico deve ser individualizado, dependendo do estado clínico, da idade e das circunstâncias sociais do paciente.

A atividade física oferece uma contribuição muito valiosa para a terapia respiratória e pode ser encarada de forma muito diferente em relação a outros tratamentos, como a depuração (desobstrução) das vias aéreas. Contudo, os níveis de atividade física habitual em crianças variam de modo considerável em âmbito internacional e são amplamente relatados como baixos, mesmo em crianças saudáveis. Existem várias barreiras para a participação em atividade física regular, como o aumento do uso de televisão e computador. Outros fatores que influenciam a disposição para participar de atividade física regular englobam apoio social, percepção de competência, autoestima, prazer da atividade e fatores associados ao comportamento dos pacientes, incluindo a motivação e a escolha do indivíduo.

Os pais desempenham um papel particularmente importante na influência dos padrões de atividade física dos seus filhos. Nesse caso, os pais podem influenciar as crianças a se tornarem ativas por meio de quatro mecanismos aplicados de forma isolada ou combinados:

- o simples encorajamento dos pais, que pode reduzir o tempo ocioso (i. e., o sedentarismo) e aumentar a atividade física;
- o envolvimento direto dos pais e a participação ativa da família nas atividades físicas;
- a facilitação dos pais em termos de provisão de equipamentos adequados, bem como acesso a programas e estabelecimentos;
- o modelo de conduta (i. e., o exemplo a ser seguido) oferecido por algum pai ativo pela participação no exercício.

TERAPIA RESPIRATÓRIA

Técnicas de depuração (desobstrução) das vias aéreas

O tratamento fisioterápico respiratório para crianças envolve técnicas formais de depuração das vias aéreas (TDA) e atividade física/exercício, bem como posicionamento, mobilidade torácica, cuidado postural e tratamento das complicações singulares, que podem ocorrer à medida que as crianças ficam mais velhas. As TDA abrangem uma variedade de técnicas disponíveis para uso em diferentes momentos da infância e em diferentes estágios do processo patológico. Em bebês, são realizadas pelos pais ou responsáveis, mas conforme as crianças crescem, elas devem ser orientadas sobre as técnicas. Tais procedimentos, por sua vez, podem ser efetuados de forma independente, embora ainda possa haver a necessidade de certo grau de supervisão. Uma revisão sistemática relatou que as TDA exercem efeitos benéficos em curto prazo sobre o transporte de muco em caso de fibrose cística, mas não há provas a respeito de seus efeitos a longo prazo. As várias técnicas de depuração das vias aéreas que podem ser utilizadas para crianças com doença respiratória estão brevemente descritas na próxima seção. Como ocorre com todos os equipamentos respiratórios, deve-se ter cuidado para garantir a máxima limpeza. Além disso, deve haver procedimentos claros de controle de infecção que precisam ser seguidos por terapeutas respiratórios, pacientes, pais e responsáveis.

Ciclo ativo das técnicas respiratórias

O ciclo ativo da técnica respiratória (CATR) consiste em controle da respiração (CR), exercícios de expansão torácica (EET) e técnica de expiração forçada (TEF). A duração de cada fase no ciclo é flexível e deve ser ajustada para se adaptar a cada indivíduo. O CR corresponde ao período de repouso entre as partes mais ativas do ciclo e consiste em respiração relaxada e suave sob volume corrente, utilizando a porção inferior do tórax. Os EET equivalem a três a quatro respirações profundas com ênfase na inspiração, uma pausa (retenção) inspiratória (de aproximadamente 3 segundos), seguida por expiração tranquila (passiva). A TEF, também conhecida como a fase de "sopro" (ou *huff*), consiste em uma ou duas expirações forçadas, com a glote aberta, de volume pulmonar médio a baixo para mobilizar as secreções periféricas. Ao chegar às vias aéreas proximais, as secreções podem ser removidas por meio de "sopro" ou tosse sob alto volume pulmonar. Os vários componentes do CATR podem ser introduzidos para as crianças desde aproximadamente os 2 anos de idade, a princípio sob a forma de jogos de assoprar e depois evoluindo para técnicas de "sopro" (expiração forçada) e outras mais formais.

Drenagem autogênica (DA)

A drenagem autogênica (DA) é uma técnica respiratória de três fases que utiliza altas taxas de fluxo expiratório ao mesmo tempo que evita o fechamento das vias aéreas – o qual ocorre durante o processo de tosse – e as manobras de expiração forçada. Como a utilização de alto fluxo de ar produz forças de cisalhamento dentro das vias aéreas, relata-se que essas forças removem o muco das paredes brônquicas.

Como já foi dito, a DA possui três fases. Durante a fase de "descolamento", a respiração ocorre sob baixos volumes pulmonares a fim de desprender o muco periférico. Essa fase, então, é acompanhada pela fase de "coleta", em que o muco é coletado das vias aéreas médias por respiração no nível do volume corrente. Na fase final de "expectoração", a respiração ocorre sob volumes pulmonares mais altos para expectorar as secreções das vias aéreas centrais. A DA nem sempre é uma técnica fácil para as crianças aprenderem, portanto deve ser ensinada por um fisioterapeuta experiente. Essa técnica exige que o paciente esteja em "sintonia" com seu corpo e, por essa razão, é frequentemente mais adequada para crianças de mais idade e adolescentes na população pediátrica. Há uma forma modificada da DA que coloca menos ênfase nas três fases isoladas da respiração; essa modalidade, assim, pode ser ensinada como um precursor à instrução de DA pura.

A técnica também pode sofrer modificação para ser utilizada em bebês e crianças de 1 a 3 anos, sendo conhecida como DA assistida (DAA). É realizada pelo terapeuta, que coloca suas mãos em volta do tórax (peito) da criança. Ele "orienta" a respiração da criança para o nível desejado de volume pulmonar, aplicando uma pressão manual suave durante a inspiração. A inspiração é gradativamente restringida para estimular a criança a aumentar o nível da expiração em cada movimento respiratório. Além de a expiração ser passiva, o movimento respiratório suave do tórax da criança é acompanhado pelas mãos do terapeuta sem qualquer compressão torácica.

O *feedback* tátil e auditivo é essencial para realizar uma DAA eficaz. O deslocamento das secreções das vias aéreas periféricas para as mais proximais favorece o aparecimento de uma tosse espontânea. A DAA também pode ser combinada com exercícios saltitantes com o bebê sobre uma bola suíça para fisioterapia a fim de ajudá-lo a relaxar e aumentar o fluxo expiratório. A DAA pode ser ensinada a alguns pais e responsáveis, se conveniente. O *feedback* desempenha um papel importante ao palpar e auscultar as secreções, e também evita a compressão precoce ou anormal das vias aéreas.

Atividade física combinada com compressão

Essa técnica utiliza uma combinação de atividade física (exercício saltitante sobre uma bola de ginástica) com compressão manual do tórax durante a expiração, sendo comumente utilizada em bebês. Colocando-se as mãos sobre o tórax do bebê, aplica-se uma pressão suave durante a expiração, para aumentar a velocidade de fluxo e prolongar a expiração até o volume residual. O tratamento sempre deve terminar com atividades sob alto volume pulmonar. Essa técnica não deve ser confundida com DAA.

Dispositivos geradores de pressão expiratória positiva (PEP)

A terapia com pressão expiratória positiva (PEP) é definida como uma respiração com pressão expiratória positiva de 10 a 20 cmH$_2$O. A terapia com PEP aumenta a pressão intrabrônquica nas vias aéreas centrais e periféricas, mantendo as vias aéreas abertas e evitando o seu colapso. Isso promove o influxo de ar além dos limites das obstruções por muco por canais colaterais de vias aéreas, evitando-se o colapso das vias aéreas brônquicas menos calibrosas e permitindo o deslocamento ascendente contínuo de secreções. A PEP também pode ser utilizada para todos os grupos etários, inclusive bebês. Nessa população, tal técnica pode ser combinada com atividade física, como exercícios saltitantes sobre uma bola de ginástica. O princípio fisiológico do uso da PEP para bebês difere daquele de crianças mais velhas, dotadas de ventilação colateral.

Existem diferentes tipos de terapia com PEP passíveis de uso: máscara de PEP AstraTech®, TheraPEP®, PariPEP®. Eles podem ser empregados com máscara facial ou adaptador bucal (bocal). Um modo alternativo de administração da terapia com PEP, particularmente útil em crianças, é a PEP com bolha ou frasco. Ela constitui uma forma de terapia com PEP planejada para promover o desenvolvimento de ventilação colateral e o aumento da capacidade residual funcional (CRF), recrutar as vias aéreas obstruídas ou colapsadas, melhorar a troca gasosa e auxiliar na mobilização central de secreções pulmonares. É um método eficaz de TDA para a criança mais nova e pode atuar como transição de uma forma mais passiva de tratamento para uma modalidade terapêutica realizada de modo independente. Tal método consiste no uso de tubo plástico rodeado por coluna de água (Figura 11.1). Durante a expiração pelo tubo, a água cria uma pressão positiva que é transmitida através desse tubo para as vias aéreas. A quantidade de PEP atingida depende da profundidade da água, do diâmetro do tubo e da taxa de fluxo expiratório da criança. Esse dispositivo pode ser montado com os equipamentos comumente disponíveis no ambiente hospitalar e, por essa razão, o método de PEP com bolha ou frasco é barato.

PEP oscilante

A PEP oscilante refere-se a uma variedade de dispositivos que combinam a PEP e a oscilação do fluxo de ar. Acredita-se que a adição de oscilações facilite a depuração (eliminação) das secreções. Os três dispositivos mais comumente utilizados são: Flutter®, Acapella® e RC-Cornet®. A PEP com bolha ou frasco também pode ser considerada uma técnica de PEP oscilante.

Flutter®

O Flutter® é um dispositivo em formato de cano, que consiste em adaptador bucal (bocal), cone plástico e bola de aço. A bola atua de forma a ocluir o cone plástico. Quando o paciente exala através do cone, é gerada a pressão positiva. Ao se gerar uma pressão suficiente, a bola sobe, a pressão é liberada e a bola cai novamente no cone. A elevação e a queda da bola criam oscilações em uma faixa de 2-32 Hz nas vias aéreas durante toda a exalação. A frequência de oscilações pode ser alterada, modificando-se o ângulo de inclinação do dispositivo; no entanto, é preciso ter cuidado para evitar a ocorrência de oscilações nas bochechas. Além de depender da gravidade, o Flutter® necessita de certa habilidade para ser utilizado com eficácia. Portanto, as crianças talvez precisem de supervisão para usá-lo de forma eficiente ao introduzir o tratamento.

Acapella®

O Acapella® combina o princípio de oscilações de alta frequência e PEP, utilizando uma alavanca de contrapeso e um ímã. Durante a expiração, o ar atravessa um cone, que é intermitentemente ocluído por um tampão acoplado a uma alavanca. O Acapella® produz uma faixa de PEP de 7 a 35 cmH$_2$O e uma frequência de oscilação de 0 a 30 Hz. Esse dispositivo não depende da gravidade e, portanto, é adequado para crianças de até 4 anos de idade. É preciso tomar cuidado para garantir uma técnica eficaz, particularmente na criança mais nova, evitando-se oscilações em suas bochechas; nesse caso, a criança pode segurar suas bochechas com suas próprias mãos ou ser instruída a dar um "sorriso" enquanto sustenta a vedação em torno do adaptador bucal. O Acapella® é uma TDA popular para crianças.

RC-Cornet®

O RC-Cornet® consiste em adaptador bucal (bocal), mangueira contida dentro de um tubo e umidificador sônico. Durante a expiração por meio do dispositivo, a pressão positiva e a oscilação do fluxo de ar são criadas dentro das vias aéreas. A pressão e o fluxo podem ser alterados, ajustando-se o adaptador bucal. Além de não depender da gravidade, o RC-Cornet® pode ser usado em crianças a partir dos 2 anos de idade. No entanto, não é utilizado de forma tão comum quanto antes.

Drenagem postural (DP) modificada

A drenagem postural (DP) é a forma mais tradicional de fisioterapia associada com doença respira-

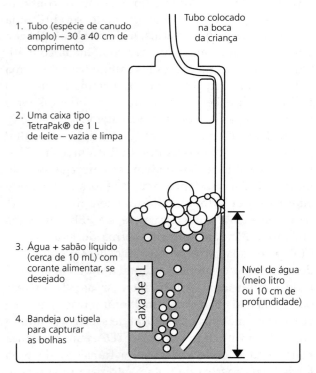

Figura 11.1 Montagem do equipamento de PEP com bolha. Cortesia do Great Ormond Street Hospital for Children, Londres, Reino Unido.

tória. É frequentemente referida como "fisioterapia convencional". Apesar de ainda ser amplamente utilizada como uma TDA, atualmente muitos fisioterapeutas preferem utilizar formas alternativas de depuração das vias aéreas. Essa drenagem postural é uma forma passiva de tratamento que, em geral, exige a participação de um assistente.

A DP refere-se ao posicionamento da criança, de tal forma a permitir que a gravidade auxilie na drenagem de muco a partir da periferia dos pulmões. As posições tradicionais de DP foram publicadas pela primeira vez nos anos de 1950. Mais recentemente, foram introduzidas posições de DP modificada em virtude da consciência crescente dos efeitos exercidos pela DP sobre o refluxo gastroesofágico (REG), em particular nos bebês com doença respiratória. As posições de DP modificada, portanto, evitam o emprego de inclinação com rebaixamento da cabeça (inclinação negativa, na qual a cabeça fica abaixo do nível dos pés) para esse tipo de drenagem. A seguir, são descritas as posições recomendadas de DP modificada para bebês:

- posição supina com cabeça elevada a 30°;
- decúbito lateral horizontal direito e esquerdo;
- posição prona (decúbito ventral) horizontal;
- posição sentada ereta.

Técnicas manuais – percussão e vibração

As técnicas manuais consistem em percussão (ou tapotagem torácica) e vibração. A percussão envolve a tapotagem da parede torácica em uma frequência aproximada de 3 a 6 Hz, a fim de produzir uma onda de energia, que é transmitida através da parede torácica até as vias aéreas. A percussão pode ser uma técnica útil para bebês e crianças mais jovens, para ajudar a mobilizar o muco e estimular o aumento dos volumes correntes e da tosse. Essa técnica é realizada por meio da utilização de "mão em concha" para crianças de mais idade, "dedos em tenda" para crianças mais jovens ou pequena máscara facial ou percussores Palm Cup®, especialmente fabricados para bebês.

As vibrações consistem em agitação da parede torácica durante a expiração. A vibração produz uma frequência de oscilação similar à percussão, mas gera taxas de fluxo expiratório mais altas que a PEP ou a PEP oscilante, o que pode aumentar o transporte de muco. A percussão e a vibração são utilizadas como técnicas adjuvantes à DP e sem-

pre devem ser realizadas sobre, no mínimo, uma peça (camada) de roupa. A percussão com uma única mão pode ser ensinada se o autotratamento for indicado e eficaz. É preciso tomar cuidado com pacientes que apresentam evidências de densidade mineral óssea (DMO) reduzida. A DP modificada e a percussão podem ser utilizadas em bebês com condições respiratórias apropriadas.

Oscilação de alta frequência da parede torácica (OAFPT)

A oscilação de alta frequência da parede torácica (OAFPT), também conhecida como compressão da parede torácica por alta frequência (CPTAF), foi introduzida no início dos anos de 1990 nos Estados Unidos, mas é uma TDA relativamente recente em algumas partes do mundo. Essa técnica consiste no uso de uma jaqueta inflável ligada a um gerador de pulso conectado por duas mangueiras de ar flexíveis. A veste infla até uma pressão quase constante, com frequência sobreposta de oscilações de pressão do ar em todo o processo de inspiração e expiração. A OAFPT auxilia na remoção de secreção, aumentando o fluxo de ar sob baixos volumes pulmonares, ampliando as oscilações do fluxo expiratório (o que resulta em aumento do fluxo de muco em direção à boca) e reduzindo a viscoelasticidade do muco por romper as ligações cruzadas. A OAFPT é uma técnica útil para alguns pacientes, mas seu uso em muitos países é limitado por conta do alto custo.

Ventilação intrapulmonar percussiva (VIP)

A ventilação intrapulmonar percussiva (VIP) combina inalação por aerossol e percussão torácica interna aplicada por meio de adaptador bucal (bocal). Durante a VIP, miniexplosões de gás (a 100-300 ciclos por minuto) de alta frequência são sobrepostas à respiração dos pacientes com pressões de 5 a 35 cmH_2O. São fornecidas três formas de terapia durante a VIP: vibrações ventilatórias percussivas para desprender as secreções presas; distribuição de aerossol de alta densidade para hidratar o muco; e PEP para recrutar os alvéolos colapsados.

ATIVIDADE FÍSICA OU EXERCÍCIO

A atividade física pode ser definida como qualquer movimento corporal produzido pelos músculos esqueléticos e consumidor de energia. Atualmente, a prática de atividade física ou exercício constitui a base do tratamento fisioterápico respiratório em doença pulmonar crônica, mas também pode ser utilizada no quadro agudo como uma medida adjuvante ao tratamento.

As diretrizes recomendadas de atividade física para crianças e adolescentes saudáveis (de 5 a 18 anos de idade) consistem em 60 minutos de atividade diária de intensidade moderada a vigorosa. Os exercícios de intensidade moderada incluem atividades como ciclismo, caminhada rápida, skate e dança, enquanto os de intensidade vigorosa abrangem atividades como futebol, netball, handebol, corrida, natação ou treinamento esportivo. Estudos em curto prazo demonstraram os benefícios dos exercícios em termos de restabelecimento da aptidão cardiorrespiratória, aumento da capacidade física, diminuição da falta de ar, melhora da imagem corporal e possível melhoria na qualidade de vida. A aptidão física como resultado da atividade física envolve componentes morfológicos, musculares, motores, cardiorrespiratórios e metabólicos. Foi demonstrado que a aptidão aeróbica consiste em um indicador independente de sobrevida em casos de fibrose cística (FC). Estes são os principais objetivos ao se empregar a prática de atividade física ou exercício para crianças com condições respiratórias:

- fazer uso dos efeitos fisiológicos imediatos em curto prazo exercidos por atividade física ou exercício sobre os volumes pulmonares, bem como sobre o fluxo aéreo e o padrão respiratório, como os princípios básicos de uma técnica de depuração das vias aéreas;
- os objetivos em longo prazo são:

a. melhorar a aptidão cardiorrespiratória e a tolerância ao exercício;
b. manter uma mobilidade satisfatória da parede torácica como pré-requisito para uma terapia eficaz de depuração das vias aéreas no futuro;
c. manter boa postura e consciência do corpo;
d. promover uma densidade mineral óssea (DMO) normal, gerada principalmente durante a infância;
e. melhorar a composição do corpo (massa magra *vs.* gorda);
f. diminuir a falta de ar;
g. melhorar a qualidade de vida;

h. aumentar a força e a resistência dos músculos respiratórios;
i. orientar os pais e membros da família sobre a importância da participação no exercício e do uso da atividade física como uma ferramenta de avaliação para destacar as alterações dos sintomas e a tolerância ao exercício;
j. manter um nível de exercício tão alto (ou mais alto) quanto o de colegas e amigos para considerar a participação ativa em atividades diárias e conservar a autoestima, a imagem do corpo e a moral.

TERAPIA RESPIRATÓRIA DA INFÂNCIA PARA A ADOLESCÊNCIA

À medida que as crianças passam da infância para a adolescência, os tratamentos fisioterápicos respiratórios devem ser modificados conforme elas ficam mais velhas. A seção a seguir foi dividida nas três grandes categorias infantis, para auxiliar na evolução do tratamento pelo fisioterapeuta respiratório.

Bebês

Os objetivos do tratamento fisioterápico para bebês com doença pulmonar são:

- promover o desenvolvimento normal;
- favorecer o desenvolvimento pulmonar normal;
- manter a função pulmonar;
- facilitar a eliminação de secreções broncopulmonares (depuração das vias aéreas);
- incentivar a prática de exercício e atividade física.

Técnicas de depuração das vias aéreas

Existem várias técnicas diferentes de depuração das vias aéreas (TDA), mas somente algumas delas podem ser utilizadas em bebês. Isso porque eles não conseguem tossir ou realizar exercícios respiratórios à voz de comando e, portanto, o tratamento tem de ser de natureza mais passiva. Os bebês são peculiares, pois possuem um sistema cardiorrespiratório imaturo e são muito vulneráveis à fadiga cardiorrespiratória. Eles têm também um sistema digestivo imaturo, o que os torna muito vulneráveis a refluxo gastroesofágico (RGE), que, por sua vez, aumenta o potencial de doença pulmonar. O choro é relatado como sendo um bom exercício pulmonar para os bebês, pois aumenta o volume dos pulmões.

No entanto, foi demonstrada a associação do choro com aumento do RGE, dessaturação e bradicardia ou taquicardia em alguns bebês. Os pais também relatam que o choro durante o tratamento fisioterápico torna as sessões muito estressantes.

A DP modificada e percussão, a PEP infantil, a DAA e atividade física combinadas com compressão do tórax são as técnicas de depuração das vias aéreas mais comumente utilizadas para bebês com doença respiratória. A PEP infantil (Figura 11.2) pode ser realizada em conjunto com a atividade física, como sentar e saltar sobre uma bola de ginástica.

Atividade física

A atividade física, incluindo a prática de exercício, é um dos aspectos mais importantes do cuidado de bebês com distúrbios respiratórios crônicos, sendo o principal componente de atividades "lúdicas" respiratórias para esse grupo etário. As atividades infantis visam alterar a distribuição ventilatória, modificar os padrões respiratórios, aumentar o fluxo expiratório e eliciar forças de cisalhamento.

Os benefícios do uso da atividade física em combinação com alguma técnica de depuração das vias aéreas são inúmeros. Essa combinação é um método física e mentalmente estimulante de tratamento que permite a participação ativa de pais, irmãos e amigos. As atividades podem ser variadas em cada sessão, o que ajuda a aumentar a adesão de todos os membros da família.

As atividades lúdicas gerais para bebês podem ser iniciadas desde o início da vida da criança. Elas incluem exercício saltitante sobre uma bola de ginástica (Figura 11.3) ou no colo e rolamento sobre um tapete ou colchonete firme (Figura 11.4). À medida que a criança fica maior, podem ser introduzidas mais atividades. O ato de fazer cócegas é frequentemente relatado como um método popular de alterar a distribuição ventilatória, mas é preciso tomar cuidado para não utilizá-lo de forma demasiada e não torná-lo um tratamento "forçado" de cócegas.

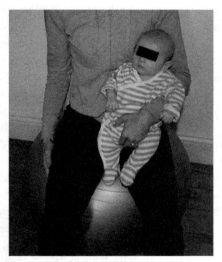

Figura 11.3 Exercício saltitante em bola de ginástica com o bebê.

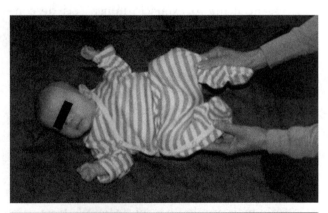

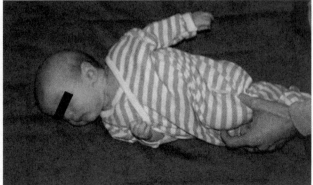

Figura 11.4 Atividades lúdicas infantis realizadas no chão.

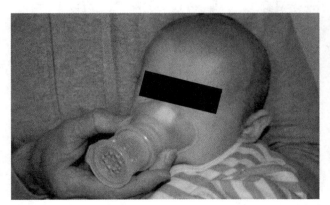

Figura 11.2 PEP infantil.

Os exercícios para estimular a mobilidade torácica incluem rastejamento sobre várias superfícies diferentes, extensão acima da cabeça e de lado a lado para estourar bolhas ou buscar brinquedos, rolamento, arremesso de bolas, posição prona (decúbito ventral) e sustentação do corpo sobre os antebraços. Os modelos de exercícios de resistência englobam rastejamento em escadas (para cima e para baixo), montaria em brinquedos, caminhada (com apoio ou suporte das mãos da criança), colocação de brinquedos em sofá, cadeira ou mesa de café para incentivar a posição sentada e em pé e o movimento em vários sentidos. Os exercícios estruturados, como natação, massagem infantil, ginástica em bebê e aulas de música, são, sem exceção, extremamente benéficos e reforçam ainda mais um estilo de vida, envolvendo aptidão e exercício para bebês com doenças pulmonares.

Foi demonstrado que a musicoterapia exerce um efeito positivo sobre o tratamento fisioterápico de bebês. A música produzida para uso específico durante a fisioterapia fez com que os pais sentissem que a duração dessa terapia era mais rápida, a experiência era mais agradável, os bebês ficavam mais calmos e, em geral, a técnica era uma experiência positiva para a família.

É essencial que o exercício nunca seja desconfortável ou incômodo. Os exercícios e as atividades devem ser estimulantes, agradáveis, apropriados à idade, individualizados e estipulados em momentos adequados em diferentes ambientes.

Crianças em idade pré-escolar

A idade pré-escolar é uma importante fase de transição, em que a criança começa a desempenhar mais de um papel ativo em seu tratamento fisioterápico. Os fisioterapeutas, então, possuem um repertório mais amplo de técnicas terapêuticas para escolher. Contudo, as crianças em idade pré-escolar podem representar um verdadeiro desafio em termos de tratamento fisioterápico. Muitas vezes, elas se recusam a aceitar o tratamento, podendo surgir dificuldades com a adesão. É imperativo que o tratamento seja fornecido nessa fase sempre que necessário. Como ocorre em condições respiratórias crônicas, nos próximos anos a fisioterapia talvez seja influenciada pelo modo como as coisas são tratadas nos anos pré-escolares. É essencial que as crianças com distúrbios mais crônicos, como fibrose cística e bronquiectasia, comecem a aprender que a fisioterapia desempenhará um papel significativo em sua vida diária. Contudo, durante essa fase de transição, o tratamento pode ser divertido com a integração de atividade lúdica e imaginação, auxiliadas frequentemente pela obediência e cooperação da criança em idade pré-escolar. Por fim, a fisioterapia pode se transformar em algo passível de aceitação e até mesmo agradável para a criança.

Técnicas de depuração das vias aéreas

Os exercícios respiratórios começam a desempenhar um papel importante na depuração das vias aéreas nessa fase. A partir dos dois anos de idade, a criança pode ser incentivada a participar ativamente das técnicas respiratórias, muitas vezes na forma de atividade lúdica, o que pode envolver toda a família. É nessa fase que as crianças podem aprender a "soprar" e tossir à voz de comando.

O ato de soprar exerce uma importante função em grande parte das técnicas de depuração das vias aéreas. Um sopro envolve o processo de expiração forçada com a boca e a glote abertas. Ele também pode ser ensinado utilizando bocal descartável de papelão (Figura 11.5A), lenço como *feedback* ou exalação de vapor em frente de janela ou espelho (Figura 11.5B). A tosse deve ser incentivada e elogiada como parte da depuração das vias aéreas e durante e depois do exercício. As crianças frequentemente conseguem imitar a tosse a partir de aproximadamente 18 meses de idade. As secreções costumam ser engolidas, pois a capacidade de expectorar geralmente não se desenvolve antes dos 3 ou 4 anos. Aprender a assoar o nariz

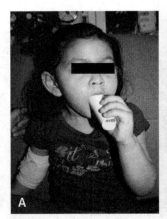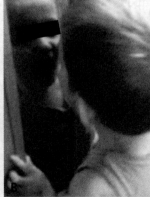

Figura 11.5 Crianças em idade pré-escolar aprendendo a "soprar", utilizando **A.** bocal descartável de papelão e **B.** na frente de espelho.

também é uma ferramenta importante a ser ensinada para manter as vias aéreas superiores limpas.

As atividades lúdicas respiratórias desempenham um papel relevante na depuração das vias aéreas de crianças em idade pré-escolar. À medida que a criança aprende a respirar mais profunda e intensamente e aprende como controlar a expiração, isso abre um leque de atividades lúdicas respiratórias, como: soprar bolhas, jogar futebol com bolas de algodão e canudos, soprar moinhos de vento, balões e velas (Figura 11.6). O canto com o objetivo de alcançar baixas e altas intensidades ou de deter o som representa outra boa ideia de atividade lúdica respiratória. Instrumentos musicais de sopro, como apitos, trompetes/trombetas e serpentinas de festa são, sem exceção, bons exercícios respiratórios, mas é preciso ter cuidado em termos de desinfecção (lavagem e secagem) dos equipamentos para garantir o controle satisfatório.

A PEP com bolha (Figuras 11.1 e 11.7), conforme descrição prévia, foi desenvolvida para uso em pacientes mais novos que necessitam de auxílio na depuração das secreções pulmonares. Essa técnica

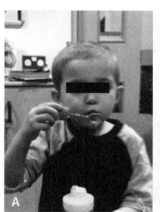
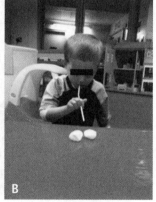
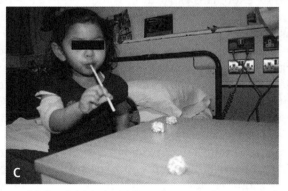

Figura 11.6 Atividades lúdicas de sopro: **A.** soprar bolhas; **B.** "futebol" com bolas de algodão; **C.** "futebol" com papel-alumínio.

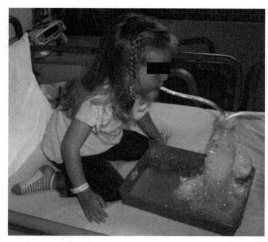

Figura 11.7 Criança em idade pré-escolar utilizando PEP com bolha.

utiliza princípios fisiológicos similares aos da PEP, mas faz uso de frasco preenchido com nível específico de água e sabão líquido, além de tubo (espécie de canudo) por meio do qual o paciente sopra para criar as bolhas. Pode ser adicionado um corante alimentar para aumentar o interesse da criança ou, então, podem ser criadas outras atividades lúdicas, como esconder brinquedos (próprios para banho) entre as bolhas ou cantar canções de ninar enquanto a criança sopra as bolhas.

Essa técnica criativa fornece um *feedback* positivo que, por sua vez, pode auxiliar o terapeuta e os pais a obter a cooperação, o interesse e a adesão da criança ao tratamento. Como acontece com qualquer equipamento, é importante mantê-lo limpo por meio de lavagem diária regular e secagem completa do frasco e do tubo com água ensaboada tépida e substituição regular de cada componente (frasco e tubo).

Atividade física

A atividade física diária desempenha um papel muito importante no tratamento, não apenas para a depuração das vias aéreas, mas também para a saúde dos ossos, a força dos músculos e a postura do indivíduo. A atividade pode ser incentivada por meio de brincadeiras e envolver toda a família. Assim que a criança for capaz de caminhar, correr e manter um equilíbrio satisfatório, atividades como pulo em trampolim, salto sobre bolas tipo canguru, jogo de futebol, uso de patinetes, ciclismo em bicicleta ou triciclo, emprego de brinquedos impulsionados com os pés, corridas de "carrinhos de mão", natação e dança devem ser incentivadas (Figura 11.8). As crianças em idade pré-escolar devem participar de algum tipo de atividade física estruturada todos os dias, seja com a família, seja em um ambiente mais formal, como aulas de futebol, natação e ginástica próprias para essa faixa etária, por exemplo. A mobilidade torácica pode ser mantida e estimulada, brincando de se arrastar, lendo livros ou assistindo à televisão, enquanto a criança repousa sobre seu estômago e arremessa e captura brinquedos.

Crianças em idade escolar e adolescentes

Crianças em idade escolar e adolescentes passam para um esquema fisioterápico respiratório estruturado e mais formal com o passar do tempo. O elemento lúdico torna-se menos importante, pois nesse momento deve haver uma melhor compreensão da necessidade de tratamento de rotina, particularmente em condições crônicas. À medida que as crianças passam para a fase de adolescência, o desejo de ter mais controle sobre suas próprias vidas e a tendência a se rebelar contra autoridades frequentemente resultam em problemas com a adesão ao tratamento. Em termos de fatores demográficos, o sexo geralmente não é associado com variações na adesão ao tratamento, embora um único estudo de população pediátrica acometida por fibrose cística tenha relatado que as meninas aderem menos ao tratamento que os meninos.

Técnicas de depuração das vias aéreas

Nesse grupo etário, um esquema terapêutico formal de depuração das vias aéreas já pode estar bem estabelecido, devendo ser realizado em conjunto com atividade física regular. Os diferentes tipos de técnicas de depuração das vias aéreas que podem ser utilizados são semelhantes àqueles usados em adultos e realmente não incorporam elemento lúdico. Contudo, atividades como canto e tocar instrumentos musicais de sopro ainda são práticas benéficas, que podem ser incorporadas nas atividades diárias do adolescente e devem ser incentivadas. Competições de canto para ver quem consegue prender a respiração ou manter uma nota musical por mais tempo podem ser um meio divertido de finalizar uma sessão de fisioterapia para depuração das vias aéreas.

Atividade física

Embora os efeitos positivos exercidos pela atividade física em crianças com doença respiratória sejam claros, manter a motivação e o compromisso necessários para preservar o nível adequado de atividade pode representar um desafio para as crianças em idade escolar e, particularmente, para os adolescentes. Há algumas provas de que mais programas de exercícios estruturados melhoram a aptidão e retardam a velocidade de declínio pulmonar em caso de FC.

Embora haja relatos de que os níveis de atividade sejam baixos, até mesmo em crianças normais em idade escolar, a maioria dessas crianças é capaz de participar plenamente de atividades esportivas. Os níveis de atividade tendem a diminuir na fase média (15-17 anos) a tardia (17-20 anos) da adolescência tanto em crianças com doença respiratória (como FC) como em adolescentes normais. Contudo, observou-se que os adolescentes com FC participam de atividades menos vigorosas do que seus colegas saudáveis. Foi demonstrado também que meninas ado-

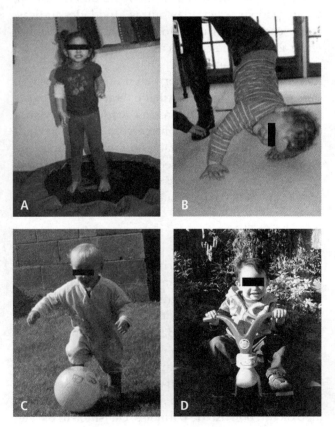

Figura 11.8 Atividades para crianças em idade pré-escolar: (A) trampolim; (B) "carrinhos de mão"; (C) futebol; (D) triciclo.

lescentes com FC que já se encontram sob risco de densidade mineral óssea (DMO) anormal, por conta das mudanças hormonais, participam de menos atividades do que adolescentes do sexo oposto e isso foi associado com uma taxa mais íngreme de declínio na função pulmonar durante um período de dois anos. É mais provável que crianças e adolescentes participem de atividades que as façam se sentir bem perto de seus colegas. Além disso, é muito possível que esses adolescentes se submetam a programas de exercícios estruturados que aumentem sua autoestima. Portanto, é preciso tomar alguns cuidados específicos durante a adolescência para adaptar os programas de exercícios aos interesses de cada indivíduo, ao ambiente, à disponibilidade de tempo e às capacidades físicas.

É essencial a realização de teste ergométrico regular para prescrição e treinamento de exercícios seguros e adequados. O teste ergométrico regular também pode ajudar a reforçar a importância da atividade física no tratamento de doença em longo prazo nesse grupo etário em particular.

As atividades lúdicas e físicas para a criança de mais idade podem ser variadas, mas devem combinar exercícios de resistência e força para ambas as partes do corpo, tanto superior como inferior. Na maioria das crianças em que a depuração das vias aéreas é necessária em um esquema regular, as atividades físicas devem ser consideradas uma prática complementar e não um substituto.

As recomendações quanto à prática de exercícios físicos devem ser adaptadas a cada indivíduo, de acordo com os objetivos requeridos, mas é recomendável uma combinação de exercícios de resistência, corrida de curta distância, fortalecimento e alongamento/flexibilidade no programa.

São exemplos de treinamento (aeróbico) de resistência: caminhada ou corrida em ambiente externo ou sobre esteira, natação, ciclismo, patinação em patins de roda ou no gelo, trampolim (Figura 11.9), caminhada longa (marcha), patinete ou skate e dança. Esportes organizados, como aulas de aeróbica, remo, futebol, basquete, handebol, hóquei, atletismo, rúgbi, tênis e lacrosse[1], são, sem exceção, exemplos de atividades físicas aeróbicas excelentes. Além da necessidade de cuidado extra com o uso de

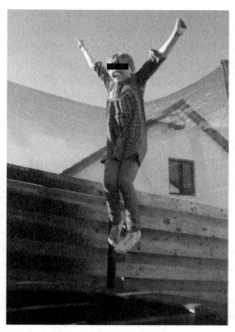

Figura 11.9 Criança em idade escolar em um trampolim.

trampolim, deve-se evitar a prática de esportes de contato (p. ex., rúgbi) naqueles pacientes com hepatoesplenomegalia significativa. Outras atividades que devem ser evitadas por crianças com doença respiratória crônica grave são *bungee jumping*, mergulho em alto-mar e mergulho com cilindro, bem como exercícios de resistência e aqueles em altitudes elevadas. Para crianças com doença mais leve, é recomendável evitar essas atividades de alto risco durante exacerbações infecciosas agudas.

Os princípios da prescrição de exercício aeróbico para crianças com doença respiratória crônica são similares àqueles utilizados em indivíduos saudáveis:

- prática de exercício por, no mínimo, 3 a 5 vezes por semana;
- duração média de 30 minutos por sessão, consistindo em exercício intermitente e constante, com maior ênfase no exercício intermitente para aqueles com doença mais grave;
- aumento na frequência cardíaca até aproximadamente 70 a 80% da frequência cardíaca máxima ($FC_{máx}$) para pacientes com doença leve a moderada e 60 a 80% da $FC_{máx}$ para aqueles com doença mais grave.

O treinamento anaeróbico (p. ex., corridas de curta distância) pode incluir atividades como subidas de

---

[1] N. T.: Jogo de campo, com raquete e bola, disputado entre dois times.

escadas ou ladeiras, corridas de obstáculos, brincadeiras de pular em um só pé (p. ex., amarelinha), saltos, treinos intervalados e corridas de curta distância com base em programas de corrida e ciclismo.

As atividades de treinamento de força (resistência) podem compreender treinamento de peso, exercícios pliométricos (exercícios de alto impacto) e exercícios baseados no método Pilates para estabilidade do tronco.

Atividades de alongamento e flexibilidade podem englobar exercícios para melhorar a mobilidade torácica e a mobilidade corporal geral. Os exemplos de atividades gerais incluem os atos de arremessar, apanhar, driblar ou bater em uma bola com as mãos, esticando os braços acima da cabeça, alongamentos básicos para coluna, jogos com bastão (p. ex., beisebol, golfe, tênis) – que melhoram a mobilidade do tórax –, basquete e brincadeiras em *playgrounds* sobre estruturas armadas – que estimulam os movimentos naturais de suspensão (p. ex., escalar, pendurar, balançar em cordas, etc.).

Programas mais estruturados de alongamento e flexibilidade podem ser ensinados, utilizando os métodos de Pilates e exercícios de ioga. Os exercícios modificados com base nos métodos de Pilates podem ser extremamente benéficos em termos de correção da postura, prevenção de incontinência, flexibilidade e prevenção de problemas musculoesqueléticos. A inscrição em aulas de exercícios estruturados deve ser incentivada para aumentar a adesão da criança. A ginástica representa outro esporte popular, que é benéfico para flexibilidade e correção da postura e, portanto, deve ser incentivada.

O tratamento fisioterápico respiratório para as crianças de mais idade e os adolescentes deve ser individualizado para cada criança, utilizando bom senso clínico e estímulo tanto do paciente como de sua família. Para aquelas crianças com doença crônica, o programa individualizado deve incluir TDA formais e atividade física. É essencial adaptar os programas de exercício a cada indivíduo, pois há considerável variabilidade entre os indivíduos em termos de aptidão, entusiasmo e preferência por tipos específicos de atividades.

CONCLUSÃO

As atividades lúdicas e físicas são parte integrante da terapia respiratória pediátrica bem-sucedida. Os tratamentos devem ser individualmente adaptados a cada criança, dependendo de sua idade, da apresentação e dos sintomas clínicos. A prática de exercícios e atividades físicas não deve substituir a terapia de depuração das vias aéreas, mas sim deve ser vista como uma parte integrante dessa terapia. É essencial incorporar algum elemento lúdico ao tratamento fisioterápico respiratório da criança mais nova em particular; no entanto, é possível fornecer uma alternativa agradável e divertida para crianças de mais idade.

CONSIDERAÇÕES FINAIS

A integração de atividades lúdicas e físicas à terapia respiratória para crianças é essencial para o tratamento eficaz de doenças respiratórias. As crianças possuem capacidade de concentração curta (i. e., baixo limiar de atenção) e cumprem as atividades de forma mais eficiente com alguns elementos de *feedback*. Portanto, o tratamento fisioterápico respiratório para elas deve ser individualizado, com a criança concentrada e muita diversão para aumentar a eficácia e a adesão à terapia.

BIBLIOGRAFIA RECOMENDADA

1. Abbott J, Dodd M, Webb AK. Health perceptions and treatment adherence in adults with cystic fibrosis. Thorax. 1996;51:1233-8.

2. ACPCF (Association of Chartered Physiotherapists in Cystic Fibrosis). Clinical guidelines for the physiotherapy management of cystic fibrosis: recommendations of a working group. 2010. Disponível em: www.cftrust.org.uk – Cystic Fibrosis Trust.

3. Baldwin DR, Hill AL, Peckham DG, Knox AJ. Effect of addition to exercise to chest physiotherapy on sputum expectoration and lung function in adults with cystic fibrosis. Respiratory Medicine. 1994;88:49-53.

4. Bilton D, Dodd ME, Abbot JV, Webb AK. The benefits of exercise combined with physical activity in the treatment of adults with cystic fibrosis. Respir Med. 1992;86:507-11.

5. Bradley J, Moran F. Physical training for cystic fibrosis. Cochrane Database of Systematic Reviews 2002; CD002768.

6. Britto MT, Garrett JM, Konrad TR, Majore JM, Leigh MW. Comparison of physical activity in adolescents with cystic fibrosis versus age-matched controls. Pediatr Pulmonol. 2000;30:86-91.

7. Button BM, Heine RG, Catto-Smith AG, Phelan PD, Olënsky A. Chest physiotherapy, gastro-oesophageal reflux and arousal in infants with cystic fibrosis. Arch Dis Child. 2004;89:435-9.

8. Craig S, Goldberg J, Dietz WH. Psychosocial correlates of physical activity among fifth and eigth graders. Preventative Medicine. 1996;25:506-13.

9. Dodd ME, Prasad SA. Physiotherapy management of cystic fibrosis. Chronic Respiratory Disease. 2005; 2:139-49.

10. Fink JB, Mahlmeister MJ. High-frequency oscillation of the airway and chest wall. Respir Care. 2002; 47:797-807.

11. Fotheringham MJ, Wonnacott RL, Owen N. Computer use and physical inactivity in young adults: public health perils and potentials of new information technologies. Annals of Behavioural Medicine. 2000; 224:269-75.

12. Geiss SK, Hobbs SA, Hammersley-Maercklein G, Kramer JC, Henley M. Psychosocial factors related to perceived compliance with cystic fibrosis treatment. J Clin Psychol. 1992;48:99-103.

13. Giles-Corti B, Salmon J. Encouraging children and adolescents to be more active. British Medical Journal. 2007;335:677-8.

14. Grasso MC, Button BM, Allison DJ, Sawyer SM. Benefits of music therapy as an adjunct to chest physiotherapy in infants and toddlers with cystic fibrosis. Pediatric Pulmonology. 2000;29:371-81.

15. Gulmans VA, De Meer K, Brackel HJ, Faber JA, Berger R, Heldey PJ. Outpatient exercise training in children with cystic fibrosis: physiological effects, perceived competence and acceptability. Pediatric Pulmonology. 1999;28:39-46.

16. Lannefors L, Button BM, McIlwaine M. Physiotherapy in infants and young children with cystic fibrosis: current practice and future developments. J R Soc Med. 2004;97(Suppl 44):8-25.

17. McCarren B, Alison JA, Herbert RD. Vibration and its effect on the respiratory system. Aust J Physiother. 2006;52:39-43.

18. Nixon PA, Orenstein DM, Kelsey SF. Habitual physical activity in children and adolescents with cystic fibrosis. Med Sci Sports Exerc. 2001;33:30-5.

19. Nixon PA, Orenstein DM, Kelsey SF, Doershuk CF. The prognostic value of exercise testing in patients with cystic fibrosis. N Engl J Med. 1992;327:1785-8.

20. O'Neill PA, Dodds M, Phillips B, Poole J, Webb AK. Regular exercise and reduction of breathlessness in patients with cystic fibrosis. Br J Dis Chest. 1987; 81:62-9.

21. Openshaw PJ, Edwards S, Helms P. Changes in ribcage geometry during childhood. Thorax. 1984;39:624-7.

22. Orenstein DM, Franklin BA, Doershuk CF, Hellerstein HK, Germann KJ, Horowitz JG, et al. Exercise conditioning and cardiopulmonary fitness in cystic fibrosis. The effects of a three-month supervised running program. Chest. 1981;80:392-8.

23. Orenstein DM, Nixon PA, Ross EA, Kaplan RM. The quality of well-being in cystic fibrosis. Chest. 1989;95:344-7.

24. Prasad SA, Cerny FJ. Factors that influence adherence to exercise and their effectiveness: application to cystic fibrosis. Pediatric Pulmonology. 2002;34:66-72.

25. Prasad SA, Main E. Finding evidence to support airway clearance techniques in cystic fibrosis. Disabil Rehabil. 1998;20:235-46.

26. Pryor JA, Prasad SA. Physiotherapy for respiratory and cardiac problems: Adults and paediatrics. 4. ed. Londres: Churchill Livingstone; 2008.

27. Rogers D, Prasad SA, Doull I. Exercise testing in children with cystic fibrosis. J R Soc Med. 2003;96(Suppl 43):23-9.

28. Schneiderman-Walker J, Wilkes DL, Strug L, Lands LC, Pollock SL, Selvadurai HC et al. Sex differences in habitual physical activity and lung function decline in children with cystic fibrosis. The Journal of Pediatrics. 2005;147:321-6.

29. Studky-Ropp RC, DiLorenzo TM. Determinants of exercise in children. Preventive Medicine. 1993;22:880-9.

30. Trost SG, Pate RR, Saunders R, Ward DS, Dowda M, Felton G. A prospective study of determinants of physical activity in rural fifth-grade children. Preventive Medicine. 1997;26:257-63.

31. Van der Schans C, Prasad A, Main E. Chest physiotherapy compared to no chest physiotherapy for cystic fibrosis. Cochrane Database Syst Rev. 2000:CD001401.

32. UK Department of Health PA, Health Improvement and Prevention. At least five a week: evidence on the imapct of physical activity and its relationship to health. 2004. Disponível em: www.dh.gov.uk/en/Publicationsandstatistics/Publications/PublicationsPolicyAndGuidance?DH_4080994

33. Williams CA, Benden C, Stevens D, Radtke T. Exercise training in children and adolescents with cystic fibrosis: theory into practice. Int J Pediatr. 2010;1-7.

34. Neves VC, Koliski A, Giraldi DJ. A manobra de recrutamento alveolar em crianças submetidas à ventilação mecânica em unidade de terapia intensiva pediátrica. Rev Bras Ter Intensiva. 2009; 21(4):453-60.

35. Neves VC. Manobra de recrutamento alveolar em crianças submetidas à ventilação mecânica em UTI pediátrica. [Dissertação]. Universidade Federal do Paraná, Curitiba. 2010.

12
CICLO ATIVO DA RESPIRAÇÃO

KELLY CRISTINA DE OLIVEIRA ABUD

INTRODUÇÃO

Na prática clínica, é comum o uso da expiração forçada (ou *huffing*) para remover secreções de vias aéreas de grande calibre, porém, essa manobra quase sempre é utilizada em associação com exercícios respiratórios. Com a necessidade de nomear e descrever essa importante estratégia de higiene brônquica, o Consenso de Lyon classifica a técnica de expiração forçada (TEF) como técnica de remoção de secreção a altos fluxos respiratórios, que combina exercícios diafragmáticos com expiração forçada (*huffing*). Observando a importância dos exercícios respiratórios em associação às diversas manobras com objetivo de expansão e remoção de secreções, em 1992 Pryor et al. redefiniram a TEF criando o ciclo ativo da respiração, que por sua vez seria dividido em quatro etapas, as quais alternam controle da respiração, respiração profunda e *huffing*. Dessa forma, além de enfatizar a importância dos exercícios respiratórios, deu-se conotação didática ao aprendizado da técnica (i. e., poderia ser utilizada com ou sem o auxílio do fisioterapeuta).

DESCRIÇÃO

A técnica se baseia em aumentar a interação gás-líquido com a participação ativa do paciente em fases: exercícios de expansão torácica, controle da respiração (respiração diafragmática) e TEF (Figura 12.1). Essas fases combinadas são realizadas na seguinte sequência:

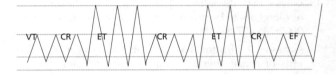

Figura 12.1 Espirograma do ciclo ativo da respiração. CR: controle da respiração; ET: expansão torácica; EF: expiração forçada (*huffing*); VT: volume corrente ou *tidal volume*.

1. relaxamento e controle da respiração (Figura 12.2): paciente sentado orientado a realizar três a quatro respirações diafragmáticas com ou sem o apoio manual do terapeuta;

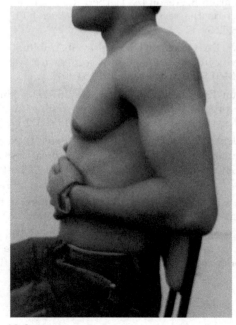

Figura 12.2 Relaxamento e controle da respiração.

2. três ou quatro exercícios de expansão torácica (Figura 12.3): respirações profundas com predomínio do compartimento torácico, podendo ser associadas à inspiração sustentada e à percussão;
3. um ou dois *huffs*;
4. relaxamento e controle da respiração.

Não há estudos que correlacionem o ciclo ativo da respiração com drenagem postural; portanto, o paciente é orientado a realizar a técnica na posição sentada e repeti-la até o som do *huff* tornar-se seco.

BENEFÍCIOS E INDICAÇÃO TERAPÊUTICA

Associando-se os benefícios da TEF com os exercícios de respiração diafragmática profunda, pode-se obter uma técnica de fácil aplicação e aprendizado, desde que o paciente seja consciente e tenha cognição adequada tanto do ponto de vista da integridade neurológica como da idade; crianças com mais de 6 anos podem aprender o ciclo ativo.

Não por acaso, orienta-se que a técnica do ciclo ativo seja realizada na posição sentada. Dessa forma, a biomecânica da respiração é favorecida, obtendo-se maior volume corrente do que na posição deitada, sobretudo nas situações de fraqueza da musculatura diafragmática. Alguns autores afirmam que pode ser associada a posturas de drenagem postural, porém não há evidência científica de que dessa forma seja mais eficaz em remover secreção e, como o argumento da facilitação da respiração profunda está ligado à eficiência do *huffing*, conclui-se que a posição sentada deve ser preferida.

Durante a respiração profunda, o tempo de contato das secreções retidas nas vias aéreas com o fluxo de ar aumenta; dessa forma, se forem feitas inspirações profundas antes ou durante a realização das técnicas de higiene brônquica, a limpeza das vias aéreas pode ser otimizada. A interação gás-líquido depende também de outros fatores, mas se tratando de uma técnica de remoção de secreção a altos fluxos respiratórios, quanto melhor é o volume corrente, maior será o fluxo do *huffing*, última etapa do ciclo ativo.

A respiração profunda também pode homogeneizar a via aérea distal, à medida que promove a aeração das regiões obstruídas por tampões mucosos, preenchendo a via aérea colateral. Assim, quando se realiza o *huffing*, a secreção pode ser arrastada.

O *huffing* é a expiração rápida com a glote aberta, o que permite, por meio do fluxo alto, remover secreção das vias aéreas centrais. Em pacientes com importante obstrução ao fluxo aéreo, o deslocamento do ponto de igual pressão pode resultar em colapso distal e grave limitação ao fluxo expiratório, o que limita a efetividade das técnicas a altos fluxos, como TEF, tosse e o próprio ciclo ativo da respiração. Nesses pacientes, deve-se realizar o ciclo ativo considerando suas limitações, com expiração submáxima a fim de evitar o colapso das vias aéreas distais, que pode ser diagnosticado pelo surgimento de sibilos expiratórios à ausculta pulmonar.

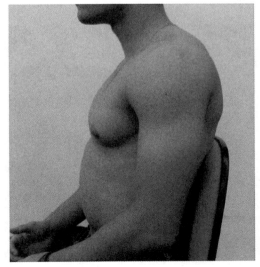 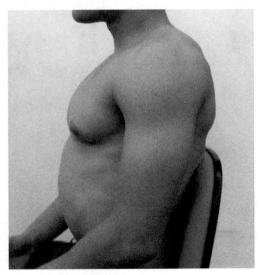

Figura 12.3 Exercícios de expansão torácica. Atente-se para o aumento da amplitude do movimento respiratório.

Não se pode deixar de lembrar que as técnicas para remoção de secreção baseadas no fluxo respiratório são elencadas a partir da localização da secreção nas vias aéreas e podem ser divididas em técnicas a baixo fluxo e alto fluxo. Sendo assim, o que permeia a decisão terapêutica de utilizar o ciclo ativo é a ausculta pulmonar (Figura 12.4), que pode ser realizada durante as fases de controle da respiração. Também devem ser lembrados na indicação da técnica os fatores relacionados às condições da musculatura respiratória e de cognição do paciente.

Para a realização do ciclo ativo da respiração, deve-se ter força muscular respiratória suficiente para se obter respirações profundas e expiração forçada. Não há evidência científica de um valor mínimo de medida de força muscular respiratória para a realização dessa técnica, mas, na prática, o paciente deve ser capaz de repetir a inspiração profunda pelo menos três vezes antes do relaxamento e controle da respiração. O *huffing* pode ainda ser manualmente assistido nas situações em que há fraqueza da musculatura expiratória (Figura 12.5).

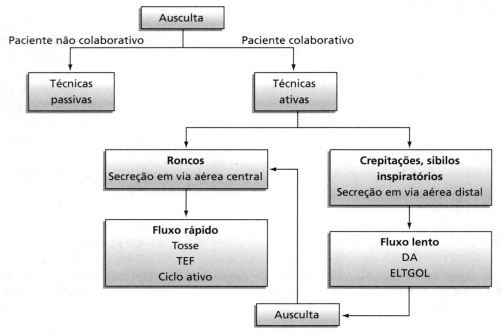

Figura 12.4 Aplicação das técnicas ativas de desobstrução brônquica. DA: drenagem autogênica; ELTGOL: expiração lenta total com a glote aberta em infralateral; TEF: técnica de expiração forçada.

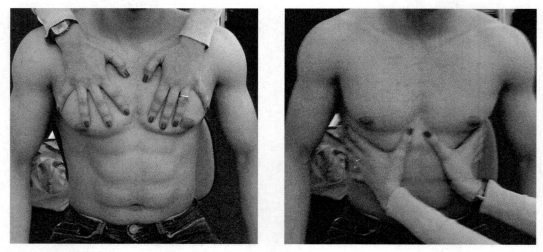

Figura 12.5 Assistência à expiração rápida, com a glote aberta (*huff*).

A técnica pode ser repetida quantas vezes forem necessárias, respeitando o cansaço, e sua grande aplicabilidade está relacionada com o fácil aprendizado; assim, os portadores de doenças respiratórias que levam à hipersecreção podem utilizar o ciclo ativo da respiração com independência.

As condições cirúrgicas do tórax e abdome também constituem outra grande indicação do ciclo ativo, dada a grande frequência de diminuição dos volumes respiratórios que acontece no pós-operatório, fato que se beneficia das respirações profundas. Além disso, a fase de controle respiratório pode ajudar a diminuir a ansiedade, e o *huffing* é uma alternativa menos dolorosa à tosse.

BIBLIOGRAFIA RECOMENDADA

1. Feltrim MIz, Parreira VF. Fisioterapia respiratória: Consenso de Lyon 1994-2000; São Paulo: Kinèrèa; 2001. n. 29.

2. Hardy KA. A review of airway clearance: New tecniques, indications, and recomendations. Respiratory Care. 1994;39(5).

3. Irwin S, Tekclin JS. Fisioterapia cardiopulmonar. 3ª ed. Barueri: Manole; 2003.

4. Lawrence VA, Cornell JE, Smetana GW. Strategies to reduce postoperative pulmonary complications after noncardiothoracic surgery: Systematic review for the American College of Physicians. Ann Intern Med. 2006;144:596-608.

5. Qasseem A, Snow V, Fitterman N, Kornbake ER, Lawrence VA, Smetana GW, et al. Risk assessment for and strategies to reduce perioperative pulmonary complications for patients undergoing noncardiothoracic surgery: A guideline from the American College of Physicians. Ann Intern Med. 2006;144:575-80.

6. Scanlan CL, Wilkins RL, Stoller JK. Fundamentos da terapia respiratória de Egan. Barueri: Manole; 2000.

7. Westerdahl E, Lindmark B, Eriksson T, Friberg O, Hedenstierna G, Tenling A. Deep-breathing exercises reduce atelectasis and improve pulmonary function after coronary artery bypass surgery. Chest. 2005; 128:3482-8.

13

DRENAGEM AUTOGÊNICA: A TÉCNICA RESPIRATÓRIA

PAULA AGOSTINI
JEAN CHEVAILLIER
LYNNE GUMERY O'GRADY

INTRODUÇÃO

A drenagem autogênica (DA) é uma técnica de depuração (desobstrução) das vias aéreas amplamente utilizada na Europa. Caracteriza-se por controle da respiração, em que o indivíduo visa ajustar a frequência, a profundidade e a localização (em termos de volume pulmonar) respiratórias. A DA baseia-se em princípios fisiológicos que capacitam o paciente a desenvolver um esquema independente de depuração das vias aéreas adaptado à sua própria doença e função pulmonar. Seu principal objetivo é atingir o fluxo de ar expiratório mais alto possível em diferentes gerações dos brônquios simultaneamente, a fim de desprender e transportar o muco em todas as vias aéreas (a velocidade do fluxo desprende o muco das paredes brônquicas). Em pacientes com comprometimento da elasticidade das vias aéreas, deve-se encontrar um ponto de equilíbrio para atingir um fluxo de ar acentuado e uma mobilização eficaz de muco. É preciso ter cuidado para evitar o colapso dinâmico das vias aéreas, mantendo-se a resistência o mais baixo possível em todas as gerações brônquicas, ao mesmo tempo em que se tenta maximizar o fluxo expiratório por meio de expiração ativa, mas não forçada. Além disso, respirando-se progressivamente de níveis baixos para níveis mais altos de volume pulmonar, do volume de reserva expiratório (VRE) para o volume de reserva inspiratório (VRI), as secreções podem ser especificamente deslocadas das vias aéreas periféricas para as mais

centrais. Esses níveis diferentes de volume pulmonar foram previamente descritos como três fases isoladas: "descolamento", "coleta" e "expectoração", que, na verdade, se mesclam.

A DA foi desenvolvida como uma técnica de depuração das vias aéreas que pode ser realizada pelos pacientes de forma independente. Essa técnica foi idealizada em 1967 por Jean Chevaillier. Continuam relativamente escassos os detalhes publicados a seu respeito e as provas de apoio são limitadas, como é o caso de muitas técnicas de depuração das vias aéreas. Chevaillier originalmente desenvolveu a DA observando pacientes asmáticos jovens durante períodos de sono, relaxamento, riso, atividade lúdica e exercícios respiratórios na clínica onde trabalhava na Bélgica. Ele observou o deslocamento audível de muco nas vias aéreas durante essas atividades relativamente relaxadas em comparação à terapia de percussão e vibração realizada por esses pacientes. Depois de estudar textos relevantes sobre fisiologia, ele atribuiu esse aumento da depuração torácica à intensificação dos fluxos expiratórios gerada enquanto os pacientes estavam mais relaxados.

DEFINIÇÃO DE DA

A DA é um ciclo respiratório ativo realizado em diferentes níveis da capacidade vital. Essa técnica visa manter a resistência o mais baixo possível na árvore brônquica, maximizando o fluxo expiratório e a velocidade linear do ar, a fim de mobilizar as secreções proximais pelas vias aéreas.

RESPIRAÇÃO POR DA

Esta seção inclui todos os aspectos do método de DA, conforme descrição feita por Jean Chevaillier, incluindo preparo, posição do paciente, inspiração, expiração e localização respiratória dentro da capacidade vital.

Preparo

Para preparar o paciente para a técnica de DA, as vias aéreas superiores devem ser desobstruídas (limpas) com manobra expiratória forçada (conhecida também por seu nome em inglês, *huff*) ou leve sopro do nariz.

As inalações devem ser feitas para hidratar e dilatar as vias aéreas, bem como para desprender as secreções. O paciente deve efetuar a respiração estilo DA por meio de terapia inalatória e talvez comece a expectorar as secreções dentro desse período.

Por fim, a "bomba" respiratória deve ser corrigida se o paciente tiver doença obstrutiva que tenha alterado o nível de volume pulmonar da respiração normal (p. ex., hiperinsuflação). Essa correção pode ser feita manualmente ou com tiras elásticas, fazendo parte de uma técnica avançada de DA; para isso, o terapeuta deve buscar treinamento específico de algum clínico experiente em DA. O uso das correções, tanto manual como por meio de tiras, está ilustrado na Figura 13.1.

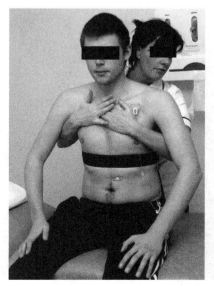

Figura 13.1 Respiração ereta por DA com lábios semicerrados (também conhecida como respiração frenolabial). Correção manual e correção com tiras.

Posição

É recomendável o uso de uma posição "estimulante respiratória" (aquela que não limita a respiração de nenhuma forma), como a posição sentada ereta ou deitada. Isso é demonstrado pelo paciente de Jean Chevaillier na Figura 13.2. Muitos pacientes realizam essa técnica na posição ereta, pois a velocidade do fluxo de ar desloca mais as secreções do que a gravidade. A ventilação global é incentivada na postura ereta, mas se houver a necessidade de depuração de áreas específicas, elas deverão ser colocadas em uma posição dependente (a posição de ventilação máxima).

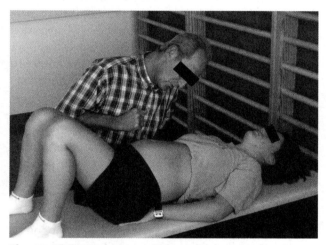

Figura 13.2 Respiração diafragmática por DA em uma posição "estimulante respiratória".

Inspiração

A inspiração é o elemento mais importante da técnica de DA, porque se não for feita exatamente conforme a descrição as áreas obstruídas do pulmão não serão preenchidas de modo ideal ou uniforme, mas a força de retração elástica e a velocidade do fluxo de ar serão reduzidas. A inspiração deve ser realizada lentamente pelo nariz e presa por 2 a 4 segundos. Durante a pausa inspiratória, o movimento respiratório deve ser interrompido em suas três dimensões e a glote mantida aberta. A inspiração deve ser muito relaxada, mas diafragmática (Figura 13.2). Essa inspiração deve chegar até o dobro do volume da respiração normal, sendo conhecida como volume corrente funcional. É preciso resistir à vontade de tossir.

Expiração

A expiração é efetuada pela boca ou, de preferência, pelo nariz. Se efetuada pelo nariz, adicionará uma pressão expiratória positiva (PEP) que evita o colapso das vias aéreas. Contudo, em alguns pacientes, grande quantidade de PEP pode, na verdade, retardar o fluxo, tornando a depuração das secreções menos eficiente. Se esse for o caso, a expiração pela boca com a glote aberta é mais eficiente, mas muitas vezes intensificará as vibrações do muco, o que é importante na mudança do local de respiração (i. e., do volume de reserva expiratório para o volume de reserva inspiratório [brevemente descrito adiante]). A expiração deve ser um suspiro ativo com o uso dos músculos abdominais para atingir fluxos mais altos e mais prolongados do que aqueles observados na respiração normal em repouso. Isso estimulará um leve estreitamento das vias aéreas e um aumento local da velocidade do fluxo de ar. A glote deve permanecer aberta durante a expiração, como se fosse um vapor exalado em frente de um espelho. Este deve ser um ato completamente silencioso, exceto pelo deslocamento das secreções. Qualquer ruído, como um suspiro, indica que a glote está parcialmente fechada. É necessário que o paciente atinja o fluxo mais alto possível, sem causar compressão ou "espasmo" das vias aéreas. Se essas forças estiverem igualmente equilibradas, as secreções serão ouvidas ou palpadas; caso contrário, sibilos podem ser audíveis ou palpáveis à medida que as vias aéreas sofrerem colapso. A adição da PEP com respiração frenolabial (i. e., com os lábios semicerrados) (Figura 13.1) ou expiração pelo nariz pode ser útil aos iniciantes que consideram difícil atingir esse equilíbrio. Em pacientes com perda grave da elasticidade das vias aéreas, um suspiro suave pode ser suficiente; em casos muito graves, no entanto, emprega-se uma exalação normal.

Durante a expiração, a tosse deve ser suprimida, para evitar o deslocamento distal de secreções conforme as vias aéreas sofrem colapso.

Localização respiratória por DA (nível de volume pulmonar)

Um dos principais objetivos da DA é deslocar as secreções das vias aéreas periféricas para a boca, ajustando-se ao nível da capacidade vital (localização respiratória) em que o paciente respira (i. e., de níveis baixos para níveis mais altos de volume pulmonar). Durante a respiração sob baixo nível de volume pulmonar, o volume corrente funcional é respirado dentro do VRE. Ao se respirar sob esse volume pulmonar, os músculos abdominais ficarão ativos, conforme ilustrado na Figura 13.3. A quantidade de ar exalada não costuma exceder a quantidade inalada; entretanto, para mudar a localização respiratória para um nível baixo de volume pulmonar, o paciente terá de expirar "um pouco mais" em cada respiração. As secreções contidas nas vias aéreas menores (i. e., menos calibrosas) começarão a vibrar com alta frequência à medida que elas forem mobilizadas. Para continuar o deslocamento das secreções para as vias aéreas mais centrais, o paciente deve gradativamente trocar a localização respiratória a partir da reserva expiratória, mudando de forma progressiva de níveis médios de volume pulmonar para níveis altos desse volume. O nível da respiração pode ser alterado em resposta a três tipos de *feedback* de secreção: proprioceptivo, auditivo e tátil (ilustrados na Figura 13.3). Conforme as secreções se deslocam para cima, a frequência de vibração diminui. As secreções deslocam-se para a boca para serem removidas, fazendo uso de respiração sob alto nível de volume pulmonar, suspiro ativado, expiração forçada (*huff*) suave ou tosse controlada.

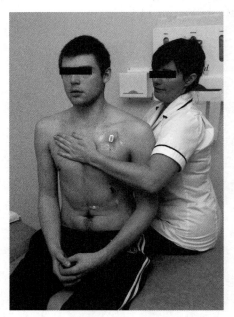

Figura 13.3 Respiração por DA sob baixo nível relaxado de volume pulmonar com contração dos músculos abdominais. A palpação pode ser utilizada para localizar as secreções.

Algumas vezes, a respiração por DA por meio de todos os níveis de volume pulmonar com expectoração recebe o nome de "ciclo" de DA. Esse "ciclo" é demonstrado em contraste com volumes pulmonares fisiológicos na Figura 13.4. Não há um número fixo de respirações em qualquer nível ou em um "ciclo". Os volumes pulmonares representados na Figura 13.5 demonstram uma limitação patológica do VRE e VRI (faixa cinza central), em comparação à Figura 13.4; é mais provável que esse tipo de capacidade vital seja encontrado ao se realizar a DA do que os volumes fisiológicos observados na Figura 13.4.

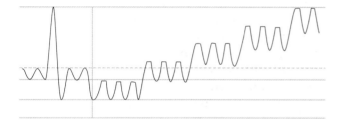

Figura 13.4 Alterações do volume pulmonar por meio da capacidade vital normal durante o "ciclo" de DA.

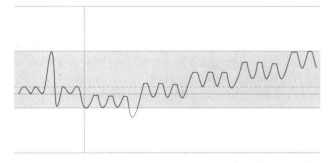

Figura 13.5 Alterações do volume pulmonar por meio da capacidade pulmonar total comprometida durante o "ciclo" de DA.

DA: POR QUANTO TEMPO E COM QUE FREQUÊNCIA?

O objetivo de qualquer sessão de DA é remover o máximo de secreções possível ao término do tratamento, de modo que as áreas previamente obstruídas do pulmão sejam ventiladas. Quanto maior a quantidade de secreções presentes nos pulmões, maior será o tempo e/ou o número de sessões necessárias por dia. Para prevenção e tratamento, é recomendável que o paciente com fibrose cística (FC) seja submetido a sessões frequentes e regulares de DA (p. ex., duas vezes por dia), em conjunto com as inalações necessárias.

EXPLICAÇÃO DO MECANISMO DE AÇÃO DA DRENAGEM AUTOGÊNICA

Inspiração

Áreas obstrutivas do pulmão podem ficar lentas para serem preenchidas e esvaziadas; dessa forma, uma inspiração mais lenta conferirá maior tempo para o preenchimento uniforme de unidades pulmonares obstruídas. A força motriz da expiração será subsequentemente mais uniforme do começo ao fim, intensificando o deslocamento de secreções. A respiração é realizada pelo diafragma, evitando a ocorrência de broncoespasmo e mantendo uma resistência mais baixa das vias aéreas. Uma inspiração lenta pelo nariz confere aquecimento e umedecimento adequados do ar, evitando o estímulo da tosse e o subsequente colapso das vias aéreas ou a ocorrência de broncoespasmo, os quais podem impedir a mobilização das secreções.

Pausa inspiratória

Uma pausa na respiração também proporciona um aumento no tempo de preenchimento de áreas obstruídas. Embora a respiração seja mantida ativamente com a glote aberta, o ar continuará preenchendo as áreas obstruídas onde a pressão circunjacente é menor que a atmosférica. Isso evita o preenchimento desigual e, dessa forma, melhora o fluxo expiratório de todas as regiões e o deslocamento de secreções. Durante uma pausa na respiração, os poros de Kohn (a partir dos 2 anos de idade) e os canais de Lambert (a partir dos 6 anos de idade) podem auxiliar o enchimento de áreas distais em caso de obstrução por muco.

Expiração

Durante a expiração, a pressão alveolar controla a força motriz do fluxo expiratório. A força motriz é elevada, e a velocidade do fluxo de ar é intensificada, com atividade crescente dos músculos expiratórios ou se houver aumento do volume pulmonar. Esses dois princípios são utilizados durante a respiração por DA para aumentar o fluxo e mobilizar as secreções; o volume corrente funcional é maior que o volume corrente normal (retração elástica crescente), mas a expiração também é levemente ativa.

A expiração por DA deve ser relaxada e não forçada, evitando com isso a compressão dinâmica das vias aéreas. Isto ocorre quando a pressão extrabrônquica se eleva com a ação dos músculos expiratórios, mas a pressão interna das vias aéreas é menor que a pressão extrabrônquica (à medida que as vias aéreas periféricas convergem centralmente, há uma queda na pressão dentro das vias aéreas). A compressão dinâmica das vias aéreas reduzirá o fluxo e, consequentemente, a velocidade e, portanto, a depuração dessas vias.

Há necessidade de um equilíbrio meticuloso entre a pressão intrabrônquica existente e a estabilidade local da parede das vias aéreas. Isso é conhecido como o "ofício" da DA. O colapso das vias aéreas pode ocorrer com mais facilidade sob baixos volumes pulmonares ou se houver declínio da retração elástica dentro da estrutura pulmonar. Nesses casos, portanto, é necessário um cuidado extra ao se realizar a DA. A intensificação dos fluxos, observada na respiração por DA, é provavelmente de maior significado clínico para aqueles pacientes com colapso das vias aéreas dependentes de pressão, pois tais pacientes não conseguem utilizar os altos fluxos constatados durante a expiração forçada necessários para realizar algumas outras técnicas.

Localização respiratória por drenagem autogênica (nível de volume pulmonar)

As alças fluxo-volume parciais durante a expiração por DA demonstram aumento do fluxo sob baixos níveis de volume pulmonar, em comparação às manobras expiratórias forçadas máximas. Isso ocorre porque as vias aéreas são colapsadas pela pressão extrabrônquica durante manobras forçadas, enquanto essas vias permanecem patentes (i. e., desobstruídas) durante a respiração estilo DA.

Durante a respiração por DA sob baixo nível de volume pulmonar, a velocidade do fluxo de ar expiratório nas vias aéreas de menor calibre é mais rápida do que seria sob volumes pulmonares mais elevados. Ao se respirar sob altos níveis de volume pulmonar (em direção ao VRI), existe uma baixa velocidade do fluxo de ar nas vias aéreas periféricas, em razão da convergência de grande volume de gás para as vias aéreas centrais, causando uma espécie de congestionamento da resistência a favor

da corrente. Ao se respirar sob baixos níveis de volume pulmonar, há uma resistência menor a favor da corrente e, portanto, o fluxo e por conseguinte a depuração das secreções nas vias aéreas periféricas são relativamente intensificados.

A baixa velocidade do fluxo de ar pode ser observada nas vias aéreas periféricas sob níveis mais altos de volume pulmonar, mas a velocidade do fluxo sob altos níveis de volume pulmonar aumenta nas vias aéreas centrais. A velocidade é intensificada centralmente à medida que o gás converge para essa área, reduzindo com isso o diâmetro transversal total das vias aéreas (efeito funil). Uma pressão motriz mais alta (aumento da retração elástica com volume pulmonar crescente) combinada com esse efeito funil provoca altas velocidades de fluxo durante a respiração sob alto volume pulmonar, mas as secreções são transportadas com maior eficiência nas vias aéreas centrais, em comparação à respiração sob baixos níveis de volume pulmonar.

INTENSIFICAÇÃO DA DRENAGEM AUTOGÊNICA COM TÉCNICAS ADJUVANTES

A DA também pode ser realizada em combinação com outros dispositivos de depuração das vias aéreas e ainda com dispositivos geradores de pressão positiva, ambos são capazes de potencializar os princípios fisiológicos nos quais se baseia a técnica de DA. Se houver necessidade de altos níveis de PEP para modular o fluxo de forma bem-sucedida ou se a combinação de PEP com oscilação for desejável (com o objetivo de desprender o muco), poderá ser adicionado algum dispositivo gerador de PEP. A DA também pode ser combinada com ventilação com pressão positiva intermitente (VPPI) ou ventilação não invasiva (VNI). A pressão positiva pode ser administrada para complementar a técnica de DA quando for desejável melhorar o enchimento do pulmão durante o componente inspiratório, geralmente em casos graves de pacientes com mal-estar e fadiga. É recomendável o treinamento extra de um clínico experiente em DA antes de se combinar a respiração por esse método com essas técnicas.

ORIENTAÇÃO DO PACIENTE SOBRE DRENAGEM AUTOGÊNICA

Nesta seção, são detalhadas as instruções escritas que podem ser fornecidas ao paciente sobre a técnica de DA. Essas instruções são redigidas com palavras e linguagem simples para favorecer a compreensão dos pacientes. Elas se baseiam em informações da UK Association of Chartered Physiotherapists in Cystic Fibrosis (ACPCF, sigla em inglês para Associação de Fisioterapeutas Especialistas em Fibrose Cística do Reino Unido) fornecidas por escrito para o paciente e referem-se ao resultado da colaboração de fisioterapeutas desse país. Essas simples instruções podem promover a compreensão dos princípios de DA e, por essa razão, estão incluídas neste capítulo, pois podem ser úteis ao clínico novato que deseja aprender a técnica de DA para si mesmo ou para ensinar o paciente.

Definição para os pacientes

A drenagem autogênica é uma técnica respiratória que visa ajudar na depuração de secreções do tórax. Essa técnica utiliza o fluxo de ar para deslocar as secreções das vias aéreas de menor calibre para aquelas de grande calibre. O objetivo é deslocar as secreções para essas vias aéreas calibrosas com a respiração, antes de dar uma tosse. Isso reduzirá o esforço, já que a tosse é produzida apenas quando as secreções estão próximas à orofaringe (garganta).

INSTRUÇÕES

Procedimentos iniciais

É aconselhável a aquisição dos equipamentos apropriados (nebulizadores e inaladores) e realização das inalações antes da técnica de DA, conforme orientação do terapeuta. O paciente pode ter recebido uma tira elástica para usar em torno do tórax, que deve ser colocada antes de iniciar os exercícios respiratórios. Esse paciente deve escolher uma posição que lhe seja confortável e lhe permita relaxar. Essa posição pode ser sentada, ereta, mas outras posições podem ser utilizadas, como decúbito lateral ou dorsal, se consideradas adequadas. É preciso remover qualquer secreção do nariz e da orofaringe.

Inspiração

O paciente deve inspirar pelo nariz o mais tranquilo e lentamente possível, a fim de que o ar fique situado atrás das secreções, evitando o movimento retrógrado delas. A inspiração deve ser quase o dobro da inspiração normal. Ao seu término, o paciente dá uma pausa de alguns segundos, mantendo as vias aéreas superiores e a orofaringe abertas, bem como o tórax e o estômago o mais imóvel possível. Isso permite que o ar fique localizado atrás das secreções e preencha os pulmões completamente.

Expiração

O paciente deve expirar pela boca. O objetivo é criar um fluxo de ar constante pelas vias aéreas. A expiração deve ser a mais rápida possível, como se fosse um "suspiro", sem forçar a respiração (como se estivesse tentando condensar o vapor em frente ao espelho). Se o paciente apresentar sibilos ("chiado") ao expirar, o esforço está sendo muito grande. Caso se ouçam "crepitações" causadas pelas secreções, a expiração está sendo correta.

Localização das secreções

Antes de iniciar a DA, uma avaliação respiratória ajudará na localização das secreções (i. e., se elas se encontram nas vias aéreas mais ou menos calibrosas). Para fazer isso, o paciente deve inspirar profundamente, dar uma pausa e, em seguida, expirar por DA, o mais longe que conseguir, até que ele sinta seus músculos gástricos tensos. Nesse momento, é necessário auscultar e palpar o deslocamento das secreções. Se as crepitações forem discretas e audíveis próximas ao término da expiração, as secreções estarão localizadas nas pequenas vias aéreas. Se as crepitações forem altas e audíveis no início da expiração, as secreções estarão situadas nas grandes vias aéreas.

Deslocamento das secreções das pequenas para as grandes vias aéreas para expectoração

Se as secreções estiverem localizadas nas pequenas vias aéreas, o paciente deve inspirar e expirar no estilo DA, tendo a certeza de expirar o mais longe e prolongado que conseguir (tensionando os músculos gástricos), de modo que o ciclo respiratório comece a partir de um baixo nível. Esse paciente deve continuar inspirando e expirando por DA dessa forma; se estiver deslocando as secreções nas pequenas vias aéreas com êxito, ele começará a ouvir as crepitações próximas ao término da expiração. Ao colocar as mãos sobre o tórax, o paciente será capaz de sentir (palpar) o deslocamento das secreções.

À medida que as secreções se deslocam das vias aéreas de pequeno calibre para as de médio calibre, as crepitações ficam mais altas. Nesse caso, o paciente deve continuar respirando por DA, mas não é necessário que ele expire o mais longe que conseguir. O paciente, então, pode começar a inspirar mais profundamente. As secreções ficarão mais sonoras e audíveis se ele estiver fazendo isso de forma correta. É preciso continuar essa respiração até que se sintam as secreções na parte posterior da orofaringe. As secreções devem ser removidas com apenas uma ou duas tosses ou sopros (*huffs*) efetivos. Assim que o paciente as tiver removido, repete-se esse "ciclo" até que o peito (tórax) esteja o mais limpo possível. Esse "ciclo" de DA, exibido na Figura 13.4, com breves instruções, pode ser fornecido ao paciente como um recurso visual.

RECOMENDAÇÕES DA DRENAGEM AUTOGÊNICA

Há poucos estudos publicados e poucas provas sobre quais recomendações devem ser seguidas quanto ao uso da DA. Os estudos disponíveis investigam a eficácia da técnica, mas representam insuficiências metodológicas, como tamanho limitado de amostra, definição variada da DA, mensurações inadequadas dos resultados e falta de avaliação estatística. A variação nos métodos e na definição das técnicas também indica que a comparação entre os estudos é impossível. Um estudo cruzado de dois dias de pacientes com FC ($n = 20$) comparou sessões de 20 a 30 minutos de DA modificada e PEP e descobriu um aumento na quantidade de secreção produzida. Um estudo cruzado de cinco dias, também de pacientes com FC ($n = 14$), comparou a PEP isolada, a DA isolada, a PEP seguida por DA, a DA seguida por PEP e tosse. A função pulmonar apresentou melhora significativa após PEP ou DA isolada, bem como na DA seguida por PEP. As técnicas de DA e PEP geraram as cargas mais baixas e mais altas de esputo, respectivamente, mas a tosse sozinha removeu a menor quantidade de esputo (secreção); no entanto, não houve diferenças significativas entre os efeitos de qualquer um dos tratamentos. Outro estudo cruzado de dois dias, que comparou a técnica de DA com os métodos de drenagem postural, vibração e percussão, demonstrou níveis elevados de saturação de oxigênio durante e após a DA, porém níveis reduzidos de saturação

desse gás durante os procedimentos de drenagem postural, percussão e vibração em pacientes com FC ($n = 10$). Não foi observada qualquer diferença significativa nas provas de função pulmonar; além disso, as quantidades de secreção foram similares. Outro estudo cruzado de dois dias, que comparou a técnica de DA e o ciclo ativo das técnicas respiratórias (CATR), não demonstrou qualquer alteração em termos de nível de saturação de oxigênio, provas de função pulmonar, carga de esputo, frequência cardíaca, cintilografia pulmonar ou preferência por uma dessas técnicas em pacientes com FC ($n = 18$). Em um estudo cruzado conduzido ao longo de dez semanas, que comparou a técnica de DA com PEP oscilante (Flutter® – Dispositivo de depuração de muco, VarioRaw Percutive S.à.r.l., Axcan Scandipharm Inc. Company, França) em pacientes com FC ($n = 14$), não se constatou qualquer diferença nas provas de função pulmonar ou na quantidade de secreção, mas foi relatada uma viscosidade significativamente menor dessa secreção no grupo submetido ao Flutter®.

O estudo mais longo de depuração das vias aéreas em pacientes com FC foi realizado durante um período de um ano e teve a intenção de abordar o ensaio controlado randomizado prospectivo que avaliou cinco técnicas diferentes de depuração das vias aéreas, inclusive a DA. As outras técnicas comparadas incluíram o CATR, o RC-Cornet® (Cegla GmbH & Co. KG, Alemanha), o Flutter® e a máscara de PEP/RMT® (Astra Tech AB, Suécia). Os dados foram analisados em 65 indivíduos, embora 75 pacientes tenham se inscrito no ensaio. As mensurações dos resultados englobaram função pulmonar, capacidade física e qualidade de vida relacionada à saúde. Novamente, não foram observadas diferenças significativas nos esquemas terapêuticos. Foi concluído que esse estudo forneceu provas para apoiar a prática atual de uso de um ou vários esquemas de depuração das vias aéreas.

A técnica de DA e o ciclo ativo das técnicas respiratórias (CATR) também foram comparados em pacientes do sexo masculino ($n = 30$) com doença pulmonar obstrutiva crônica (DPOC); houve melhoras terapêuticas significativas na função pulmonar, na pressão parcial de dióxido de carbono arterial, no teste de caminhada de 6 minutos e escore de Borg após a DA, bem como na função pulmonar, na pressão parcial de oxigênio arterial e no teste de caminhada de 6 minutos após o CATR.

Todos esses estudos, sem exceção, compararam as técnicas de depuração das vias aéreas para determinar qual era a mais eficaz, e não para determinar a eficácia de cada uma delas em um ensaio controlado randomizado. Lapin descobriu os princípios fisiológicos que apoiavam o uso da DA em vários estados patológicos, embora houvesse carência de provas por conta dos poucos estudos e dos estudos de má qualidade; foi recomendada, assim, a realização de mais pesquisas. Portanto, não é uma tarefa fácil fazer recomendações para o uso da DA. No entanto, foi observada uma melhora na oxigenação em mais de um estudo; além disso, os pacientes expressaram preferência equivalente pela DA (quando comparada ao CATR, 50% deles preferiram a DA).

Os pacientes que talvez se beneficiem com a drenagem autogênica são os que apresentam aumento das secreções, necessitam relaxamento, são propensos à dessaturação e sofrem colapso das vias aéreas ao realizar técnicas mais vigorosas de depuração dessas vias. Ao se determinar a estratégia de depuração das vias aéreas, os clínicos devem considerar a técnica que produz os melhores resultados e a preferência do paciente.

CONCLUSÃO

A drenagem autogênica é um ciclo respiratório que visa manter a resistência a mais baixa possível na árvore brônquica e nas vias aéreas superiores, maximizando a velocidade do fluxo de ar expiratório para mobilizar as secreções na porção proximal. Esse tipo de drenagem é uma técnica de depuração das vias aéreas amplamente utilizada, com base nos princípios fisiológicos da velocidade do fluxo de ar expiratório. Como existem poucos estudos que avaliaram o efeito clínico dessa técnica, há poucas provas de alta qualidade para apoiá-la.

O principal papel desempenhado pela DA é promover a depuração independente das vias aéreas, melhorando a velocidade do fluxo de ar expiratório por evitar a compressão dinâmica dessas vias. Portanto, ela é provavelmente mais benéfica em pacientes com doença grave das vias aéreas e depuração ineficiente das secreções. Pacientes com secreções excessivas, pacientes nos quais a conservação de energia e o relaxamento são desejáveis e aqueles com dessaturação também podem se beneficiar com o uso da técnica. A DA pode ser facilmente ensinada aos pacientes, mas é necessário que o clínico tenha um conhecimento satisfatório dos princípios fisiológicos.

Ao se avaliar e tratar um paciente, deve-se dar atenção à técnica mais eficaz de depuração das vias aéreas no caso em particular, combinada com a preferência do paciente.

BIBLIOGRAFIA RECOMENDADA

1. App EM, Danzl G, Schweiger K, Kieselmann R, Reinhardt D, Lindemann H, et al. Sputum rheology changes in cystic fibrosis lung disease following two different types of physiotherapy: VRP1 (flutter) versus autogenic drainage. American Journal of Respiratory and Critical Care Medicine. 1995;151:(4):A737. Abstract from International Conference, Seattle, Washington (ATS).

2. Chevaillier J. Autogenic drainage: an airway clearance technique. Unpublished abstracts: 21st European Cystic Fibrosis Conference (EWGCF): Switzerland; 1997.

3. Chevaillier J. Autogenic drainage. In: IPG/CF. Physiotherapy in the treatment of cystic fibrosis. 2. ed. IPG/CF; 1995.

4. Chevaillier J. Autogenic drainage. In: Lawson D, ed. Cystic fibrosis horizons. Chichester: John Wiley; 1984. p. 235.

5. Chevaillier J. Autogenic drainage. Unpublished course notes: De Haan; 1992.

6. Dab I, Alexander F. The mechanism of autogenic drainage studied with flow volume curves. Monogram of Paediatrics. 1979;10:50-3.

7. David A. Autogenic drainage – the German approach. In: Pryor J, ed. Respiratory care. Edinburgh: Churchill Livingstone; 1991.

8. Downs AJ. Clinical application of airway clearance techniques. In: Frownfelter DL, Dean E, eds. Principles and practice of cardiopulmonary physical therapy. 3. ed. St. Louis: Mosby; 1996.

9. Giles DR, Wagener JS, Accurso FJ, Butler-Simon N. Short term effects of postural drainage vs. autogenic drainage on oxygen saturation and sputum recovery in patients with cystic fibrosis. Chest. 1995;108(4):952-4.

10. Kraemer R, Rudeberg A, Zumbuehl C, Chevaillier J. Autogenic drainage in CF patients (theory and practice). IACFA Newsletter. 1990;7-10.

11. Lapin CD. Airway physiology, autogenic drainage and active cycle of breathing. Respir Care. 2001;47:778-85.

12. Lindemann H, Boldt A, Kieselmann R. Autogenic drainage: Efficacy of a simplified method. Acta Universitatis Carolinae Medica. 1990;36:(1):210-2.

13. McIllwaine PM. Autogenic drainage. Unpublished material, International CF Conference: Orlando; 1995.

14. Mead J, Turner JM, Macklem PT, Little JB. Significance of the relationship between lung recoil and maximal expiratory flow. Journal of Applied Physiology. 1967;22(1):95-108.

15. Miller S, Hall DO, Clayton CB, Nelson R. Chest physiotherapy in cystic fibrosis: a comparative study of autogenic drainage and the active cycle of breathing techniques with postural drainage. Thorax. 1995;50:165-9.

16. Nunn JF. Nunn's applied respiratory physiology. 6. ed. Oxford: Butterworth Heinemann; 2005.

17. Pfleger A, Theissel B, Oberwaldner B, Zach MS. Self-administered chest physiotherapy in cystic fibrosis: A comparative study of high pressure PEP and autogenic drainage. Lung. 1992;170:323-30.

18. Pride NB, Permutt S, Riley RL, Bromberger-Barnea B. Determinants of maximal expiratory flow from the lungs. Journal of Applied Physiology. 1967;23(5): 646-62.

19. Pryor JA, Tannenbaum E, Scott SF, Burgess J, Cramer D, Gyi K, et al. Beyond postural drainage and percussion: Airway clearance in people with cystic fibrosis. J Cystic Fibrosis. 2010;9:187-92.

20. Savci S, Ince DI, Arikan H. A comparison of autogenic drainage and the active cycle of breathing techniques in patients with chronic obstructive pulmonary disease. J Cardiopulm Rehabil. 2000;20:37-43.

21. Schoni MH. Autogenic drainage: a modern approach to physiotherapy in cystic fibrosis. Journal of the Royal Society of Medicine. 1989; 82(Suppl 16):32-7.

22. Selsby D, Jones JG. Some physiological and clinical aspects of chest physiotherapy. Br J Anaesthesia. 1990;64:621-31.

14

TÉCNICAS INSPIRATÓRIAS LENTAS PARA DEPURAÇÃO DAS VIAS AÉREAS PERIFÉRICAS

DENISE ROLIM LEAL DE MEDEIROS
EVELIM LEAL DE FREITAS DANTAS GOMES
FERNANDA CÓRDOBA LANZA
GUY POSTIAUX

INTRODUÇÃO

Fazem parte das técnicas inspiratórias lentas para depuração das vias aéreas periféricas a espirometria de incentivo (EI) e o exercício com fluxo inspiratório controlado (EDIC). A EI tem como principal objetivo a recuperação do volume pulmonar por meio do aumento da pressão transpulmonar, melhorando a performance dos músculos respiratórios e restabelecendo o padrão respiratório normal e a respiração profunda. Quando a inspiração máxima sustentada pela EI é repetida regularmente, a patência da via aérea pode ser mantida e as atelectasias revertidas (Figura 14.1).

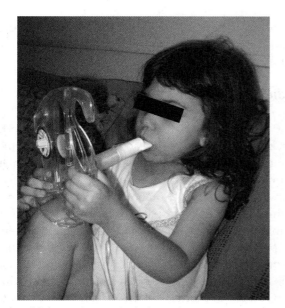

Figura 14.1 Espirometria de incentivo.

O EDIC é uma aplicação posicional da EI e tem como principal objetivo a depuração de secreções das vias aéreas periféricas, como na fase aguda da pneumonia.

EDIC – EXERCÍCIO COM FLUXO INSPIRATÓRIO CONTROLADO

Definição

O EDIC é uma técnica inspiratória lenta e profunda em decúbito lateral, com a região a ser tratada em posição supralateral. É realizado de preferência com o auxílio da espirometria de incentivo (EI), como recurso de *feedback*, que favorece a inspiração lenta e profunda (Figura 14.2).

Objetivos

Explorar os efeitos da expansão regional passiva obtida pela hiperinsuflação do pulmão supralateral e o aumento do diâmetro transversal do tórax com a inspiração profunda. O EDIC é considerado uma variante da EI por conta dos seus efeitos regionais mais localizados.

Modalidades de aplicação

A seletividade da região a ser tratada é obtida pela posição adotada. Por exemplo, para o tratamento de uma região anterobasal como o lobo médio, o corpo deverá estar ligeiramente girado para trás e a pelve perpendicular em relação ao plano de apoio. A associação da flexão do membro superior durante a realização do EDIC favorece o alongamento, a abertura dos espaços intercostais e o aumento da ventilação regional (Figura 14.2). Para uma região posterobasal, o tronco deve estar girado para a frente e a pelve deve estar em posição perpendicular ao plano de apoio. Durante a inspiração o terapeuta realiza estímulos proprioceptivos que favorecem a abertura dos espaços intercostais e a expansão local, sempre acompanhando o movimento do gradil costal. Durante a expiração, o terapeuta mantém o estímulo proprioceptivo, acompanhando o movimento expiratório da caixa torácica, podendo realizar alongamento, sem, no entanto, realizar compressão (Figuras 14.3 e 14.4).

A supralateralização, associada a uma pausa teleinspiratória mais longa do que a aplicada na

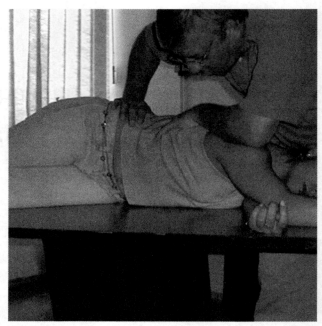

Figura 14.4 EDIC para a região posterobasal na fase expiratória.

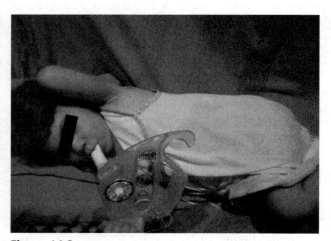

Figura 14.2 EDIC para a região anterobasal.

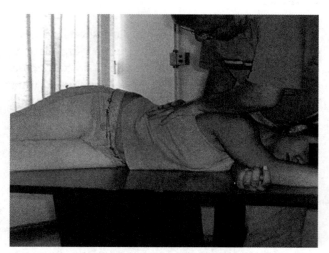

Figura 14.3 EDIC para a região posterobasal na fase inspiratória.

EI, pode alterar as características da ausculta, que pode passar de um ruído brônquico (respiração soprosa) para uma ausculta com presença de estertores crepitantes. Por isso, o acompanhamento estetoacústico durante a terapia faz-se obrigatório. Do ponto de vista mecânico, a inspiração lenta e a pausa teleinspiratória têm como objetivo igualar as constantes de tempo das unidades alveolares. Quanto às repercussões clínicas, podem ocorrer, além da alteração na ausculta pulmonar, uma redução da frequência respiratória e melhora nos valores de oxigenação.

Indicações

O EDIC está indicado na presença de estertores pulmonares e respiração com ruído brônquico (soprosa), como é comum ocorrer nos casos de pneumonia e atelectasia. Para a realização de exercícios ativos é necessária a colaboração do paciente; portanto, a idade mínima para a realização desse exercício é de 3 anos. A EI está indicada principalmente no período pós-operatório torácico ou abdominal, no qual o paciente adota uma posição semissentada e as atelectasias surgem em decorrência do padrão respiratório superficial e nas regiões dependentes da gravidade.

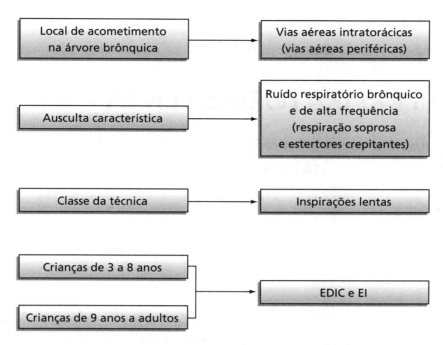

Figura 14.5 Resumo das técnicas inspiratórias lentas para depuração das vias aéreas periféricas.

Contraindicações

O EDIC é contraindicado se houver falta de cooperação e entendimento da técnica, dor de origem pleural, hiper-reatividade brônquica e pneumectomia. No caso específico da pneumectomia, pode haver risco de torção ou desequilíbrio mediastinal com a postura lateral nos primeiros dias após a cirurgia.

BIBLIOGRAFIA RECOMENDADA

1. Costa D. Fisioterapia respiratória básica. São Paulo: Atheneu; 1999.
2. Feltrim MIZ, Parreira VF. Consenso de Lyon 1994-2000. Fisioterapia Respiratória; 2001.
3. Hess DR. Airway clearance: physiology, pharmacology, techniques and practice. Respir Care. 2007;52:1392-6.
4. Kiriloff LH, Owens GR, Rogers RM, Mazzocco MC. Does chest physical therapy work? Chest. 1985;88:436-44.
5. Lannefors L, Button B, McIllwaine M. Physiotherapy in infants and young children with cystic fibrosis: current practice and future developments. J R Soc Med. 2004;44(97):8-25.
6. Oberwaldner B. Physiotherapy airway clearance in pediatrics. Eur Respir J. 2000;15:195-204.
7. Postiaux G. Fisioterapia respiratória pediátrica. O tratamento guiado pela ausculta pulmonar. Porto Alegre: Artmed; 2004.
8. Postiaux G, Bafico JF, Masengu R, Lahaye JM. Paramètres anamnestiques et cliniques utiles au suivi et à l'achèvement de la toilette bronchopulmonaire du nourrisson et de l'enfant. Ann Kinésithér. 1991; 3:117-24.
9. Postiaux G, Ladha K, Lens E. Proposition d'une kinésithérapie respiratoire confortée par l'équation de Rohrer. Ann Kinésithér. 1995;8:342-54.
10. Schechter MS. Airway clearance applications in infants and children. Respir Care. 2007;52:1382-91.

15
TÉCNICAS EXPIRATÓRIAS LENTAS

DENISE ROLIM LEAL DE MEDEIROS
EVELIM LEAL DE FREITAS DANTAS GOMES
FERNANDA CÓRDOBA LANZA
GUY POSTIAUX

INTRODUÇÃO

As novas técnicas de fisioterapia respiratória passaram a ser empregadas a partir de suposições sobre sua fisiologia e observações clínicas feitas por um grupo belga denominado Grupo de Estudo Pluridisciplinar Estetoacústico, liderado por Guy Postiaux.

Fazem parte desse grupo de técnicas a expiração lenta total com a glote aberta em decúbito infralateral (ELTGOL) e a expiração lenta e prolongada (ELPr). Essas técnicas se baseiam na desinsuflação pulmonar.

CLASSIFICAÇÃO DAS TÉCNICAS

A intervenção fisioterapêutica se limita a quatro modos ventilatórios possíveis: uma inspiração lenta ou forçada e uma expiração lenta ou forçada. As técnicas de higiene brônquica orientadas a fluxo necessariamente estarão inseridas em um desses quatro modos.

Para melhor compreensão das técnicas não convencionais de higiene brônquica, é necessário o entendimento dos volumes e das capacidades pulmonares para compreender a sua fisiologia. Em geral, as compressões torácicas rápidas movimentam altos fluxos de ar das vias aéreas proximais, e as lentas mobilizam volume das vias aéreas médias e periféricas.

O volume corrente (VC) é a quantidade de ar que entra e sai a cada respiração tranquila; o volume de reserva inspiratória (VRI) é o volume de ar contido em uma inspiração profunda, além do volume corrente; o volume de reserva expiratório (VRE) é o volume de ar capaz de ser exalado em uma expiração forçada, além do volume corrente; e o volume residual (VR) é o volume de ar que não se consegue exalar mesmo após o VRE. As capacidades pulmonares são a soma de dois ou mais volumes, assim, a capacidade pulmonar total (CPT) é todo o ar dos pulmões; a capacidade vital (CV) é a soma de todos os volumes, com exceção do VR; e a capacidade residual funcional (CRF) é a soma do VRE e VR (Figura 15.1).

CARACTERÍSTICAS DAS TÉCNICAS EXPIRATÓRIAS LENTAS

As técnicas expiratórias lentas foram propostas por dois grupos de estudos belgas, o de Guy

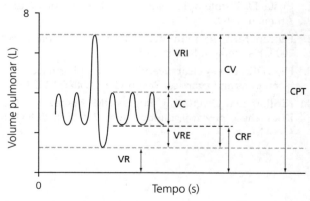

Figura 15.1 Volumes e capacidades pulmonares. CPT: capacidade pulmonar total (VC + VRI + VRE + VR); CRF: capacidade residual funcional (VRE + VR); CV: capacidade vital (VC + VRI + VRE); VC: volume corrente; VR: volume residual; VRE: volume de reserva expiratório; VRI: volume de reserva inspiratório.

Postiaux e o de Chevallier. Essas técnicas são baseadas em princípios fisiológicos dos diferentes níveis do sistema respiratório, nos quais o tipo de fluxo se altera em virtude das dicotomizações e do diâmetro das vias aéreas e tem ação comprovada nas vias aéreas médias e na periferia pulmonar.

Os efeitos depurativos das vias aéreas distais estão relacionados a dois mecanismos principais:

- efeito de desinsuflação: obtido por uma expiração prolongada que se estende até o volume de reserva expiratória (VRE);
- efeito de expansão-compressão: variações cíclicas do volume pulmonar;

Esses dois mecanismos produzem uma hiperventilação regional, que tem um efeito de estimulação nervosa simpática, promovendo a liberação de catecolaminas (adrenalina e noradrenalina) que estimulam a atividade ciliar, otimizando a depuração. Existem outros mecanismos que contribuem em menor grau que os anteriores para o processo de higiene brônquica e que serão destacados:

- interação gás-líquido: os efeitos são bem conhecidos nas vias aéreas proximais com fluxos turbulentos e altos, porém, as técnicas expiratórias lentas promovem um efeito de cisalhamento também nas vias aéreas distais com fluxos baixos;
- *milking effect* ou efeito de liquefação: as técnicas de expiração lenta, como já foi anteriormente citado, promovem uma alteração cíclica do volume pulmonar e estão associadas à produção e ao transporte de surfactante pelas células alveolares do tipo II. Esse movimento é unidirecional em decorrência da geografia da árvore brônquica, logo, esse mecanismo é a somatória do efeito mecânico da respiração com o efeito antiaderente do surfactante;
- fluxo vorticial: fluxo organizado em turbilhonamento, dominante na fase expiratória, que potencializa as forças de cisalhamento.

EXPIRAÇÃO LENTA TOTAL COM A GLOTE ABERTA EM DECÚBITO INFRALATERAL (ELTGOL)

Definição

É uma expiração lenta iniciada na capacidade residual funcional (CRF) e continuada até o volume residual (VR), com o lado a ser tratado em posição infralateral. Sobretudo, é necessário compreender a mecânica respiratória do decúbito lateral.

Características do decúbito lateral ligadas ao desenvolvimento pulmonar

Distribuição ventilatória e perfusional no adulto e no adolescente

No decúbito lateral observa-se um gradiente de pressão hidrostática entre os dois pulmões, o qual reduz a CRF do pulmão infralateral em relação ao seu valor em dorsal e principalmente em relação ao pulmão supralateral. Observa-se ainda maior consumo de oxigênio, ventilação e perfusão no pulmão infralateral (apoiado).

Essa ventilação preferencial é resultante de uma complacência favorecida por três elementos mecânicos conjugados: a queda relativa do mediastino, a gravidade e a posição cranial da cúpula diafragmática do lado apoiado em decorrência da pressão das vísceras abdominais. Esses três elementos levam a uma maior desinsuflação pulmonar (Figura 15.2).

Distribuição ventilatória e perfusional no lactente e na criança pequena

Ao contrário do adulto, a criança até os 10 anos apresenta uma redistribuição da ventilação em decúbito lateral que privilegia o pulmão supralateral. Isso acontece em decorrência da imaturidade pulmonar

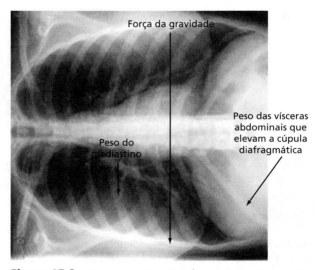

Figura 15.2 Representação das forças atuantes no tórax em decúbito lateral.

e da caixa torácica que favorece o fechamento das vias aéreas da região dependente. Esse fechamento precoce desaparece por volta dos 10 anos e o comportamento passa a ser igual ao descrito nos adultos. No lactente, a ventilação em decúbito lateral é favorecida no pulmão supralateral e a perfusão é dependente da gravidade e favorecida no pulmão infralateral, levando a um distúrbio V/Q.

Com base nesses conceitos de mecânica do decúbito lateral somados aos efeitos potenciais da expiração lenta nas vias aéreas médias e distais com a falta de validação para os efeitos gravitacionais das técnicas posicionais (p. ex., a drenagem postural), surgiram estudos com o propósito de validar técnicas como a ELTGOL, para o adulto e o adolescente, e a ELPr (expiração lenta e prolongada) para o lactente.

Modalidades de aplicação da ELTGOL

A ELTGOL é uma técnica ativo-passiva ou ativa, isto é, pode ser realizada com a ajuda do terapeuta ou de forma independente. O paciente é posicionado em decúbito lateral com o lado a ser tratado para baixo e realiza expirações lentas a partir da CRF até o VR (Figura 15.3).

O fisioterapeuta se posiciona atrás do paciente, exerce uma pressão abdominal infralateral com uma das mãos e uma pressão de contra-apoio no gradil costal supralateral com a outra mão. Essa pressão abdominal infralateral na direção do ombro contralateral favorece uma desinsuflação completa do pulmão infralateral. O paciente deve manter a boca bem aberta para que seja possível perceber os ruídos bucais. Nesse caso, pode-se até utilizar um bocal como ressonador, que também favorecerá a manutenção da glote aberta por um reflexo bucofaríngeo.

Indicações

As principais indicações dessa técnica se destinam a obstruções brônquicas das vias aéreas médias em pacientes preferencialmente cooperativos e maiores de 10 anos de idade. Os pacientes com doenças pulmonares crônicas apresentam razões ainda maiores para se beneficiarem dessa técnica. Por se tratar de uma expiração lenta, ela não provoca o colapso das vias aéreas proximais comuns nas técnicas forçadas que prejudicam a eliminação das secreções.

Contraindicações, particularidades e limitações

A ELTGOL está contraindicada em casos de abscessos pulmonares, obstruções cavitárias e bronquiectasias avançadas com grande destruição da árvore brônquica. A técnica é limitada em lactentes e crianças menores de 10 anos em razão das particularidades do decúbito lateral já explicadas anteriormente. Para essa população, existe uma técnica adequada, que é a expiração lenta e prolongada (ELPr), a qual será explicada mais adiante.

Em qualquer situação de acometimento unilateral, seja de origem ventilatória ou perfusional, deve-se ter à mão um oxímetro de pulso e oxigênio suplementar, pois esses pacientes apresentam uma maior chance de dessaturação por conta do decúbito lateral.

Evidências da ELTGOL

Desde a década de 1980, a ELTGOL tem sido estudada especialmente em pacientes com doença pulmonar obstrutiva crônica (DPOC). A técnica em pacientes agudizados com DPOC de grau moderado a grave mostrou ser benéfica na redução da dispneia e na redução da frequência de exarcebações e hospitalizações.

Martins et al. comprovaram a maior depuração de marcadores radioativos do pulmão infralateral em pacientes com DPOC, afirmando os achados de Postiaux em 1987, que analisou os efeitos da técnica por videobroncografia associada a uma avaliação estetoacústica com alterações significativas da depuração mucociliar e da dinâmica da desinsuflação do pulmão infralateral.

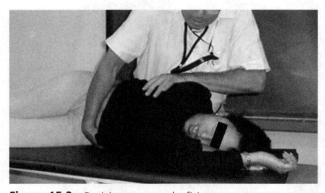

Figura 15.3 Posicionamento do fisioterapeuta para a execução da técnica ELTGOL. Decúbito lateral com a região a ser tratada em infralateral e o posicionamento do fisioterapeuta atrás do paciente.

EXPIRAÇÃO LENTA E PROLONGADA (ELPr)

Definição

A ELPr foi idealizada pelo fisioterapeuta belga Guy Postiaux, no final da década de 1980, que partiu dos princípios fisiológicos do sistema respiratório para inovar nas técnicas de higiene brônquica, respeitando o sistema respiratório em desenvolvimento do lactente. A ELPr foi definida como técnica de fisioterapia respiratória não convencional passiva de ajuda expiratória aplicada no lactente, obtida por meio de pressão manual toracoabdominal lenta, que se inicia ao final da expiração espontânea e prossegue até o volume residual (VR). Para a sua realização, duas ou três inspirações são restringidas durante aplicação da técnica, para prolongar a expiração (Figura 15.4). Seu objetivo principal é obter maior volume de ar expirado em relação a uma expiração tranquila.

Indicações e contraindicações

A ELPr é indicada para lactentes com obstrução brônquica ou hipersecreção pulmonar e também pode ser aplicada em crianças maiores. As contraindicações da ELPr são, na maior parte, relativas e dependentes da experiência do profissional que irá aplicá-la. Entre as contraindicações, destacam-se as cirurgias ou síndromes abdominais, cardiopatias, doenças neurológicas agudas e doença do refluxo gastroesofágico.

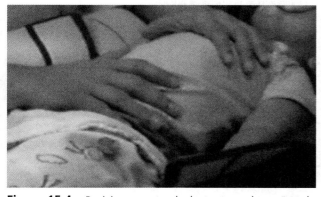

Figura 15.4 Posicionamento do lactente e das mãos do fisioterapeuta durante a execução da técnica de expiração lenta e prolongada. Lactente em decúbito dorsal; a região hipotenar de uma das mãos é posicionada no tórax superior e a região hipotenar da outra mão é posicionada no abdome, acima da cicatriz umbilical.

Evidências

As descrições sobre a ELPr têm se embasado na observação clínica dos pacientes, e em alguns estudos os resultados são contraditórios. Postiaux et al. relataram redução do desconforto respiratório e melhora da oxigenação após aplicarem ELPr em um grupo de lactentes com bronquiolite. Observaram também redução dos sibilos expiratórios avaliados pela ausculta pulmonar em lactentes com obstrução brônquica após utilização de broncodilatador associado a ELPr. Gomes e Costa, em 2010, evidenciaram redução do escore de gravidade clínica em lactentes com bronquiolite, assim como a superioridade da técnica em relação à aspiração das vias aéreas isoladamente. Entretanto, não havia até o momento relatos sobre variações do volume corrente (VC) e do pico de fluxo expiratório (PFE) durante a aplicação da ELPr, apenas descrição de aumento no VC exalado durante a compressão.

As compressões sucessivas com restrições inspiratórias durante a ELPr favorecem, em tese, a maior exalação de ar em relação ao observado em respiração normal (VC) e, assim, consegue-se movimentar ar das regiões médias e distais das vias aéreas, eliminando o VRE. Entretanto, não havia comprovação científica de que a ELPr reduzia o VRE, pois para isso seria necessário quantificar o VRE, o que poderia ser feito apenas pela medição da função pulmonar.

Outra suposição importante da ELPr era sobre a indução de suspiros sustentada pelo princípio fisiológico conhecido como reflexo de Hering-Breuer (RHB), o qual é induzido quando ocorre a redução importante do volume pulmonar, próximo ao volume residual (VR). O resultado dessa indução é o suspiro e o aumento no volume pulmonar em mais de 100% durante a respiração corrente, para restaurar o volume.

Supunha-se que a ELPr favoreceria a ocorrência de suspiros por conta da redução do volume pulmonar na fase expiratória.

Em 2010, Lanza et al. avaliaram a função pulmonar em lactentes sibilantes para comprovação das suposições feitas pelo idealizador da técnica ELPr, Guy Postiaux. O principal desfecho desse estudo foi identificar a porcentagem do volume de reserva expiratório (VRE) exalado durante a realização de três compressões sucessivas da ELPr repetidas por três vezes (média de cinco minutos de aplicação da ELPr). A média de idade dos lactentes avaliados foi de 8 meses. Foi possível constatar que, em média, 52% do VRE foi exalado após esse protocolo, constatando-se que a aplicação da ELPr reduz o volume pulmonar (Figura 15.5).

Identificou-se, na análise desse mesmo estudo, que quanto mais compressões sucessivas fossem realizadas, maior seria o valor de VRE exalado, podendo chegar a uma exalação maior que 90%. Esse dado é extremamente importante, pois reduzir em excesso o VRE pode causar desconforto respiratório e gemência expiratória no lactente. Portanto, o fisioterapeuta deve estar atento à apresentação clínica do paciente durante a execução da ELPr.

A suposição sobre a indução de suspiros após aplicação da ELPr também pôde ser confirmada. Lanza et al. constataram que o suspiro foi induzido na maior parte dos lactentes estudados com a aplicação da ELPr, com aumento maior que 100% no VC durante o mesmo. Esse dado remete à melhora no volume pulmonar após aplicação da ELPr por ter havido recrutamento de unidades alveolares após o suspiro.

A justificativa para a ocorrência e comprovação de todas as suposições decorrentes da idealização da ELPr baseia-se na equação do movimento, considerando que o tórax e o abdome, embora sejam compartimentos distintos, estão intimamente relacionados. Na presença da compressão toracoabdominal, ocorre aumento da pressão de ambos os compartimentos. Assim, essa pressão é transmitida, aumentando a pressão pleural e favorecendo a saída de volume pelas vias aéreas superiores.

A não variação no pico de fluxo expiratório (PFE) durante a aplicação da ELPr, comparada com o período sem sua aplicação, confirma que se trata de técnica lenta. A compreensão de princípios fisiológicos pulmonares é fundamental para execução da ELPr. Embora ela já seja aplicada em lactentes, de acordo com as evidências embasadas em avaliações clínicas, as constatações da avaliação da função pulmonar confirmam as suposições da ELPr.

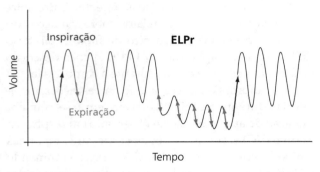

Figura 15.5 Avaliação do volume corrente durante a aplicação da técnica de expiração lenta e prolongada (ELPr). Inicialmente identifica-se o volume corrente regular do lactente. Posteriormente, as setas claras indicam, durante a aplicação da ELPr, o volume pulmonar que está sendo exalado a cada compressão. Nesta ilustração, quatro inspirações foram bloqueadas sucessivamente.

BIBLIOGRAFIA RECOMENDADA

1. Battagin AM, Araujo DS, Silva SA, Mussi R, Adad S, Sampaio LMM. Comparação da eficácia de técnicas da fisioterapia respiratória convencional (drenagem pos-

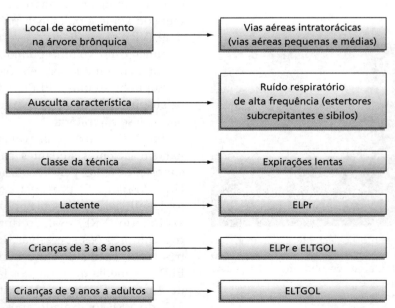

Figura 15.6 Resumo das técnicas expiratórias lentas.

tural e tapotagem) com a técnica de ELTGOL em portadores de bronquiectasias. Ter Man. 2009;34(7):463-68.

2. Bellone A, Lascioli R, Raschi S, Guzzi L, Adone R. Chest physical therapy in patients with an acute exacerbation of chronic bronchitis: effectiveness of three methods. Arch Phys Med Rehabil. 2000;81:558-60.

3. Bloomfield FH, Teele RL, Voss M, Knight DB, Harding JE. The role of neonatal chest physiotherapy in preventing postextubation atelectasis. Pediatrics. 1998;133:269-71.

4. Brunton S, Carmichael BP, Colgan R, Feeney AS, Fendrick AM, Quintiliani R et al. Acute exarcebation of chronic bronchitis: a primary care consensus guideline. Am J Manag Care. 2004;10:689-96.

5. Conti EJ, Monteiro SG. Encuesta sobre kinesiología respiratoria: situación actual en Argentina. Rev Am Med Resp. 2009;9:14-20.

6. Costa D. Fisioterapia respiratória básica. São Paulo: Atheneu; 1999.

7. Davis GM, Coater AL, Papageorgiou A, Bureau MA. Direct measurement of static chest wall compliance in animal and human neonates. J Appl Physiol. 1988;65:1093-8.

8. Demont B, Escourrou P, Vinçon C, Cambas H, Grisan A, Odievre M. Effects de la kinésithérapie respiratoire et des aspirations naso-pharyngées sur le reflux gastro-oesophagien chez l'enfant de 0 à 1 an, avec et sans reflux pathologique. Arch Fr Ped. 1991;48:621-5.

9. Feltrim MIZ, Parreira VF. Consenso de Lyon 1994-2000. Fisioterapia respiratória; 2001.

10. Fox W, Schwartz JG, Shaffer TH. Pulmonary physiotherapy in neonates: physiologic changes and respiratory management. J Pediatr. 1978;92:977-81.

11. Gerhardt T, Bancalari E. Chest wall compliance in full-term and premature infants. Acta Pediatr Scan. 1980;69:359-64.

12. Gomes ELFD, Costa D. Efetividade da fisioterapia respiratória imediata em lactentes com bronquiolite viral aguda (BVA). Técnicas atuais, técnicas convencionais e aspiração. Rev Bras Fisioter. 2010;14(supl):107.

13. Hess DR. Airway clearance: physiology, pharmacology, techniques, and practice. Respir Care. 2007;52:1392-6.

14. Kodric M, Garuti G, Colomban M, Russi B, Porta RD, Lusuardi M, et al. The effectiveness of a bronchial drainage technique (ELTGOL) in COPD exacerbations. Respirology. 2009;14:424-8.

15. Lannefors L, Button B, McIlwaine M. Physiotherapy in infants and young children with cystic fibrosis: current practice and future developments. Journal of the Royal Society of Medicine. 2004;97(Suppl 44):8-25.

16. Lanza FC, Wandalsen GF, Dela Bianca AC, Cruz CL, Aranda A, Solé D. The use of the prolonged slow expiration technique (PSET) in wheezing infants during lung function tests. In: 20th European Respiratory Society annual congress, 2010. Barcelona: European Respiratory Journal. 2010. p. 4737.

17. Martins JA, Andrade AD, Assis RS, Rovilson L, Parreira VF. Effects of ELTGOL on mucociliary clearance in patients with COPD. Eur Respir Rev. 2006;15(101):192-3.

18. Opdekamp C, Sergysels R. La kinésithérapie respiratoire dans le pathologies pulmonaires. Rev Med Brux. 200;4:A231-5.

19. Pasqua F, Biscione GL, Crigna G , Ambrosino N. La riabilitazione respiratoria nelle malattie neuromusculari. Rassegna di Patologia dell'Apparato Respiratorio. 2008;23:219-31.

20. Perrotta C, Ortiz Z, Roqué FM. Chest physiotherapy for acute bronchiolitis in pediatric patients between 0 and 24 months old. Cochrane Database of Systematic Reviews. 2008;4:CD004873.

21. Pinto VS, Bammann RH. Chest physiotherapy for collecting sputum samples from HIV-positive patients suspected of having tuberculosis. Int J Tuberc Lung Dis. 2007;11(12):1302-7.

22. Postiaux G, Charlier JL, Lens E. La kinésithérapie respiratoire du tout-petit « 24 mois. Ann Kinésithér. 1995;22:165-74.

23. Postiaux G. Des techniques expiratoires lentes pour l'épuration dês voies aériennes distales. Ann Kinésithér. 1997;4:166-77.

24. Postiaux G, Dubois R, Marchand E, Demay M, Jacquy J, Mangiaracina M. Effets de la kinésithérapie respiratoire associant expiration lente prolongée et toux provoquée dans la bronchiolite du nourrisson. Kinesither Rev. 2006;55:35-41.

25. Postiaux G. Fisioterapia respiratória pediátrica. O tratamento guiado pela ausculta pulmonar. Porto Alegre: Artmed; 2004.

26. Postiaux G, Lens E, Austeens G. L'expiration lente totale glotte ouverte em decubitus lateral: nouvelle manouvre para La toilette bronchique objetiveé par vidéobronchographie. Ann Kinésithér. 1987;7-8(14):341-50.

27. Postiaux G, Lens E. De ladite accéleration du flux expiratoire... où forced is fast (Expiration Technique-FET). Ann Kinésithér. 1992;19;8:411-27.

28. Schechter MS. Airway clearance aplications in infants and children. Respir Care. 2007;52:1382-91.

29. Postiaux G, Louis J, Labasse HC, Gerroldt J, Kotik AC, Lemuhot A, et al. Effects of an alternative chest physiotherapy regimen protocol in infants with RSV bronchiolitis. Respir Care. 2011 feb 22.

30. Rabbette PS, Costeloe KL, Stocks J. Persistence of the Hering – Breuer reflex beyond the neonatal period. J Appl Physiol. 1991;71:474-80.

31. Rahn H, Otis AB, Chadwick LE, Fenn WO. The pressure volume diagram of the thorax and lung. Am J Physiol. 1946;146:161-78.

32. Santos CISS, Ribeiro MAGO, Morcillo AM, Ribeiro JD. Técnicas de depuração mucociliar: o que o pneumologista deve saber? História, evidências e revisão da literatura. Pulmão RJ. 2009;Supl 1:S54-S60.

33. West JB. Fisiologia respiratória. 6. ed. Barueri: Manole; 2002.

16

TÉCNICAS EXPIRATÓRIAS FORÇADAS

DENISE ROLIM LEAL DE MEDEIROS
EVELIM LEAL DE FREITAS DANTAS GOMES
FERNANDA CÓRDOBA LANZA
GUY POSTIAUX

INTRODUÇÃO

As técnicas expiratórias forçadas incluem a técnica de expiração forçada (TEF) propriamente dita, a tosse provocada (TP) e a tosse dirigida (TD). Todas elas incluem em seu mecanismo o aparecimento de um ponto de igual pressão (PIP) no trajeto brônquico. O principal local de ação são as vias aéreas proximais. Essas técnicas devem ser adaptadas considerando-se a idade do paciente.

PRINCÍPIOS GERAIS

As técnicas expiratórias forçadas podem ser ativas ou passivas, e são classificadas em duas categorias, de acordo com a presença ou não de fechamento glótico:

- técnicas que incluem fechamento glótico: são as tosses provocadas e tosses dirigidas;
- técnicas sem fechamento glótico: técnica de expiração forçada (TEF) ativa ou passiva, executada em diferentes velocidades.

TÉCNICA DE EXPIRAÇÃO FORÇADA (TEF)

A TEF consiste em uma expiração forçada realizada a alto, médio ou baixo volume pulmonar, obtida graças a uma contração enérgica dos músculos expiratórios, e é qualificada como ativa na criança maior e no adulto. Nos lactentes, é realizada de forma passiva por meio de uma pressão toracoabdominal exercida pelo fisioterapeuta. Durante essa manobra, tanto a pressão intratorácica quanto a bucal aumentam simultaneamente, porém o fluxo resultante é inferior ao produzido pela tosse. Essa diferença já foi verificada em adultos, nos quais o pico de fluxo expiratório médio (PFE) durante a tosse é de 288 L/min e na TEF é de 203 L/min.

Indicações e contraindicações

A TEF está indicada para remoções de secreções das vias aéreas proximais na criança cooperante ou com mais de 2 anos, no adolescente e no adulto. No lactente, só há uma única indicação, que é na ausência de tosse reflexa, quando a tosse provocada não produz efeito ou por processos cirúrgicos locais (pós-operatório de correção de atresia de esôfago). Para as crianças pequenas e maiores de 2 anos, há necessidade de se ter muita criatividade por parte do fisioterapeuta, que pode lançar mão nesse caso dos jogos de assopro com bolinhas de sabão ou língua de sogra para conseguir uma TEF ativa (Figura 16.1).

Na ausência dessa condição, a TEF está contraindicada em lactentes, principalmente durante o choro. Considerando que a manipulação do fisioterapeuta na grande maioria das vezes acarreta choro, essa técnica é inviável para essa faixa etária.

O choro, assim como a TEF, produz um PIP. O PIP do choro é em nível glótico (freio glótico), que também divide a via aérea em duas partes. Durante a execução da compressão toracoabdominal, observa-se uma rigidez instantânea de ambos os compartimentos decorrente do choque da massa de ar com as cordas vocais e a parada brusca da excursão diafragmática, produzindo, dessa forma, um aumento brusco da

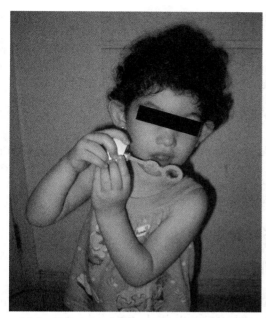

Figura 16.1 TEF estimulada por "jogos de assopro" – bolinhas de sabão.

pressão intratorácica, podendo levar a barotrauma, refluxo gastroesofágico, interrupção do retorno venoso com repercussão hemodinâmica e aumento da pressão intracraniana. A tosse provocada é preferível por aumentar a pressão por um período mais breve.

EFEITOS DO CHORO NA HIGIENE BRÔNQUICA

Os choros se caracterizam por acessos intermitentes de agitação vocal e motora de etiologia variável. Além do alto desempenho fonatório em termos de intensidade e de frequência que os choros apresentam, as variações de volume, de fluxo e pressão expiratória se aproximam dos limites funcionais do sistema respiratório. O volume corrente correspondente ao choro é enorme e o prolongamento da fase expiratória, sob altíssima pressão intratorácica, freia a circulação do retorno venoso cefálico e explica a congestão venosa e a cianose facial. Trata-se de um ato que pode ser responsável tanto por uma hiperventilação como por uma hipoventilação, quando o consumo de energia para produzir o choro é grande.

Os choros apresentam igualmente implicações mecânicas sobre o calibre das vias aéreas, o volume sanguíneo pulmonar, a produção de surfactante e o desenvolvimento pulmonar. Eles costumam acompanhar as manobras de higiene brônquica decorrente do desconforto causado pelas manipulações do terapeuta.

O ato de chorar também deve ser analisado do ponto de vista da mecânica ventilatória, já que interage com as técnicas de fisioterapia. Como exemplo de elementos mecânicos e acústicos dos choros que podem favorecer a depuração brônquica há a constrição glótica fonatória, que é um elemento mecânico que faz aparecer um ponto de estreitamento extratorácico laríngeo que divide a árvore aérea em dois setores, um acima e outro abaixo das cordas vocais. A adução das cordas vocais ligada ao ato da fonação provoca uma frenagem laríngea durante o tempo expiratório, o que gera várias consequências:

a. esse mecanismo é comparável com a expiração com lábios pinçados, sendo o freno labial nesse caso substituído pelo freio glótico, o que garante a abertura brônquica acima do freio durante todo o tempo expiratório. A pressão expiratória gerada pelos choros é da ordem de 62 cmH_2O e a inspiratória de 77 cmH_2O. Uma pressão expiratória elevada garante uma expiração homogênea, síncrona e favorável às trocas gasosas;
b. a frenagem laríngea tem por efeito prolongar o tempo expiratório e aumentar o volume de ar expirado favorável à depuração brônquica;
c. do ponto de vista acústico, os choros geram vibrações mecânicas de grande amplitude, que são transmitidas a todas as estruturas pulmonares. Essas vibrações seriam capazes de aumentar a amplitude dos batimentos ciliares por efeito de ressonância, já que sua faixa de frequência se situa dentro da faixa de impedância do sistema respiratório.

Apesar dos potenciais benefícios relacionados ao choro, ele também é manifestação de dor e desconforto; portanto, deve-se ter atenção a outros sinais que acompanham o choro excessivo no lactente em desconforto respiratório, como agravamento das tiragens, comportamento da frequência cardíaca, saturação periférica de oxigênio, cianose excessiva e sudorese.

TOSSE PROVOCADA

Definição

Trata-se de uma tosse reflexa aplicada no lactente, incapaz de cooperar e de realizar uma tosse ativa voluntária.

Fisiologia da tosse provocada

O fundamento da TP é a tosse reflexa induzida pela estimulação dos receptores mecânicos localizados na parede da traqueia extratorácica. Esse mecanismo ao nascimento é imaturo, após algumas semanas o reflexo se consolida e assim permanece até os 3 ou 4 anos de idade, período este em que o reflexo começa novamente a se reduzir.

Modo de aplicação

A tosse provocada pode ser realizada em decúbito dorsal ou ventral (Figura 16.2), sempre ao final da inspiração por meio de uma pressão breve do polegar sobre a fúrcula esternal. Pode ser desencadeada também pela introdução de uma espátula ou um abaixador de língua na cavidade bucal, próximo à epiglote, porém deve-se ter cuidado com o reflexo de vômito que pode ser desencadeado pela manobra. Para a utilização da postura ventral, o lactente deve ter pelo menos 3 meses devido a uma reação postural de extensão e retificação do pescoço, o que expõe uma parte da traqueia mais rígida e com menor tendência ao colapso.

Durante o ato tussígeno, o fisioterapeuta deve realizar uma contenção mecânica abdominal para evitar a dissipação da energia mecânica em decorrência do pouco desenvolvimento da cinta abdominal do lactente.

Indicações

A TP está indicada em casos de obstruções proximais no lactente e na criança pequena, que não podem atender a uma solicitação voluntária.

Contraindicações

- A TP não deve ser desencadeada a baixo volume pulmonar em razão de risco de sufocação, vômito e baixa eficácia.
- Afecções laríngeas, como o estridor.

TOSSE DIRIGIDA

Definição

Trata-se de um esforço de tosse voluntária quando o paciente é solicitado pelo fisioterapeuta.

Modo de aplicação

Pode ser aplicada em diversas posturas, porém o mais importante, assim como na TP, é a contenção abdominal para a otimização do efeito de expulsão (Figura 16.3).

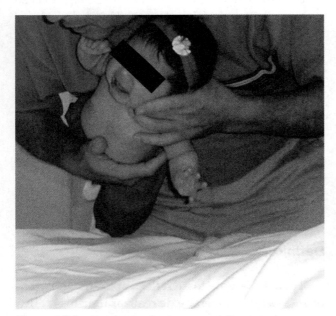

Figura 16.2 Tosse provocada em posição ventral.

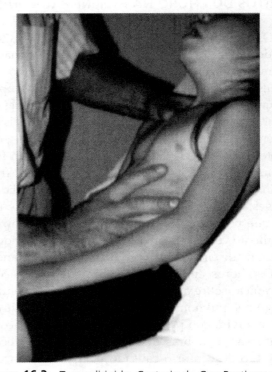

Figura 16.3 Tosse dirigida. Cortesia de Guy Postiaux.

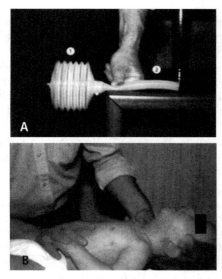

Figura 16.4 Pompagem traqueal expiratória. Representação do modelo mecânico e posicionamento do lactente e das mãos do fisioterapeuta para a execução da PTE. Cortesia de Guy Postiaux.

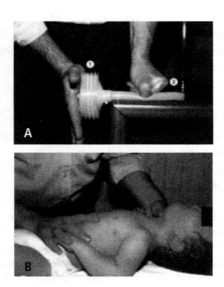

Figura 16.5 Pompagem traqueal expiratória. Representação do modelo mecânico e posicionamento do lactente e das mãos do fisioterapeuta, executando a PTE na fase expiratória. Cortesia de Guy Postiaux.

Indicações e contraindicações

A principal indicação é a presença de secreções em brônquios proximais; e, nesse caso, também é a cooperação do paciente. As contraindicações incluem instabilidade da parede brônquica e elementos como fadigabilidade, fragilidade osteoarticular e reflexo de vômito.

POMPAGEM TRAQUEAL EXPIRATÓRIA (PTE)

Definição

A PTE é uma manobra de condução de secreções realizada por meio de uma pressão do polegar ao longo da traqueia extratorácica em lactentes.

Descrição da técnica

O fisioterapeuta deve se posicionar lateralmente à mesa de tratamento, posicionar a criança em decúbito dorsal com leve elevação e com o pescoço em hiperextensão. Com o polegar, ele deve realizar uma leve pressão em todo o comprimento da traqueia, partindo da incisura jugular do esterno até a borda inferior da laringe (cartilagem cricóidea) (Figuras 16.4 e 16.5).

Indicações

Essa manobra está indicada em lactentes (crianças até 2 anos, no máximo) com hipersecreção, nos quais o reflexo de tosse esteja ausente ou muito diminuído, como nas crianças com enfermidades

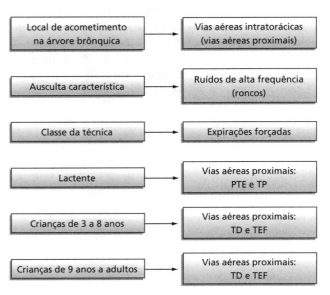

Figura 16.6 Resumo das técnicas expiratórias forçadas. PTE: pompagem traqueal expiratória; TD: tosse dirigida; TEF: técnica de expiração forçada; TP: tosse provocada.

neuromusculares ou outra entidade patológica que curse com hipotonia. O controle da SpO_2 é obrigatório durante a manobra.

Contraindicações

Essa manobra está contraindicada em enfermidades locais na traqueia extratorácica.

BIBLIOGRAFIA RECOMENDADA

1. Costa D. Fisioterapia respiratória básica. São Paulo: Atheneu; 1999.
2. Davis GM, Coater AL, Papageorgiou A, Bureau MA. Direct measurement of static chest wall compliance in animal and human neonates. J Appl Physiol. 1988;65:1093-8.
3. Demont B, Escourrou P, Vinçon C, Cambas H, Grisan A, Odievre M. Effects de la kinésithérapie respiratoire et des aspirations naso-pharyngées sur le reflux gastro-oesophagien chez l'enfant de 0 à 1 an, avec et sans reflux pathologique. Arch Fr Ped. 1991;48:621-5.
4. Feltrim MIZ, Parreira VF. Consenso de Lyon 1994-2000. Fisioterapia respiratória; 2001.
5. Fuller RW, Jackson DM. Physiology and treatment of cough. Thorax. 1990;45:425-30.
6. Hasani A, Pavia D, Agnew JE, Clarke SW. Regional mucus transport following unproductive cough and forced expiration technique in patients with airways obstruction. Chest. 1994;105:1420-5.
7. Hess DR. Airway clearance: physiology, pharmacology, techniques, and practice. Respir Care. 2007;52:1392-6.
8. Hess DR. The evidence for secretion clearance techniques. Cardiopulm Phys Ther J. 2002;13:7-22.
9. Hess DR. The evidence for secretion clearance techniques. Respir Care. 2001;46:1276-93.
10. Lannefors L, Button B, McIlwaine M. Physiotherapy in infants and young children with cystic fibrosis: current practice and future developments. J R Soc Med. 2004;97(Suppl 44):8-25.
11. McCool FD, Rosen MJ. Nonpharmacologic airway clearance therapies: ACCP evidence-based clinical practice guidelines. Chest. 2006;129:250S-9S.
12. Nowobilski R, Włoch T, Płaszewski M, Szczeklik A. Efficacy of physical therapy methods in airway clearance in patients with chronic obstructive pulmonary disease. A critical review. Pol Arch Med Wewn. 2010;120(11):468-77.
13. O'Connell F, Thomas VE, Pride NB. Adaptation of cough reflex with different types of stimulation. Eur Respir J. 1992;5:1296-7.
14. Postiaux G, Charlier JL, Lens E. La kinésithérapie respiratoire du tout petit (< 24 mois): quells effets et à quell étage d'arbre trachéo-bronchique? Ire partie: Evaluation d'un traitement associant aérosolthérapie et kinésithérapie respiratoire chez le nourrison broncho-obstructif. Ann Kinésithér. 1995;22(4):165-74.
15. Postiaux G, Lens E. De ladite accélération du flux expiratoire... où forced is fast (expiration technique-FET). Ann Kinésithér. 1992;19(8):411-27.
16. Postiaux G. Fisioterapia respiratória pediátrica. O tratamento guiado pela ausculta pulmonar. Porto Alegre: Artmed; 2004.
17. Ranganathan SC, Goetz I, Hoo AF, Lum S, Castle R, Stocks J, London Collaborative Cystic Fibrosis Group. Assessment of tidal breathing parameters in infants with cystic fibrosis. Eur Respir J. 2003;22:761-6.
18. Rosière J, Vader JP, Cavin MS, Grant K, Larcinese A, Voellinger R et al. Appropriateness of respiratory care: evidence-based guidelines. Swiss Med Wkly. 2009;139(27-28):387-92.
19. Shardonofsky FR, Perez-Chada D, Milic-Emili J. Airway pressures during crying: an index of respiratory muscle strength in infants with neuromuscular disease. Ped Pulmonol. 1991;10(3):172-7.
20. Schechter MS. Airway clearance applications in infants and children. Respir Care. 2007;52:1382-91.

17

TÉCNICAS INSPIRATÓRIAS FORÇADAS E DE DEPURAÇÃO DAS VIAS AÉREAS SUPERIORES

DENISE ROLIM LEAL DE MEDEIROS
EVELIM LEAL DE FREITAS DANTAS GOMES
FERNANDA CÓRDOBA LANZA
GUY POSTIAUX

VIAS AÉREAS SUPERIORES

No recém-nascido e no lactente, a principal via respiratória é a nasal, portanto, uma obstrução dessa via pode trazer graves consequências. A ventilação oral ainda não está bem estabelecida até o 5º mês de vida e apenas durante o choro é possível observar este tipo de ventilação antes desse período. Essa dificuldade em realizar respiração oral ocorre por causa das características anatômicas dos indivíduos nessa faixa etária (posição alta da laringe, proximidade entre palato mole, epiglote e língua).

Ainda, a via nasal é muito suscetível à variação de diâmetro nos lactentes, fato que é agravado pela flacidez das estruturas cartilaginosas, que são propensas ao estreitamento e ao colapso.

As técnicas que serão descritas neste capítulo foram criadas por Guy Postiaux e a nomenclatura utilizada pelo autor para classificá-las é: técnicas inspiratórias forçadas e de depuração das vias aéreas extratorácicas. Porém, para facilitar o entendimento iremos nos referir a elas somente como técnicas de vias aéreas superiores.

CLEARANCE DAS VIAS AÉREAS SUPERIORES: FUNGAR OU ASSOAR?

Analisando o ato de assoar do ponto de vista mecânico, essa manobra consiste em realizar uma expiração nasal forçada em um lenço, com o objetivo de desprender e expulsar as secreções nasais. Nesse caso, o lenço constitui um freio expiratório, impedindo a passagem do ar e aumentando a pressão nas tubas auditivas e nos seios sinusais, de modo a favorecer a penetração de ar e, consequentemente, de agentes patogênicos para o ouvido médio e *sinus*.

A nasoaspiração é um ato fisiológico e voluntário que visa direcionar o ar para a nasofaringe, sendo utilizada então para drenar as secreções nasais. Ela provoca efeitos inversos ao ato de assoar, e o efeito principal parece ser na nasofaringe, que é o local preferencial de acúmulo de secreções. Do ponto de vista mecânico e aerodinâmico, a nasoaspiração apresenta maiores vantagens do que assoar o nariz, principalmente nas crianças.

DESOBSTRUÇÃO RINOFARÍNGEA RETRÓGRADA (DRR)

Definição

A DRR é uma manobra inspiratória forçada destinada à desobstrução da rinofaringe acompanhada ou não da instilação local de uma substância terapêutica. Essa técnica é direcionada para lactentes, uma vez que crianças com mais de 2 anos podem realizar a nasoaspiração ativa.

Modalidades de aplicação

DRR

Aproveita-se o reflexo inspiratório que se segue à expiração lenta prolongada (ELPr) e à tosse provocada (TP). No final da expiração, a boca da criança é fechada com o dorso da mão, eleva-se a mandíbula obstruindo a cavidade oral, forçando a criança a uma inspiração forçada (nasoaspiração) (Figura 17.1). A manobra pode ser repetida por várias vezes, até que a patência das vias aéreas seja restabelecida.

DRR com instilação nasal (DRR + IN)

A instilação nasal pode ser de uma substância medicamentosa prescrita pelo médico (antibióticos, fluidificantes, anti-histamínicos, anticolinérgicos, mucolíticos e esteroides) ou solução fisiológica. A instilação de soro fisiológico complementa a higiene das vias aéreas superiores, melhorando assim a função nasal. Essa manobra é dividida em quatro fases:

1. Fase preparatória: preparação da substância em quantidade desejada em um conta-gotas ou em uma seringa e posicionamento para instilação (Figura 17.2).
2. Fase de instilação: na fase inspiratória, que se segue a uma manobra de ELPr ou a uma expiração prolongada induzida pelo choro, deve-se ocluir a cavidade oral e impor uma inspiração nasal repentina, e é nesse tempo inspiratório que se deve instilar o conteúdo do conta-gotas ou da seringa (Figura 17.3).
3. Fase de mobilização das secreções: após a instilação, a criança deve ser mantida em decúbito dorsal e ter a cavidade oral ocluída várias vezes para "agitar" as secreções que estejam retidas no *cavum* (Figura 17.4).
4. Fase de evacuação: após 3 ou 4 minutos as secreções podem ser eliminadas por meio de "tosse nasal", deglutição ou expulsão após tosse espontânea ou provocada (Figura 17.5).

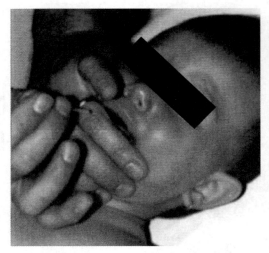

Figura 17.2 Fase preparatória da DRR com instilação. Cortesia de Guy Postiaux.

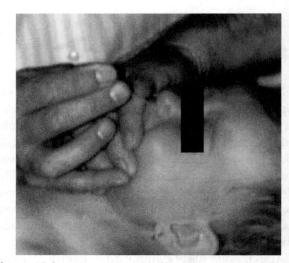

Figura 17.3 Fase de instilação na fase inspiratória. Cortesia de Guy Postiaux.

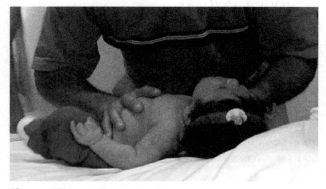

Figura 17.1 DRR no lactente.

Indicações

Esta técnica é indicada para lactentes com obstrução nasal e/ou brônquica, rinites, sinusites e faringites.

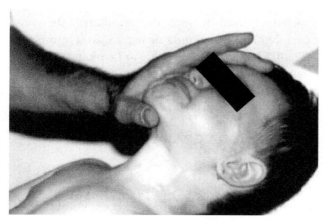

Figura 17.4 Fase de mobilização das secreções. Cortesia de Guy Postiaux.

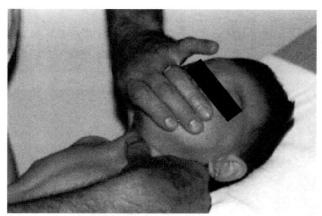

Figura 17.5 Fase de evacuação pela "tosse nasal". Cortesia de Guy Postiaux.

Contraindicações

A técnica é contraindicada na ausência de tosse reflexa e de estridor laríngeo.

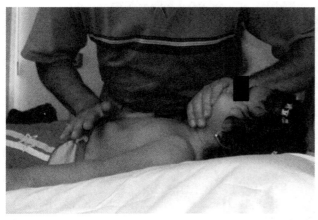

Figura 17.6 DRR em criança pequena (2 anos).

GLOSSOPULSÃO RETRÓGRADA (GPR)

A GPR é uma manobra de expectoração aplicada no lactente. Seu objetivo é conduzir o muco expulso pela tosse do fundo da cavidade oral até a comissura labial, onde pode ser coletado.

Aplicação da técnica

O fisioterapeuta deve segurar a cabeça do lactente com uma das mãos. Enquanto quatro dedos apoiam o crânio, o polegar apoia a mandíbula na região da base da língua, impossibilitando a deglutição. O estreitamento da luz da orofaringe na fase expiratória aumenta a velocidade do ar e impulsiona o muco até a comissura labial (Figura 17.7)

Indicação

A GPR está indicada quando há necessidade de examinar macroscopicamente a expectoração quanto a coloração, consistência, qualidade reológica e presença ou não de sangue.

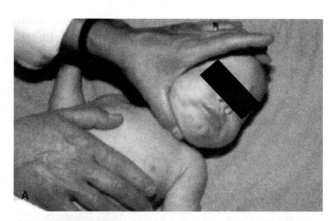

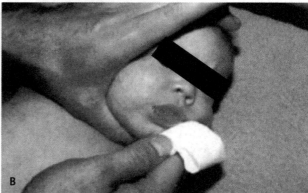

Figura 17.7 Glossopulsão retrógrada. Cortesia de Guy Postiaux.

DISPOSITIVOS AUXILIARES PARA A HIGIENIZAÇÃO DE VIAS AÉREAS SUPERIORES

A higienização das vias aéreas superiores no recém-nascido e no lactente de até 6 meses de vida é de extrema importância. Com o objetivo de auxiliar neste processo, foram desenvolvidos métodos e dispositivos auxiliares. Tais recursos serão explanados a seguir.

Toda higiene nasal pode ser iniciada com instilação de solução fisiológica seguida de suave massagem perinasal (Figura 17.8).

A instilação de solução fisiológica nas vias aéreas superiores apresenta diversos benefícios, como o aumento da aeração da mucosa nasal, redução da inflamação local e do acúmulo de secreções, evitando, dessa forma, o aumento da resistência de vias aéreas e um consequente aumento do trabalho ventilatório.

É importante lembrar que, nos recém-nascidos, o aumento do trabalho ventilatório pode facilmente induzir à fadiga e consequente parada respiratória. Daí a importância desta técnica.

A higienização em si pode ser realizada de duas maneiras: com pressão positiva e com pressão negativa. A higienização com pressão positiva é realizada, utilizando um fluxo de oxigênio 4 L/min em uma das narinas (no qual a secreção se desloca e se exterioriza pela narina oposta. Já a higienização com pressão negativa (vácuo) é realizada conectando a extensão/traqueia do vácuo a um conta-gotas ou simplesmente aspirando as secreções com um aspirador nasal (conhecido popularmente como "perinha") ou com sonda de aspiração (Figuras 17.9 e 17.10). A instilação de solução fisiológica simultaneamente na narina oposta durante a higienização favorece a limpeza da narina que está sendo aspirada (Figuras 17.11 a 17.13).

AVALIAÇÃO DA GRAVIDADE DE OBSTRUÇÃO

A dificuldade de se avaliar a gravidade de obstrução nos pacientes pediátricos culminou na criação de um índice para o acompanhamento terapêutico, baseado na disfunção (sinais e sintomas) (Tabela 17.1).

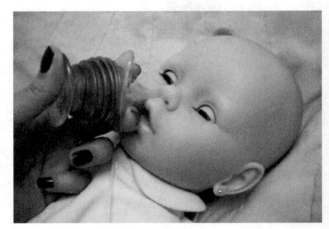

Figura 17.9 Aspirador nasal.

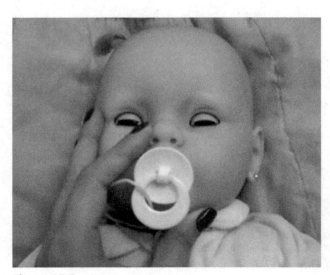

Figura 17.8 Massagem perinasal.

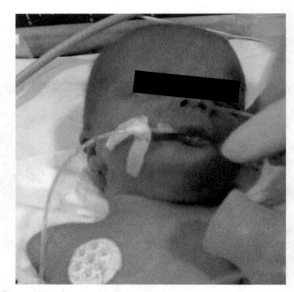

Figura 17.10 Aspiração com sonda.

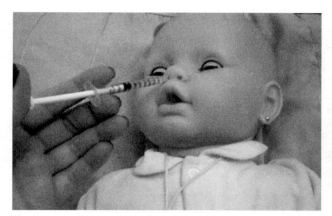

Figura 17.11 Instilação com seringa.

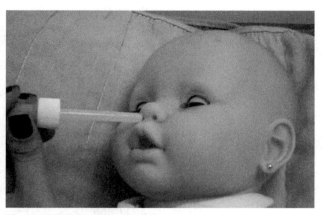

Figura 17.13 Instilação com conta-gotas.

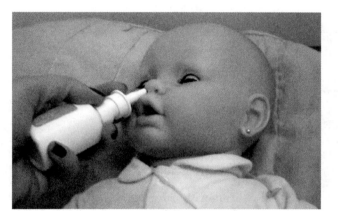

Figura 17.12 Instilação com *spray*.

São avaliados sete parâmetros anamnésicos, que podem ter pontuação de 1 a 3 e a soma desses pontos fornece o grau de gravidade obstrutiva, que pode ser normal (8 pontos), moderado (9 a 16 pontos) e grave (17 a 24 pontos).

Dessa forma, levando em consideração os aspectos fisiológicos e seguindo as indicações para a utilização apropriada das técnicas de higiene de vias aéreas superiores, podemos resumir as principais técnicas inspiratórias forçadas e de higiene de vias aéreas superiores de acordo com a idade do paciente no quadro apresentado na Figura 17.14.

Tabela 17.1 Parâmetros de avaliação para controle da fisioterapia respiratória na criança: cada sinal recebe de 1 a 3 pontos, conforme sua importância, e a soma fornece o índice de gravidade de obstrução (avaliação disfuncional)

Parâmetros anamnésicos	Escore		
	1 = normal	2 = moderado	3 = grave
Dispneia	Ausente	Tiragens e taquipneia > 50	Respiração paradoxal
Ruídos respiratórios	Normais aumentados	Diminuídos	Muito diminuídos + soprosa
Ruídos adventícios	Ausentes	Estertores e/ou sibilos	Estertores e/ou sibilos
Expectorações	0 a 1	2 a 8	Mais de 8
Tosse	Ausente ou rara	Produtiva	Seca, repetida, noturna
Nutrição	Apetite normal	Apetite diminuído ou recusa	Perda de peso ou presença de vômitos
Febre	Ausente	> 37,5°C	> 38,5°C
Rinorreia	Ausente	Aquosa	Purulenta
Total	8	9 a 16	17 a 24
Índice de gravidade	IN = normal	IM = moderado	IG = grave

Fonte: Postiaux G, et al.[8]

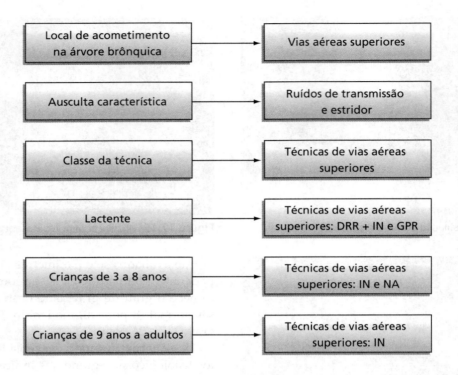

Figura 17.14 Resumo das técnicas inspiratórias forçadas e de depuração das vias aéreas superiores. DRR: desobstrução rinofaríngea retrógrada; GPR: glossopulsão retrógrada; IN: instilação nasal; NA: nasoaspiração.

BIBLIOGRAFIA RECOMENDADA

1. Costa D. Fisioterapia respiratória básica. São Paulo: Atheneu; 1999.
2. Feltrim MIZ, Parreira VF. Consenso de Lyon 1994-2000. Fisioterapia respiratória; 2001.
3. Hess DR. The evidence for secretion clearance techniques. Cardiopulm Phys Ther J. 2002;13:7-22.
4. Hess DR. The evidence for secretion clearance techniques. Respir Care. 2001;46:1276-93.
5. Lannefors L, Button B, McIlwaine M. Physiotherapy in infants and young children with cystic fibrosis: current practice and future developments. J R Soc Med. 2004;97(Suppl 44):8-25.
6. McCool FD, Rosen MJ. Nonpharmacologic airway clearance therapies: ACCP evidence-based clinical practice guidelines. Chest. 2006;129:250S-259S.
7. Nowobilski R, Włoch T, Płaszewski M, Szczeklik A. Efficacy of physical therapy methods in airway clearance in patients with chronic obstructive pulmonary disease. A critical review. Polskie Archiwum Medycyny Wewnetrznej. 2010;120(11):468-77.
8. Postiaux G, Bafico JF, Mansegu R, Lahaye JM. Paramètres anamnestiques et cliniques utiles au suivi et à l'achèvement de la toilette bronchopulmonaire du norrison et de l'enfant. Ann Kinésithér. 1991;18(3):117-24.
9. Postiaux G. Fisioterapia respiratória pediátrica. O tratamento guiado pela ausculta pulmonar. Porto Alegre: Artmed; 2004.
10. Postiaux G. Quelles sont les techniques de desencombrement bronchique et des voies aériennes supérieures adaptées chez le nourrisson? Arch Pédiatric. 2001;1:117-25.
11. Ranganathan SC, Goetz I, Hoo AF, Lum S, Castle R, Stocks J, London Collaborative Cystic Fibrosis Group. Assessment of tidal breathing parameters in infants with cystic fibrosis. Eur Respir J. 2003;22:761-6.
12. Van der Schans CP. Conventional chest physical therapy for obstructive lung disease. Respir Care. 2007;52:1198-206.

18

AUMENTO DO FLUXO EXPIRATÓRIO (AFE)

MARIA REGINA DE CARVALHO COPPO
MÔNICA CARVALHO SANCHEZ STOPIGLIA

INTRODUÇÃO

Atualmente definida como um aumento passivo, ativo-assistido ou ativo do fluxo aéreo expiratório, a técnica de aumento do fluxo expiratório foi descrita pelo fisioterapeuta francês Joël Barthe no final da década de 1960. O autor refere que, até essa época, as técnicas utilizadas para remoção de secreções brônquicas eram as baseadas em ondas de choque (tapotagem, percussão torácica, vibração) e posturas fundamentadas na ação da gravidade (drenagem postural). Porém, a resposta de seus pacientes com fibrose cística a esse tipo de tratamento não estava sendo satisfatória.

Foi pensando em otimizar a drenagem brônquica desses pacientes com hipersecreção pulmonar de característica tão peculiar que Barthe reuniu sua equipe e, com o apoio e estímulo do Prof. Hennequet, o então responsável pela pneumologia do Hospital Necker Enfants Malades, em Paris (França), realizou um experimento original para a época. Durante uma autópsia, os pulmões foram retirados, esvaziados de seu muco e depois colocados em uma caixa a vácuo, a fim de retomarem suas formas anatômicas iniciais. Injetou-se depois uma mistura plástica nessa peça, para que mantivesse sua forma mesmo sem estar sob vácuo. Um líquido espesso e viscoso (semelhante à secreção de pacientes com fibrose cística) foi derramado no interior da peça. Foram então realizadas as técnicas de tapotagem e drenagem postural. Os autores observaram que, com a aplicação dessas técnicas, a secreção pouco se movia. Em seguida, pressionaram a peça, como que para fazer sair a pasta de dente de

seu tubo e, dessa forma, puderam observar "a saída" das secreções. A partir desse experimento, foi descrita a técnica de esvaziamento passivo de secreções brônquicas por aumento do fluxo expiratório e apoio abdominal, então denominada "aceleração do fluxo expiratório". Mais tarde, na Conferência de Consenso de Técnicas Manuais de Fisioterapia Respiratória (Lyon, França), em 1994, teve seu nome alterado para "aumento do fluxo expiratório", em razão de suas características físicas.

Em várias publicações sucessivas, Barthe descreveu a AFE, diferenciando-a em passiva e ativa (voluntária). Posteriormente, essa técnica foi sendo aprimorada, adequando-se às faixas etárias, condições clínicas e necessidades individuais dos pacientes. Por ocasião da VII Journées de l'Institut National de la Kinésithérapie em 1975, Barthe et al. discutiram sobre a AFE rápida, a AFE lenta e a possibilidade de autodrenagem.

Em 1989, Wils & Lepresle desenvolveram uma definição da técnica, visando estabelecer suas relações com a fisiopatologia e mostrar suas aplicações práticas:

> A aceleração do fluxo expiratório é uma expiração ativa ou passiva, realizada a mais ou menos alto volume pulmonar, cuja velocidade, força e comprimento podem variar para encontrar o fluxo ideal necessário à desobstrução das vias aéreas.

Essa definição retoma e afirma as noções já descritas de expirações rápidas e lentas, pela ideia de variação e da possível modulação da expiração. Além disso, desenvolve o conceito da existência de um fluxo ideal para a remoção de secreções pulmonares.

Mais tarde, Barthe definiu os princípios das técnicas de aumento do fluxo expiratório rápido (AFER) e de aumento do fluxo expiratório lento (AFEL), da seguinte forma:

- AFER: tem por objetivo promover a progressão das secreções dos brônquios de médio para os de grande calibre por meio do aumento do fluxo aéreo expiratório nos primeiros troncos brônquicos e traqueia, grande velocidade. A técnica assemelha-se a um exercício de expiração forçada não prolongada, próximo ao pico de fluxo, e se aproxima da tosse sem o fechamento da glote. É indicada quando a ausculta pulmonar evidencia secreções nas vias aéreas centrais.
- AFEL: tem por objetivo mobilizar as secreções dos pequenos brônquios até as vias aéreas proximais por meio de uma expiração lenta e prolongada, gerando baixo fluxo e baixo volume pulmonar, o que permite a eliminação de secreções mais distais. Nessa técnica, realiza-se uma expiração longa e não forçada, com fluxo lento e prolongado, de forma a conservar a abertura dos brônquios de pequeno calibre e inibir o fechamento precoce dos pontos de igual pressão.

A AFE tem seus princípios baseados na dinâmica das vias aéreas, na dinâmica dos fluidos e na reologia das secreções. Essa técnica utiliza a interface ar/muco para mobilizar as secreções na árvore brônquica. Clinicamente, essa mobilização pode ser percebida por um ruído significativo ao ouvido ou por vibrações sob a mão.

DINÂMICA DAS VIAS AÉREAS

As vias aéreas variam de calibre na inspiração e na expiração e esse efeito é mais acentuado quando se realiza uma inspiração ou uma expiração máxima. Essas mudanças são causadas pelos movimentos cardíacos e respiratórios. Quando se compara o deslocamento dos grandes troncos brônquicos com o dos lobos inferiores, observa-se que estes últimos são submetidos a maiores deslocamentos, por conta do movimento das cúpulas diafragmáticas. Estudos já demonstraram o aumento do calibre brônquico durante a inspiração, de modo ainda mais pronunciado na criança que no adulto. Em adultos, o

diâmetro do brônquio fonte direito varia de 14 a 16 mm; do lobo superior, de 8 a 15 mm; de um brônquio segmentar, de 3 a 5 mm. Além disso, pequenos brônquios periféricos podem ter seu diâmetro quadruplicado, passando de uma expiração forçada a uma inspiração forçada. Essa variação de calibre age sobre o volume de gás, constituindo um fator importante no mecanismo da tosse, impulsionando o ar corrente contra o exterior e expulsando as secreções de pequenos para os grandes brônquios. Ao mesmo tempo, age sobre a dinâmica de fluidos.

O deslocamento das secreções depende de vários parâmetros: a quantidade de muco, suas propriedades reológicas, sua composição, a velocidade e o comportamento do fluxo gasoso e o diâmetro dos condutos aéreos. Já os deslocamentos causados pelo movimento ciliar resultam unicamente de movimentos respiratórios e de modificações de calibre dos brônquios.

DINÂMICA DOS FLUIDOS NO INTERIOR DAS VIAS AÉREAS

A dinâmica dos fluidos se modifica pela duração da expiração e age tanto sobre os grandes como sobre os pequenos brônquios, pelas forças de atrito que gera sobre as paredes. Simultaneamente, modifica as propriedades reológicas das secreções.

Para compreender a mecânica ventilatória aplicada à fisioterapia, é necessário conceber o aparelho respiratório como uma bomba de ar cujo funcionamento repousa sobre relações simples de pressões e volumes: as forças elásticas dos tecidos pulmonares, as resistências ao escoamento das secreções nas vias aéreas transversas (ao conduto principal), as resistências de atrito e de deformações internas do pulmão, e as resistências de inércia que as massas de ar e os tecidos opõem a cada mudança de movimento.

Durante um ciclo respiratório, a pressão no espaço pleural varia constantemente, de modo que se fala de pressão pleural dinâmica. A pressão alveolar é a pressão que se estabelece no pulmão como consequência de resistências à saída de ar; a pressão necessária para ultrapassar a resistência a essa saída é determinada pela lei do escoamento laminar de Poiseuille (1846), que diz que a resistência ao fluxo é diretamente proporcional à viscosidade e ao comprimento do tubo, e inversamente proporcional à quarta potência de seu raio. Durante a pausa inspiratória ou expiratória, as resistências dinâmicas tornam-se nulas e somente a resistência elástica age sobre o sistema.

Se a velocidade de escoamento ultrapassa um determinado valor, de acordo com a natureza do gás e o comprimento do tubo, o escoamento deixa de ser laminar e passa a ser turbulento; o atrito depende, então, da velocidade de escoamento. A distinção entre o fluxo laminar e o turbulento é realizada com a ajuda do número de Reynolds (Re), que equaciona a densidade do fluido, o diâmetro do tubo, a velocidade de escoamento e o coeficiente de viscosidade do fluido. É um número adimensional, pois as unidades de medida se anulam. Para valores de Re abaixo de 2.000, o fluxo é considerado laminar. Esse tipo de fluxo é suficiente para descolar muco nas pequenas vias aéreas. Acima de 2.000 ou 2.500, a corrente laminar se rompe e o fluxo torna-se turbulento. O sistema respiratório humano atinge facilmente valores de Re maiores que 2.000, necessários para descolar camadas finas de muco. Porém, a energia requerida para manter uma corrente turbulenta é maior que a energia necessária para manter uma corrente laminar.

A passagem de um fluxo laminar para um fluxo turbulento determina uma zona aleatória na qual as forças de atrito agem sobre a reologia do muco (cisalhamento e viscosidade) e ao mesmo tempo permitem sua progressão na árvore respiratória. Na prática, esse limiar é percebido por meio da escuta das secreções na boca ou no tubo endotraqueal e/ou da vibração das secreções sob as mãos do terapeuta durante a manobra.

REOLOGIA DAS SECREÇÕES E FLUXO AÉREO

As secreções são mobilizadas pela dinâmica dos gases e pelas variações de calibre dos brônquios, modificando assim suas propriedades reológicas. As forças geradas agem sobre as propriedades adesivas das secreções e sobre a fluidificação e quebra do muco brônquico; as ditas propriedades tixotrópicas. Tixotropismo é a propriedade que o muco tem de se fluidificar e depois voltar ao seu estado anterior.

A interação entre o fluxo aéreo e o muco presente nas vias aéreas pode ser influenciada por diversos fatores. Divisões, estreitamentos e dilatações apresentadas pelas vias aéreas podem ocasionar mudança no sentido do fluxo aéreo e alterar o valor da sua taxa; já no muco, são observadas variações da viscosidade e da quantidade. Essa interação pode ser encontrada nas vias aéreas em duas situações: fluxo aéreo com muco obstruindo as vias aéreas (como uma rolha mucosa) e fluxo aéreo através de vias aéreas, com as paredes forradas por muco.

De acordo com o tipo de fluxo que passa por uma região da via aérea preenchida parcial ou totalmente por secreções, podem-se diferenciar vários padrões de interação ar/muco (Figura 18.1):

- Fluxo baixo: o ar pode atravessar a rolha de muco, formando pequenas bolhas de ar.
- Fluxo lento: formam-se grandes bolhas de ar, movimentando-se no interior do muco com velocidade média de 60 a 100 cm/s.
- Fluxo estratificado: com o progressivo aumento do fluxo aéreo, uma camada de ar aparece sobre a camada de muco.
- Fluxo aéreo com ondas: o fluxo de ar promove movimentações ondulares no muco.
- Fluxo circular: o fluxo de ar, com uma velocidade que varia de 200 a 2.500 cm/s, atravessa o muco, fazendo um canal.
- Fluxo aéreo com muco pulverizado: permite descolar o muco da parede das vias aéreas. Esse tipo de fluxo é considerado o mais eficaz na limpeza das vias aéreas proximais.

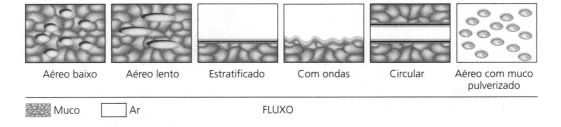

Figura 18.1 Tipos de interação entre fluxo aéreo e muco nas vias aéreas. Adaptada de Godoy, 2006. Criação e desenho: Maria do Rosário G. Rodrigues Zullo – designer/ASTEC – Unicamp.

A ideia central da AFE é a modulação da expiração em função da localização das secreções nas vias aéreas inferiores. A técnica pode ser variável em velocidade, fluxo e volume de ar mobilizado; modulável em função do grau e do local da obstrução, da doença, da quantidade e da qualidade das secreções; e adaptável segundo a idade, o grau de compreensão e de atenção do paciente. Sempre com o objetivo de mobilizar, carrear e eliminar as secreções traqueobrônquicas, com ou sem a ajuda de um fisioterapeuta.

Na criança pequena, que possui condutos brônquicos mais estreitos, os brônquios são mais facilmente compressíveis e as turbulências são geradas mesmo a fluxos mais baixos. A AFE deve levar em conta esses fatos. Se, por um lado, as turbulências permitem descolar melhor as secreções, por outro, um esforço expiratório muito significativo pode provocar um colapso brônquico e limitar o fluxo. A utilização de uma expiração lenta pode minimizar esse efeito, proporcionando um melhor fluxo expiratório distal, capaz de mobilizar as secreções nessa região.

AFE NO PACIENTE NÃO COOPERANTE – AFE PASSIVA

A seguir, será descrita a técnica de referência e suas variações. Ela é indicada para lactentes, crianças pequenas, ou quando não se consegue cooperação por parte do paciente.

O paciente deve ser posicionado em decúbito dorsal ou preferencialmente elevado a 30° (postura de segurança). O fisioterapeuta posiciona-se em pé, lateralmente ao paciente, com os cotovelos semifletidos, transmitindo a AFE utilizando as duas mãos, sem utilizar o peso de seu corpo.

Técnica de referência

A mão torácica é colocada entre a fúrcula esternal e a linha intermamária, envolvendo anterior e lateralmente o tórax da criança (Figura 18.2). O apoio se faz, sobretudo, com a borda cubital da mão, mas a superfície de contato varia de acordo com o tamanho da mão do terapeuta e do tórax do paciente. A mão abdominal sustenta o abdome, posicionando-se sobre o umbigo e as últimas costelas. O polegar e o indicador devem estar em contato com as costelas inferiores, para se perceber melhor a medida do ritmo respiratório e sentir a criança respirar sob suas mãos (Figura 18.3).

A mão torácica movimenta-se obliquamente, de cima para baixo e de frente para trás, simultaneamente, acompanhando o movimento expiratório. A mão abdominal movimenta-se obliquamente, de baixo para cima e de frente para trás. O ponto de encontro é vertebral (T12, L1) (Figura 18.4).

As duas mãos se movimentam de maneira sincronizada e ativa, permitindo maior redução dos diâmetros torácicos e uma desinsuflação pulmonar mais intensa. A manobra tem início no final do platô inspiratório e deve ser realizada até o final da expiração, seguindo até os limites da resistência pulmonar e da caixa torácica da criança. A compressão dinâmica das vias aéreas resultante aumenta o fluxo aéreo expiratório. Essa variação é mais indicada para pacientes maiores de 2 anos, quando a maleabilidade e a conformação torácicas

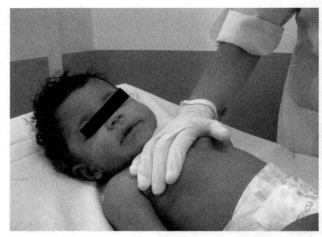

Figura 18.2 Técnica de referência – posição da mão torácica.

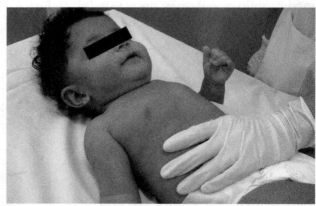

Figura 18.3 Técnica de referência – posição da mão abdominal.

já sofreram as alterações fisiológicas próprias da idade (Figuras 18.5 e 18.6).

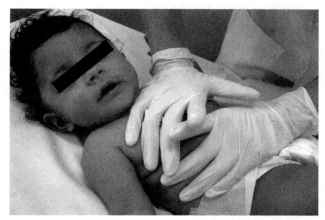

Figura 18.4 Técnica de referência – ponto de encontro das mãos torácica e abdominal.

Em lactentes, em razão da alta complacência da caixa torácica e do maior número de episódios de refluxogastroesofágico, modifica-se a técnica da seguinte forma: a mão torácica continua ativa e a abdominal torna-se passiva, funcionando como uma cinta abdominal, em contra-apoio (Figuras 18.7 e 18.8).

Variações a partir da técnica de referência

De acordo com o quadro clínico, com a localização das secreções e com as limitações às vezes impostas pelas condições dos pacientes, Vinçon (1989) descreveu outras sete maneiras de se realizar a AFE passiva. Todas são baseadas na técnica de referência, portanto, respeitam a posição do terapeuta, o decúbito do paciente e os princípios da técnica.

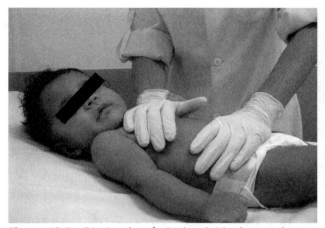

Figura 18.5 Técnica de referência – início da manobra.

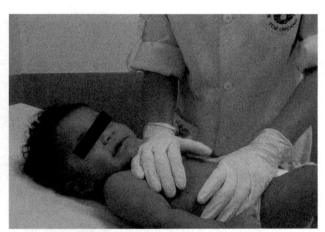

Figura 18.7 Adaptação da mão abdominal, como cinta abdominal – início da manobra.

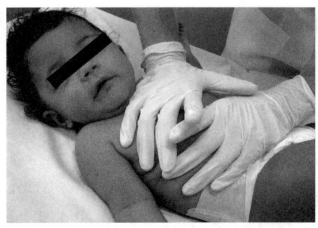

Figura 18.6 Técnica de referência – final da manobra.

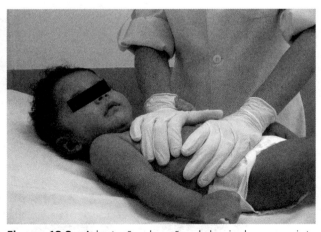

Figura 18.8 Adaptação da mão abdominal, como cinta abdominal – final da manobra.

a. AFE reflexa: refere-se ao movimento rápido das mãos que mobiliza pequenos volumes, a grande velocidade (Figura 18.9). É a mais próxima da tosse. Pode ser realizada nas diversas fases da expiração, e na fase inicial, a pressão de expulsão é maior, decrescendo com a diminuição do volume pulmonar. Essas tosses de baixa pressão são interessantes, pois podem deslocar o fechamento dos pontos de igual pressão mais distalmente em relação à boca.
b. AFE fracionada: após o início da manobra, realiza-se uma sucessão de AFE reflexas, sequenciais, até o final da expiração (Figura 18.10). Essa variação permite vencer uma forte resistência brônquica e assegurar um melhor esvaziamento gasoso. Favorece a quebra mecânica de grandes pontos mucosos, mesmo quando a secreção está mais espessa.
c. AFE em dois tempos: para essa variação, a manobra inicia-se pela mão abdominal, que primeiro realiza uma pressão sobre o abdome, comprimindo as vísceras contra o diafragma, permitindo uma desinsuflação pulmonar inicial (Figura 18.11). A seguir realiza-se a manobra com a mão torácica (Figuras 18.12 e 18.13). A mão abdominal funciona como uma cinta abdominal, mantendo a pressão durante a manobra torácica, a tosse provocada e o ciclo inspiratório seguinte. Essa técnica pode ser utilizada em casos de hipoventilação mecânica (p. ex., fadiga, paralisia, hipotonias).
d. AFE unilateral: essa variação refere-se à abordagem de apenas um dos hemitórax; as mãos devem envolver um hemigradil costal (Figuras 18.14 e 18.15). Essa manobra é utilizada quando o outro hemitórax não pode ser abordado (malfor-

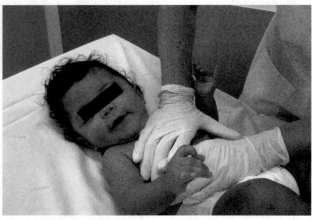

Figura 18.9 AFE reflexa.

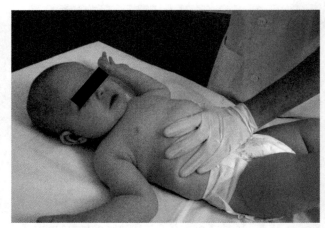

Figura 18.11 AFE em dois tempos – mão abdominal.

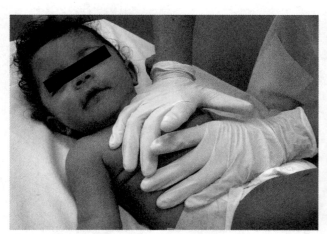

Figura 18.10 AFE fracionada.

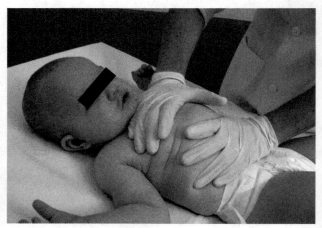

Figura 18.12 AFE em dois tempos – início da manobra.

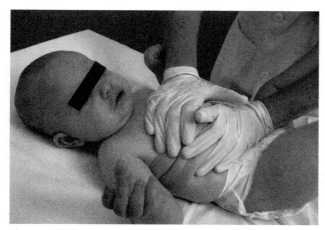

Figura 18.13 AFE em dois tempos – final da manobra.

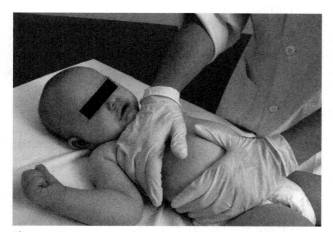

Figura 18.14 AFE unilateral – início da manobra.

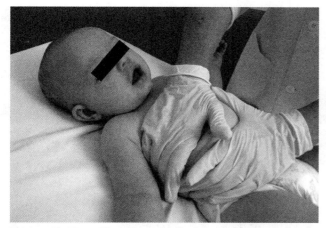

Figura 18.15 AFE unilateral – final da manobra.

mações brônquicas, drenos, cateteres, cirurgias recentes) ou visando a maior seletividade sobre um acometimento localizado.

e. AFE sobre a tosse: consiste em um bloqueio abdominal e torácico com leve pressão, realizado durante a tosse (Figura 18.16). É indicada preferencialmente em casos de hipotonia ou quando a tosse é ineficaz. É importante saber que, com essa manobra, o aumento da pressão venosa é intenso (por diminuição do retorno venoso), repercutindo sobre a pressão intracraniana e o fluxo sanguíneo cerebral. Por esse motivo, deve ser contraindicada em pacientes nos quais os efeitos acima descritos podem ser deletérios.

f. AFE torácica unicamente ou "técnica da ponte": para essa variação, a mão abdominal posiciona-se "em ponte" sobre o abdome. Os pilares são formados pelo polegar e o indicador posicionados na região das últimas costelas, o que permite reduzir a angulação costodiafragmática, melhora a zona de aposição e a força de contração do diafragma (Figuras 18.17 e 18.18). A mão torácica realiza a manobra como na técnica de referência (Figura 18.19). É indicada especialmente para recém-nascidos prematuros, que estão mais suscetíveis a alterações do fluxo sanguíneo cerebral, sobretudo nos primeiros dias de vida. Tais alterações podem levar a lesões cerebrais causadas por hemorragia periventricular-intraventricular e leucomalácia periventricular. Tem por objetivo a preservação do abdome, criando um limite mecânico para a mão torácica (Figura 18.20). A ausência do contra-apoio no abdome permite que o aumento de pressão gerado sobre o tórax se dissipe por via abdominal, mais complacente, evitando as variações do fluxo sanguíneo cerebral.

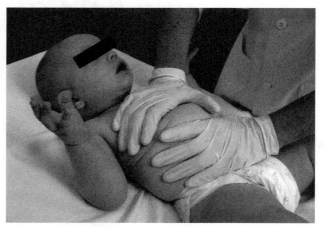

Figura 18.16 AFE sobre a tosse.

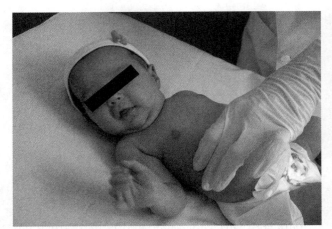

Figura 18.17 AFE ponte – posição da mão abdominal.

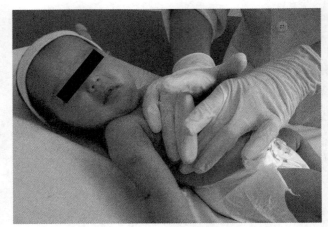

Figura 18.20 AFE ponte – final da manobra.

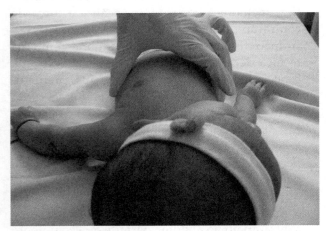

Figura 18.18 AFE ponte – posição da mão abdominal.

g. AFE transtorácica: realiza-se o movimento com um apoio torácico anterior e uma mão dorsal. A mão anterior deve ser posicionada transversalmente na região anterior do tórax, de forma a conseguir diminuir o diâmetro torácico e evitar o apoio abdominal, simultaneamente (Figura 18.21). A mão dorsal posiciona-se transversalmente na região posterior do tórax (elevando e sustentando suavemente o bebê), funcionando como um contra-apoio para a mão anterior (Figura 18.22). A mão anterior, a partir do platô inspiratório, age de forma ativa, diminuindo os diâmetros torácicos, enquanto a posterior permanece passiva (Figura 18.23).

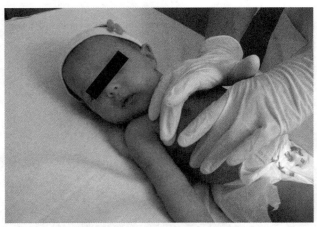

Figura 18.19 AFE ponte – início da manobra.

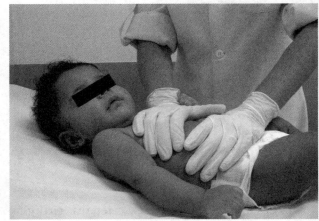

Figura 18.21 AFE transtorácica – posicionamento da mão anterior.

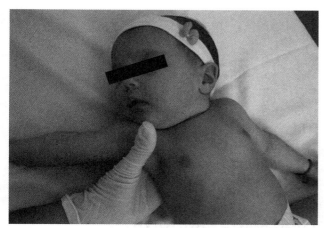

Figura 18.22 AFE transtorácica – posicionamento da mão dorsal.

Independentemente da técnica escolhida, a pressão da manobra deve ser sempre suave, simétrica e a mão nunca deve deslizar sobre a pele, perdendo o contato com o tórax. A amplitude de movimentos é um fator importante na criança, pois a caixa torácica é complacente e a elasticidade costal particularmente elevada, tornando seu tórax muito maleável.

A pressão/mobilização torácica deve seguir rigorosamente as curvaturas costais, não ultrapassando a fisiologia articular nem os limites de elasticidade costal. Quando associada à mobilização abdominal, promove a eliminação de maior volume de ar, por redução de todos os diâmetros torácicos, propiciando melhor carreamento e eliminação das secreções traqueobrônquicas.

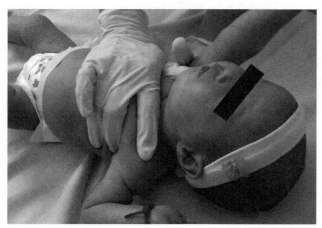

Figura 18.23 AFE transtorácica – realização da manobra.

Para que a técnica seja mais efetiva, pode-se promover inicialmente uma expiração prolongada passiva, que provoque uma inspiração próxima ao volume de reserva inspiratório. A manobra deve começar no platô inspiratório do paciente. Se iniciada muito cedo, provoca um bloqueio reflexo torácico de defesa. Se, por outro lado, seu início for mais tardio, o volume pulmonar será menor, mobilizando pouca secreção e tornando-se ineficaz.

Vinçon e Fausser (1989) sugerem que devem ser realizadas cinco a dez manobras sucessivas, com um tempo de repouso que permita outros procedimentos (p. ex., tosse provocada, aspiração). Nossa prática revela que as manobras devem ser repetidas até que se perceba a vibração das secreções sob a mão torácica e/ou se escutem as secreções na boca ou no tubo endotraqueal. Só então, se necessário, deve ser estimulada a tosse ou realizada a aspiração. Dessa forma, maior quantidade de secreção pode ser carreada para as vias aéreas centrais, tornando a tosse e/ou a aspiração mais eficazes.

Em recém-nascidos ou crianças taquipneicas, a manobra pode ser feita a cada dois ou três ciclos respiratórios. A AFE também pode ser associada à vibração ao final da expiração, tosse provocada, tosse dirigida e/ou técnica de desobstrução rinofaríngea retrógrada (DRR).

AFE NO PACIENTE COOPERANTE – AFE ATIVO-ASSISTIDA

Em pacientes com mais de 3 anos de idade, cooperantes e com bom nível de compreensão, a AFE pode ser realizada de maneira ativo-assistida nas posições sentada, semissentada ou deitada.

Ensina-se o paciente a expirar com a glote aberta, imitando o som de um "a" expirado. Em crianças pequenas, exemplos como "aquecer os dedos com o ar que sai da boca", "embaçar o espelho fazendo fumacinha com a boca" ou "fazer bafinho" ajudam a entender mais facilmente como a expiração deve ser realizada (Figura 18.24).

Na posição sentada, o terapeuta deve se posicionar atrás do paciente, envolvendo seu tórax com os braços, de forma que os cotovelos apoiem as costelas lateralmente e as mãos sejam posicionadas sobre o esterno (Figura 18.25). Um travesseiro firme ou um lençol dobrado deve servir de anteparo entre o tórax do terapeuta e o dorso do paciente. O fisioterapeuta acompanha a expiração,

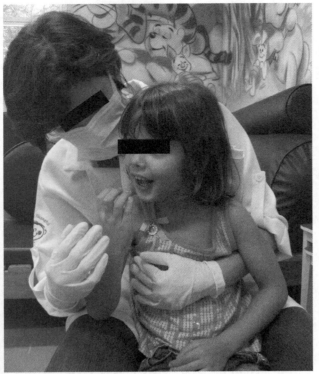

Figura 18.24 AFE ativo-assistida – ensinando a realizar a expiração com a glote aberta (aquecer os dedos com o ar que sai da boca).

a partir do platô inspiratório, no mesmo sentido da expiração fisiológica, diminuindo todos os diâmetros torácicos e aumentando o fluxo de ar (Figura 18.26). Manobras de AFER ou AFEL devem ser moduladas durante a terapia, de acordo com a localização das secreções, percebidas por meio da ausculta pulmonar, palpação das vibrações no tórax e/ou escuta dos sons na boca. Para secreções proximais, utiliza-se a AFER, para médias ou distais, dá-se preferência à AFEL.

AFE NO PACIENTE COMPLETAMENTE COOPERANTE – AFE ATIVA

O paciente estará apto a realizar a técnica na sua forma ativa quando for capaz de expirar com a glote aberta, variando fluxos e volumes pulmonares de acordo com a percepção da localização das secreções, contraindo os músculos abdominais de forma eficaz e projetando sua expiração até provocar a tosse. Essa modalidade pode ser realizada na posição sentada, com as costas eretas ou semissentada (Figura 18.27).

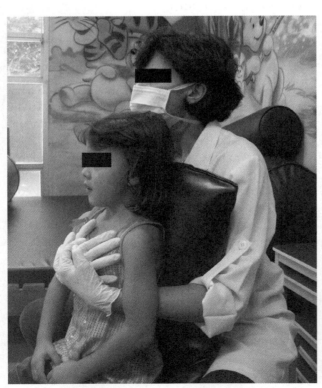

Figura 18.25 AFE ativo-assistida – posição das mãos.

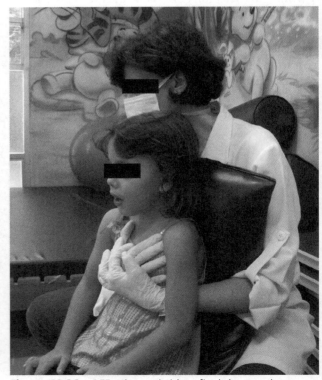

Figura 18.26 AFE ativo-assistida – final da manobra.

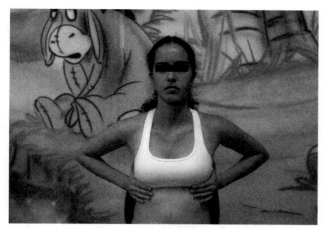

Figura 18.27 AFE ativa das mãos.

AFE rápida e ativa

Consiste em expirações ativas voluntárias executadas rapidamente, com movimentos sincronizados de tórax e abdome. O paciente realiza uma inspiração de grande amplitude seguida de expirações rápidas contraindo o abdome e abaixando as costelas (reduzindo todos os diâmetros torácicos), expirando com a glote aberta e a boca entreaberta. Com a progressão das secreções, o som da expirações torna-se cada vez mais ruidoso (Figura 18.28).

Essas expirações devem ser executadas abaixo do volume e do fluxo expiratório forçados, não tão fortes ou tão longas quanto um *huff*, sem retomada inspiratória máxima e sem mobilização de toda a capacidade vital. Não se trata de força, mas de aumento do fluxo aéreo, ou do volume de ar expirado.

Essa técnica é eficaz para secreções que se encontram em traqueia e brônquios proximais, nos quais o fluxo expiratório elevado provoca um turbilhonamento do ar.

AFE lenta e ativa

Utilizando fluxos mais baixos do que os usados na técnica descrita anteriormente, os pulmões podem ser esvaziados por maior tempo e mais completamente, expulsando seu volume de reserva expiratório. A técnica deve ser iniciada com uma inspiração nasal lenta, diafragmática, não máxima, sem trabalhar intensamente a musculatura inspiratória acessória. A expiração é realizada de forma ativa, com a glote aberta, progressiva e mais lenta do que uma expiração normal (para limitar ao máximo o colapso brônquico). Ao mesmo tempo, o paciente exerce pressão sobre o tórax, no sentido da expiração fisiológica (Figura 18.29). É necessária concentração para que se mantenha controle do fluxo expiratório e prolongamento do tempo expiratório, coordenação toracoabdominal e domínio da estática dorsoescapular. Para isso, é importante que ele seja treinado por um fisioterapeuta.

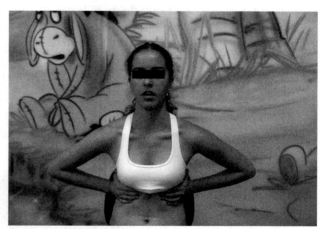

Figura 18.29 AFE lenta ativa.

EFEITOS

Os efeitos da AFE são imediatos e o número de sessões necessárias para o tratamento completo varia de acordo com o tipo de afecção, podendo prosseguir indefinidamente nas doenças crônicas. Vinçon descreveu alguns efeitos específicos, localizados, durante a aplicação da técnica:

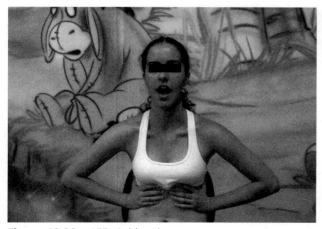

Figura 18.28 AFE rápida ativa.

- Pele: nos pontos de apoio das mãos do fisioterapeuta, pode aparecer uma hiperemia local, reversível rapidamente, sem grande importância. Deve-se tomar especial cuidado no tratamento de crianças com trombopenia.
- Caixa torácica: a aplicação repetida da técnica provoca um efeito de "amolecimento" da caixa torácica com consequente melhora da mecânica respiratória.
- Músculos: a AFE pode funcionar como uma compensação, quando não se pode contar com um sistema muscular íntegro (paralisias, paresias, intervenções cirúrgicas), pois a expiração máxima induz a uma inspiração seguinte de melhor qualidade.
- Abdome: o aumento da pressão intra-abdominal provoca aceleração do trânsito intestinal e também aumento da pressão sobre a bexiga. Por essas razões, em alguns casos, a contrapressão abdominal pode ser contraindicada.
- Estômago e esôfago: em crianças que não têm hipótese ou diagnóstico confirmado de RGE, as manobras, feitas da maneira habitual, não interferem no número de episódios. Nas crianças com diagnóstico de RGE confirmado, deve-se utilizar a posição elevada a 30°, e somente realizar as manobras após o intervalo de duas horas da última refeição.
- Sistema cardiovascular: quando se realiza a AFE de referência existe aumento da pressão venosa central (PVC), porém de forma menos intensa do que o choro ou a tosse espontânea.
- Pressão intracraniana (PIC): a AFE provoca menor variação do que a tosse ou a aspiração endotraqueal. Porém, a tosse com bloqueio de cúpulas faz a PIC subir de maneira intensa.

INDICAÇÕES

A AFE está indicada para todas as situações de obstrução brônquica proximal ou distal causadas por estase de secreções consequentes de afecções hereditárias, congênitas e adquiridas (agudas ou crônicas). Os indicadores são os ruídos respiratórios, a qualidade das secreções, as vibrações e suas localizações e as sensações do paciente. A escolha do tipo de manobra (AFEL ou AFER) dependerá da análise dos ruídos respiratórios pela ausculta pulmonar. Caso predominem ruídos cujas características indiquem a origem em vias aéreas de maior calibre, indica-se a AFER. Nas situações em que os ruídos sugiram origem em vias aéreas de médios e pequenos calibres, indica-se a AFEL.

CONTRAINDICAÇÕES E LIMITES

Traqueomalácia, discinesia traqueobrônquica, desconforto respiratório agudo, insuficiência respiratória grave, coqueluche (tosses asfixiantes e bradicardia), cardiopatias congênitas graves e osteogênese imperfeita constituem limites para a aplicação da técnica de AFE.

Na AFER, por conta da alta velocidade do fluxo expiratório, pode haver colapso das vias aéreas em certas enfermidades, como displasia broncopulmonar, asma e enfisema, contraindicando sua aplicação.

Episódios de queda da saturação periférica de oxigênio durante e após as sessões podem ocorrer provavelmente por fadiga muscular respiratória, hipóxia e/ou aumento do trabalho respiratório, pela carga mecânica ou pelo consumo de oxigênio (O_2). Nesses casos, sugere-se fornecer ou aumentar o aporte de O_2.

As condições de realização da AFE dependem do reconhecimento de sinais clínicos e funcionais ligados à fisiologia, à fisiopatologia e à doença apresentada pelo paciente. Estudos clínicos que avaliaram diversas alterações fisiológicas relacionadas à AFE mostraram aumentos significativos em saturação periférica de oxigênio, volume corrente inspirado, volume corrente expirado e resistência pulmonar após a aplicação da técnica.

A utilização e a repercussão da técnica, a escolha do número de manobras, da duração e da frequência, e dos períodos de recuperação, devem ser avaliados considerando-se o contexto fisiopatológico e clínico do paciente.

Um controle da ausculta pulmonar é sempre necessário para apurar a eficácia da terapia. Frequentemente observa-se expectoração posterior à sessão, testemunhando a lentidão e a distância a ser percorrida pelas secreções periféricas até chegar à orofaringe. Segundo a literatura, esse tempo é estimado em uma a duas horas após a realização de técnicas com fluxo lento. O seguimento das terapias se faz a partir de observações qualitativas, quantitativas e colorimétricas das secreções; das variações da frequência respiratória; da diminuição da dispneia e às vezes da cianose nos casos mais graves; e também de acordo com a radiografia e a ausculta pulmonar.

CONSIDERAÇÕES FINAIS

A deformação mecânica dos pulmões gerada a cada manobra de AFE produz um aumento de pressão dentro dos alvéolos, provocando uma alteração do fluxo aéreo. Esse fluxo deve ser hábil para mobilizar as secreções mucosas e participar do *clearance* das vias aéreas. Na prática, como o som do fluxo aéreo produzido nas vias aéreas está relacionado a natureza e localização das secreções, o fisioterapeuta pode basear sua conduta em sua própria percepção, adaptando e controlando a magnitude e frequência da manobra de acordo com o som e a sensação de toque, para variar o aumento do fluxo produzido, prevenindo o colapso de brônquios e bronquíolos. O maior indicador de sucesso é o carreamento das secreções para a traqueia para posterior expectoração ou aspiração do tubo endotraqueal (no caso de pacientes sob ventilação mecânica).

A AFE é uma técnica que pode ser utilizada em pacientes com quadro de secreção pulmonar de diversas etiologias. Suas variações permitem ampla aplicação, podendo ser adaptada às diferentes condições clínicas, em todas as faixas etárias. Nos pacientes com doenças crônicas, o fisioterapeuta deve, a longo prazo, visar a autonomia. Portanto, a AFE deve ser progressivamente ensinada, até que a realização da técnica de forma ativa seja possível.

BIBLIOGRAFIA RECOMENDADA

1. Barthe J, Trucas MF, Delaunay JP, Delamarche P. Techniques de kinésithérapie dans les maladies sécrétantes. Kinésithér Sci. 1972;1979.

2. Barthe J. Justifications cliniques, paracliniques et expérimentales du bien-fondé de l'accélération du flux expiratoire. Résultats Cah Kinésithér. 1998;192(4):23-34.

3. Barthe J. Justificativas clínicas, paraclínicas e experimentais dos fundamentos da aceleração do fluxo expiratório. In: Ferreira ACP, Troster EJ. Atualização em terapia intensiva pediátrica. State of Art II. Interlivros; 1996.

4. Barthe J. Kinésithérapie de la mucoviscidose. Kinésithér Sci. 1976;142.

5. Barthe J, Binoche C, Brossard V. Pneumokinésithérapie. Paris: Doin Editeurs; 1990.

6. Barthe J, Bisserier A, Delaunay JP, Deverre P, Haenig A-S, Laurat T, et al. Actualités sur la kinésitherapie respiratoire chez l'enfant. Journal de Pediatrie et Puericulture. 2003;16:21-31.

7. Bernard-Narbonne F, Daoud P, Castaing H, Rousset A. Efficacité de la kinésithérapie respiratoire chez des enfants intubés ventilés atteints de bronchiolite aiguë. Archives de Pédiatrie. 2003;10:1043-7.

8. Conférence de Consensus sur la Kinésithérapie Respiratoire. Lyon, 2 et 3 décembre, 1994. Paris: Kinésithérapie Scientifique. 1995;344:45-54.

9. Delaunay J-P. Conférence de consensus en kinésithérapie respiratoire. Place respective des différentes techniques non instrumentales de désencombrement bronchique. Paris: Cah Kinésithér. 1998;192(4):14-22.

10. Demont B, Vinçon C, Bailleux S, Cambas C-H, Dehan M, Lacaze-Masmonteil T. Chest physiotherapy using the expiratory flow increase procedure in ventilated newborns: a pilot study. Physiotherapy. 2007;(93):12-6.

11. Demont B, Vinçon C, Cambas CH, Bailleux S. Effects de la technique d'augmentation du flux expiratoire sur la resistance du systeme respiratoire et la SaO_2, du premature a l'enfant a terme. Kinéréa. 1996;1:8-10.

12. Feltrim MI, Parreira V. Fisioterapia respiratória. Consenso de Lyon. 1994-2000. São Paulo; 2001.

13. Godoy ACF. Física básica aplicada à fisioterapia respiratória. Arq Ciênc Saúde. 2006;13(2):101-6.

14. Maréchal L, Barthod C, Lottin J, Gautier G, Jeulin JC. Measurement system for gesture characterization during chest physiotherapy act on newborn babies suffering from bronchiolitis. Proceedings of the 29th Annual International Conference of the IEEE EMBS Cité Internationale. Lyon, France. August 23-26, 2007.

15. Vinçon C, Fausser C. Kinésithérapie respiratoire en pédiatrie. Paris: Masson; 1989. p. 41-59. v.1.

16. Wils J. L'accélération du flux expiratoire chez l'adulte: technique de désencombrement bronchique. Paris: Cah Kinésithér. 1998;192(4):1-13.

19

TOSSE

ANA MARIA GONÇALVES CARR

INTRODUÇÃO

A sabedoria popular interpreta a tosse como um sinal de que algo vai mal no sistema respiratório. Para muitos autores pode ser um sinal (i. e., o início de um problema) ou também ser o final (i. e., um dos mecanismos de defesa pulmonar no qual a tosse seria o último mecanismo a expulsar o agente).

Ela é um dos grandes motivos de procura por atendimento médico e às vezes é muito mal interpretada, pois pode ocasionar isolamento social além de outros incômodos como liberação de urina, náuseas etc. Nas crianças, pode ocasionar sufocamento e até insuficiência respiratória, em razão da fragilidade diafragmática.

Para o profissional de saúde, a tosse deve ser bem analisada para que não haja um tratamento equivocado e ineficaz. A seguir, serão discutidos os mecanismos de tosse, as causas e os manejos adequados.

DEFINIÇÃO E CLASSIFICAÇÃO

A tosse é definida como a expulsão brusca de ar associada ou não a muco e/ou patógenos. Segundo as Diretrizes no Manejo da Tosse, ela pode ser classificada como:

- aguda: há a presença do sintoma por um período de até três semanas;
- subaguda: persiste entre três e oito semanas;
- crônica: com duração maior que oito semanas.

Essa classificação permite que o médico direcione o diagnóstico e tratamento, sendo menos dispendioso ao sistema de saúde.

MECANISMO E FISIOLOGIA DA TOSSE

Para que o sistema respiratório se mantenha em equilíbrio, é necessário que haja algumas alterações de pressão dentro e fora da via aérea, tanto na respiração quiescente quanto na eliminação de materiais não aceitos pelo organismo. Alguns dos agentes provocadores da tosse são corpos estranhos, excesso de muco, estimulação local, poeira, ácidos, histamina, soluções hipoclorídricas, nicotina, calor, frio, entre outros. Existem três fases no mecanismo reflexo da tosse:

1. inspiração profunda;
2. fechamento da glote, relaxamento do diafragma e contração dos músculos expiratórios;
3. abertura súbita da glote, em que a velocidade do fluxo aéreo pode ser superior à da via aérea, influenciando na eliminação da expectoração.

O reflexo da tosse ocorre pela estimulação da árvore traqueobrônquica, que pode ser por um toque ou por um alérgeno ou outro material ali depositado. A laringe, a carina, os brônquios e os bronquíolos são extremamente sensíveis e promovem impulsos aferentes (estímulo sensorial visceral aferente) ao nervo vago e ao bulbo para que haja o mecanismo da tosse (resposta motora somática eferente).

Assim que ocorre a irritação dessa área, há a inspiração de aproximadamente 2.500 mL de ar, em seguida a epiglote e as pregas vocais se fecham, ocorrendo o aprisionamento de ar nos pulmões. Os músculos abdominais e os intercostais internos se contraem fortemente, empurrando o diafragma para cima, forçando a saída do ar e a abertura abrupta da epiglote e das pregas vocais. No momento em que há a compressão pulmonar pela musculatura abdominal e intercostal, ocorre a compressão e o colabamento da traqueia e dos brônquios, formando fendas por onde passa o ar. Essa manobra eleva a pressão intratorácica para 100 mmHg ou mais, podendo chegar a 300 mmHg, com uma saída de ar de até 160 km/h. Desse modo, a tosse consiste em um processo bifásico no qual a turbulência e a velocidade do ar permitem que as secreções sejam eliminadas adequadamente.

Na Figura 19.1 estão demonstradas as vias de recepção dos estímulos e efetuação da tosse.

ANAMNESE

Nas crianças, a tosse ocorre em 3% dos casos e desse total 39% apresentam asma, 23% sinusites e 5% refluxo gastroesofágico. Durante epidemias de micoplasmose e coqueluche, a frequência aumenta para 25 a 50%. Crianças acima de 5 anos de idade têm de três a cinco infecções por ano, sendo maior a incidência em crianças que frequentam creches e berçários, onde há casos de infecções em crianças menores de dois anos. Geralmente, relaciona-se com os vírus influenza, parainfluenza, sincicial respiratório e adenovírus, além do *Mycoplasma pneumoniae*, *Chlamydia pneumoniae* e *Bordetella pertussis*.

Freitas et al. realizaram um estudo em idosos e demonstraram que o aumento da idade está relacionado com a redução da força muscular inspiratória e expiratória, principalmente por conta da redução de até 25% na força diafragmática, propondo assim que os indivíduos devem adotar um método de condicionamento muscular para que haja uma melhor ventilação pulmonar, além de prevenção de doenças respiratórias.

Como citado anteriormente, quando se encontra um tipo de tosse diferenciado pode-se adequar o método diagnóstico e o tratamento, podendo assim ter maior eficácia e solução para o paciente. Nunes et al. demonstraram, em seu estudo sobre semiologia respiratória, que alguns sinais e sintomas encontrados já direcionam o profissional de saúde no diagnóstico diferencial:

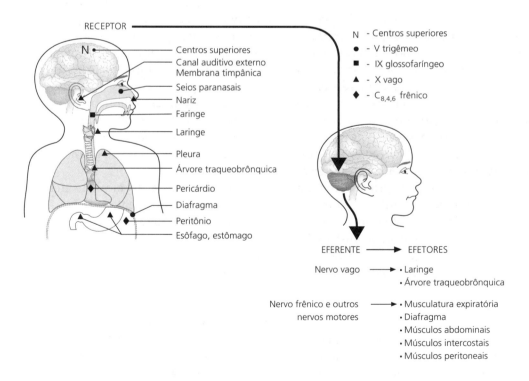

Figura 19.1 Anatomia do reflexo da tosse. Fonte: Jornal Brasileiro de Pneumologia, 2006.

a. tosse seca ou irritativa:

- "coceira": traqueobronquite, faringite;
- piora com alteração de decúbito, principalmente no lateral: derrame pleural;
- noturna: sinusite;
- noturna com ortopneia: doenças cardíacas;
- associada a medicação de enzima de conversão: efeito colateral;
- ao se deitar: refluxo gastroesofágico;
- após alimentação: fístula traqueoesofágica;
- após exercícios: bronquite ou asma;
- com timbre metálico: laringite;
- com otalgia: otite.

b. tosse produtiva:

- secreção mucoide: asma, traqueobronquite, infecção viral;
- secreção purulenta: pneumonia (acastanhada, P. pneumocóccica; esverdeada, P. klebsiela; amarelada; P. estafilocóccica);
- broncorreia associada a halitose: bronquiectasias ou abscesso pulmonar;
- hemoptise: tuberculose, neoplasia;
- secreção espumosa: edema agudo de pulmão.

Muitos problemas podem gerar a ineficácia da tosse. Hough, em seu capítulo sobre a fisioterapia respiratória, destaca alguns métodos para fluidificar e eliminar as secreções. Ela discorre sobre os motivos da ineficácia e como o fisioterapeuta deve se atentar para esses sinais e também ajustar seu método de tratamento para uma remoção brônquica eficiente. Entre os problemas que causam ineficiência da tosse, pode-se destacar: dor torácica, obstrução nasal e/ou de vias aéreas, imaturidade do sistema respiratório, fraqueza muscular diafragmática proveniente de doenças neuromusculares, doença pulmonar obstrutiva crônica (DPOC), sedação, ventilação mecânica prolongada, síndrome do imobilismo, ansiedade, depressão respiratória, diminuição do nível de consciência e baixo nível de entendimento de comandos.

PICO DE FLUXO DE TOSSE

A medida da força de tosse pode ser avaliada por meio do pico de fluxo expiratório, no qual o paciente faz uma inspiração profunda seguida de tosse, sendo denominado pico de fluxo da tosse (PFT).

Sabe-se que valores menores que 160 L/min não são adequados para uma *clearance* mucociliar e muitas são as situações em que o PFT torna-se diminuído, como no caso de doenças neuromusculares, fraqueza diafragmática e abdominal, ventilação mecânica prolongada, envelhecimento etc. Segundo o estudo de Freitas et al., não se pode especificar um valor adequado de medida de força da tosse, mas deve-se atentar aos sinais clínicos de fadiga e padrão respiratório de cada paciente.

COMPLICAÇÕES DA TOSSE

O Consenso de Lyon adverte que alguns pacientes com tosse paroxística, violenta e prolongada podem cursar com efeitos que às vezes são indesejáveis e tornam a terapia e o convívio social limitados. São eles: lesões de vias aéreas superiores (trauma de laringe, epiglote e faringe), redução da depuração mucociliar, ruptura alveolar, fraturas de costelas, hérnia abdominal, prolapso vaginal, incontinência urinária, aumento da pressão intracraniana e picos hipertensivos.

TÉCNICAS DE TOSSE

A fisioterapia respiratória tem como um de seus objetivos a desobstrução brônquica e remoção de secreções. Para que isso ocorra, faz-se necessário o uso de técnicas manuais e de aparelhos auxiliares, tornando assim a terapia mais eficaz. Deve-se atentar para o quadro clínico do paciente, sua idade, nível de entendimento da terapia/técnica e necessidade real da técnica. Assim, a tosse se torna o término, ou a consequência, de uma série de técnicas de fisioterapia respiratória, auxiliando no tratamento desse doente.

Para que todas as técnicas de efetuação da tosse sejam eficazes, os pacientes devem estar bem posicionados, em decúbito elevado ou sentados para que haja melhor posicionamento do gradil costal, musculatura abdominal e diafragmática e relaxamento da musculatura acessória da respiração. O paciente deve ter um mínimo de entendimento da técnica para que ela seja voluntária, mas se isso não ocorrer, há outras maneiras de estimular a tosse, utilizando técnicas manuais ou aparelhos auxiliares. Além disso, se a secreção estiver espessa, pode-se associar uma inaloterapia com soro fisiológico a 0,9% ou com medicamentos prescritos pelo médico responsável pelo paciente. A seguir serão descritas as técnicas de fisioterapia para uma tosse eficaz e correta para remoção/eliminação de secreções.

McCool e Rosen realizaram uma revisão sistemática que concluiu que as técnicas de eliminação de secreções e fisioterapia melhoram a eficácia da tosse, eliminam mais facilmente o muco e aumentam a sobrevida de pacientes portadores de fibrose cística. Todas as técnicas utilizadas (*huffing*, tosse manual assistida, compressão torácica, pressão positiva) foram adequadas e melhoraram o quadro dos doentes, mas infelizmente não houve uma metodologia adequada para que fosse analisada a eficácia em longo prazo.

Tosse voluntária

O fisioterapeuta orienta o paciente a inspirar profundamente, gerando maior volume intratorácico, fazer uma apneia e expulsar o ar com rapidez e explosão. Para que essa técnica seja correta, o paciente deve ter um bom entendimento e ser colaborativo (Figura 19.2).

Tosse provocada

Essa estimulação da tosse é bastante conhecida pelo fisioterapeuta, já que se torna menos invasiva e bastante eficaz, principalmente em pacientes não colaborativos, sem entendimento suficiente para uma voluntariedade da tosse. Pode ser provocada pelo estímulo do polegar ou do indicador na traqueia do paciente (fúrcula esternal), que é comprimida levemente para se provocar o reflexo da tosse. Essa técnica é bastante eficaz em crianças e lactentes (Figura 19.3).

Pode ser também provocada por uma espátula, abaixando a língua do paciente (Figura 19.4). Essa técnica é mais agressiva, e também pode provocar reflexo de vômito. Deve-se então atentar para o posicionamento elevado e verificar se o paciente corre o risco de broncoaspiração ou se recebeu alimentação há pouco tempo da terapia. Deve-se atentar também para as particularidades do paciente, pois é contraindicada em prematuros e em casos de lesão da traqueia superior ou afecções laríngeas.

Tosse dirigida/tosse manual assistida (TMA)

O fisioterapeuta auxilia o paciente em sua tosse voluntária, posicionando suas mãos sobre o abdome do paciente. No momento da expulsão do ar, o fisioterapeuta pressiona a musculatura abdominal, efetivando assim a tosse (Figura 19.5).

Pode ser acionada a altos ou baixos volumes pulmonares, dependendo se a secreção está acumulada nas vias aéreas proximais, mediais ou distais e se o paciente tiver integridade da musculatura

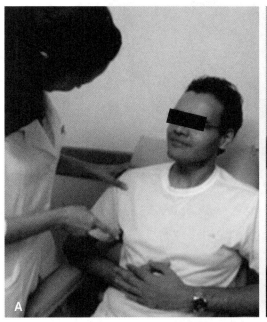
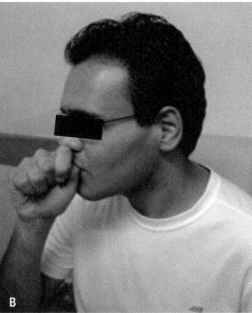

Figura 19.2 **A.** Orientação da tosse. **B.** Tosse espontânea. Fonte: Arquivo pessoal, com autorização.

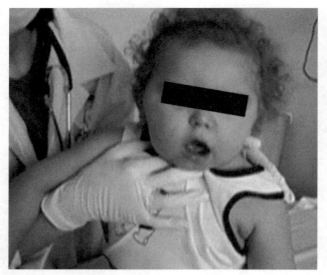

Figura 19.3 Tosse estimulada em fúrcula esternal. Fonte: Arquivo pessoal, com autorização.

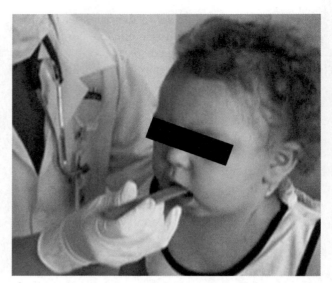

Figura 19.4 Tosse estimulada por espátula. Fonte: Arquivo pessoal, com autorização.

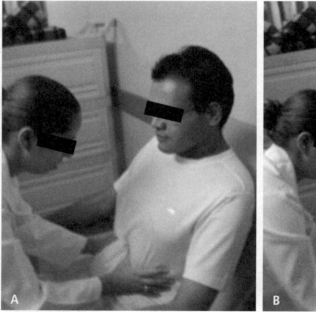
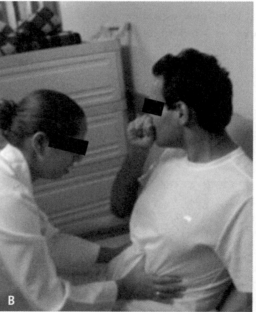

Figura 19.5 (**A**) Posicionamento das mãos do fisioterapeuta na inspiração. (**B**) Compressão abdominal e tosse. Fonte: Arquivo pessoal, com autorização.

abdominal, além de um posicionamento manual diferenciado (Figura 19.6).

Estudos com pacientes portadores de distrofia muscular advertem que 90% dos casos de insuficiência respiratória aguda são iniciados por quadros de infecção viral de via aérea superior e, por conta do quadro restritivo da doença e diminuição da força muscular e da eficácia da tosse, citam a importância da TMA aplicada apenas com apoio das mãos do fisioterapeuta ou associada a uma bolsa de insuflação. Brito et al. demonstraram em seu estudo com pacientes adultos jovens portadores de distrofia muscular que a associação da TMA à insuflação mecânica foi eficaz na remoção de secreções com consequente melhora da oxigenação e qualidade de vida desses indivíduos.

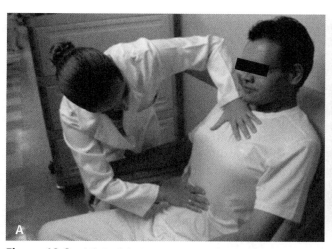 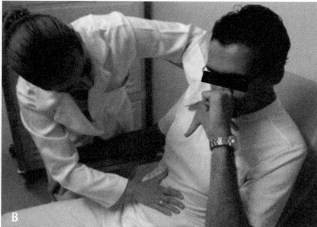

Figura 19.6 (A) Posicionamento superior e inferior das mãos do fisioterapeuta. (B) Compressão toracoabdominal e tosse. Fonte: Arquivo pessoal, com autorização.

Tosse assistida (aparelhos auxiliares)

Nessa técnica, utilizam-se os incentivadores respiratórios para que o paciente atinja a capacidade pulmonar total (CPT) e voluntariamente efetue a tosse (Figura 19.7).

Técnica de expiração forçada – *huffing*

A técnica de expiração forçada (TEF), mais conhecida como *huffing*, tem como objetivo eliminar as secreções sem que haja um fluxo turbulento de ar, sendo muito utilizada em pacientes em bronco-

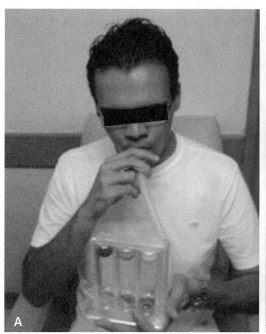 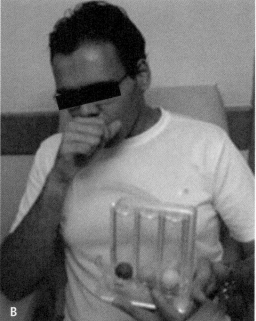

Figura 19.7 (A) Inspiração profunda com incentivador inspiratório. (B) Tosse voluntária. Fonte: Arquivo pessoal, com autorização.

espasmo, asma ou hiper-reatividade brônquica. Ela também necessita ser bem entendida pelo paciente, pois para que seja eficaz o paciente deve inspirar profundamente uma ou duas vezes, fazer apneia e eliminar o ar com a glote aberta, estimulando assim o reflexo de tosse (Figura 19.8).

Pressão positiva

A tosse estimulada pela pressão positiva consiste em insuflação de gás na inspiração. Essa pressão provoca uma turbulência de ar, gerando um aumento brusco da pressão intratorácica e provocando reflexo da tosse.

O III Consenso Brasileiro de Ventilação Mecânica classifica a tosse associada com hiperinsuflação manual como recomendação B, por potencializar as forças de recolhimento elástico pulmonar, com aumento do pico de fluxo expiratório e eliminação de secreções. Deve-se apenas atentar para que não ultrapasse o limite de pressão de 40 cmH_2O, em razão do risco de barotrauma.

Entre os aparelhos auxiliares no manejo da tosse eficaz, pode-se citar o Emerson CoughAssist® – aparelho registrado pela Philips-Respironics, que consiste em um insuflador e desinsuflador, cuja pressão positiva e negativa pode ser ajustada até ± 60 cmH_2O, promovendo assim uma insuflação lenta e uma rápida pressão negativa, que visa a uma adequada retirada da secreção. Deve-se posicionar o paciente em uma posição elevada e confortável, acoplar a interface (máscara ou bocal) e ajustar os parâmetros para promover a insuflação e desinsuflação. Os pacientes mais beneficiados pelo aparelho são os portadores de doenças neuromusculares (miastenia grave, síndrome pós-pólio, distrofia muscular, fadiga por doença pulmonar, entre outras), desde que não atinjam um pico de fluxo de tosse de aproximadamente 2 a 3 L/s. Essa técnica deve ser bem indicada, pois pacientes com doenças cardiovasculares ou instabilidade hemodinâmica devem ser monitorados intensivamente e os pacientes portadores de fragilidade do parênquima pulmonar, como enfisema pulmonar, pneumotórax, entre outros, podem ter os sintomas agravados pela pressão imposta.

Tosse e ventilação mecânica

A ventilação mecânica pode ser um grande aliado no manejo da tosse. Muitos autores relatam a eficácia da tosse e melhor depuração de secreções se utilizada em associação com as técnicas manuais de tosse. Em um estudo de Avena et al., a ventilação mecânica pode ser associada com a TMA, não havendo alterações na pressão de pico, no platô ou na complacência do sistema respiratório, notando-se aumento da saturação periférica de oxigênio e melhora das trocas gasosas, contribuindo com o desmame da ventilação mecânica.

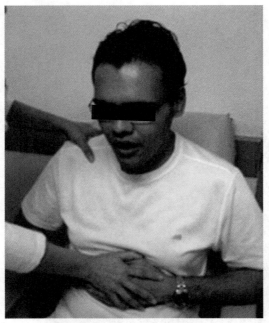

Figura 19.8 Inspiração profunda e *huffing*. Fonte: Arquivo pessoal, com autorização.

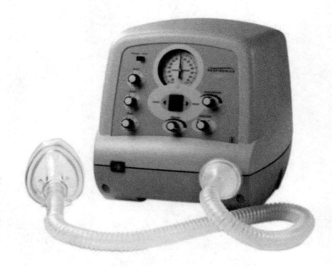

Figura 19.9 CoughAssist®. Fonte: Philips-Respironics.

Contraindicações da técnica de tosse

Existem situações na indicação da tosse que devem ser avaliadas quanto à real necessidade da drenagem das secreções, pois as complicações podem ser importantes e irreversíveis, colocando em risco a integridade do paciente. São elas: traumatismos cranianos, hipertensão intracraniana, cirurgias ou rupturas traqueais, hérnia abdominal e de hiato graves, contusões torácicas, fraturas de costelas e pneumotórax não drenado.

ETIQUETA DA TOSSE

No Brasil, a sazonalidade permite que os microrganismos mantenham-se latentes; na época do inverno e da primavera principalmente, ocorrem os surtos de gripes, resfriados, bronquiolite, além das doenças de infância, que sempre se iniciam com um quadro de infecções de vias aéreas superiores. Para que haja uma prevenção dessas doenças no Brasil e no mundo, o Centers for Diseases Control and Prevention de Atlanta criou a *Etiqueta da tosse*, que orienta os cidadãos sobre como se comportar em um momento de acesso de tosse nos locais públicos e sobre como se prevenir de doenças respiratórias:

- cubra a boca e o nariz com um lenço quando tossir ou espirrar;
- tussa ou espirre no seu antebraço, não em suas mãos, que são importantes veículos de contaminação;
- coloque o lenço usado no lixo;
- limpe as mãos depois de tossir ou espirrar. Lave-as com água e sabão e seque-as com papel toalha;
- mantenha a higiene do ambiente onde vive;
- não trabalhe ou não vá para a escola;
- evite ambientes fechados e aglomeração;
- quando estiver fora de sua residência comporte-se da seguinte maneira:
  - na rua: cubra o nariz e a boca. Se não tiver lenço, procure um local para lavar as mãos. O ideal nesse caso é carregar o gel alcoólico na bolsa;
  - na escola ou no trabalho: em caso de doença febril com tosse, o melhor é evitar sair de casa, pois em escolas, creches ou no local de trabalho o contato é bastante próximo. No entanto, se não for possível, respeite as regras de etiqueta da tosse;

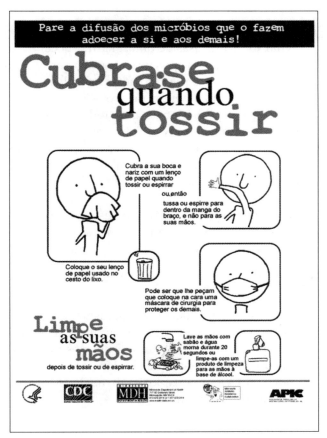

Figura 19.10 Campanha de prevenção de doenças respiratórias. Fonte: Centers for Diseases Control and Prevention, Atlanta, USA.

- à mesa: quando a tosse aparecer, vire-se de lado, com a cabeça baixa e coloque o guardanapo à boca. Se a tosse continuar, levante-se e deixe a mesa. Procure beber água e espere a crise passar;
- no cinema ou teatro: procure sentar nas poltronas laterais das fileiras. Quando tossir, abafe o som com um lenço ou saia da sala até que a crise passe.

Recentemente o Brasil teve uma epidemia de influenza A (H1N1) e o Ministério da Saúde adotou a cartilha de etiqueta da tosse e preconizou que se mantivessem em locais de grande número de pessoas cartazes e cartilhas explicativas sobre a doença, além de alguns procedimentos citados na vigilância epidemiológica integrada de influenza A (H1N1), como:

- frequente higienização das mãos;
- respeitar a etiqueta respiratória;
- utilizar lenço descartável para higiene nasal;

- cobrir nariz e boca quando espirrar ou tossir;
- evitar tocar mucosas de olhos, nariz e boca;
- higienizar as mãos após tossir ou espirrar.
- evitar aglomerações e ambientes fechados;
- utilizar os equipamentos de proteção individual (EPIs) para profissionais de saúde, equipe de suporte, familiares e visitantes, profissionais de laboratório e demais profissionais que tenham contato com o paciente ou com seus excrementos e fluidos corporais.

Quando houver entre os doentes ou indivíduos que convivam com eles gestantes, idosos ou lactentes, os cuidados devem ser intensificados.

RESUMO

A tosse é um sinal de que o organismo foi afetado por algum componente que pode diminuir a capacidade respiratória do indivíduo. É um dos mecanismos de defesa pulmonar que elimina o microrganismo por meio de uma explosão de ar. Existem três fases no mecanismo reflexo da tosse:

1. inspiração profunda;
2. fechamento da glote, relaxamento do diafragma e contração dos músculos expiratórios;
3. abertura súbita da glote.

As crianças e os idosos possuem maiores chances de desenvolverem doenças respiratórias, principalmente as virais e sazonais e os riscos de complicações são bastante temidos nessa faixa etária. Os portadores de doenças neuromusculares, os idosos e as crianças possuem menor força de tosse, com consequente acúmulo de secreções e infecções recorrentes, com alto índice de morbiletalidade, tornando o tratamento bastante dispendioso ao governo. Torna-se então de importância relevante a correta avaliação e o manejo da tosse pela equipe de saúde, assim como a conscientização da população e dos cuidadores desses doentes para os cuidados com as secreções, a manobra de tosse e a prevenção.

A tosse também pode ser bastante limitante ao indivíduo, pois provoca complicações e situações constrangedoras como escape de urina, lesões de vias aéreas superiores, ruptura alveolar, fraturas de costelas, aumento da pressão intracraniana, picos hipertensivos, entre outros. Ela pode ser analisada de acordo com o seu aspecto, timbre, momento de aparecimento, situação, horário do dia e atividade. Além disso, pode ser avaliada sua força de expulsão e explosão por meio do *peak flow meter*, um aparelho auxiliar da fisioterapia respiratória que avalia o pico de fluxo expiratório no momento da tosse, mensurando a força da musculatura abdominal e consequente força de explosão de ar. Ainda não há valores de referência que podem ser seguidos, pois podem variar de acordo com a força muscular do indivíduo, doença de base e idade, além da estabilidade clínica e fase da doença respiratória e/ou neuromuscular.

A fisioterapia respiratória tem como um dos objetivos no tratamento de doenças respiratórias a desobstrução brônquica seguida de eliminação de secreções. Muitas são as técnicas utilizadas para a eliminação das secreções e tosse, de modo que o fisioterapeuta deve estar bastante familiarizado com a técnica e as manobras e ter conhecimento da doença, tornando a terapia mais eficiente e melhorando assim a qualidade de vida dos doentes.

Além dos cuidados com o tratamento da doença e do manejo da tosse, o profissional de saúde deve orientar e disseminar a *Etiqueta da tosse*, um importante instrumento para a prevenção de doenças respiratórias, que deve ser seguido pelos cidadãos doentes ou não para a melhor qualidade de vida da população. O Ministério da Saúde brasileiro e outros órgãos internacionais possuem essas cartilhas e capacitam profissionais e agentes de saúde para a orientação ao público em geral.

BIBLIOGRAFIA RECOMENDADA

1. Aidé MA, Cardoso AP, Rufino R, David F, Carvalho SRS, Lucas VS, et al. Pneumologia – Aspectos práticos e atuais. Rio de Janeiro: Revinter; 2001.
2. Avena KM, Duarte ACM, Cravo ACM, Cravo SLD, Sologuren MJJ, Gastaldi AC. Efeitos da tosse manualmente assistida sobre a mecânica do sistema respiratório de pacientes em suporte ventilatório total. J Bras Pneumol. 2008;34(6):380-6.
3. Brito MF, Moreira GA, Hadella-Hallinan M, Tufik F. Empilhamento de ar e compressão torácica aumentam o pico de fluxo da tosse em pacientes com distrofia muscular de Duchenne. J Bras Pneumol. 2009;35:10.
4. Feltrin MIZ, Parreira VF. Consenso de Lyon 1994-2000. São Paulo: Sobrafir; 2001.
5. Freitas F, Ibiapina CC. Relação entre força de tosse e nível funcional em um grupo de idosos. In: Alvim CG, Britto RR, Parreira VF. Rev Bras Fisioter. 2010 nov/dez;14(6):470-6.

6. Freitas SF, Parreira VF, Ibiapina CC. Aplicação clínica do pico de fluxo da tosse: uma revisão de literatura. Fisioterapia do movimento. 2010 jul-set;23(3):495-502.

7. Guyton AC. Tratado de fisiologia médica. Rio de Janeiro: Guanabara Koogan; 1992.

8. Hough A. Physioterapy in respiratory care. 2. ed. Cheltenham: Stanley Thorners; 1996.

9. Manual de instruções do Emerson Cough Insuflator exsufflator CA3000 CA 3200 Phillips – Respironics.

10. III Consenso Brasileiro de Ventilação Mecânica. Fisioterapia no paciente sob ventilação mecânica. J Bras Pneumol. 2007;33(supl 2):S142-S150.

11. McCool FD, Rosen MJ. Nonpharmacological airway clearance therapies: ACCP evidence-based clinical practice guidelines. Chest. 2006 jan;129(1 suppl):250S-259S.

12. Martins S, Moura MC, Neves AM, Trindade JC. Tosse em pediatria. Rev Port Pneumol. 2008 jul;14(4):517-26.

13. Ministério da Saúde. Vigilância epidemiológica integrada de influenza A (H1N1). Disponível em: http://portal.saude.gov.br/portal/arquivos/pdf/guia_bolso_vigilancia_epidem_28jul09.pdf.

14. Rossi LM, Costa HOO. Recomendações para o diagnóstico da tosse crônica em crianças. ACTA ORL/Técnicas em Otorrinolaringologia. 2010;28(3):103-6.

15. Stirbulov R. II Diretrizes Brasileiras no Manejo da Tosse Crônica. J Bras Pneumol. 2006 nov;Suppl. 6.

16. Stopiglia MCS, Coppo MRC. In: Sarmento GJV, Ribeiro DC, Shiguemoto TS. O ABC da fisioterapia respiratória. Barueri: Manole; 2009.

17. World Health Organization. Global alert and response. Disponível em: http://www.who.int/csr/disease/swineflu/frequently_asked_questions/what/en/

20
ASPIRAÇÃO ENDO E NASOTRAQUEAL

RENATA HENN MOURA
RENATA COUTO DO CANTO

Introdução

As vias aéreas superiores têm como principal função a proteção da árvore brônquica contra infecções, por meio de suas propriedades de umidificação, aquecimento e filtração dos gases inalados. Essa região possui células produtoras de muco, que evitam a invasão por micro-organismos. Durante a vigência de infecções respiratórias, a atividade dessas células encontra-se aumentada.

Já as vias aéreas inferiores possuem extensa rede vascular e são suscetíveis ao extravasamento sanguíneo quando há invasão microbiana. As secreções presentes nessa região podem ter origem infecciosa (p. ex., micro-organismos ou pus), imunológica (p. ex., células polimorfonucleares ou transudato vascular) ou cardíaca (p. ex., edema pulmonar). Entretanto, é comum a presença de mais de um tipo formando as secreções respiratórias (Figura 20.1).

No indivíduo saudável, a ação das células ciliadas, o sistema imunológico e o reflexo da tosse promovem a remoção de partículas nocivas que ultrapassam o sistema protetor das vias aéreas superiores. No paciente em estado grave, diversas condições podem comprometer esse sistema, determinando uma função inadequada das vias aéreas e, consequentemente, contribuindo para o acúmulo de secreções. Entre essas condições, destacam-se exacerbação de doença pulmonar obstrutiva crônica (DPOC), trauma ou cirurgia torácica ou abdominal alta, as doenças neuromusculares, as neoplasias brônquicas, o coma, o choque e a presença de via aérea artificial.

O acúmulo de secreções respiratórias aumenta a resistência das vias aéreas e o trabalho respiratório e pode acarretar complicações como o aumento das pressões em vias aéreas (p. ex., instabilidade cardiovascular e pneumotórax), retenção de CO_2, consolidações, alteração na relação ventilação/perfusão, queda na saturação arterial de oxigênio, acidose, colonização bacteriana, pneumonia, hipoxemia e atelectasia.

A dificuldade de eliminação de secreções pode ser decorrente de sua espessura, de sua quantidade ou da incapacidade de o paciente produzir uma tosse eficaz. Por isso, torna-se necessário o auxílio

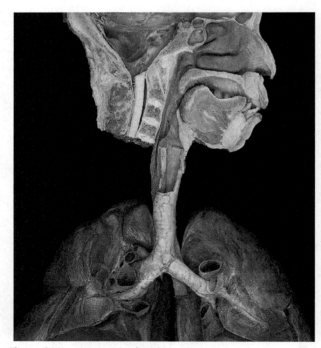

Figura 20.1 Anatomia das vias aéreas.

do fisioterapeuta na remoção dessas secreções retidas com o procedimento da aspiração mecânica ou sucção. A aspiração envolve a aplicação de pressão negativa (vácuo) nas vias aéreas através de um tubo coletor (cateter flexível ou sonda de aspiração).

DEFINIÇÃO

A aspiração endotraqueal é um procedimento realizado pelo fisioterapeuta com o intuito de remover as secreções que se acumulam nas vias aéreas – tanto superiores quanto inferiores – de pacientes sob ventilação mecânica ou espontânea.

A aspiração compreende a introdução de uma sonda estéril nas vias aéreas do paciente e a sucção das secreções por meio de um sistema de pressão negativa. A sonda deve ser de uso único, e desprezada ao final do procedimento.

A aspiração pode ser realizada de três formas:

- orofaríngea/orotraqueal;
- nasofaríngea/nasotraqueal;
- endotraqueal (na presença de via aérea artificial).

O acesso orofaríngeo ou nasofaríngeo é utilizado em pacientes em respiração espontânea, que tenham reflexo de tosse eficaz para conduzir as secreções das vias aéreas inferiores até a região da faringe, mas que são incapazes de degluti-las ou eliminá-las. Esse acesso também é utilizado em pacientes com via aérea artificial, para promover a remoção das secreções acumuladas em vias aéreas superiores, devendo ser realizado sempre após a aspiração endotraqueal.

A aspiração orotraqueal ou nasotraqueal é indicada para os pacientes com acúmulo de secreções em vias aéreas inferiores e que apresentam incapacidade de conduzi-las até a faringe. Tais procedimentos são contraindicados em casos de cirurgia ou trauma facial, cirurgia traqueal ou esofágica alta, lesão encefálica (o risco-benefício deve ser discutido com o neurocirurgião) e distúrbios graves de coagulação.

A aspiração através da boca (orotraqueal) deve ser evitada, pois ela causa espasmos e reflexo emético, com regurgitação. Caso isso ocorra, o terapeuta deve sempre estar pronto para reposicionar o paciente e aspirar a orofaringe. Esse risco também pode ser minimizado evitando-se a aspiração logo após a refeição ou alimentação enteral.

Em pacientes graves, é comum a necessidade de ventilação mecânica invasiva. Tal método terapêutico necessita de uma via aérea artificial, podendo ser utilizada uma cânula oro ou nasotraqueal ou realizada uma traqueostomia. Esses dispositivos impedem o processo fisiológico normal e inibem o reflexo de tosse, tornando a aspiração imprescindível.

INDICAÇÕES

A avaliação do profissional da área de saúde é fundamental na indicação do procedimento de aspiração, e deve fazer parte de sua rotina. Toda equipe envolvida (fisioterapeutas, equipe de enfermagem e fonoaudiólogos) deve estar ciente das implicações do procedimento, para que sua indicação seja precisa e segura. Na tentativa de facilitar essa avaliação, a American Association for Respiratory Care (AARC), uma entidade norte-americana para o cuidado respiratório, desenvolveu e publicou orientações práticas sobre a aspiração endotraqueal de pacientes adultos e pediátricos ventilados mecanicamente e com sondas aéreas. Está indicada a aspiração traqueal quando se evidencia:

- Ruídos pulmonares rudes (roncos) ou respiração ruidosa e irregular.
- Capacidade reduzida de eliminar secreções (incapacidade do paciente gerar uma tosse eficaz).
- Alterações radiológicas compatíveis com secreções retidas.
- Alterações nos gráficos monitorizados de pressão/volume.
- Aumento da pressão média de vias aéreas.
- Redução do volume corrente.
- Secreção visível no tubo endotraqueal.
- Suspeita de aspiração de secreções gástricas ou das vias aéreas superiores.
- Aumento do trabalho respiratório (detectado clinicamente).
- Deterioração dos valores da gasometria arterial.
- Necessidade de obtenção de amostra de secreção traqueal para exame microbiológico ou citológico.
- Necessidade de manutenção da patência e integridade do tubo endotraqueal.
- Necessidade de estimulação da tosse em pacientes incapazes de tossir eficazmente em consequência de alterações do nível de consciência ou de influência das medicações.
- Presença de atelectasia ou condensação pulmonar supostamente associada à retenção de secreção.

CONTRAINDICAÇÕES

A aspiração endotraqueal é um procedimento necessário para os pacientes com a presença de tubo endotraqueal. Por tratar-se de um procedimento com riscos potenciais, não deve ser indicada como um procedimento de rotina, mas diante das condições clínicas que evidenciem sua necessidade, como aquelas citadas anteriormente. A maioria das contraindicações está relacionada com o risco de o paciente apresentar reações adversas ou piora da condição clínica como consequência do procedimento. Quando indicada, não existe contraindicação absoluta para a aspiração endotraqueal porque a falta de sua realização, com o objetivo de se evitar uma possível reação adversa, pode ser fatal.

Já na aspiração nasotraqueal (em que não há presença de tubo endotraqueal) as duas únicas contraindicações absolutas são a epiglotite e a difteria, devido ao processo inflamatório exsudativo fibrino-purulento da garganta, do nariz e, em alguns casos, da traqueia e dos brônquios. Forma-se uma pseudomembrana branco-acinzentada, aderente, cuja tentativa de remoção leva ao sangramento. Pode haver obstrução do canal respiratório e nessas situações é recomendável a realização de uma traqueostomia.

HIPEROXIGENAÇÃO E HIPERINSUFLAÇÃO

A aspiração frequentemente provoca a hipoxemia, o que pode levar a arritmias cardíacas, hipotensão e parada cardiorrespiratória. A hiperoxigenação e a hiperinsuflação são estratégias para evitar esses efeitos.

A hiperoxigenação é a administração de uma fração inspirada de oxigênio superior àquela que está sendo ofertada ao paciente (antes, durante e após o procedimento). Há controvérsias na literatura, pois muitos autores recomendam o uso de fração inspirada de oxigênio a 100% durante o procedimento, enquanto outros relatam que tal manobra causa atelectasia por reabsorção e *shunt*, mesmo por curtos períodos de tempo.

A hiperventilação é a administração de um volume corrente superior ao programado no ventilador, ou seja, em torno de 150% desse valor. Esse procedimento aumenta a capacidade residual funcional, prevenindo atelectasias e efeito *shunt*.

Uma opção para a realização da hiperoxigenação e hiperventilação é o uso da bolsa de ressuscitação manual (AMBU®) com reservatório conectado à fonte de oxigênio. Devemos lembrar que com os ressuscitadores manuais não conseguimos manter um volume corrente constante, os níveis de PEEP e uma técnica estéril.

INTERAÇÃO COM A VENTILAÇÃO MECÂNICA E HEMODINÂMICA

A aspiração causa decréscimo do volume corrente e pressão expiratória positiva final (PEEP), porém esses efeitos parecem ser bem menos intensos quando se utiliza o sistema fechado, posteriormente discutido.

Alguns autores recomendam a realização da manobra de recrutamento alveolar após a aspiração endotraqueal, devido à ocorrência de atelectasia e *shunt* pulmonar após o procedimento. Tal manobra promove incremento da oxigenação arterial e do volume corrente, geralmente a valores superiores aos obtidos antes da aspiração, sendo especialmente indicada em pacientes com lesão pulmonar aguda e síndrome do desconforto respiratório agudo (SDRA).

Diversos experimentos relatam que, com o uso do sistema aberto, há maior decréscimo do volume corrente e saturação periférica de oxigênio. No entanto, esses efeitos são rapidamente revertidos após a reconexão com o ventilador mecânico e, por isso, recomenda-se o uso do sistema aberto em pacientes com injúrias pulmonares leves a moderadas. Já o sistema fechado deve ser utilizado em pacientes com injúrias pulmonares severas.

Variações na frequência cardíaca e na pressão arterial também ocorrem devido a uma complexa interação entre os baroceptores arteriais e os efeitos do sistema nervoso simpático e parassimpático.

MONITORAÇÃO DURANTE O PROCEDIMENTO

Antes, durante e após a aspiração, é necessário monitorar o paciente através da observação da oximetria de pulso (saturação periférica de oxigênio), cor da pele, frequência respiratória e cardíaca juntamente com o eletrocardiograma (se disponível), padrão respiratório, pressão arterial, presença de sangramento/evidência de traumatismo, ausculta pulmonar, pressão intracraniana (em pacientes monitorados) e os parâmetros ventilatórios, como volume corrente, pressão inspiratória e gráficos disponíveis. Devem ser levadas em consideração também as respostas subjetivas, incluindo agitação psicomotora e fácies de dor.

COMPLICAÇÕES

A aspiração não é isenta de riscos. A realização cuidadosa do procedimento, obedecendo as orientações, é a melhor maneira de se evitar ou se minimizar as complicações da técnica, que são:

- Hipoxemia: devido à interrupção da ventilação mecânica (com perda de PEEP e FiO_2). Pode levar ainda ao aumento do trabalho respiratório e miocárdico, agravando complicações cardiocirculatórias.
- Reflexo vagal: devido à estimulação dos receptores vagais presentes na árvore brônquica pode ocorrer bradicardia. Caso o procedimento não seja interrompido, pode levar a arritmias e a parada cardíaca.
- Arritmias: bradicardia como consequência do reflexo vagal ou como consequência da hipoxemia. A taquicardia pode ser decorrente da agitação e da hipoxemia do paciente.
- Alteração da pressão arterial: a hipotensão pode ser decorrente de arritmias cardíacas ou de episódios de tosse severa que diminuem o retorno venoso. Já a hipertensão pode ser causada pela hipoxemia ou pelo aumento do tônus simpático em virtude de estresse, ansiedade, dor ou alteração hemodinâmica decorrente da hiperventilação manual.
- Aumento da pressão intratorácica com consequente redução do retorno venoso, débito cardíaco e hipotensão arterial.
- Aumento da pressão intracraniana, desencadeada pela tosse (que aumenta a pressão intratorácica e reduz o retorno venoso cerebral) e/ou agitação (que aumenta o metabolismo cerebral, provocando vasodilatação e aumento da pressão arterial). Essas alterações são transitórias, com os valores retornando aos valores basais em torno de um minuto após o término do procedimento. No entanto, deve-se levar em conta que nos pacientes que já apresentam aumento da PIC, essas alterações podem ser importantes. Nesses pacientes, a lidocaína em aerossol administrada 15 minutos antes da aspiração, ou a administração de bloqueadores neuromusculares pode ajudar a reduzir o aumento da PIC.

- Trauma de mucosa: devido ao uso de altas pressões negativas, sonda de tamanho inadequado e tempo prolongado de sucção. O traumatismo pode variar de um simples sangramento da mucosa até a laceração das turbinas nasais e perfuração faríngea.
- Broncoespasmo: pela estimulação dos receptores de irritação da árvore brônquica. O broncoespasmo pode ser particularmente intenso em pacientes com patologias hiperativas das vias aéreas. Esses pacientes devem ser avaliados em busca de sibilos associados com a aspiração.
- Atelectasias: devido à pressão negativa gerada durante o procedimento. Também é agravada em casos de sondas inadequadas, em pressões negativas excessivas e em tempo de procedimento elevado. Lembrando que, além disso, o paciente é desconectado do ventilador mecânico, perdendo assim a pressão gerada pelo aparelho, o que contribui para o colabamento pulmonar.
- Infecções: devido à contaminação dos materiais durante o procedimento de aspiração.

SISTEMAS ABERTO E FECHADO

A aspiração de secreções é, classicamente, realizada com a desconexão entre o paciente e o ventilador e com a introdução de um cateter de sucção dentro do tubo endotraqueal. Entretanto, sabe-se há mais de 30 anos que esse procedimento gera hipoxemia em pacientes ventilados mecanicamente. A desconexão da ventilação provoca despressurização do sistema, além de interrupção do fornecimento de oxigênio. Em consequência dessa despressurização, a pressão alveolar atinge níveis atmosféricos, levando ao colabamento alveolar, já que houve perda da pressão expiratória final (PEEP) fisiológica em razão da presença do tubo endotraqueal. Demonstrou-se que, após o procedimento de aspiração convencional, a queda da pressão parcial de oxigênio e o aumento da pressão parcial de gás carbônico perduram por aproximadamente 15 minutos. Além disso, as altas pressões negativas requeridas para a aspiração de secreções contribuem para o agravamento do quadro, gerando pressões subatmosféricas, que podem levar ao colapso alveolar, prejuízo às trocas gasosas e à redução da complacência pulmonar. Soma-se, ainda, o aumento da resistência ao fluxo aéreo imposto pela presença do cateter de sucção na luz do tubo.

Com base nesse contexto foi desenvolvido o sistema de aspiração fechado, com o intuito inicial de minimizar a queda de saturação provocada pela desconexão do paciente com o ventilador.

O sistema de aspiração fechado é um dispositivo composto por um cateter de sucção envolto por uma capa flexível, o que dispensa o uso de luvas estéreis. Também fazem parte desse mecanismo um botão de sucção e uma haste, que serve como um sistema de irrigação para a umidificação de secreções. Esse equipamento permite a instilação de solução salina (soro fisiológico) caso haja necessidade. O mecanismo deve ser acoplado entre o tubo endotraqueal do paciente (conexão do paciente) e o circuito do respirador (conexão do ventilador), e ligado à rede de vácuo por meio de uma extensão (Figuras 20.2 a 20.5).

Estudos demonstram que não ocorre alteração significativa dos gases arteriais durante aspiração com sistema fechado, mesmo com o uso de pressões mais negativas durante o procedimento de aspiração. O sistema fechado previne a descontinuidade da ventilação mecânica e promove a manutenção dos parâmetros ventilatórios, permitindo a ventilação durante todo o procedimento. Dessa forma, ocorre uma menor dessaturação arterial e venosa de oxigênio. É importante ressaltar, entretanto, que a introdução do cateter de aspiração das vias aéreas, sem a interrupção da ventilação mecânica, pode impedir que o ventilador assista adequadamente o paciente durante o procedimento, gerando assincronia e desconforto. O sistema fechado também não elimina a possibilidade de pressões alveolares negativas durante a aspiração (Figura 20.6).

Outra vantagem desse sistema de aspiração é a redução do risco de infecção por contaminação. Obviamente, a aspiração convencional (aberta) expõe o profissional envolvido no procedimento, assim como o ambiente no qual ele se encontra, ao risco de contaminação por micro-organismos presentes no trato respiratório do paciente. Esse tipo de aspiração também expõe o paciente aos micro--organismos presentes no meio. A infecção cruzada é quase inevitável quando se utiliza o sistema de aspiração aberto. Diversos estudos já comprovaram que a contaminação ambiental foi significativamente maior quando se utiliza esse tipo de sistema. Contudo, uma vez que o sistema de aspiração fechada permanece conectado ao circuito do ventilador mecânico e o cateter de sucção é introduzido repetidas vezes na via aérea do paciente (em alguns

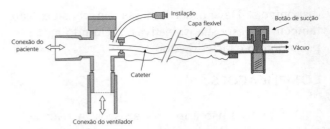

Figura 20.2 Representação esquemática do sistema de aspiração fechado.

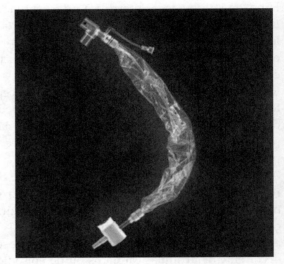

Figura 20.3 Cateter de aspiração (sistema fechado).

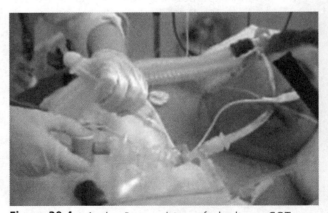

Figura 20.4 Aspiração por sistema fechado em COT.

casos por mais de 24 horas), ele pode se tornar mais contaminado, meneando o risco de autoinfecção. A literatura recomenda que o sistema seja trocado não de forma rotineira, mas sim quando apresentar sujidade visível ou problemas em seu funcionamento, embora, na prática clínica, a troca seja realizada

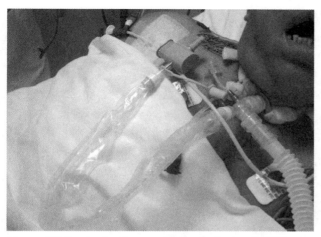

Figura 20.5 Aspiração por sistema fechado em TQT.

rotineiramente, em geral a cada 48 horas, ou em caso de sujidade.

As pneumonias associadas à ventilação mecânica (PAV) são as infecções mais recorrentes em unidades de terapia intensiva (UTI), sendo responsáveis pelo aumento do período de internação e número de óbitos. Nesse contexto, surgiu a necessidade de se minimizar a ocorrência de PAV, verificando qual sistema de aspiração mostra-se mais eficaz em sua prevenção. Diversos estudos foram realizados e os resultados obtidos contraditórios. Em alguns, ficou claro que não existem diferenças entre os sistemas aberto e fechado no que diz respeito à ocorrência de PAV. Porém, durante a utilização do sistema fechado, observou-se um aumento na colônia de bactérias multirresistentes, principalmente *Acinetobacter* spp. e *Pseudomonas aeruginosa* no circuito do ventilador mecânico e do tubo endotraqueal. Outros pesquisadores chegaram à conclusão que o sistema de aspiração fechado é responsável por um decréscimo na incidência de PAV.

Apesar dos potenciais benefícios gerados pelo sistema de aspiração fechado, pouco se sabe acerca de seu custo-benefício e, portanto, não deve ser utilizado de forma rotineira. Devido ao custo relativamente mais alto do sistema fechado, sua indicação deve ser precisa, priorizando aqueles pacientes com maior risco de queda de saturação de oxigênio, ou seja, que necessitem altas frações inspiradas de oxigênio e que requeiram titulações de PEEP altas, como no caso de pacientes com lesão pulmonar aguda (LPA) ou síndrome do desconforto respiratório agudo (SDRA). Isso confirma a importância da manutenção da pressão positiva em via aérea e a prevenção do derrecrutamento alveolar induzido pela aspiração.

O uso dos dois sistemas tem causado certa preocupação no que diz respeito à sua eficácia. É comum ouvirmos frases do tipo "o sistema de aspiração fechado não consegue ser tão eficaz quanto o aberto" ou "o sistema fechado não é bom". Poucos dados encontram-se publicados a respeito desse assunto, mas, aparentemente, há uma ligeira vantagem para o sistema aberto. Um estudo publicado especificamente com essa finalidade não demonstrou diferença

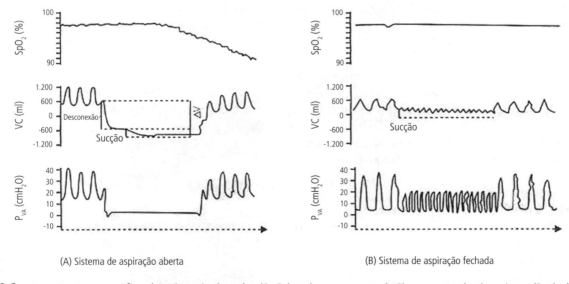

Figura 20.6 Representação gráfica da oximetria de pulso (SpO$_2$), volume corrente (VC) e pressão de vias aéreas (Pva) obtidos em um paciente durante a sucção aberta (**A**) e fechada (**B**).

significativa entre os dois métodos. Por outro lado, outro estudo mais recente aventa a possibilidade de o sistema fechado reduzir a quantidade de secreção aspirada. Segundo tal estudo, para que a eficácia do sistema fechado seja a mesma do aberto, basta um incremento no valor da pressão de aspiração. Nesse caso, o valor de -400 cmH$_2$O mostrou-se mais eficaz que -200 cmH$_2$O, quando usado durante aspiração com sistema fechado, sem que houvesse acréscimo dos efeitos deletérios gerados por pressões subatmosféricas. Esse procedimento deve ser seguido por uma manobra de recrutamento alveolar.

Em suma, o sistema de aspiração fechado possui vantagens em relação ao sistema convencional, como, por exemplo, no controle de contaminações e na prevenção do colapso alveolar e da hipoxemia. Entretanto, o impacto desse sistema no que tange as pneumonias associadas à ventilação mecânica, bem como seu alto custo, permanecem controversos.

TÉCNICA

Para a realização da aspiração endotraqueal são necessários os seguintes materiais (Figura 20.7):
- par de luvas estéreis;
- par de luvas de procedimento;
- máscara facial;
- óculos de proteção;
- sonda de aspiração endotraqueal estéril;
- aspirador a vácuo (ou portátil);
- frasco coletor de secreções;
- ampola de 10 mL de água destilada;
- ampola de 10 mL de soro fisiológico (se necessário);
- AMBU® conectado a fonte de oxigênio.

Após avaliação e observação da presença de um ou mais fatores que indiquem a aspiração endotraqueal, é necessário realizar o procedimento de maneira cuidadosa. A seguir é descrita a técnica detalhada da aspiração endotraqueal em pacientes com cânula oro/nasotraqueal ou traqueostomia:

1. Reúna o material a ser utilizado.
2. Oriente o paciente quanto ao procedimento.
3. Monitorize os sinais vitais e a saturação periférica de oxigênio.
4. Paramente-se (coloque a máscara facial e os óculos de proteção).
5. Lave as mãos.

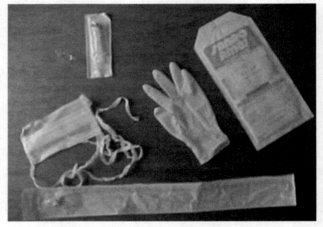

Figura 20.7 Materiais para aspiração endotraqueal.

6. Calce as luvas de procedimento; exponha apenas o intermediário da sonda e conecte-o à extensão do aspirador.
7. Calce a luva estéril (Figura 20.8) na mão dominante (cuidado para não contaminá-la) e ligue o aspirador com a outra mão. É importante ajustar a pressão negativa gerada pelo aspirador, que deve ser o mais baixo possível, mas suficientemente elevado para aspirar as secreções de modo eficaz. Para os adultos, usualmente é adequada uma pressão de –120 mmHg. Para as crianças, a pressão deve ser limitada em até –100 mmHg, e para os lactentes o limite é uma pressão não mais negativa que –80 mmHg (Figura 20.9).
8. Realize hiperoxigenação e hiperventilação através do ventilador mecânico ou bolsa de ressuscitação manual.
9. Desconecte o circuito do ventilador mecânico, e o apoie em uma superfície estéril, a fim de evitar contaminação.

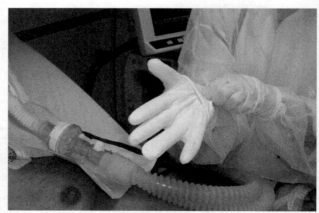

Figura 20.8 Colocação da luva estéril.

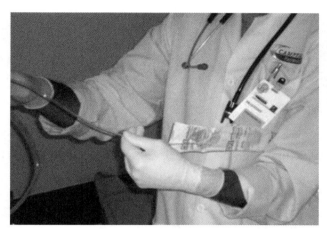

Figura 20.9 Retirada da sonda da embalagem de modo estéril.

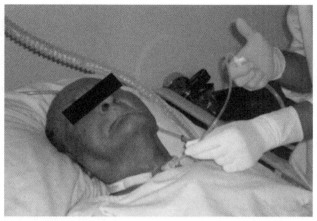

Figura 20.11 Introdução da sonda de aspiração com vácuo aberto, em TQT.

10. Introduza a sonda de aspiração, com a válvula de aspiração aberta, até encontrar uma leve resistência (Figuras 20.10 e 20.11).
11. Recue a sonda a 1 cm, oclua a válvula e tracione a sonda até sua saída, lentamente, promovendo a aspiração. Note que é nesse momento que a secreção é retirada. Essa etapa deve durar no máximo 15 segundos, ou seja, o paciente não deve permanecer desconectado do ventilador mecânico por um período maior (Figuras 20.12 e 20.13).
12. Reconecte o circuito do ventilador mecânico à cânula endotraqueal.
13. Repita o procedimento quantas vezes for necessário e realize a ausculta pulmonar para se certificar. Cuidado com a "ausculta enganosa": secreções muito espessas podem não se mover com o fluxo aéreo e, por isso, podem não criar qualquer ruído adventício. O procedimento deve ser interrompido caso o paciente apresente variação significativa de pressão arterial, arritmia cardíaca ou queda significativa da saturação periférica de oxigênio. Se ocorrer qualquer resposta inadequada durante a aspiração, remova imediatamente o cateter e oxigene o paciente.
14. Introduza a sonda na narina e promova a aspiração das vias aéreas superiores (Figura 20.14).
15. Introduza a sonda na cavidade oral e promova a aspiração (Figura 20.15).
16. Lave a extensão do aspirador com água destilada e em seguida descarte todos os materiais utilizados.
17. Retorne a FiO_2 aos parâmetros iniciais (se for o caso).
18. Lave as mãos.

Para a realização da aspiração nasotraqueal (em pacientes sem dispositivo de via aérea artificial) é preciso seguir um procedimento semelhante ao descrito anteriormente, salvo algumas particularidades:

- A sonda deve ser introduzida até a região da glote. Ela somente deverá ser posicionada mais profundamente durante a tosse ou inspiração profunda, para que penetre a traqueia e não o esôfago (Figura 20.16);
- Quando a sonda penetra a traqueia, o reflexo de tosse é intenso e persistente;
- Durante o procedimento é necessário liberar a pressão negativa intermitentemente para que o paciente possa ventilar;
- Da mesma forma que na aspiração endotraqueal, a pressão negativa só deve ser realizada durante

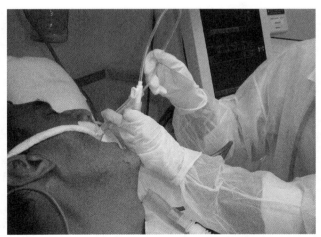

Figura 20.10 Introdução da sonda de aspiração com vácuo aberto, em COT.

a retirada da sonda, e nunca durante sua introdução, devido ao alto risco de lesão de mucosa;
- Mantenha uma fonte de oxigênio próxima ao paciente.

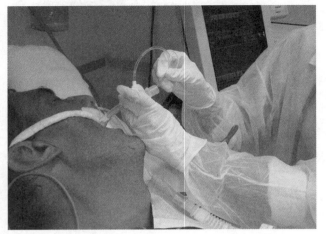

Figura 20.12 Oclusão do vácuo e aspiração em COT.

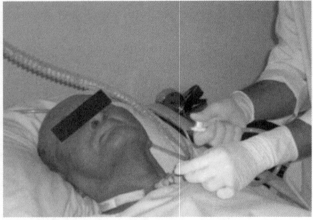

Figura 20.13 Oclusão do vácuo e aspiração em TQT.

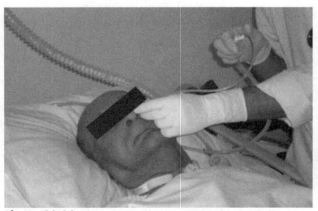

Figura 20.14 Aspiração das vias aéreas superiores.

CÂNULAS COM ASPIRAÇÃO SUBGLÓTICA

As pneumonias associadas a ventilação mecânica (PAV) representam uma significativa causa de morbi-mortalidade em doentes críticos. A PAV é a principal causa de mortes relacionadas a todas as infecções hospitalares. Além disso, ela é responsável pelo aumento do tempo de internação hospitalar, do uso de ventilação mecânica e consumo de antibióticos gerando, consequentemente, mais gastos.

Em sua patogênese dois processos são considerados essenciais: a colonização bacteriana da orofaringe, geralmente por bacilos Gram-negativos, seguida pela aspiração dessa secreção contaminada para as vias aéreas mais inferiores através do espaço entre a mucosa traqueal e o *cuff*. A colonização da faringe por bacilos Gram-negativos é associada às doenças

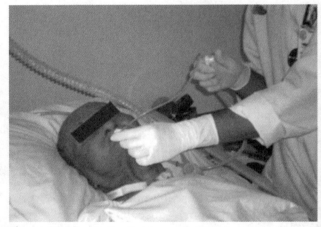

Figura 20.15 Aspiração da cavidade oral.

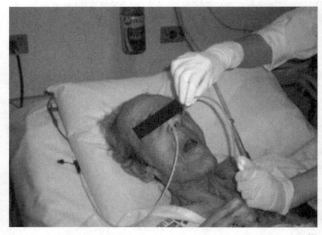

Figura 20.16 Aspiração nasotraqueal: introdução da sonda durante a tosse, com acesso à traqueia.

crônicas e ao uso prévio de antibioticoterapia. Já se demonstrou que a simples presença de um tubo endotraqueal contribui para o desenvolvimento das PAV, já que ele também facilita a colonização bacteriana das vias aéreas superiores.

Diversas estratégias de prevenção são adotadas nos centros hospitalares do mundo todo na tentativa de se minimizar a ocorrência de pneumonias associadas à ventilação mecânica: cabeceira do leito elevada a pelo menos 30°, mudanças de decúbito periódicas, lavagem exaustiva e com técnica adequada das mãos dos profissionais envolvidos no cuidado dos pacientes, a troca do circuito do ventilador mecânico somente quando necessário (e não de rotina, como feito anteriormente), mensuração da pressão de *cuff*, higiene adequada da cavidade oral, despertar diário (suspensão da sedação para avaliar possibilidade de extubação), prevenção de úlcera gástrica e de trombose venosa profunda.

Nesse contexto, surge o uso das cânulas com aspiração subglótica. Essas cânulas são tubos endotraqueais com lúmen dorsal que permitem a aspiração das secreções retidas na região subglótica (supra-*cuff*). As cânulas convencionais permitem somente a aspiração da secreção através de seu lúmen interior, enquanto as cânulas com aspiração subglótica possuem um lúmen independente que promove a aspiração eficaz da secreção colonizada, demonstrando que são importantes ferramentas na prevenção de PAV. Elas podem ser de aspiração contínua ou intermitente. É importante a utilização de baixas pressões na aspiração subglótica, a fim de evitar lesões traqueais e sangramentos em decorrência delas.

Entretanto, essas cânulas são consideravelmente mais caras que as cânulas convencionais (custam, em média, três vezes mais), e por essa razão não são utilizadas em larga escala (Figuras 20.17 e 20.18).

USO DE SOLUÇÃO SALINA

A instilação de solução salina precedendo a aspiração endotraqueal tem sido usada rotineiramente em diversos centros ao redor do mundo, com o intuito de remover a maior quantidade possível de secreção, além de fluidificá-la e lubrificar o tubo endotraqueal, facilitando o processo de aspiração. Parece lógico que a instilação de solução salina (soro fisiológico) irrite a mucosa traqueobrônquica, fazendo com que seja estimulado o reflexo da tosse no paciente submetido ao procedimento. Entretanto, essa manobra não tem embasamento científico adequado, sendo inconsistente e controversa. Faltam estudos que comprovem sua eficácia, e os poucos trabalhos publicados nessa área sugerem que sua utilização pode causar efeitos deletérios nas trocas gasosas.

A eficácia do uso da solução salina como método de fluidificar a secreção já foi questionada há mais de 30 anos, uma vez que o muco e a água não se misturam, mesmo após vigorosas manobras com a bolsa de ressuscitação manual que geram fluxo turbulento. Fortalecendo essa ideia, existe ainda o fato do líquido administrado não atingir as vias periféricas, permanecendo em sua totalidade na traqueia e brônquios fontes. Além disso, não existem critérios no que diz respeito à quantidade de solução instilada, variando de 2 a 40 mL, o que dificulta comparações entre os estudos. Aparentemente, a maior quantidade de soro fisiológico não consegue ser completamente aspirada, permanecendo nas vias aéreas e formando uma barreira, dificultando as trocas gasosas e gerando, consequentemente, hipoxemia e redução da complacência pulmonar. Reduções na saturação de oxigênio venoso, considerado o maior

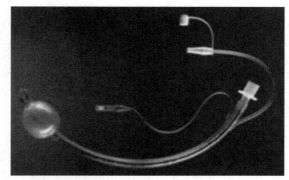

Figura 20.17 Sonda com aspiração subglótica.

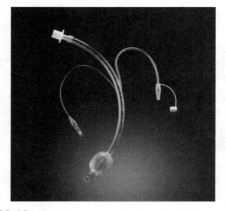

Figura 20.18 Sonda com aspiração subglótica.

indicador de oxigenação tecidual, foram relatadas após aspiração com a utilização da solução salina. Seu uso não causa efeitos deletérios do ponto de vista hemodinâmico. Não ocorrem, portanto, quaisquer alterações com repercussões clínicas de pressão arterial, frequência cardíaca e respiratória.

Deve-se levar em conta a sensação de desconforto causada pela aspiração. Estudos que avaliam a intolerância ao procedimento são subjetivos, já que os métodos de análise das sensações não têm caráter específico e dependem da descrição do paciente. Existem relatos que sugerem que a aspiração sem o uso da solução salina seja um procedimento um pouco menos desconfortável, já que ao instilar o líquido pacientes referem "sensação de afogamento", "sufocamento", demonstrando até mesmo pânico, pelo intenso reflexo de tosse deflagrado. O nível de dispneia também se mostrou significativamente maior quando solução salina foi utilizada em pacientes idosos.

Comprovou-se que a adição de solução salina no tubo endotraqueal pode aumentar o risco de infecção e PAV, já que o líquido desloca as bactérias presentes no tubo para regiões mais inferiores das vias aéreas.

Portanto, permanece a ideia de que, em teoria, a solução salina pode auxiliar na remoção de secreções pela aspiração endotraqueal, mas enquanto as pesquisas não conseguirem demonstrar claramente a real utilidade e os potenciais benefícios desse recurso, ele não deve ser utilizado como rotina. Enquanto isso, métodos preventivos de controle de viscosidade da secreção devem ser considerados:

- A correta hidratação sistêmica do paciente com o intuito de manter as secreções fluidas.
- O aquecimento e a umidificação do ar inspirado por meio de umidificadores acoplados ao ventilador mecânico, ou com a utilização de filtros higroscópicos.
- O uso de agentes mucolíticos como adjuvantes.

Existem estudos que preconizam a instilação de acetilcisteína ou de bicarbonato de sódio (2%) previamente à aspiração de secreções muito espessas. Para isso exige-se a prescrição feita por um médico.

SELEÇÃO DA SONDA

Os cateteres de aspiração possuem vários formatos, sendo que a maioria possui entradas laterais para minimizar a lesão mucosa. A maioria dos cateteres possui 55 cm de comprimento (suficiente para atingir os brônquios principais) e seu tamanho é referenciado em unidades French (circunferência externa).

Recomenda-se que o diâmetro externo da sonda de aspiração não ultrapasse metade do diâmetro interno da cânula traqueal (cânula orotraqueal ou traqueostomia). Uma sonda muito maior pode obstruir o tubo traqueal, gerar trauma de mucosa e promover excessiva pressão negativa, evacuando rapidamente o volume pulmonar e causando atelectasias e hipoxemia. Utiliza-se a seguinte fórmula para calcular o tamanho da sonda:

(tamanho da cânula traqueal x 3)/2

Assim, para um tubo endotraqueal tamanho 8,0 mm, a sonda utilizada deve ser a de tamanho 12 French, pois (8 x 3)/2 = 12.

A relação entre o diâmetro interno da cânula orotraqueal (COT) ou traqueostomia (TQT), em milímetros, e a sonda de aspiração (Figura 20.19) está demonstrada na Tabela 20.1.

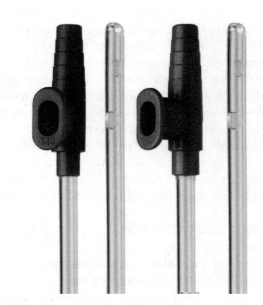

Figura 20.19 Sondas de aspiração.

BIBLIOGRAFIA RECOMENDADA

1. Ackermann MH, Mick DJ. Instillation of normal saline before suctioning in patients with pulmonary infec-

ASPIRAÇÃO ENDO E NASOTRAQUEAL

Tabela 20.1 Correlação entre cânula orotraqueal (COT) ou traqueostomia (TQT) e sonda de aspiração

COT ou TQT (diâmetro interno em mm)	Sonda de aspiração (French)
2,5	4
3,0	4 ou 6
3,5	6
4,0	6
4,5	6
5,0	8
5,5	8
6,0	10
6,5	10
7,0	10
7,5	12
8,0	12
8,5	12
> 9,0	14

tions: a prospective randomized controlled trial. Am J Crit Care. 1998; 7(4):261-6.

2. Almgren B, Wickerts CJ, Heinonen E, et al. Side effects of endotracheal suction in pressure and volume-controlled ventilation. Chest. 2004; 125(3):1077-80.

3. American Association for Respiratory Care Endotracheal suctioning of mechanically ventilated adults and children with artificial airways. In: Clinical Practice Guideline. Respir Care. 1993; 38:500-04.

4. American Association for Respiratory Care Nasotracheal suctioning. In: Clinical Practice Guideline. Respir Care. 1992; 37:898-901.

5. Araújo SG, Machado MGR. Aspiração endotraqueal. In: Bases da fisioterapia respiratória: terapia intensiva e reabilitação. Rio de Janeiro: Guanabara-Koogan; 2008. p. 66-77.

6. Ashurst S. Suction therapy in the critically ill patient. British Journal of Nursing. 1992; 1(10): 485-9.

7. Blackwood B. Normal saline instillation with endotracheal suctioning: primun non nocere (first do no harm). Journal of Advanced Nursing. 1990; 29(4):928-34.

8. Bourgault AM, Brown AB, Hains SMJ et. al. Effects of endotracheal tube suctioning on arterial oxygen tension and heart rate variability. Biological research for nursing. 2006; 268(7): 268-78.

9. Bouza E, Pérez MJ, Muñoz P, Rincón C, et. al. Continuous aspiration of subglottic secretions in the prevention of ventilator-associated pneumonia in the postoperative period of major heart surgery. Chest. 2008; 134:938-46.

10. Brochard L, Mion G, Isabey D, Bertrand C, Messadi AA, et. al. Constant-flow insufflation prevents arterial oxygen desaturation during endotracheal suctioning. Am Ver Respir Dis. 1991; 144:395-400.

11. Carloon GC, Fox SJ, Akerman NJ. Evaluation of closed-tracheal suction system. Crit Care Med. 1987; 15:522-25.

12. Çelik AS, Kana N. A current conflict: use of isotonic sodium chloride solution on endotracheal suctioning in critically ill patients. Dimensions of Critical Care Nursing. 2006; 25(1):11-4.

13. Cereda M, Villa F, Colombo E et. al. Closed system endotracheal suctioning maintains lung volume during volume controlled mechanical ventilation. Intensive Care Med. 2001; 27:648-54.

14. Cobley M, Atkins M, Jones PL. Environmental contamination during tracheal suction. Anaesthesia. 1991; 46:957-61.

15. Combes P, Fauvage B, Oleyer C. Nosocomial pneumonia in mechanically ventilated patients, a prospective randomized evaluation of the Stericath close suctioning system. Intens Care Med. 2000; 26:878-82.

16. Cordero L, Sananes M, Ayers LW. Comparison of a closed (Trach Care MAC) with na open endotracheal suction system in small premature infants. J Perinatol. 2000; 20:151-6.

17. Craig KC, Benson MS, Pierson DJ. Prevention of arterial oxygen desaturation during closed-airway endotracheal suction: effect of ventilator mode. Respir Care 1984; 29:1013-18.

18. Day T, Farnelli S, Wilson-Barnett J. Suctioning: a review of current research recommendations. Intensive Crit Care Nurs. 2002; 18: 79-89.

19. Demers RR, Sakland M. Minimizing the harmful effects of mechanical aspiration. Heart and Lung. 1973; 2(4):542-5.

20. DePew CL, McCarthy MS. Subglottic secretion drainage: a literature review. AACN 2007; 18(4):366-79.

21. Deppe SA, Kelly JW, Thoi LL, Chudy JH, Longfield RN et. al. Incidence of colonization, nosocomial pneumonia, and mortality in critically ill patients using a trach-care closed-suction system versus na open-suction system: prospective, randomized study. Crit Care Med 1991; 18:1389-93.

22. Dyr T, Bonde J, Larsson A. Lung recruitment manoeuvres are effective in regaining lung volume and oxygenation after open endotracheal suctioning in acute respiratory distress syndrome. Critical Care. 2003; 7(1): 55-62.

23. Fernandez M, Piacentini E, Blanch L, et al. Changes in lung volume with three systems of endotracheal suctioning with and without pre-oxygenation in patients with mild-to-moderate lung failure. Intensive Care Med. 2004; 30:2210-5.

24. Gray JE, MacIntyre NR, Kronenberger WG. The effects of bolus normal-saline instillation in conjunction with endotracheal suationing. Resp Care. 1990; 35(8):785-90.

25. Gunderson LP, Stone KS, Hamlin RL. Endotracheal suctioning-induced heart rate alterations. Nursing Research. 1991; 40(3):139-43.

26. Hanley MV, Rudd T, Butler J. What happens to endotracheal instillations? Am Ver Respir Dis. 1978; 117(S):124.

27. Isea JO, Poyant D, O'Donnell C, Faling J, Karlinsky J, et. al. Controlled trial of a continous irrigation suction cathether vs. conventional intermittent suction cathether in clearing bronchial secretions from ventilated patients. Chest. 1993; 103(4):1227-30.

28. Jablonski RS. The experience of being mechanically ventilated. Qualitative Health Research 1994; 4(2):186-207.

29. Johnson KL, Kearney PA, Johnson SB, Niblett JB, Mac-Millian NL, et al. Closed versus open endotracheal suctioning: costs and physiologic consequences. Crit Care Med. 1994; 22:658-66.

30. Kollef MH, Prentice D, Shapiro SD et. al. Mechanical ventilation with or without daily changes of in-line suction cathethers. Am J Respir Crit Care Med. 1997; 156:466-72.

31. Lasocki S, Lu Q, Sartorius A, Fouillat D, Remerand JJ. Open and closed endotracheal suctioning in acute lung injury: efficiency and effects on gas exchange. Anesthesiology. 2006; 104:39-47

32. Maggiore SM. Endotracheal suctioning, ventilator associated pneumonia, and costs: open or closed issue? Intensive Care Med. 2006; 32:485-487.

33. Maggiore SM, Iacobone E, Zito G, Conti G, Antonelli M, et al. Closed versus open suctioning techniques. Minerva Anestesiologica. 2002; 104:39-47

34. Masry AE, Willians PF, Chipman DW, et. al. The impacto of closed endotracheal suction systems on mechanical ventilator performance. Respir Care. 2005; 50(3):345-53.

35. Moura RH, Canto RC. Aspiração endotraqueal. In: Sarmento GJV. O ABC da fisioterapia respiratória. Barueri: Manole; 2009. p.125-34.

36. Nanta P, Senarat W, Tribuddharat C et. al. Cost-effectiveness and safety of reusable tracheal suction tubes. J Med Assoc Thai. 2005; 88(suppl. 10):s86-s88.

37. Noll ML, Hix CD, Scott G. Closed tracheal suction systems: effectiveness and nursing implications. AACN Clin Issues Crit Care Nurs 1990; 1:318-28.

38. O'Neal PV, Grap MJ, Thompson C, Dudley W. Level of dyspnea experienced in mechanically ventilated patients with and without saline instillation prior to endotracheal suctioning. Intensive Crit Care Nurs. 2001; 17(6):356-63.

39. Opeli A, Harnanci A, Cetinkaya Y, Akdeniz S, Unal S. Comparison of the effect of closed versus open suction systems on the development of ventilator-associated pneumonia. Journal of Hospital Infection. 2004; 58:14-19.

40. Ritz R, Scott LR, Coyle MB, Pierson DJ. Contamination of a mltiple-use suction cathether compared to contamination of disposable, single-use suction cathether. Respir Care. 1986; 31:1086-91.

41. Rudy EB, et al. The relationship between endotracheal suctioning and changes in intra-cranial pressure: a review of the literature. Heart Lung. 1986; 15(5):488-94.

42. Sampaio LABN. Processo ensino-aprendizagem da técnica de aspiração endotraqueal: avaliação da implantação de um modelo padrão em um programa de educação continuada. São Paulo: Escola de Enfermagem da USP, 1998.

43. Saugstad OD, Hallman M, Becher G, Oddoy A, Lium B, et al. Respiratory failure caused by intratracheal saline: additive effect of xanthine oxidase. Biol Neo. 1988; 54:61-7.

44. Schmidt C, Dusing R, Savramis A. Improved bronchial cleansing in intensive care patients with a new double-lumen cathether. Intensive Care Med. 1995; 21:927-32.

45. Shah S, Fung K, Brim S, et al. An in vitro evaluation of the effectiveness of endotracheal suction cathethers. Chest. 2005; 128(5):3699-704.

46. Shorr AF, O'Malley PG. Continuous subglottic suctioning for the prevention of ventilator-associated pneumonia: potential economic implications. Chest. 2001; 119:228-35.

47. Smulders K, Hoeven HVD, Weers-Pothoff I, Grauls CV. A randomized clinical Trial of intermitent subglottic secretion drainage in patients receiving mechanical ventilation. Chest. 2002; 121:858-62.

48. Stiller K. Physiotherapy in intensive care: towards an evidence-based practice. Chest. 2000; 118(6):1800-13.

49. Toneloto AA, Januncio IM, Nóbrega M. Monitorização respiratória. In: Enfermagem em cardiologia. São Paulo: Manole; 1997. p.261-94.

50. Vallés J, Artigas A, Rello J, Bonsoms N, Fontanals D, et al. Continuous aspiration of subglottic secretions in preventing ventilator-associated pneumonia. Ann Intern Med. 1995; 122:179-86.

51. Witmer MT, Hess D, Simmons M. An evaluation of the effectiveness of secretion removal with the Ballard close-circuit suction cathether. Respir Care. 1991; 36:844-8.

52. Zeitoun SS, Barros ALBL, Diccini S. A prospective, randomized study of ventilator-associated pneumonia in patients using a closed vs. Open suction system. J Clin Nurs. 2003; 12:484-9.

21

VIBRADORES: VIBRAÇÃO MECÂNICA E COLETE DE HIGIENE BRÔNQUICA

MARCELO MAGNO LAGUNA
MARCELO ADRIANO INGRACI BARBOSA

INTRODUÇÃO

O grande desafio do fisioterapeuta respiratório reside na busca de técnicas e recursos que permitam manter as vias aéreas ventiladas, e dessa forma, que as trocas gasosas ocorram e que a função pulmonar aconteça sem a interferência de secreções pulmonares, que podem gerar infecções, deterioração proteolítica dos pulmões e, consequentemente, a diminuição da mobilidade tanto ciliar e pulmonar quanto da caixa torácica.

Os objetivos da fisioterapia respiratória são facilitar a depuração mucociliar e aumentar o volume de secreção expectorada, melhorando dessa forma a função das vias respiratórias e proporcionando melhor condição clínica ao paciente.

Algumas patologias como a doença pulmonar obstrutiva crônica (DPOC) e a fibrose cística (FC) podem aumentar consideravelmente a quantidade de muco produzida pelos pulmões, tornando extremamente difícil o ato de respirar. Pacientes sob ventilação mecânica também apresentam grandes quantidades de secreção acumulada, as quais precisam ser drenadas para vias mais altas e daí para o tubo endotraqueal, sendo, posteriormente, aspiradas.

Exercícios respiratórios, técnicas de percussão torácica, técnicas de higiene brônquica e outras são muitas vezes utilizadas junto ao tratamento destes pacientes. Dentre essas técnicas uma largamente empregada é a de vibroterapia ou vibratoterapia. Essa técnica pode ser utilizada pelas mãos do fisioterapeuta (vibrocompressão), com o uso de aparelhos

mecânicos de vibração ou ainda com coletes de higiene brônquica como o The Vest®, System Model 205, e o Smart Vest®, que promovem o deslocamento das secreções das vias aeríferas mais baixas para as vias aeríferas mais altas e consequente expectoração com o uso de alta frequência.

COMPORTAMENTO DO MUCO NA FIBROSE CÍSTICA

Em virtude do grande comprometimento que a FC causa nas vias aéreas, vale um adendo sobre o comportamento das secreções especificamente nesta doença, e que pode ser, outrossim, aplicado às outras patologias em geral.

O muco nas vias aeríferas forma uma barreira protetora entre o epitélio do trato respiratório e o ambiente. É composto de água e de glicoproteínas entrecruzadas, de alto peso molecular, misturadas com soro, proteínas celulares e lipídios. No muco normal existem quantidades variáveis de fragmentos celulares e substância particulada (composta por partículas).

O muco nas vias aeríferas normalmente representa a primeira linha de defesa do trato respiratório e é uma parte importante da imunidade natural.

Temos que ressaltar, porém, que alguns pacientes, por exemplo aqueles com DPOC, têm hipersecreção de muco e estão propensos a infecção pulmonar e, dessa forma, precisam ser observados de forma diferente.

Consequentemente, há uma teoria de que a inibição da hipersecreção de muco traz benefício clínico em condições de hipersecreção nas vias aeríferas.

Diversos tratamentos farmacêuticos e outros tantos estão disponíveis ou em desenvolvimento, com o objetivo de, direta ou indiretamente, inibir a hipersecreção de muco.

No entanto, embora a FC e a DPOC compartilhem a obstrução por muco como uma característica clínica, os mecanismos fisiopatológicos subjacentes ao comprometimento da depuração do muco podem ser diferentes, em maior ou menor grau, a cada condição.

A depuração do muco é um dos mecanismos básicos de defesa do pulmão.

Porém, a ideia de que o muco nas vias aeríferas é uma barreira impermeável que adere e elimina todas as partículas inaladas não é totalmente verdadeira.

O muco é uma matéria tipo gel, viscoelástico, com propriedade de adesão e heterogêneo. É secretado por células caliciformes e células mucosas das glândulas submucosas. As propriedades viscoelásticas do muco são decorrentes das glicoproteínas presentes, chamadas mucinas.

As duas principais mucinas formadoras de gel das vias aeríferas são a MUC5AC, especificamente um produto das secreções das células caliciformes, e a MUC5B, considerada como primariamente secretada pelas glândulas submucosas.

Com relação às propriedades biofísicas das secreções das vias aéreas inferiores são determinadas pela presença de elementos de polímeros.

No muco normal das vias aéreas, as propriedades viscoelásticas essenciais para a limpeza e proteção das vias aeríferas do epitélio contra invasores e evaporação de água são de responsabilidade das mucinas.

É sabido que pacientes com FC têm secreções espessas, tornando difícil a eliminação das bactérias nelas contidas. Contudo, se a secreção é muito anormal, o muco se acumula e pode obstruir o lúmen da via aérea.

Produção excessiva e prolongada de muco, denominada hipersecreção crônica de muco, leva a uma limitação significativa da via aérea em inúmeras condições respiratórias graves, como por exemplo, na fibrose cística.

A regulação do fator de condutância transmembrana na FC promove a diminuição da quantidade de água na superfície das vias aéreas e, possivelmente, aumenta a concentração de mucinas.

Esta desidratação do muco leva a aumento da concentração de mucina, redução do pH da mucina, diminuição da glutationa reduzida e aumento da mieloperoxidase.

São formadas adicionalmente ligações de intercadeias de mucina. Essas novas ligações aumentam a viscoelasticidade levando a uma limpeza deficiente do muco e à infecção persistente.

A doença nas vias aeríferas de pacientes com fibrose cística é exacerbada pela obstrução por muco das vias aeríferas de condução e ainda por uma acentuada concentração neutrofílica.

É muito importante promover a higiene das vias aéreas com o uso adequado de antibióticos, medicamentos e técnicas de limpeza das vias aeríferas.

Compreender os mecanismos de produção de secreção e como esses mecanismos são alterados na doença é fundamental para que se atinja eficiência nas terapias para os distúrbios de limpeza do muco.

TÉCNICAS DE HIGIENE BRÔNQUICA

Vibração torácica

A vibração torácica consiste em movimentos oscilatórios rítmicos e rápidos de pequena amplitude aumentando o nível de fluxo expiratório para se conseguir o deslocamento das secreções já soltas, conduzindo-as das vias aeríferas de pequeno calibre para as de maior calibre, onde serão mais facilmente expectoradas por meio da tosse. Exercidos sobre a parede do tórax com a intensidade suficiente para causar vibração em nível bronquial, uma frequência ideal desejada situa-se entre 3 e 55 Hz e pode ser aplicada de forma manual ou mecânica.

O efeito positivo desta técnica baseia-se na propriedade tixotrópica do muco, que se liquefaz quando submetido a constante agitação. Portanto, concluiu-se que a alta frequência transmitida aos tecidos pulmonares pode, por meio da vibração, modificar suas características físicas, facilitando a mobilização das secreções pela árvore traqueobrônquica. Um outro efeito teórico seria o de se aproximar de 13 Hz a frequência dos cílios vibráveis, para amplificar, por concordância de fase, a amplitude dos movimentos ciliares.

Existem também relatos na literatura que descrevem efeitos benéficos da vibração no relaxamento de músculos da parede torácica e na melhora da perfusão alveolar.

A técnica manual é realizada pelas mãos do fisioterapeuta; elas devem estar espalmadas, acopladas e com uma certa pressão, localizadas na região torácica escolhida; o punho e o cotovelo de quem aplica a manobra deverão permanecer imóveis, realizando

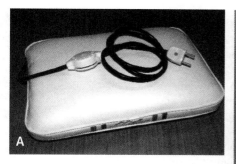 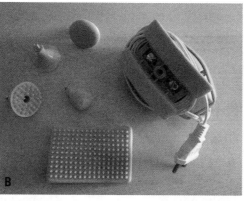 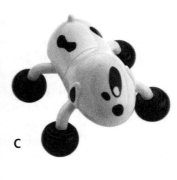

Figura 21.1 Aparelhos para realização de vibração mecânica: (**A**) almofada vibratória; (**B**) vibrador com adaptadores para diferentes áreas corporais, podendo ser inclusive utilizado em caso de sinusite; (**C**) vibrador na forma de animal, usado principalmente em crianças.

uma contração isométrica de seus membros superiores, produzindo e impulsionando movimentos vibratórios.

Esse movimento é aplicado acompanhando a cinética da caixa torácica durante a fase expiratória do ciclo respiratório.

Já a técnica mecânica é exercitada por aparelhos específicos que, alimentados por uma fonte de energia (pilha ou corrente elétrica), produzem movimentos oscilatórios constantes. O uso desses equipamentos exige cautela, pois há necessidade de ajuste da intensidade da vibração, além da proteção das extremidades ósseas e da pele.

No entanto, segundo alguns autores, embora a vibração mecânica seja utilizada como rotina em alguns hospitais, ela não é tão eficiente quanto a vibração manual pois não atinge a árvore brônquica com a mesma intensidade e profundidade.

Esses aparelhos não apresentam contornos suficientemente anatômicos para centralizar as ondas vibratórias, as quais se dispersam para outros segmentos corporais, como os membros superiores e a cabeça, chegando a causar, em certas circunstâncias, desconforto em pacientes.

Existe também uma variação da vibração que é menos usual, cujo nome não está bem definido, mas parece assemelhar-se a um movimento de mola feito pelas costelas (*rib spring*). Esse tipo de vibração consiste em repetidas compressões sobre o tórax durante a expiração (sacudidas rápidas sobre o tórax do paciente). A pressão exercida nessa manobra é mais intensa do que a empregada na vibração com o objetivo de provocar uma expectoração mais rápida ou mais eficiente.

Apesar de a vibração ser considerada uma técnica segura quando realizada corretamente, ela está contraindicada em bebês que apresentam aumento do desconforto durante o procedimento, em presença de enfisema intersticial pulmonar extenso, pneumotórax não drenado e hemorragia pulmonar entre outros. Também se deve tomar cuidado onde houver processo doloroso, fratura e osteoporose.

O posicionamento do paciente ao executar as técnicas de desobstrução por vibração segue os padrões adotados na drenagem postural que ajuda na eliminação segmentar de secreção das vias aríferas.

Colete de higiene brônquica

Oscilação de alta frequência da parede torácica (HFCWO)

A oscilação de alta frequência tem sido um coadjuvante muito efetivo há mais de uma década como forma de se extrair secreções das vias aríferas.

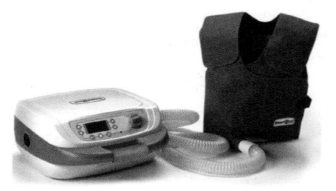

Figura 21.2 Oscilador de alta frequência para a parede torácica.

Cria uma ação de "apertar e soltar" o tórax de 5 a 20 vezes por segundo. De forma delicada e rápida libera pulsos de ar para o corpo através de um colete inflável, dando ao paciente maior manuseabilidade durante o tratamento.

A ação de rápida compressão e liberação do tórax cria pulsos de ar, ou fluxos de ar que dentro das vias aeríferas agem como minitosses repetidas, que soltam o muco das paredes das vias aeríferas, reduzem a viscosidade das secreções e impulsionam o muco em direção às vias aeríferas de maior calibre onde podem ser expectoradas mais facilmente.

Todas as áreas dos pulmões são tratadas simultaneamente e terapias de nebulização podem ser incorporadas durante as sessões, permitindo desta forma ao paciente múltiplas terapias completas ao mesmo tempo.

É considerada uma tecnologia independente, uma vez que o paciente ou os fatores de cuidado ao ser aplicado não interferem em sua efetividade e tampouco exigem posições especiais, podendo ser usada sentada ou em pé, ou mesmo técnicas de respiração de alta qualidade.

O tempo de tratamento pode variar de 15 a 30 minutos ou sob prescrição médica ou fisioterápica e pode ser usado tanto por adultos quanto por crianças.

BIBLIOGRAFIA RECOMENDADA

1. Amaral RVG. Assistência ventilatória mecânica. São Paulo: Atheneu; 1995.

2. Azeredo CAC. Fisioterapia respiratória atual. Rio de Janeiro: Edusuam; 1986.

3. Azeredo CAC. Fisioterapia respiratória moderna. São Paulo: Manole; 1993.

4. Boat TF. Mucovisidose. In: Behrman R, Khiegman RM, Arvin AM. Tratado de pediatria. vol. 2. 15ª ed. Rio de Janeiro: Guanabara Koogan; 1997.

5. Boat TF, Cheng PW. Biochemistry of airway mucus secretions. Fed Proc. 1980;39:3067-74.

6. Carvalho CRR. Ventilação mecânica. vol. II. São Paulo: Atheneu; 2000.

7. Costa D. Fisioterapia respiratória básica. São Paulo: Atheneu; 1999.

8. Cuello AF. Broncobstrução. Buenos Aires: Silka; 1989.

9. Cuello AF. Kinesiologia neumo cardiológica. Buenos Aires: Silka; 1980.

10. Cuello AF. Patrones respiratórios em distintas afecciones. Revista Corde. 1982; III.

11. Davidson AGF, McLlwaine M. Physiotherapy in cystic fibrosis: when conventional therapy does not work. Pediatric Pulmonology. 1993;9:91-2.

12. Davis PB. Cystic fibrosis. Pediatr Rev. 2001;22:257-64.

13. Deboeck C, Zinman R. Cough versus chest physiotherapy. American Review Respiratory Disease. 1984; 129:182-4.

14. Desmond KJ, Schwenk WF, Thomas E, Beaudry PH, Coates A. Immediate and long-term effects of chest physiotherapy in patients with cystic fibrosis. The Journal of Pediatrics. 1983;103:538-42.

15. Ellis E, Alison J. Fisioterapia cardiorrespiratória prática. Rio de Janeiro: Revinter; 1997.

16. Falk M, Kelstrup M, Andersen JB, Kinoshita T, Falk P, Stovring S, et al. Improving the ketchup bottle method with positive expiratory pressure, PEP, in cystic fibrosis. European Respiratory Journal. 1984;65:423-32.

17. Flower KA, Eden RI, Lomax L, Mann NM, Burgess J. New mechanical aid to physiotherapy in cystic fibrosis. British Medical Journal. 1979;2:630-1.

18. Gallon A. Evaluation of chest percussion in the treatment of patients with copious sputum production. Respiratory Medicine. 1991;85:45-51.

19. Gaskell DV, Webber BA. Fisioterapia respiratória – Guia do Brompton Hospital. 4ª ed. Rio de Janeiro: Colina; 1988.

20. Giles DR, Wagener JS, Accurso FJ, Butler-Simon N. Short-term effects of postural drainage with clapping vs autogenic drainage on oxygen saturation and sputum recovery in patients with cystic fibrosis. Chest. 1995;108:952-4.

21. Gondor M, Nixon PA, Mutich R. Comparison of Flutter device and chest physical therapy in the treatment of cystic fibrosis pulmonary exacerbação. Pediatric Pulmonology. 1999;28:255-60.

22. Hengstum MV, Festen J, Beurskens C, Hankel M, Beekman F, Corstens F. Conventional physiotherapy and forced expiration manoeuvres have similar effects on tracheobronquial clearance. European Respiratory Journal. 1988;1:758-61.

23. Hogg JC, Chu F, Utokaparch S., Woods R, Elliott WM, Buzato L, et al. The nature of small-airway obstruction in chronic obstructive pulmonary disease. N Engl J Med. 2004;350(26):2645-53.

24. Holody H, Goldberg HS. The effect of mechanical vibration physiotherapy on arterial oxygenation in acutely ill patients with atelectasis or pneumonia. American Review Respiratory Disease. 1981;124:372-5.

25. Hofmeyr JL, Webber BA, Hodson ME. Evaluation of positive expiratory pressure as an adjunct to chest physiotherapy in the treatment of cystic fibrosis. Thorax. 1986;41:951-4.

26. Davies JR, Carlstedt I. Respiratory tract mucins. In: Salathé M (ed.). Cilia and mucus: from development to respiratory defense. New York: Marcel Dekker; 2001. p.167-78.

27. Kaliner M, Maron Z, Patow C, Shelhamer J. Human respiratory mucus. J Allergy Clin Immunol. 1884; 73(3):318-32.

28. Kaliner M, Shelhamer JH, Borson B, Nadel J, Patow C, Maron Z. Human respiratory mucus. Am Rev Respir Dis. 1986;134(3):612-21.

29. King M, Rubin BK. Pharmacological approaches to discovery and development of new mucolytic agents. Advanced Drug Delivery Reviews. 2002;54:1475-90.

30. King M. Interrelationship between mechanical properties of mucus and mucociliary transport: effect of pharmacologic interventions. Biorheology. 1979;16:57-68.

31. Konstan MW, Stern RC, Doersuk CF. Efficacy of the flutter device for airway mucus clearance in patients with cystic fibrosis. Journal of Pediatrics. 1994;124:689-93.

32. Kisner C. Exercícios terapêuticos. São Paulo: Manole; 1998.

33. Kopelman B. Distúrbios respiratórios no período neonatal. São Paulo: Atheneu; 1998.

34. Lannefors L. What are the alternatives? Autogenic drainage and active cycle of breathing techniques. Pediatrics Pulmonology. 1993;9:95-6.

35. Lorin MI, Denning CR. Evaluation of postural drainage by measurement of sputum volume and consistency. Amer J Physic Med. 1988;50(5):215-9.

36. Mackenzie CS. Fisioterapia respiratória em unidade de terapia intensiva. São Paulo: Panamericana; 1988.

37. Matsui H, Grubb BR, Tarran R, Randell SH, Gatsy JT, Davis CW, et al. Evidence for periciliary liquid layer depletion, not abnormal ion composition, in the pathogenesis of cystic fibrosis airway disease. Cell. 1998;95:1005-15.

38. Rose MC, Gendler SJ. Airway mucin genes and genes products. In: Rogers DF, Lethen MI, eds. Airway mucus: basic mechanisms and clinical perspectives. Birkhauser: Basel; 1997. p.41-66.

39. Maxwell M, Redmond A. Comparative trial of manual and mechanical percussion technique with gravity-assisted bronquial drainage in patients with cystic fibrosis. Archives of Disease in Childhood. 1979;54:542-4.

40. Perez-Vilar J, Boucher RC. Reevaluating gel-forming mucins' roles in cystic fibrosis lung disease. Free Rod Bio Med. 2004;37:1564-77.

41. Prescott E, Lange P, Vestbo J. Chronic mucus hypersecretion in COPD and death from pulmonary infection. Eur Respir J. 1985;8:1333-8.

42. Pryor JA, Webber BA, Hodson ME. Effect of chest physiotherapy on oxygen saturation in patients with cystic fibrosis. Thorax. 1990;45:77.

43. Pryor JA, Webber BA, Hodson ME, Warner JO. The Flutter VRP1 as an adjunct to chest physiotherapy in cystic fibrosis. Respiratory Medicine. 1994;88:677-81.

44. Pryor J. Depuração mucociliar. In: Ellis E, Alison J. Fisioterapia cardiorrespiratória prática. Rio de Janeiro: Revinter, 1997.

45. Stoller SW. Fundamentos da terapia respiratória de Egan. São Paulo: Manole; 2000.

46. Raskin S, Phillps III J, Krishnamani MRS, Jones C, Parker RA, Rozov T. DNA analysis of cystic fibrosis in Brazil by direct PCR amplification from Guthrie cards. American Journal Medicine Genetic. 1993;46:665-9.

47. Rogers DF, Barnes PJ. Treatment of airway mucus hypersecretion. Annals of Medicine. 2006;38:116-23.

48. Rubin BK. Therapeutic aerosols and airway secretions. Journal of Aerosol Medicine. 1996;9(1).

49. Rubin B.K. Mucus structure and properties in cystic fibrosis. Paediatric Respiratory Reviews. 2007;8:4-7.

50. Scalan GL, Myslinki MJ. Terapia de higiene brônquica. In: Scalan CL, Wilkins RL, Stoller JK. Fundamentos da terapia respiratória de Egan. 7ª ed. São Paulo: Manole, 2000.

51. Sutton PP, Lopez-Vidriero MT, Pavia D, Newman SP, Clay MM, Webber B, et al. Assessment of percussion, vibratory-shaking and breathing exercises in chest physiotherapy. European Respiratory Journal. 1985; 66:147-52.

52. Teckin JS, Holsclaw DS. Evaluation of bronquial drainage in patients with cystic fibrosis. Physical Therapy. 1975;55(10):1081-4.

53. Tonnesen P, Stovring S. Positive expiratory pressure (PEP) as lung physiotherapy in cystic fibrosis. European Journal Respiratory Disease. 1984;65:419-22.

54. Van der Schans CP, Van der Mark TW, Vries G, Piers DA, Beekhuis H, Dankert-Roelse JE, et al. Effect of positive expiratory pressure breathing in patients with cystic fibrosis. Thorax. 1991;46:252-6.

55. Webber BA, Hofmeyr JL, Morgan MDL, Hodson ME. Effects of postural drainage, incorporating the forced expiration technique, on pulmonary function in cystic fibrosis. British Journal Disease Chest. 1986;80:353-9.

56. Welsh MJ, Ramsey BW, Accurso FJ, Cutting GR. Cystic fibrosis. In: Scriver CR, Beaudet AL, Sly WS, Valle D. eds. The metabolic and molecular bases of inherited disease. New York: McGraw-Hill; 2001. p.5121-88.

57. Williams MT. Chest physiotherapy and cystic fibrosis – why is the most effective form of treatment still unclear? Chest. 1994;106:1872-82.

58. Woollmer P, Ursing K, Midgren B, Eriksson L. Inefficiency of chest percussion in the physical therapy of chronic bronchitis. European Journal Respiratory Disease. 1995;66:233-9.

59. Zach MS, Oberwaldner B. Chest physiotherapy – the mechanical approach to antiinfective therapy in cystic fibrosis. Infection. 1987;15(5):77-9.

22

SHAKER®/FLUTTER®

VINÍCIUS TORSANI

INTRODUÇÃO

O objetivo deste capítulo é identificar os principais mecanismos que fazem da pressão positiva oscilatória (PPO) um conhecido coadjuvante na terapia para desobstrução brônquica e uma complexa combinação de fatores que atuam de forma dinâmica, interagindo entre si.

HISTÓRIA

O Flutter®, aparelho utilizado para desobstrução brônquica em fisioterapia respiratória, tem seu uso difundido em diversos países, porém há pouca informação disponível sobre sua origem. Sua criação é creditada ao fisioterapeuta suíço Patrick Althaus e a Claude Learder, no final da década de 1980, como auxílio no tratamento respiratório de pacientes com fibrose cística. A empresa suíça Varioraw passou a fabricá-lo. Seu uso se tornou conhecido por ser um aparelho de simples manuseio, que permitia independência aos pacientes, o que resultou em maior adesão ao tratamento. Com base no estudo de Konstan et al., o Food and Drug Administration (FDA, órgão regulador de alimentos e produtos farmacêuticos dos Estados Unidos) autorizou a comercialização do Flutter® naquele país a partir de 1991 e sua distribuição local passou a ser realizada pela empresa Axcan Scandipharma. Foi após 1994 que a maioria dos estudos com o Flutter® passou a ser realizada. No Brasil, a empresa Newmed é detentora do registro e realiza sua importação.

A utilização de oscilação de alta frequência como recurso para aumentar a eliminação de secreção da via aérea teve sua descrição inicial utilizando compressão da caixa torácica, inicialmente como forma de ventilação não invasiva, em um clássico estudo canadense em 1983. Os autores perceberam um acúmulo proximal de secreção pulmonar nos cães estudados. Esses e outros dados posteriores levaram à criação e comercialização do aparelho chamado The Vest®, de compressão da caixa torácica de alta frequência (*high frequency chest wall compression* – HFCWC) (Figura 22.1). Os mecanismos propostos como responsáveis pelo fenômeno são semelhantes aos relatados com a PPO.

O Shaker® é um similar nacional do Flutter®, fabricado pela NCS desde 2002. Por ser mais barato que o Flutter® e os outros modelos importados, tornou esse tipo de terapia mais acessível às instituições de saúde e aos pacientes.

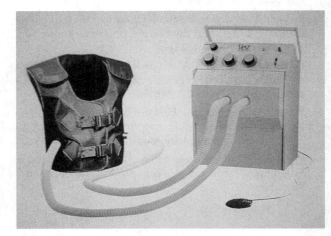

Figura 22.1 The Vest®.

FUNCIONAMENTO

O formato desses aparelhos é semelhante ao de um cachimbo, de plástico rígido, em que há o corpo (parte em que se sopra e se sustenta internamente o cone), o cone (que serve de leito para a esfera metálica), a esfera metálica (de aço inoxidável de alta densidade) e uma tampa perfurada para saída do ar expirado (Figura 22.2). O Shaker® tem ainda um bocal que se encaixa na extremidade do corpo do aparelho (Figura 22.3).

Ao soprar no aparelho, o indivíduo encontra um sistema ocluído pela esfera metálica. O peso da esfera faz com que seja necessário atingir um limiar pressórico para que se consiga mobilizá-la. Apenas quando a esfera é deslocada ocorre um escape do ar e se inicia um fluxo expiratório. Nessa fração de segundo cai a pressão existente nas vias aéreas até a esfera metálica, e então o peso da esfera faz com que ela oclua novamente a saída do ar. Como o esforço expiratório é constante, a pressão aumenta novamente e o ciclo recomeça. A quantidade de oscilações que ocorrem em um segundo é a frequência de oscilações em hertz (Hz). Essa oscilação é resultante do equilíbrio entre o peso da esfera (gravidade), a inclinação do cone em que a esfera está apoiada e a pressão do ar expirado.

Em estudo experimental recente, Alves et al. demonstraram que a pressão expiratória gerada e a frequência de oscilação da esfera podem variar de acordo com a angulação do aparelho em relação à posição neutra e ao fluxo expiratório realizado (Figura 22.4). Os valores encontrados em diversos ângulos (neutro = 0°, +15°, +30°, -15°, -30°) e fluxos (de 0,2 L/s a 2,0 L/s em aumentos progressivos de 0,2 L/s) modificaram a pressão de 3 cmH_2O a 55 cmH_2O aproximadamente, e a oscilação de 7 a 31 Hz. Estudos prévios relatam pressões ao redor de 5 a 35 cmH_2O e frequência de 8 a 26 Hz.

MECANISMOS DE AÇÃO

O benefício atribuído aos aparelhos de PPO é, em teoria, proveniente de um conjunto de fatores que ocorrem simultaneamente durante a realização do exercício expiratório:

- fluxo expiratório;
- geração de pressão positiva;
- oscilação do fluxo nas vias aéreas (amplitude);
- vibração, alterando a viscoelasticidade do muco.

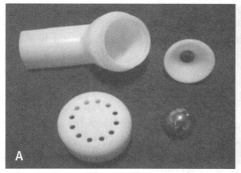
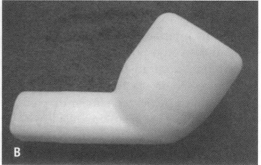

Figura 22.2 Flutter® desmontado (**A**) e montado (**B**).

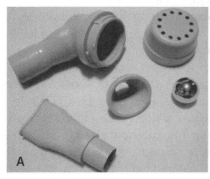
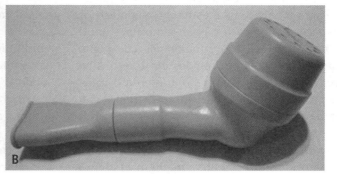

Figura 22.3 Shaker® desmontado (**A**) e montado (**B**).

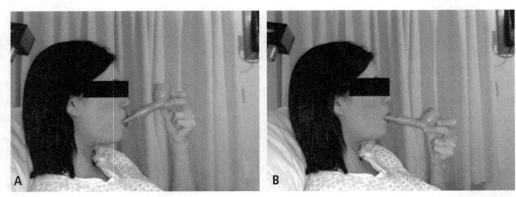

Figura 22.4 Exemplo de exercício realizado em duas inclinações diferentes, favorecendo mais o efeito de pressão positiva (**A**) ou o efeito *huff* (**B**).

Diversos fenômenos que auxiliam a eliminação de muco das vias aéreas, visando manter um equilíbrio entre produção e eliminação, interagem nesse complexo mecanismo de defesa (uma relação entre batimento ciliar e fluxo expiratório, com forças friccionais e inerciais do muco). O transporte mucociliar é mais importante nas pequenas vias aéreas e diminui sua participação nas vias aéreas centrais. Nessa parte, há aumento da participação do componente de fluxo expiratório na eliminação de muco. Entre a inspiração e a expiração há uma diferença no calibre das vias aéreas. Elas tendem a aumentar seu diâmetro durante a inspiração (tração radial), diminuindo a resistência, e na expiração elas se estreitam. Isso aumenta a interação na interface gás-líquido.

Princípios dinâmicos como ponto de igual pressão também interferem no transporte mucociliar, pois pontos de compressão da via aérea, estreitando seu diâmetro, aumentam a velocidade linear do gás. *Fluxo* é o volume de ar que passou em uma via aérea em determinado tempo. *Velocidade* é o espaço percorrido pelo ar em um determinado tempo. Em uma mesma via aérea, o fluxo é o mesmo no início e no final daquele trecho. Se houver um ponto de estreitamento, ele continua o mesmo, mas o gás precisa ser acelerado para mantê-lo na mesma intensidade, pois há um espaço menor para passar a mesma quantidade de gás. A velocidade é maior naquele ponto. Isso é importante, pois em regiões em que o fluxo tem papel crucial, esse fenômeno aumenta o transporte de muco. Vale salientar que o estreitamento pode auxiliar, mas o colapso da via aérea é prejudicial para esse objetivo, pois cessa o fluxo expiratório, causando represamento de ar e de secreções.

A pressão expiratória positiva mantém a patência das vias aéreas e evita colapso, dependendo do equilíbrio entre as pressões intrabrônquicas e as pressões expiratórias do esforço realizado (extrabrônquica). Benefícios como aumento da capacidade residual funcional, aumento da ventilação colateral e diminuição do aprisionamento aéreo são atribuídos à pressão positiva expiratória. Contudo, parece controverso dizer que o estreitamento da via aérea auxilia o transporte do muco e a pressão positiva diminui o estreitamento das vias aéreas, se esses dois fatores ocorrem ao mesmo tempo no uso do Flutter® ou do Shaker®. Isso porque o pulmão é heterogêneo e extremamente dinâmico, inclusive o pulmão normal. As forças mecânicas do pulmão (resistências e elastâncias) são diferentes não apenas regionalmente, como por efeito da gravidade e anatomia local, mas também ao longo de uma expiração, em que a mecânica regional está em constante alteração.

Ao considerar uma expiração lenta a partir da capacidade pulmonar total, observa-se que ela ocorre predominantemente na porção dependente da gravidade (parte inferior). Ocorre então um esvaziamento sequencial, com fechamento de vias aéreas e limitações mecânicas regionais, que aumentam o fluxo expiratório das partes progressivamente mais superiores (porção não dependente). Em outra situação, como no aumento do esforço expiratório, o gradiente gravitacional que age nas pressões pleurais tende a diminuir, tornando a expiração mais homogênea nas diferentes regiões. Durante o exercício com a PPO, pode-se ter vias aéreas colapsadas, outras estreitadas e outras abertas, com diferentes taxas de transporte do muco em cada uma. Os efeitos benéficos da PPO podem ser diferentes para cada parte do pulmão, o que torna seu espectro de benefícios mais abrangente.

Outro componente que atua nas secreções é a amplitude do fluxo. É a diferença entre o fluxo máximo e o mínimo na curva de fluxo pelo tempo. A abertura e o fechamento promovidos pela esfera levam a um movimento de para-arranca do fluxo de ar pelo acúmulo da pressão quando a esfera oclui o cone. Essa variação brusca do fluxo e da pressão parece ter um importante papel na mobilização do muco.

É possível alterar a forma de ação do Flutter® ou Shaker® modificando o fluxo expiratório e o ângulo de inclinação do aparelho. Alves et al. mostraram que o aparelho mais elevado (principalmente a +15°) aumentava o efeito de pressão positiva e da amplitude das oscilações. Inclinações mais negativas favoreciam um efeito de *huff*, o qual ocorre quando há pouca pressão expiratória e a passagem do ar está com menor impedância. *Huffs* com altos fluxos mobilizam secreções mais proximais. Em contrapartida, *huffs* mais lentos promovem maior depuração de vias aéreas distais por deslocamento da compressão dinâmica das vias aéreas (Figura 22.4).

Já foi discutido em estudos prévios que a vibração gerada pelo Flutter® pode causar uma diminuição da viscoelasticidade do muco brônquico. Considerando esse resultado como correto, é possível refletir: diminuir a viscoelasticidade do muco é sempre bom? Não necessariamente as propriedades reológicas do muco que são ideais para o transporte mucociliar (TMC) são ideais para a interação na tosse. Novos estudos com mucomoduladores propõem, inclusive, substâncias que aumentariam o *crosslinking* na rede de mucinas e glicoproteínas, tornando o muco mais "espesso", diminuindo a aerossolização de partículas na tosse e até facilitando a expectoração sem prejudicar o TMC. No entanto, o resultado de App et al. pode ainda ser questionado quanto à metodologia empregada nos estudos em que as análises reológicas do muco eram feitas com microrreômetro magnético (principal método para análises de pequenas quantidades de muco à época do estudo). Isso torna difícil a comparação com novos estudos e outras metodologias.

INDICAÇÕES

A indicação principal do uso da PPO é um quadro de hipersecreção brônquica. Sua utilização é muito descrita em patologias como:

- fibrose cística;
- doença pulmonar obstrutiva crônica;
- bronquiectasias.

Nesses casos crônicos, o paciente pode utilizar PPO tanto em nível ambulatorial quanto nas crises de agudização e internações hospitalares. Na prática hospitalar, observa-se ainda uma utilização mais abrangente, como em quadros de hipersecreção por infecções pulmonares agudas. É utilizado não apenas quando o paciente apresenta grande volume de secreção, mas também quando há uma tendência a apresentar ruídos relacionados a secreções pulmonares e fechamento de vias aéreas, sem necessariamente muito volume expectorado. A decisão de iniciar uma terapia de higiene brônquica com PPO pode ser avaliada com informações da ausculta pulmonar durante a inspiração profunda e também na expiração forçada, visando sensibilizar a detecção desses ruídos pulmonares.

CONTRAINDICAÇÕES

- Pneumotórax;
- Insuficiência cardíaca direita;
- Hemoptise.

Observações

As indicações e contraindicações do uso de PPO são geralmente determinadas por uma avaliação subjetiva do fisioterapeuta, dependendo de seu objetivo na terapia, baseando-se em algum dos mecanismos de ação do aparelho. Por exemplo, pode-se achar válido realizar PPO pelo efeito de PEP, se o objetivo for evitar colapso precoce de vias aéreas; ou pelo efeito de vibração, visando à mobilização das secreções. Independentemente do objetivo, é importante haver uma avaliação pré e pós-intervenção para saber se houve benefício por algum dos mecanismos propostos e se o objetivo foi alcançado.

TRAQUEOSTOMIA

Pacientes traqueostomizados frequentemente necessitam de assistência para desobstrução brônquica. Seria a PPO uma opção válida nessa situação? Em teoria, não haveria contraindicações para essa técnica. No entanto, o Flutter® ou o Shaker® não permitem que se realize uma inspiração pelo próprio aparelho, pois a esfera metálica está ocluindo a passagem do ar, movendo-se somente na expiração. Seria necessária a adaptação de uma válvula unidirecional com tubo T. O Shaker®, por permitir desconectar o bocal, possibilita essa adaptação, para que o paciente inspire pela válvula e expire pelo Shaker®. Porém, além de não haver descrições na literatura, pode-se questionar se realizar essa adaptação mais complexa acrescentará algum benefício adicional ao paciente em relação a outras técnicas de higiene brônquica mais simples, como PEP ou TEF. Pacientes em desmame da traqueostomia podem, por exemplo, fazer uso de válvula fonatória unidirecional e realizar o exercício com o Flutter® ou Shaker®. A válvula permite a inspiração, mas bloqueia a expiração e desvia o fluxo para vias aéreas superiores (VAS), pois é utilizada com balonete (*cuff*) desinsuflado. Como esses aparelhos oferecem uma resistência para a expiração, é possível que haja um certo nível de fortalecimento da musculatura expiratória, dependendo da fraqueza inicial apresentada pelo paciente, além de reeducação para consciência ventilatória, usando as VAS.

PROCEDIMENTO

Procedimento proposto (adaptado do distribuidor do Flutter®):

- com o paciente sentado confortavelmente, deve-se orientá-lo a realizar uma inspiração nasal lenta e profunda até aproximadamente três quartos da capacidade pulmonar total (CPT). Posiciona-se o aparelho na boca, vedando bem com os lábios, e realiza-se uma pausa de 2 a 3 segundos. Exala-se até uma expiração completa no limite de conforto do paciente. Repete-se aproximadamente dez vezes. Ao final, realizam-se manobras de alto fluxo, como técnicas de expiração forçada ou tosse para expectoração (Figura 22.5).

Embora exista uma recomendação para realização do exercício, o fisioterapeuta deve avaliar a necessidade de alterar a posição corporal do paciente ou a forma como exala no aparelho. Não há dados específicos que impossibilitem a alteração dessas orientações, mas ela serve de referência para uma situação padrão. É comum o paciente realizar o exercício de forma intuitiva, inspirando um volume pouco acima da capacidade residual funcional e expirando com força até o volume residual de forma a sustentar o pulmão expirado, o que torna o exercício extenuante e com benefício questionável. Considerando o conforto do paciente, é importante enfatizar uma inspiração mais profunda e uma expiração tranquila e completa, sem fadiga, permitindo um maior número de repetições, se necessário.

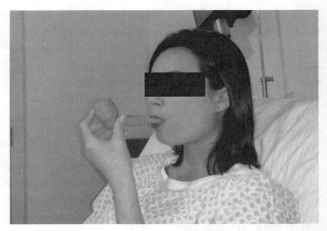

Figura 22.5 Shaker® sendo utilizado em posição neutra.

Deve haver um cuidado, como em todos os exercícios com grandes volumes pulmonares, para evitar uma hiperventilação. Alguns pacientes mais sensíveis relatam tontura, formigamento nos lábios ou desconforto mesmo com poucas repetições do exercício. Deve-se respeitar seu limite e orientar intervalos com respiração tranquila.

O Shaker® e o Flutter® poderiam ser considerados, de certa forma, incentivadores expiratórios, pois são aparelhos que tornam o paciente mais independente para realizar o exercício sozinho, em que a vibração e o som servem de referência e estímulo para o controle da qualidade do exercício proposto pelo fisioterapeuta.

ESTUDOS

Diferenças entre modelos

Do ponto de vista estrutural, a diferença existente entre o Flutter® e o Shaker® está no bocal. O corpo do Flutter® é uma peça única. Já no Shaker® o bocal é uma peça separada para encaixe. Isso permite a rotação da peça para uso em decúbitos laterais. Como esses modelos de PPO utilizam o peso da esfera como mecanismo de geração de pressão positiva e vibração, a gravidade é um componente importante. Para isso, a posição do cone deve sempre ser voltada para cima, com a esfera ocluindo a passagem do ar no repouso. O formato do bocal do Flutter® pode tornar seu uso desconfortável em decúbitos laterais. No Shaker®, é possível girar o bocal para uma adaptação anatômica, mantendo o corpo do aparelho voltado para cima e a esfera metálica ocluindo a passagem do ar (Figura 22.6).

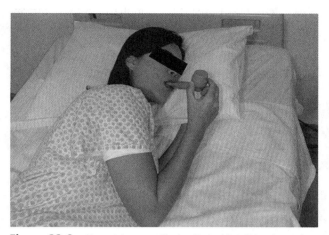

Figura 22.6 Exercício com Shaker® em decúbito lateral.

Diversos estudos comparam aspectos técnicos entre aparelhos de PPO. Entre Flutter® e Shaker®, as publicações são escassas, de difícil acesso ao texto integral, por conta de o Shaker® ter fabricação e distribuição no Brasil. Existem algumas dissertações de mestrado e trabalhos de conclusão de curso sobre o assunto. Os estudos acessados mostram não haver diferença entre os modelos Flutter® e Shaker®, seja do ponto de vista técnico (amplitude e frequência de vibração) ou desfecho fisiológico (quantidade de secreção expectorada e sinais vitais). Com a devida ressalva de sempre haver uma interpretação criteriosa das conclusões e da metodologia empregada, esses dados poderiam permitir uma extrapolação de estudos realizados somente com o Flutter®, já que ele é mais frequentemente estudado em publicações internacionais. A diferença de preço dos dois aparelhos também torna essa comparação relevante, sendo o Shaker® mais barato que o Flutter®, o que também interfere na escolha.

PPO na fisioterapia

Na fisioterapia, os estudos são frequentemente definidos pela escolha da patologia a ser estudada e por uma comparação entre tratamentos naquela patologia. Uma revisão de estudos com PPO foi elaborada por Hess em 2001 e Myers em 2007.

A maioria dos estudos com PPO foi realizada com pacientes fibrocísticos. Patologias como bronquite crônica, bronquiectasia, pambronquiolite e asma tiveram poucos trabalhos. Como em grande parte de revisões em técnicas de fisioterapia, o pequeno número de estudos e a pequena amostra de indivíduos limitam uma conclusão. No caso da fibrose cística, os estudos sugerem que a PPO facilitaria a remoção de muco e não demonstra uma superioridade em relação a outras técnicas. Estudos de asma e bronquiectasia mostraram melhora de função pulmonar, mas sem alteração na produção de muco. Um estudo com bronquite crônica concluiu que Flutter® e ELTGOL promoveram remoção de secreção por um tempo mais prolongado que a drenagem postural nesses pacientes. Outro estudo de pambronquiolite mostrou que a PPO foi efetiva na eliminação de muco das vias aéreas. Em quatro estudos que comparavam PEP e PPO em fibrose cística, não houve diferença entre as duas técnicas.

Considerando esse caso de pouca definição objetiva de escolha das técnicas para desobstrução brônquica, incluindo PPO, reproduziu-se uma hierarquia de questões sugerida por Hess, visando auxiliar essa decisão:

1. Existe um racional fisiopatológico para o uso dessa terapia? O paciente apresenta dificuldade para expectorar? Esse acúmulo de secreção altera a função pulmonar ou troca gasosa? Observação importante: grande quantidade de secreção pulmonar não significa que o paciente tenha dificuldade para expectorá-la;
2. Existe algum efeito adverso em potencial para a terapia escolhida? Qual terapia oferece maior benefício e menor efeito deletério?
3. Qual o custo dessa terapia?
4. Qual a preferência do paciente? Está associada a maior adesão ao tratamento?

Seguir essa forma de raciocínio não implica a escolha de apenas uma terapia. É comum a associação de técnicas de forma dinâmica, considerando que as necessidades do paciente mudam constantemente. Técnicas que se complementam, abraçando diversos mecanismos fisiológicos, podem ser a opção em situações pouco específicas. Contudo, deve-se evitar um embasamento empírico, submetendo o paciente a várias terapias, mas sem saber exatamente qual mecanismo foi responsável por sua melhora. Chegar mais próximo do principal mecanismo que tenha promovido um efeito desejado na terapia aumenta a confiança no tratamento por parte do paciente e do fisioterapeuta, otimizando o tempo do profissional e o gasto energético do paciente.

BIBLIOGRAFIA RECOMENDADA

1. Alves LA, Pitta F, Brunetto AF. Performance analysis of the flutter VRP1 under different flows and angles. Respir Care. 2008;53:316-23.

2. Anthonisen NR, Robertson PC, Ross WR. Gravity-dependent sequential emptying of lung regions. J Appl Physiol. 1970 May;28(5):589-95.

3. App EM, Kieselmann R, Reinhardt D, Lindemann H, Dasgupta B, King M, et al. Sputum rheology changes in cystic fibrosis lung diseases following two different types of physiotherapy. Flutter vs. autogenic drainage. Chest. 1998;114:171-7.

4. Bathia R. Airway clearance through the flutter: new hope. 1994. Disponível em: http://www.cfri.org/news/94summer/trtm194su.html. Acessado em abril de 2008.

5. Bellone A, Lascioli R, Raschi S, Guzzi L, Adone R. Chest physical therapy in patients with acute exacerbation of chronic bronchitis: effectiveness of three methods. Arch Phys Med Rehabil. 2000;81(5):558-60.

6. Burioka N, Sugimoto Y, Suyama H, Hori S, Chikumi H, Sasaki T. Clinical efficacy of the Flutter device for airway mucus clearance in patients with diffuse panbronchiolitis. Respirology. 1998;3(3):183-6.

7. Fink JB, Mahlmeister MJ. High-frequency oscillation of the airway and chest wall. Respir Care. 2002;47:797-807.

8. Fink JB. Positive pressure techniques for airway clearance. Respir Care. 2002;47:786-96.

9. Girard JP, Terki N. The Flutter VRP1: a new personal pocket therapeutic device used as an adjunct to drug therapy in the management of bronchial asthma. J Investig Allergol Clin Immunol. 1994;4(1):23-7.

10. Hess D. Secretion clearance techniques: absence of proof or proof of absence? Respir Care. 2002;47:757-8.

11. Hess D. The evidence for secretion clearance techniques. Respir Care. 2001;46:1276-93.

12. King M, Phillips DM, Gross D, Vartian V, Chang HK, Zidulka A. Enhanced tracheal mucus clearance with high frequency chest compression. Am Rev Respir Dis. 1983 Sep;128(3):511-5.

13. Konstan MW, Stern RC, Doershuk CF. Efficacy of the Flutter device for airway mucus clearance in patients with cystic fibrosis. J Pediatr. 1994 May;124(5 Pt 1):689-93.

14. Lagerkvist AL, Sten GM, Redfors SB, Lindblad AG, Hjalmarson O. Immediate changes in blood gas tensions during chest physiotherapy with positive expiratory pressure and oscillating positive expiratory pressure in patients with cystic fibrosis. Respir Care. 2006;51(10):1154-61.

15. Lapin CD. Airway physiology, autogenic drainage, and active cycle of breathing. Respir Care. 2002 Jul;47(7):778-85.

16. Martins AL, Jamami M, Costa D. Comparação entre os equipamentos Flutter e Shaker em pacientes portadores de doenças pulmonares. Revista Brasileira de Fisioterapia. 2002; (suppl)71.

17. McCool FD, Rosen MJ. Nonpharmacologic airway clearance therapies. ACCP evidence-based clinical practice guidelines. Chest. 2006;129:250S-259S.

18. McIlwaine PM, Wong LT, Peacock D, Davidson AG. Long-term comparative trial of positive expiratory pressure versus oscillating positive expiratory pressure (flutter) physiotherapy in the treatment of cystic fibrosis. J Pediatr. 2001;138(6):845-50.

19. Myers T. Positive expiratory pressure and oscillatory positive expiratory pressure therapies. Respir Care. 2007 Oct;52(10):1308-26; discussion 1327.

20. Newbold ME, Tullis E, Corey M, Ross B, Brooks D. The Flutter device versus the PEP Mask in the treatment of adults with cystic fibrosis. Physiother Can. 2005;57(3):199-207.

21. Oermann CM, Swank PR, Sockrider MM. Validation of an instrument measuring patient satisfaction with chest physiotherapy techniques in cystic fibrosis. Chest. 2000 Jul;118(1):92-7.

22. Postiaux G. Fisioterapia respiratória pediátrica – o tratamento guiado por ausculta pulmonar. 2. ed. Porto Alegre: Artmed; 2004.

23. Rubin B. Discussão em Myers T, Positive expiratory pressure and oscillatory positive expiratory pressure therapies. Respir Care. 2007 Oct;52(10):1327. Disponível em: http://www.axcan.com/pdf/flutter. Acessado em abril de 2008.

24. Schans C. Bronchial mucus transport. Respir Care. 2007;52(9):1150-6.

25. Suzan ABBM. Comparação entre a eficácia de dois aparelhos utilizados na fisioterapia respiratória em pacientes com fibrose cística. [dissertação]. Unicamp; 2006.

26. Thompson CS, Harrison S, Ashley J, Day K, Smith DL. Randomised crossover study of the Flutter device and the active cycle of breathing technique in non-cystic fibrosis bronchiectasis. Thorax. 2002;57(5):446-8.

27. van Winden CM, Visser A, Hop W, Sterk PJ, Beckers S, de Jongste JC. Effects of flutter and PEP mask physiotherapy on symptoms and lung function in children with cystic fibrosis. Eur Respir J. 1998;12(1):143-7.

28. Volsko TA, DiFiore J, Chatburn RL. Performance comparison of two oscillating positive expiratory pressure devices: Acapella versus Flutter. Respir Care. 2003;48:124-30.

29. Zahm JM, King M, Duvivier C, Pierrot D, Girod S, Puchelle E. Role of simulated repetitive coughing in mucus clearance. Eur Respir J. 1991;4(3):311-5.

30. Zayas G, Dimitry J, Zayas A, O'Brien D, King M. Anew paradigm in respiratory hygiene: increasing the cohesivity of airway secretions to improve cough interaction and reduce aerosol dispersion. BMC Pulm Med. 2005;2(5):11.

31. Zayas G, Valle JC, Alonso M, Alfaro H, Vega D, Bonilla G, et al. Anew paradigm in respiratory hygiene: modulating respiratory secretions to contain cough bioaerosol without affecting mucus clearance. BMC Pulm Med. 2007;13:7:11.

ACAPELLA®

CARLA OLIVEIRA PIERIN

INTRODUÇÃO

Muitas doenças interferem na higiene brônquica e precisam de técnicas para limpeza das vias aéreas para facilitar a remoção de secreção. Diversos tipos de equipamentos auxiliares para limpeza das vias aéreas estão disponíveis no mercado. Alguns desses dispositivos têm seu uso limitado pela gravidade, ou seja, devem ser utilizados em uma determinada posição. O paciente também deverá estar no decúbito correto, caso contrário a terapia não é efetiva.

O Acapella® (Figura 22.1) é um dispositivo que se destaca por sua praticidade. Ele é capaz de produzir terapia por pressão expiratória positiva (PEP) vibratória por meio de um plugue usado como contrapeso. A oscilação produzida por esse dispositivo é transmitida até a parede das vias aéreas, para soltar e mobilizar as secreções, facilitando a expectoração.

O Acapella® não é dependente da gravidade, ou seja, sua utilização não depende da posição em que se encontra, o que facilita seu uso, particularmente em baixos fluxos expiratórios, para alguns pacientes (idosos, pediátricos e doentes crônicos). Além disso, o Acapella® pode ser utilizado simultaneamente com a nebulização, otimizando a eficácia da medicação (Figura 22.2).

Atualmente existem dois modelos de Acapella disponíveis para comercialização:

- Acapella® paciente, de uso individual;
- Acapella Choice®, de uso hospitalar que permite a esterilização em autoclave.

PRINCIPAIS BENEFÍCIOS DO ACAPELLA®

1. Pode ser utilizado em qualquer posição, permitindo ao paciente sentar-se, reclinar-se ou mesmo

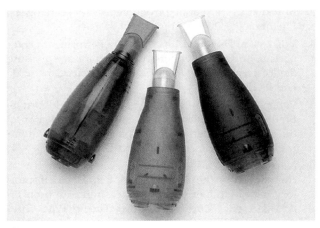

Figura 22.1 Acapella®.

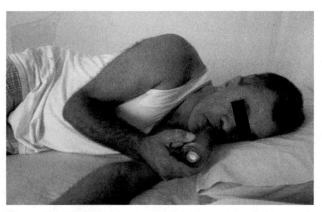

Figura 22.1 Paciente em decúbito lateral fazendo uso do dispositivo Acapella®.

deitar-se; portanto, combina-se com o efeito da drenagem postural;

2. Pode ser usado simultaneamente com inaloterapia, melhorando a eficácia da medicação;
3. Possui uma válvula bidirecional integrada que permite ao paciente inspirar e expirar sem remover o aparelho da boca;
4. Pode ser utilizado com máscara ou peça bucal;
5. Permite alterar a frequência e resistência por meio de um botão rotativo;
6. Aceita monitor de pressão;
7. Pode ser usado em pacientes com baixos fluxos expiratórios (pacientes pediátricos, idosos etc.).

INDICAÇÕES

- Realização de higiene brônquica.
- Fibrose cística.
- Doença pulmonar obstrutiva crônica (DPOC).
- Prevenção da atelectasia pós-operatória.

CONTRAINDICAÇÕES

- Pacientes com trabalho respiratório aumentado;
- Pressão intracraniana > 20 mmHg.
- Instabilidade hemodinâmica.
- Trauma facial ou oral.
- Cirurgia de esôfago.
- Náusea.
- Ruptura de membrana de tímpano.
- Pneumotórax não tratado.

TÉCNICA DE USO

1. Coloca-se a peça bucal entre os lábios e o paciente deve inspirar e expirar através dela. Se o paciente estiver usando máscara, deve-se ajustá-la à face de modo que não haja escape de ar;
2. O paciente deverá inspirar lenta e profundamente e depois expirar durante 3 segundos;
3. O paciente deverá realizar uma média de dez respirações. Deve-se, então, retirar o dispositivo, e o paciente deve tossir 2 ou 3 vezes para expelir a secreção que foi mobilizada. Começar todo o procedimento novamente;
4. Para fazer a nebulização, deve-se conectar um inalador no final do Acapella®. O paciente deverá, então, inspirar e segurar a respiração por cerca de 2 a 3 segundos. O profissional deverá instruir o paciente a exalar até a capacidade residual funcional (CRF), porém de maneira suave.

FREQUÊNCIA

- Duas a 4 vezes ao dia.
- A pressão e a frequência devem ser ajustadas de acordo com a indicação do fisioterapeuta.
- Durante exacerbações da patologia, deve-se diminuir os intervalos da terapia ao invés de se estender a duração das sessões.

LIMPEZA E HIGIENE

O Acapella Choice® pode ser esterilizado em produtos químicos ou em autoclave com uma temperatura de 136°C. Caso seu uso seja domiciliar, sua higiene pode ser feita na máquina de lavar louças ou simplesmente colocando o Acapella Choice® em água fervente.

Antes da realização desses procedimentos, deve-se desmontar o Acapella Choice®, limpá-lo com sabão neutro e enxaguá-lo em água corrente. O Acapella Choice® deve secar completamente antes de ser usado novamente.

O Acapella® paciente de uso individual deve ser limpo toda vez que for necessário, simplesmente lavando-o com sabão neutro e enxaguando-o em água corrente. Deixe que o produto seque à sombra antes de usá-lo novamente.

BIBLIOGRAFIA RECOMENDADA

1. McCarren B, Alison JA. Physiological effects of vibration in subjects with cystic fibrosis. Eur Respir J. 2006 Jun;27(6):1204-9. Epub 2006 Feb 2.
2. Alves Silva CE, Santos JG, Jansen JM, de Melo PL. Laboratory evaluation of the Acapella device: pressure characteristics under different conditions, and a software tool to optimize its practical use. Respir Care. 2009 Nov;54(11):1480-7.
3. Brückner U. Oscillating physiotherapy for secretolysis. Pneumologie. 2008 Mar;62 Suppl 1:S31-4.
4. Volsko TA, DiFiore J, Chatburn RL. Performance comparison of two oscillating positive expiratory pressure devices: Acapella versus Flutter. Respir Care. 2003 Feb;48(2):124-30.
5. Patterson JE, Hewitt O, Kent L, Bradbury I, Elborn JS, Bradley JM. Acapella versus 'usual airway clearance' during acute exacerbation in bronchiectasis: a randomized crossover trial. Chron Respir Dis. 2007;4(2):67-74.
6. Naraparaju S, Vaishali K, Venkatesan P, Acharya V. A comparison of the Acapella and a threshold inspiratory muscle trainer for sputum clearance in bronchiectasis-A pilot study. Physiother Theory Pract. 2010 Aug;26(6):353-7.

23

VENTILAÇÃO INTRAPULMONAR PERCUSSIVA – VIP

CRISTIANO PIRES CARVALHAES
SIMONE RODRIGUES FARIA CARVALHAES

INTRODUÇÃO

O conceito de ventilação intrapulmonar percussiva – VIP (ou IPV – *intrapulmonary percussive ventilation*) foi inicialmente proposto em 1979 pelo dr. Forrest M. Bird, o mesmo médico e cientista que desenvolveu os respiradores BIRD MK 7® na década de 1950. A concepção do IPV foi resultado de estudos em que foram avaliados protocolos mecânicos e farmacológicos disponíveis na época para o tratamento de doenças cardiopulmonares obstrutivas agudas e crônicas. Durante esse trabalho comparativo, três regimes tradicionais de tratamento foram cuidadosamente avaliados: a VPPI (ventilação com pressão positiva intermitente), a aerossolterapia e a percussão extratorácica (tapotagem externa).

Dessa forma, surgiu um novo recurso destinado ao suporte profilático e ao tratamento avançado de pacientes portadores dos sintomas clássicos de doença pulmonar obstrutiva crônica (DPOC), produzindo bons resultados na recuperação pós--operatória de cirurgias extensas, muito utilizado na fisioterapia respiratória, podendo ser empregado também em unidades de terapia intensiva.

A terapia com IPV consiste na utilização de aparelhos de alta frequência especiais, capazes de gerar fluxos intermitentes, rápidos, a uma frequência de 200 a 300 ciclos por minuto, que "percutem" as estruturas intrapulmonares através de jatos em alta velocidade e com uma baixa pressão intrapulmonar média. Tem como principal objetivo mobilizar secreções endobrônquicas retidas e facilitar a resolução de zonas de atelectasia difusas. Por meio de

características da ventilação percussiva, também tem a capacidade de promover uma melhora na hematose e uma maior eficiência na eliminação do CO_2.

Essa modalidade de tratamento pode ser considerada uma forma de inaloterapia pulmonar ativa, derivada da aplicação prática de conceitos da ventilação em alta frequência. É um avanço sobre as formas terapêuticas usuais ao promover de forma simples e controlada uma espécie de "tapotagem percussiva interna" ao mesmo tempo em que utiliza de forma eficiente a aerossolterapia tópica. Consiste em uma forma prática de inaloterapia participativa, em que o paciente pode se tornar menos dependente de fatores externos e de terapias complementares, e com isso, tirar proveito de uma higiene brônquica eficaz, com todas as suas vantagens clínicas.

A VIP (Figura 23.1) substitui com vantagens a tradicional ventilação com pressão positiva intermitente (VPPI), reduzindo significativamente a necessidade da tapotagem externa e drenagem postural.

Consiste, portanto, em uma técnica de baixo custo, de fácil aplicação e de uso universal, podendo ser utilizada em todas as faixas etárias, do neonato ao adulto, sem necessidade de troca de circuitos ou adaptações. Indicada como mais um recurso na fisioterapia respiratória, é capaz de auxiliar na higiene brônquica e contribuir para uma melhora na ventilação e oxigenação dos pacientes.

O APARELHO

A ventilação intrapulmonar percussiva é administrada através de um aparelho pneumático chamado genericamente de percussor. Este pode ser cicli-

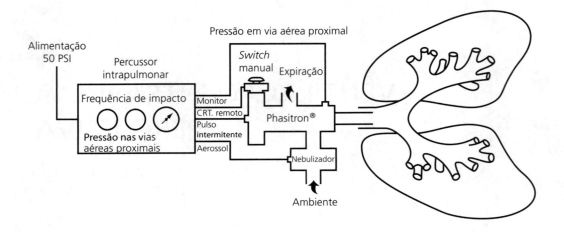

Figura 23.1 Ventilação intrapulmonar percussiva (VIP). Frequência de 200/300 IRM em períodos de 5 segundos.

camente programado pelo paciente e/ou terapeuta, sendo de fácil manuseio, mecanicamente simples e portátil; é alimentado por qualquer fonte pressurizada de ar comprimido e/ou oxigênio.

Terapeuticamente, o paciente recebe durante 5 a 10 segundos salvas percussivas de gases umidificados e medicados a alta frequência. Neste período, um nível contínuo de pressão intrapulmonar médio é mantido, enquanto a pressão percussiva pulsátil nas vias aéreas sobe progressivamente, dilatando-as. Esse mecanismo, juntamente com a administração concomitante de aerossol, facilita a mobilização das secreções endobrônquicas além de, pela ação mecânica de mistura dos gases alveolares, promover uma melhor hematose e eliminação de CO_2.

O aparelho para gerar IPV é um interruptor pneumático de fluxo, ciclado a tempo e programado para abrir e fechar uma válvula Venturi (Phasitron®) em frequências elevadas (200/300 ciclos) e com uma relação I:E de forma a gerar pulsos percussivos. A cada abertura da válvula Phasitron®, um determinado volume de gás a alta pressão é liberado. Este volume é determinado pela pressão operacional do sistema, permitindo um ajuste no grau de impacto da onda percussiva. A frequência percussiva pode ser programada entre 100 a 300 ciclos por minuto a uma relação I:E de 1:1.5 a 1:3.

A técnica chama a atenção por sua simplicidade operacional, graças à interface aparelho-paciente de conceito inovador, a válvula Phasitron® (Figura 23.2). Ela consiste em uma unidade cilíndrica onde internamente um Venturi oscila na forma de onda e frequência gerada pelo aparelho, sendo este venturi oscilante a única peça móvel do sistema. Dessa forma, obtém-se uma multiplicação de fluxo diretamente sobre a via aérea proximal do paciente, provendo um

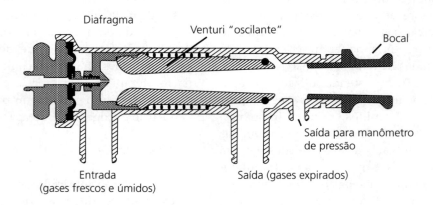

Figura 23.2 Phasitron®, corte esquemático.

máximo de transferência de energia com um mínimo de perda, ou seja, complacência praticamente zero.

Ao se interpor a válvula Phasitron® entre o percussionador e as vias aéreas do paciente, é criado um platô de pressão positiva médio capaz de sustentar salvas repetidas de ondas percussivas geradas pelo movimento oscilatório do Venturi interno da válvula, sob o comando do aparelho. Os pulmões são mantidos parcialmente insuflados, ao mesmo tempo em que estão sendo "tapotados" internamente, dentro de parâmetros preestabelecidos num efeito análogo ao de um martelo pneumático.

Durante a fase inspiratória percussiva (i), um fluxo vindo do aparelho simultaneamente aciona o jato do venturi e pressuriza o diafragma da válvula, deslocando todo o conjunto interno móvel (Venturi) para frente fechando a saída expiratória (Figura 23.4). Com isso, há uma continuidade da saída do venturi e as vias aéreas do paciente. Já na fase expiratória percussiva (e), cessado o fluxo do percussor ao Phasitron® (Figura 23.5), o conjunto interno retorna à sua posição de repouso, abrindo uma passagem para a saída ao exterior dos gases expirados.

Os percussores terapêuticos IPV são controlados pelo próprio paciente. Quando ativado, permite o início dos pulsos percussivos no Phasitron®. Normalmente os períodos de percussão terapêutica duram de 5 a 10 segundos, constituindo o período inspiratório (I), seguindo-se ao rápido esvaziamento dos pulmões para o ambiente, período expiratório (E) e um período de repouso, por 3 a 5 segundos, de acordo com a aceitação e tolerância pelo paciente.

PRINCÍPIOS BÁSICOS DE FUNCIONAMENTO

Um fisioterapeuta respiratório experiente, já tendo obtido bons resultados clínicos com métodos convencionais, estará muito bem qualificado para iniciar o uso da ventilação intrapulmonar percussiva. Esse método combina de maneira prática, os princípios dos dois dos mais efetivos métodos de mobilização de secreções endobrônquicas: aerossolterapia e percussão extratorácica (tapotagem externa).

Uma névoa de aerossol de alto fluxo e com tamanho de partículas uniforme (2,5 micra a 8 L/min) é gerada continuamente através de um nebulizador terapêutico de alto rendimento. Esta névoa é carreada aos pulmões de forma ativa, durante o intervalo percussivo, ou passiva, durante o repouso.

A aerossolterapia tópica serve para diminuir as forças adesivas e coesivas das secreções retidas e ao mesmo tempo reduzir o edema das paredes bronquiais e relaxar os bronquíolos terminais. Para tal, são empregados fármacos com ação alfa e β-2 secundária.

A ação α (vasoconstritora) atua na redução do edema mucoso e submucoso das paredes brônquicas, e a ação β-2 secundária (broncodilatadora) atua no relaxamento da musculatura lisa dos brônquios,

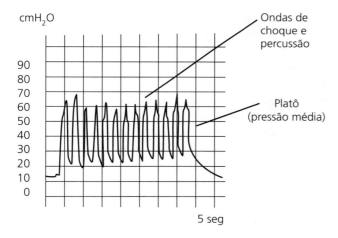

Figura 23.3 Curvas para demonstrar as ondas de percussão e o platô.

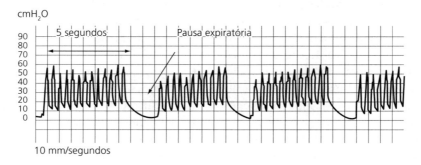

Figura 23.4 Curva VIP percussiva clássica, medida nas vias aéreas proximais.

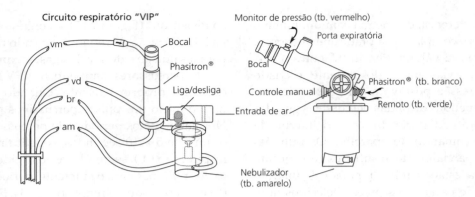

Figura 23.5 Circuito ventilatório VIP.

aumentando o fluxo ventilatório e reduzindo a incidência de espasmo da musculatura lisa dos bronquíolos terminais. A água empregada como diluente atua diminuindo as forças adesivas e coesivas das secreções endobrônquicas retidas, fluidificando-as. Um bom exemplo é o uso da adrenalina racêmica a 2,25% em água (20 ml), que apresenta excelentes resultados, com um mínimo de repercussão sistêmica.

MECANISMO DE AÇÃO

Cada intervalo percussivo é programado pelo paciente e/ou terapeuta. Em geral, para iniciar o ciclo, o paciente pressiona continuamente um botão situado na lateral da válvula Phasitron®, por cerca de 5 a 10 segundos. Enquanto esse botão permanecer pressionado, os pulmões serão percutidos. Essa percussão favorece em muito a mixagem intrapulmonar dos gases alveolares com a névoa de aerossol medicada.

Durante o intervalo percussivo, a VIP gera uma pressão basal intrapulmonar contínua, um platô, que serve para estabilizar as vias aéreas, mantendo-as pérvias. Sobre essa pressão média, se modula uma variação repetida na forma de pulsos percussivos, que irão atuar fluidificando (pelo aerossol) e liberando mecanicamente as secreções aderidas.

Após o desalojamento dessas secreções, há a passagem de ar para segmentos distais à obstrução. Com isso, o processo básico de mobilização das secreções endobrônquicas tem início. Com a liberação do botão de controle cessa o período percussivo e a expiração procede com a eliminação da mistura, agora homogênea de gases e aerossol, para fora dos pulmões.

Ao término do intervalo percussivo, a pressão nas vias aéreas proximais cai a zero. Com isso, o volume efetivo de gases inspirados e mantidos até então sob pressão positiva nas estruturas pulmonares distais (periféricas) tende a ser expirado a alta velocidade para o ambiente. Esse mecanismo é importante no carreamento das secreções já liberadas pela ação física e farmacológica do método. Portanto, quanto maior for a velocidade dos gases expirados, quando comparado com o fluxo inspiratório, mais efetiva será a remoção de secreções endobrônquicas retidas.

Em seguida, um novo intervalo percussivo se inicia, trazendo aos pulmões novamente gases frescos, umidificados e medicados. O resultado desta combinação de ciclos alternados é uma melhor hematose e eliminação de CO_2, associado a uma maior efetividade na expectoração.

Sempre que houver o desejo de tossir ou expectorar, o botão de controle é liberado até que o episódio se complete ou as secreções aflorem, e sejam eliminadas. Uma sessão IPV de rotina dura aproximadamente 20 minutos.

Portanto, a VIP atua como um meio mecânico e farmacológico para mobilizar secreções endobrônquicas, apresentando as seguintes vantagens:

- Manter, estabilizar e percutir mecanicamente as vias aéreas pulmonares.
- Carrear aerossol tópico, com efeito vasoconstritor e broncodilatador, reduzindo a congestão endobrônquica.
- Carrear mistura adequadamente umidificada, visando a lise de ligações mucoides das secreções, fluidificando-as.
- Aumentar a velocidade do fluxo expiratório promovendo a mobilização e expectoração das secreções endobrônquicas retidas.

INDICAÇÕES

- Neonatos com retenção de secreções endobrônquicas e/ou com atelectasia difusa;
- Crianças com miopatias, as quais tenham limitação na mecânica ventilatória;
- Em todos os grupos etários de pacientes com fibrose cística;
- Em todos os grupos etários de pacientes com bronquiectasia;
- Pacientes com DPOC crônica ou agudizada;
- Pacientes queimados com envolvimento pulmonar;
- Pacientes com cor pulmonare ou bronquite crônica complicada com falência cardíaca esquerda;
- Pacientes pós-cirúrgicos com secreções endobrônquicas retidas e atelectasia difusa, incluindo aqueles submetidos a transplantes cardíaco e pulmonar;
- Pacientes com pneumonias químicas secundárias à aspiração ou processo infeccioso.

USO HOSPITALAR DA VIP

Pacientes queimados

É frequente a associação de atelectasia pulmonar difusa em queimados, com comprometimento moderado a grave da caixa torácica. Entretanto, pela gravidade das lesões, nem sempre é possível prover uma percussão (tapotagem) torácica externa tradicional eficaz ou assumir posições de drenagem postural a fim de se controlar as secreções brônquicas.

O uso da VIP nesses pacientes, visando promover a higiene brônquica com mobilização das secreções, sem afetar a área queimada, é de grande valia. Além disso, a VIP teria a vantagem adicional de diminuir áreas potenciais de retração cicatricial devido ao intenso movimento ventilatório.

Pacientes neurológicos

Em geral, pacientes neurológicos com imobilização restritiva são propensos a desenvolver atelectasia difusa, secundária à retenção hipostática de secreção endobrônquica.

Pacientes geriátricos

Típico imobilizado (fratura de fêmur etc.), que por sua condição tem propensão a desenvolver infecções pulmonares secundárias à falta de uma higiene brônquica adequada.

Pacientes em pós-operatório de cirurgia cardiopulmonar

Por apresentarem função pulmonar comprometida pelo posicionamento e cirurgia, necessitam de suporte ventilatório para controlar secreções e atelectasias secundárias.

Pacientes cardiopatas

São pacientes com falência ventricular esquerda, aguda ou crônica, associada à congestão pulmonar, muitas vezes complicada com edema pulmonar agudo.

Pacientes com doença obstrutiva, aguda ou crônica, que tenham desenvolvido infecção pulmonar e estejam evoluindo para descompensação.

USO DA VIP FORA DO AMBIENTE HOSPITALAR

Manutenção em longo prazo de pacientes com fibrose cística

Essa patologia se caracteriza pela secreção abundante e muito viscosa, sendo que a retenção desse verdadeiro meio proteico de cultura nas vias aéreas favorece o aparecimento de infecções intrapulmonares de repetição, acompanhadas de mudanças fibróticas insidiosas nas estruturas da árvore brônquica.

De forma tradicional, a terapia inalatória, a percussão extratorácica e drenagem postural têm sido o tratamento empregado com resultados variáveis, muito dependentes dos esforços individuais do fisioterapeuta/paciente.

Com o uso do protocolo de VIP, esses pacientes obtiveram melhora significativa de seu quadro pulmonar, com uma menor incidência de episódios infecciosos, e passaram a usufruir uma qualidade de vida superior em relação àquela sob terapia convencional. Houve uma menor dependência de outras pessoas, já que o paciente, depois de devidamente familiarizado com o método, pode realizar sozinho a terapia e higiene brônquica.

Pacientes com bronquiectasia

Apresentam uma melhora significativa de seu quadro (menor incidência de infecções) em consequência da higiene brônquica mais efetiva com o uso da VIP.

Pacientes com DPOC (bronquite crônica complicada com um estado enfisematoso progressivo)

Muitos destes pacientes apresentam uma grande retenção de secreções endobrônquicas, exacerbando através de uma sintomatologia desproporcional as limitações de sua patologia pulmonar.

A classificação DPOC atinge um universo de pacientes em vários grupos etários. Apesar da possibilidade da bronquite crônica se tornar clínica desde a infância, as alterações enfisematosas associadas são aceleradas com o avançar da idade. As complicações enfisematosas da bronquite crônica podem se tornar clinicamente mais evidentes naqueles pacientes com problemas decorrentes da enzima a-1 e/ou fumantes, assim como naqueles geneticamente predispostos ou uma combinação desses fatores.

Se esses fatores puderem ser controlados, a qualidade de vida dos pacientes com DPOC será significativamente melhor. A terapia com o protocolo da VIP atinge esses objetivos ao promover uma higiene brônquica eficaz, eliminando secreções pulmonares antes retidas. Reduz, assim, os efeitos deletérios causados pelo acúmulo dessas na árvore traqueobrônquica, entre eles:

- Diminuição das trocas gasosas alveolares (alvéolos menos ventilados);
- Infecções de repetição (meio de cultura);
- Aumento do trabalho ventilatório, podendo, em grau mais elevado, associado à tosse improdutiva, levar o paciente à fadiga e possivelmente contribui para o aumento da área de lesão enfisematosa.

Em resumo, a terapia IPV oferece o melhor da percussão extratorácica (tapotagem externa), VPPI e aerossolterapia. O efeito da percussão interna, por si só, associado à aerossolterapia tópica eficiente promove de forma simples e prática uma intensa higiene brônquica. Consiste em mais um recurso que pode auxiliar o fisioterapeuta no atendimento de pacientes que necessitam de higiene brônquica eficaz, melhorando tanto a ventilação como a oxigenação, diminuindo o risco de complicações e melhorando a qualidade de vida desses pacientes.

BIBLIOGRAFIA RECOMENDADA

1. Arens R, Gozal D, Omlin KJ, Vega J, Boyd KP, Keens TG, et al. Comparison of high-frequency chest compression and conventional chest physiotherapy in hospitalized patients with cystic fibrosis. Am J Respir Crit Care Med. 1994;150(4):1154-7.
2. Barreto Fonseca JP. O anestesiologista e a inaloterapia com R. P. P. I. Rev Bras Anest. 1968;1:89.
3. Barreto Fonseca JP. Respiração com pressão positiva intermitente na terapêutica de afecções respiratórias. Rev Bras Anest. 1968;1:89.
4. Bird FM. Intrapulmonary percussive ventilation. The Flying Physician. 1987;30:2-4.
5. Birnkrant D, Pope J, Lewarsky J, Stegmaier J, Besunder J. Persistent pulmonary consolidation treated with intrapulmonary percussive ventilation: a preliminary report. Pediatr Pulmonol. 1996;21:246-9.
6. Burton GG, Hidgkin JE. Respiratory care: a guide to clinical practice. 2nd ed. Philadelphia: JB Lippincott; 1984. p.194-5.
7. Davis K, Hurst JM, Branson RD. High frequency percussive ventilation. Probl Respir Care. 1989; 2:39-47.
8. Deakins K, Chatburn Rl. A comparison of intrapulmonary percussive ventilation and conventional chest physiotherapy for the treatment of atelectasis the pediatric patient. Respir Care. 2002;47(10):1162-7.
9. Homnick DN, White F, de Castro C. Comparison of effects of an intrapulmonary percussive ventilator to standard aerosol and chest physiotherapy in treatment of cystic fibrosis. Pediatr Pulmonol. 1995;20:50-5.
10. Hurst JM, Branson RD, Davis K, Barrete RR, Adams KS. Comparison of conventional mechanical ventilation and high-frequency ventilation. Ann Surg. 1990; 211:486-91.
11. Fink JB. Volume expansion therapy. In: Burton GG, Hodgkin JE, Ward JJ. Respiratory care: a guide to clinical practice. 4th ed. Philadephia: JB Lippincott; 1997.
12. Freitag L, Long WM, Kim CS, et al. Removal of excessive bronchial secretions by asymmetric high-frequency oscillations. J Appl Physiol. 1989; 67:614-9.
13. Hough A. Phisioteraphy in respiratory care: a problem solving approach. Respiratory Care. 1994;39(5):584.
14. Jardim JRB, Nery LE. Reabilitação pulmonar. Jornal de Pneumologia. 1988;14(3):141.
15. Levine ER. Inhalation therapy – aerosols and intermitent positive pressure breathing. Med Cl N Am. 1967; 2:307.
16. Fraipont V, Kellens I, Weber T, Swenen E, Damas F. Prospective randomized controlled study of use of intrapulmonary percussive ventilation with chest physiotherapy after cardiac surgery. Critical Care. 2004;8(Supl. 1):P15.
17. Freitag L, Bremme J, Schroer M. High frequency oscillation for respiratory physiotherapy. Br J Anaesth 1989;63(7 Supl. 1):44S–46S.

18. Langenderfer B. Alternatives to percussion and postural drainage, a review of mucus clearance therapies: Percussion and postural drainage, autogenic drainage, positive expiratory pressure, flutter valve, intrapulmonary percussive positive, and high-frequency chest compression with the therapy vest. J Cardiopulm Rehabil. 1998;18:283-9.

19. Mahlmeister N, Fink J, Hoffman G. Positive-expiratory pressure mask therapy: theoretical and practical considerations and a review of the literature. Resp Care. 1991;36:1218-29.

20. McInturff SL, Shaw LI, Hodgkin JE, Rumble L, Bird FM. Intrapulmonary percussive ventilation (IPV) in the treatment of COPD. Respir Care. 1985;30:885.

21. Natale JE, Pfeifle J, Homnick DN. Comparison of intrapulmonary percussive ventilation and chest physiotherapy. A pilot study in patients with cystic fibrosis. Chest. 1994;105(6):1789-93.

22. Newhouse PA, White F, Marks JH, Homnick DN. The intrapulmonary percussive ventilator and flutter device compared to standard chest physiotherapy in patients with cystic fibrosis. Clin Pediatr. 1998; 37:427-32.

23. Ravez P, Richez M, Godart G, Vanthiel J, Gauchet P, Robience YJ. Effect of intermittent high-frequency intrapulmonary percussive breathing on mucus transport. Eur J Respir Dis. 1986;69(supl 146):285-9.

24. Reper P, Van Bos R, Van Loey K. High frequency percussive ventilation in burn patients: hemodynamics and gas exchange. Burns. 2003;29:603-8.

25. Reychler G, Keyeux A, Cremers C, Veriter C, Rodenstein DO, Liistro G. Comparison of lung deposition in two types of nebulization: intrapulmonary percussive ventilation vs. jet nebulization. Chest. 2004;125:502-8.

26. Ritacca FV, Stewart TE. Clinical review: high-frequency oscillatory ventilation in adults – a review of the literature and practical applications. Critical Care. 2003; 7:385-90.

27. Salim A, Martin M. High frequency ventilation. Crit Care Med. 2005;33(3 Supl):S241-5.

28. Scherer TA, Barandun J, Martinez E, Wanner A, Rubin EM. Effect of high-frequency oral airway and chest wall oscillation and conventional chest physical therapy on expectoration in patients with stable cystic fibrosis. Chest. 1998;113(4):1019–27.

29. Toussaint M, De Win H, Steens M, Soudon P. Effect of intrapulmonary percussive ventilation on mucus clearance in duchene muscular dystrophy patients; a preliminary report. Respiratory Care. 2003;48(10):940-7.

30. Varekojis SM, Douce FH, Flucke RL, Filbrurn DA, Tice JS, McCoy KS, et al. A comparison of the therapeutic effectiveness of the preference for postural drainage and percussion, intrapulmonary percussive ventilation, and high-frequency chest wall compression in hospitalized cystic fibrosis patients. Respiratory Care. 2003; 48(1):24-8.

31. Vargas F, Bui HB, Boyer A, Salmi LR, Guenard H, Gruson D, et al. Intrapulmonary percussive ventilation in acute exacerbations of COPD patients with mild respiratory acidosis: a randomized controlled trial. Crit Care. 2005;9:382-9.

24

INSUFLADOR-EXSUFLADOR MECÂNICO – COUGH ASSIST®

MARIA CLARIANE BERTO
DANIELA A. DE OLIVEIRA
SIMONE GONÇALVES DE ANDRADE HOLSAPFEL

INTRODUÇÃO

Neste capítulo, será abordado o insuflador-exsuflador mecânico (I-EM) – Cough Assist®, como um recurso para a assistência mecânica à tosse, detalhando seu funcionamento e mostrando estudos que evidenciam a sua eficácia.

O Cough Assist® é mais um dos recursos à disposição dos profissionais de saúde que têm por objetivo proporcionar um maior conforto ao paciente, pois por meio dele realiza-se remoção de secreção de forma efetiva. Acredita-se, por esse motivo, que a técnica de insuflação-exsuflação mecânica por meio do Cough Assist® deva ser mais difundida, pois atualmente é pouco utilizada.

MECANISMOS ENVOLVIDOS NA TOSSE

A tosse é um importante mecanismo para remoção das secreções e partículas estranhas das vias aéreas, particularmente em indivíduos com doença de vias aéreas inferiores ou com fraqueza dos músculos respiratórios.

A eficiência da tosse não é baseada apenas em fatores biomecânicos ou neurológicos (como musculatura respiratória intacta ou preservação medular), mas também nas condições intrínsecas das vias aéreas, incluindo quantidade e qualidade da secreção, um epitélio respiratório intacto e o adequado calibre das vias aéreas.

A tosse pode ser um mecanismo reflexo ou voluntário. Ela possui três fases:

- fase inspiratória, que consiste na inspiração máxima de 85 a 90% da capacidade pulmonar total;
- fase compressiva, acompanhada do fechamento da glote por 0,2 segundo e aumento da pressão intratorácica como resultado da contração da musculatura expiratória;
- fase expulsiva, que resulta da abertura da glote.

Algumas patologias, como esclerose lateral amiotrófica, poliomielite, miastenia grave, distrofia muscular e amiotrofia espinal podem apresentar comprometimento de alguma dessas fases em razão da fraqueza dos músculos inspiratórios e expiratórios ou pelo comprometimento bulbar, que resulta na inabilidade do controle da glote.

Em pacientes acamados, o pico de fluxo de tosse (PFT) é reduzido em razão da incapacidade de insuflar adequadamente os pulmões (volume corrente reduzido), da fraqueza dos músculos abdominais (expiratórios) e frequentemente da incapacidade de aduzir adequadamente as cordas vocais e fechar a glote antes de efetuar a tosse.

Nos doentes obstrutivos, como os portadores de doença pulmonar obstrutiva crônica (DPOC), a principal causa de tosse ineficaz é a redução do fluxo expiratório em decorrência da compressão dinâmica das vias aéreas e do aumento da viscosidade das secreções. Broncoespasmos ou algumas condições que resultam na obstrução irreversível das vias aéreas superiores e inferiores também reduzem o pico de fluxo de tosse.

A inefetividade da tosse é a maior causa de mortalidade e morbidade em pacientes com doenças neuromusculares (Algoritmo 24.1).

A tosse é considerada eficaz quando o PFT é > 360 L/min, é considerada fraca quando o PFT é < 270 L/min e ineficaz quando o PFT é < 160 L/min, nesse momento faz-se necessária a assistência à tosse.

Muitas patologias respiratórias crônicas e agudas estão associadas a um aumento das secreções nas vias aéreas. As secreções brônquicas associam-se ao desenvolvimento de insuficiência respiratória aguda, especialmente em pacientes com doenças neuromusculares (DNM). As técnicas de tosse assistida são usadas em pacientes que possuem tosse fraca. O objetivo dessas técnicas é aumentar o fluxo expiratório que ocorre durante a tosse, pela assistência inspiratória e expiratória, aumentando, assim, a sua eficácia.

Entre as várias técnicas de assistência à tosse existentes, será descrita a insuflação-exsuflação mecânica (I-EM) por meio do Cough Assist® (Algoritmo 24.2).

Essa técnica consiste em uma abertura da luz brônquica mediante a aplicação de uma pressão positiva seguida de uma pressão negativa. Essa diferença de pressões simula um mecanismo fisiológico da tosse e permite o deslocamento das secreções bronquiais das pequenas vias aéreas para a boca, onde serão facilmente eliminadas ou aspiradas.

HISTÓRIA E EVOLUÇÃO DO INSUFLADOR-EXSUFLADOR MECÂNICO

A técnica de I-EM não é recente, foi introduzida na década de 1940 durante a epidemia de poliomielite. Ela foi usada como complemento do "pulmão de aço", que era a prática comum nessa época como modalidade ventilatória por pressão negativa em doentes com insuficiência respiratória aguda.

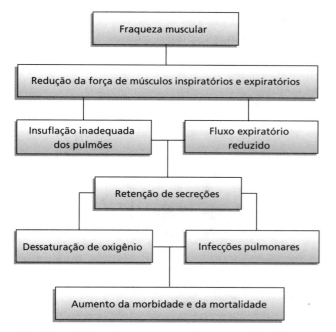

Algoritmo 24.1 Fraqueza muscular respiratória.

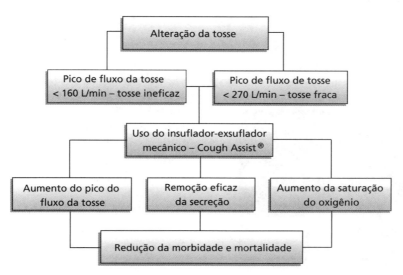

Algoritmo 24.2 Efeitos do insuflador-exsuflador mecânico – Cough Assist®.

Os primeiros estudos clínicos desenvolvidos na área, realizados principalmente por Barach et al., tiveram início na década de 1950, e relataram a efetividade na remoção de material radiopaco das vias aéreas de cães anestesiados, utilizando um *tank respiration* (Figura 24.1), no qual a exsuflação era obtida através de uma válvula que, quando se abria rapidamente (0,06 s), provocava um rápido retorno à pressão atmosférica, resultando na diferença de pressões.

O primeiro equipamento portátil que reproduziu um mecanismo semelhante, com a diferença de a fase de exsuflação ser ativa, foi o Cofflator (OEM, Norwalk, Connecticut), introduzido comercialmente em 1952 e desenvolvido por Barach et al. (Figura 24.2). Ele beneficiava os pacientes com poliomielite, asma, bronquiectasias e enfisema no tratamento de atelectasias, hipoxemia e dispneia.

Entretanto, em meados de 1960, com a extensão do uso da ventilação mecânica por meio de intubação endotraqueal e traqueostomia, facilitando a aspiração de secreções, a técnica perdeu popularidade, sendo resgatada novamente no final da década de 1980, com a expansão da ventilação mecânica não invasiva (VMNI) por pressão positiva através da máscara nasal, quando ressurgiu o interesse na técnica de I-EM nas doenças neuromusculares.

Em 1993, a companhia americana Emerson relançou a ideia e, baseada no antigo Cofflator, desenvolveu o operador manual denominado In-Exsuflator, que desde o seu lançamento e aprovação tem sido bastante utilizado nos EUA. Em 2002, a companhia lançou uma evolução do In-Exsuflator, denominada Cough Assist® (Figura 24.3), que tem a vantagem de poder ser utilizado também no modo automático, permitindo ao utilizador manter uma mão livre para assistir manualmente a tosse por meio da compressão abdominal durante a fase de pressão negativa, aumentando o PFT e favorecendo a expulsão da secreção.

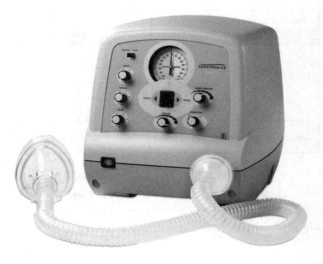

Figura 24.3 Insuflador-exsuflador mecânico – Cough Assist®.

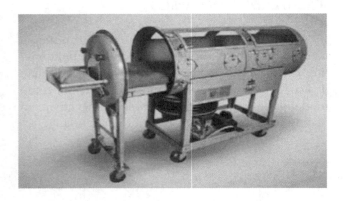

Figura 24.1 *Tank respirator*, ou *iron lung*.

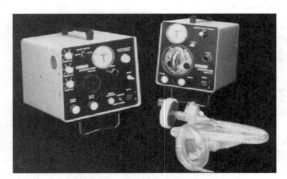

Figura 24.2 In-Exsufflator, JH Emerson Co.

O Cough Assist® passou a ser comercializado no Brasil em 2004 pela empresa Respironics e atualmente é fabricado e comercializado pela empresa Philips, na divisão Philips Respironics. Há dois modelos, o automático e o manual, que seguem as especificações descritas a seguir:

- CA 3000 automático, 100 a 120 volts, e o CA 3200 automático, 220 a 240 volts, têm mecanismos de sincronização para automatizar os ciclos inspiratórios e expiratórios e um controle manual (Figura 24.4).

- CM 3000 manual, 100 a 120 volts, e o CM 3000 manual, 220 a 240 volts, utilizam uma válvula operada manualmente para alterar a pressão de positiva para negativa e vice-versa (Figura 24.4).

PRINCÍPIOS DE FUNCIONAMENTO

O Cough Assist® é um ventilador centrífugo bifásico que gera uma pressão interna pelo funcionamento de um compressor. Por meio de uma válvula, a pressão gerada pode ser entregue diretamente (pressão positiva) ou de forma reversa (pressão negativa/ sucção). Desta maneira realiza-se uma insuflação gradual profunda (pressão positiva), seguida de uma queda brusca (0,2 s) para uma exsuflação forçada (pressão negativa), com variação de pressões de 60 a -60 cmH_2O, conforme a tabela de especificações.

Esta variação rápida de pressão, administrada por meio de máscara, bocal, tubo endotraqueal ou traqueostomia, produz um elevado fluxo expiratório simulando o processo da tosse. Um pico de fluxo expiratório de 6 a 11 L/min pode ser atingido.

Os valores da pressão positiva de insuflação, da pressão negativa de exsuflação, a duração do tempo de pausa, do tempo de inalação, do tempo de exalação e vazão de inalação são diretamente controlados pelo operador nos modos oferecidos no equipamento: manual ou automático (Tabela 24.1).

INDICAÇÃO DA INSUFLAÇÃO-EXSUFLAÇÃO MECÂNICA

A I-EM por meio do Cough Assist® é indicada aos pacientes com incapacidade para tossir ou eliminar as secreções em razão do fluxo expiratório reduzido, PFT < 270 L/m, resultante de lesões da medula espinal, doenças neuromusculares ou fadiga grave associada a doença pulmonar intrínseca.

- Doença neuromuscular (Figura 24.5): o uso está indicado para pacientes com PFT diminuído, permitindo extubação precoce e evitando a intubação orotraqueal. Nos pacientes que apresentam comprometimento bulbar com pouca estabilidade glótica, a técnica parece ser ineficaz.
- É indicado também para a fase de decanulação ou desmame da ventilação mecânica em pacientes com insuficiência respiratória de outras etiologias.
- DPOC: o uso está indicado em pacientes com insuficiência respiratória aguda, em especial nos pacientes que apresentarem secreção abundante, sendo esta uma causa frequente do fracasso da

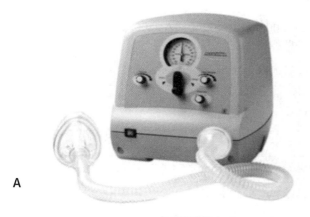

A

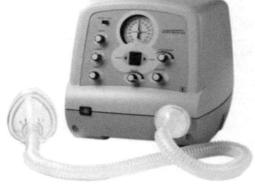

B

Figura 24.4 Cough Assist®, modelo manual (**A**) e automático (**B**).

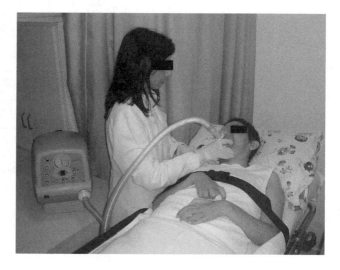

Figura 24.5 Paciente de 38 anos de idade, com esclerose lateral amiotrófica, em uso de VMNI noturna e Cough Assist®.

Tabela 24.1 Tabela de especificação do Cough Assist®

Dimensões	29,2 x 27,9 x 41,9 cm (11,5 x 11 x 16,5 pol)	
Peso	CA-3000, CA-3000J50, CA-3000J60, CA-3200K60: 11 kg (24 lbs.)	
	CM-3000, CM-3200, CM-3200K60: 9,3 kg (20,6 lbs.)	
	Operação	**Transporte e armazenamento**
Temperatura	10 a 40°C (50 a 104 F)	-20 a 50°C (-4 a 122°F)
Umidade	30 a 75%, sem condensação	15 a 90%, sem condenação
Pressão positiva	Pode ser ajustada entre 5 e 60 cmH_2O, tanto para automático quanto para manual	
Pressão negativa	Pode ser ajustada entre 5 e 60 cmH_2O, tanto para automático quanto para manual	
Normas	Atende à UL STD 2601-1, certificado para a norma CAN/CSA C22.2 n. 601.1-M90	
Fluxo de inalação típico	3,3 L/s com fluxo de inalação ajustado no mínimo; se ajustado para o máximo, o fluxo é o mesmo que o de exalação	
Capacidade do fluxo de exalação típico	10 L/s. O fluxo real depende da pressão ajustada e da resistência das vias aéreas do paciente	
Manômetro	-70 a 0 a +70 cmH_2O; precisão ±6 cmH_2O	
Modo de operação	CA-3000, CA-3000J50, CA-3000J60, CA-3200, CA-3200K60: temporização automática e manual	
	CM-3000, CM-3200, CM-3200K60: temporização manual apenas	
Inalação, exalação, tempos de pausa	CA-3000, CA-3000J50, CA-3000J60, CA3200, CA-3200K60: modo automático, 0 a 5 segundos	
Posição "desligado"	Sim – conecta-se ao ambiente	
Tipo de turbina	Turbina centrífuga de dois estágios com motor CA/CC universal	
Tensão de entrada	CA-3000, CM-3000: 110-120 VCA, 60 Hz	
	CA-3200, CM-3200: 220-240 VCA, 50 Hz	
	CA-3000J50: 100 VCA, 50 Hz	
	CA-3000J60: 100 VCA, 60 Hz	
	CA-3200K60, CM-3200K60	

VMNI. Vale ressaltar que a aplicação da técnica em pacientes obstrutivos deve ser passiva (i. e., sem nenhum processo de tosse gerado pelo paciente).
- Pós-operatório de cirurgias torácicas e abdominais: o uso é indicado em pacientes com insuficiência respiratória, evitando a intubação orotraqueal e permitindo a resolução de atelectasias, em razão de a técnica ser menos dolorosa do que a tosse espontânea nesses pacientes.
- Traqueostomia: o uso da técnica de aspiração através de sondas convencionais aumenta o risco de infecção nosocomial. A técnica de I-EM parece minimizar o risco por ser não invasiva, além de oferecer maior eficácia para desobstrução brônquica em comparação às técnicas tradicionais (Figura 24.6).

CONTRAINDICAÇÕES DA INSUFLAÇÃO--EXSUFLAÇÃO MECÂNICA

As contraindicações listadas a seguir referem-se principalmente ao uso da pressão positiva, havendo poucos estudos que as descrevam com relação ao uso da técnica de I-EM:

- pneumotórax;
- pneumomediastino;
- pacientes com instabilidade hemodinâmica e cardíaca, sem monitorização adequada;
- enfisema bolhoso;
- traqueomalácia;
- asma não controlada ou broncoespasmo;
- pacientes com comprometimento bulbar com pouca estabilidade glótica;
- hipotensão;
- hemoptise significativa;
- SARA (síndrome de angústia respiratória do adulto).

COMPLICAÇÕES DA INSUFLAÇÃO--EXSUFLAÇÃO MECÂNICA

Como em qualquer outro equipamento de pressão positiva, as potenciais complicações da I-EM incluem distensão abdominal, agravamento do refluxo gastroesofágico, hemoptise, desconforto abdominal e torácico, efeitos cardiovasculares e pneumotórax. Entretanto, raramente esses efeitos têm sido relatados na literatura.

Importantes medidas para evitar complicações da I-EM incluem pequenos intervalos para descansar entre as aplicações das pressões (para evitar a hiperventilação), administração da I-EM antes da alimentação e tratamento médico de refluxo gastroesofágico.

BENEFÍCIOS DA INSUFLAÇÃO-EXSUFLAÇÃO MECÂNICA

- Eficiente técnica nas infecções respiratórias de pacientes com DNM.
- Tratamento da insuficiência respiratória causada por infecções do trato respiratório superior, para evitar intubação.
- Facilita a extubação e decanulação.
- Evita falha no período pós-extubação.
- Evita admissão hospitalar e broncoscopia para tratamento da atelectasia.
- Reduz a permanência no hospital, contribuindo assim para uma melhoria na qualidade de vida dos pacientes e redução de custos com internação.

FUNCIONAMENTO DO INSUFLADOR--EXSUFLADOR MECÂNICO – COUGH ASSIST®

O Cough Assist® é um insuflador-exsuflador mecânico que utiliza pressão positiva para promover insuflação máxima dos pulmões, seguida por uma mudança abrupta para pressão negativa. A mudança rápida de pressão positiva para negativa

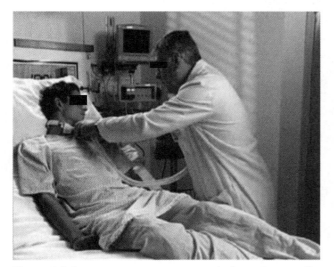

Figura 24.6 Paciente traqueostomizado fazendo a insuflação-exsuflação mecânica com o Cough Assist®.

tem como objetivo simular as mudanças de fluxo que ocorrem durante a tosse, auxiliando dessa forma na remoção da secreção.

O Cough Assist® pode ser usado de forma não invasiva e invasiva e ser ciclado manual ou automaticamente. A ciclagem manual facilita o terapeuta e/ou cuidador a coordenar a inspiração e a expiração com a insuflação e a exsuflação. Para realizar o tratamento, é necessário, além do equipamento, uma traqueia simples, um filtro bacteriológico e uma conexão de interface com o paciente, que pode ser uma máscara oronasal, uma peça bucal ou um espaço morto de 15 mm para conectar na traqueostomia ou tubo endotraqueal. O filtro deve ser posicionado em posição distal ao paciente, entre a traqueia e o equipamento (Figura 24.7).

O tratamento consiste em quatro a seis ciclos de I-EM seguido por um curto período de respiração normal, em torno de 20 a 30 segundos, para evitar a hiperinsuflação. As pressões de insuflação e exsuflação geralmente vão de +35 a +60 cmH_2O para -35 a -60 cmH_2O. A maioria dos pacientes utiliza pressões de 35 a 45 cmH_2O para insuflações e exsuflações. O tempo de insuflação e exsuflação é ajustado para gerar a máxima expansão torácica e o esvaziamento pulmonar, respectivamente. Em geral, os tempos de inalação e exalação são ajustados entre 1 e 3 segundos.

Vários tratamentos são realizados em uma sessão, até que se pare de eliminar a secreção e nenhum muco produza dessaturação da hemoglobina (Figura 24.8). O uso durante a infecção pulmonar pode ser tão frequente quanto necessário, com intervalo de poucos minutos.

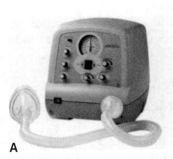
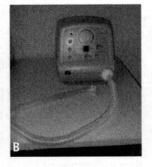

Figura 24.7 In-exsuflador mecânico – Cough Assist®, fabricado pela Philips Respironics. O circuito consiste em filtro bacteriano/viral, traqueia, conector macho de 22 mm, máscara (**A**) e espaço morto com conector (**B**).

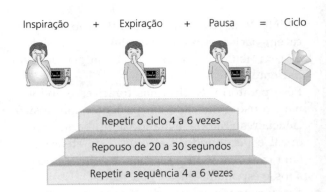

Figura 24.8 Fluxograma mostrando uma sequência de tratamento com o Cough Assist®.

Guia de configuração do Cough Assist®

Elaborou-se um guia de configuração dos parâmetros do insuflador-exsuflador mecânico – Cough Assist® para os profissionais de saúde (Figura 24.9).

Para pacientes que estejam iniciando o uso da técnica, a utilização de pressões mais baixas (20–25 cmH_2O) com posterior aumento das pressões (a partir de 30 cmH_2O) para atingir a remoção adequada da secreção parece favorecer a adaptação à técnica.

Muitos estudos clínicos têm demonstrado que pressões de insuflação e exsuflação de +40/-40 cmH_2O são eficientes para pacientes adultos, mas pressões mais altas (+60/-60 cmH_2O) podem ser necessárias em pacientes com resistência aumentada ou baixa complacência pulmonar.

Nos pacientes traqueostomizados, pressão de 60 cmH_2O é recomendada para vencer a resistência do tubo e o *cuff* deve ser insuflado para prevenir vazamentos. Tem sido demonstrado que a I-EM via tubo de traqueostomia é mais efetiva na remoção de secreção do que a aspiração traqueal, sendo a técnica preferida pelos pacientes. Aspirações superficiais da secreção expelida são necessárias em alguns pacientes.

Durante a exsuflação, a compressão no abdome poderá ser realizada para otimizar o pico de fluxo da tosse e a saída da secreção. O terapeuta deverá ajustar o aparelho para o modelo automático, pois irá com uma mão segurar a máscara no rosto do paciente e com a outra mão fazer a compressão no abdome no momento da exsuflação. O mesmo procedimento poderá ser feito com o equipamento no modo manual, porém necessitará da ajuda de outro terapeuta. Um irá segurar a máscara no rosto do paciente e aplicará a terapia, enquanto o outro efetuará a compressão no abdome durante a pressão

1. BOTÃO LIGA/DESLIGA – LIGAR

Configuração do fluxo de inalação

2. Escolha – Fluxo de inalação mínimo 3,3 L/s ( ) ou
   Fluxo de inalação máximo 10 L/s ( )

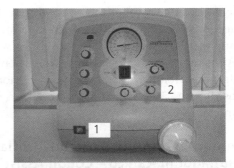

Configuração da pressão de inalação

Posicione o botão Manual/Auto no MANUAL

Bloqueie a traqueia com a mão

1. Empurre a alavanca de controle manual para INALAÇÃO
2. Gire o botão de pressão de inalação até que a pressão de inalação desejada seja alcançada

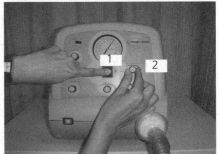

Configuração da pressão de exalação

Posicione o botão Manual/Auto no MANUAL

Bloqueie a traqueia com a mão

1. Empurre a alavanca de controle manual para EXALAÇÃO
2. Gire o botão de pressão até que a pressão de exsuflação desejada seja alcançada

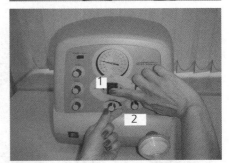

Configuração da pressão de inalação menor que a pressão e exalação

1. Empurre a alavanca de controle manual para INALAÇÃO
2. Gire o botão de pressão até que a pressão de insuflação desejada seja alcançada

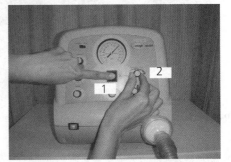

Configuração do MODO AUTOMÁTICO

Configure a pressão de inalação e exalação conforme descrição acima

1. Configure o tempo de inalação para o tempo desejado em segundos
2. Configure o tempo de exalação para o tempo desejado em segundos
3. Configure o tempo de pausa para o tempo desejado em segundos (é o tempo de repouso entre o ciclo de insuflação e exsuflação)

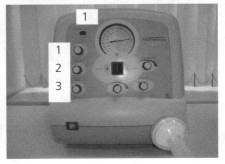

Figura 24.9 Guia de configuração do Cough Assist®.

negativa. A Figura 24.10 ilustra um paciente traqueostomizado recebendo a I-EM por meio do Cough Assist® modelo automático associado à tosse manualmente assistida.

Após remover toda a secreção do paciente, o terapeuta pode finalizar o tratamento com dois ou três ciclos de pressão positiva, favorecendo a expansão pulmonar.

Orientações durante o uso do insuflador--exsuflador mecânico – Cough Assist®

- Posicione o Cough Assist® de modo que as portas de entrada de ar existentes nas partes laterais e posterior da unidade não fiquem bloqueadas (Figura 24.11).
- Nunca utilize o dispositivo sem um filtro bacteriano/viral instalado no circuito do paciente.
- Utilize sempre um novo filtro a cada novo paciente.
- Esse dispositivo foi concebido apenas para funcionamento intermitente e não para utilização contínua. Não deve ser utilizado de forma contínua por mais de 5 minutos. Decorrido esse período, é necessário desligar a unidade.
- Desligue a unidade quando não estiver em uso.

ESTUDOS

Barach demonstrou, já no início dos anos 1950, que a I-EM aumentava significativamente o PFT em indivíduos normais e DPOC. Em um outro estudo com uma população de 106 pacientes com insuficiência respiratória aguda e secreções mucopurulentas no sistema respiratório, 92 pacientes apresentaram evolução clínica e radiográfica favorável, além do aumento da CVF (capacidade vital forçada) entre 15 e 42% após o tratamento com I-EM. A mensuração da pressão venosa periférica na veia cubital anterior foi significativamente elevada, 5,8 cmH$_2$O durante

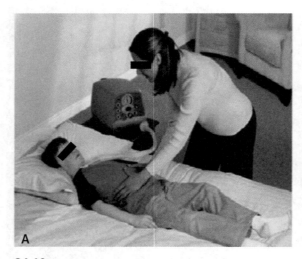 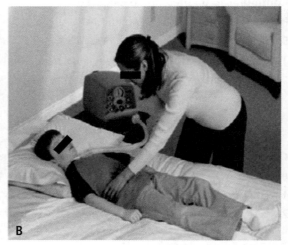

Figura 24.10 Paciente traqueostomizado recebendo a I-EM (**A**) e recebendo a I-EM com compressão abdominal (**B**).

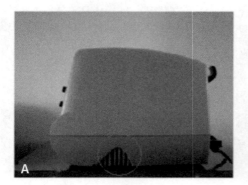 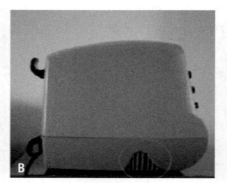 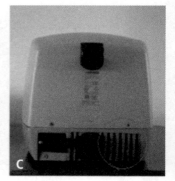

Figura 24.11 Entrada de ar do insuflador-exsuflador mecânico – Cough Assist®.

a exsuflação. A pressão sanguínea sistólica aumentou 8 mmHg e a diastólica, 4 mmHg. O pulso pode aumentar ou diminuir durante o I-EM e as alterações no eletrocardiograma refletem a rotação do coração no pico do volume inspiratório. O aumento da pressão intragástrica é de 26 mmHg durante o I-EM, e de 85 mmHg durante a tosse normal.

Jonh Bach relatou em vários estudos a importância da aplicação da técnica de I-EM em patologias neuromusculares agudas e crônicas. A técnica aplicada em conjunto com ventilação não invasiva por pressão positiva e *feedback* com oximetria de pulso evita a intubação endotraqueal na maioria dos pacientes.

Bach e Saporito consideraram ser muito importante a técnica de I-EM para eliminação de secreções e tampões mucosos com o consequente aumento do volume corrente (VC) e da saturação da oxi-hemoglobina (SatO$_2$) em pacientes com DPOC, independentemente da via de aplicação da técnica. No entanto, consideraram também, no mesmo estudo, a ineficácia da técnica quando há instabilidade glótica e obstrução irreversível de vias aéreas.

Em pacientes com sequela de poliomielite, lesão medular, distrofia muscular, doenças do neurônio motor e miastenia grave, a técnica de I-EM por meio do Cough Assist® demonstrou ser mais eficaz do que a tosse manualmente assistida.

Beck et al. demonstraram que após a I-EM pode haver aumento rápido da frequência cardíaca, sem alterações eletrocardiográficas. Entretanto, os efeitos cardiovasculares, da mobilidade diafragmática e da pressão intragástrica da I-EM são inferiores aos do esforço intenso durante a tosse natural, quer em indivíduos normais ou em doentes com enfisema ou poliomielite.

A assistência da tosse utilizando a técnica de I-EM em pacientes que realizaram cirurgias abdominais e torácicas foi descrita por Willians em 1955, o qual não relatou lesões da cicatriz cirúrgica.

É frequente o uso da I-EM via tubos translaríngeos ou de traqueostomia em crianças com amiotrofia espinhal com menos de 1 ano. Bach et al. utilizou pressões de +35 a +70 para -35 a -70 mmH$_2$O através de um tubo pediátrico estreito. A queda severa da pressão, causada por um tubo estreito, pode impedir a geração de um fluxo expiratório adequado. Entretanto, mesmo com essas pressões inadequadas, a secreção pode ser retirada, normalizando a saturação. É necessário determinar como compensar essa

queda de pressão através dos tubos estreitos. Um estudo recente mensurou as relações fluxo-pressão através do tubo endotraqueal e traqueostomia com diferentes diâmetros. Embora apenas pressões positivas tenham sido utilizadas, a queda nas pressões e nos fluxos com um tubo estreito é comparável com pressões positivas ou negativas.

O fluxo subiu para 200 L/min, apenas um terço do fluxo máximo liberado pelo I-EM. O fornecimento de 40 cmH$_2$O de pressão de ar através de um tubo de traqueostomia com um diâmetro de 8,5 mm resultou em um fluxo de 170 L/min, visto que a mesma pressão através de um tubo de 4,5 mm (tamanho de um tubo de minitraqueostomia, 0,5 mm menor que um tubo pequeno de adulto) resultou em um fluxo de 65 L/min. A mesma pressão de 40 cmH$_2$O através de um tubo de 5 mm resultou em apenas 70 L/min e através de um tubo de 4,5 mm, apenas 55 L/min. Por conta de os tubos infantis serem mais estreitos, a queda deve ser bem maior. Entretanto, baixos fluxos podem ser efetivos na via aérea de crianças pequenas por causa da efetividade da tosse ser decorrente, sobretudo, da velocidade do ar e não do fluxo. O uso da I-EM através das vias aéreas superiores pode ser eficaz para crianças com menos de 11 meses. Alguns pacientes podem se acosturmar com a I-EM e permitir o uso eficaz, parando de chorar ou de fechar a glote.

Segundo Gonçalves, em crianças entre 9 e 30 meses de vida, que não são capazes de fechar a glote, a administração da pressão de insuflação e exsuflação mecânica deve ser feita com a ciclagem manual em coordenação com o movimento do diafragma (protrusão abdominal), através da máscara oronasal, para permitir uma expansão pulmonar máxima e fazer com que as crianças se acostumem com a técnica. Quando se usa a I-EM por meio da máscara oronasal, são programadas pressões iniciais de +20 a -20 cmH$_2$O, aumentando de forma rápida, segundo o nível de tolerância, sendo mais efetivo de +40 a -40 cmH$_2$O. Entre 2,5 e 5 anos, a maioria das crianças se torna hábil para cooperar e tossir de acordo com a I-EM.

Seja através da via aérea superior ou através de tubos invasivos, a rotina de aspiração não atinge o brônquio esquerdo em 90% das vezes. Em compensação, a I-EM promove o mesmo fluxo de exsuflação em ambos os brônquios sem o desconforto ou o trauma de vias aéreas em razão da aspiração e pode ser eficaz quando a aspiração não pode ser utilizada. Os pacientes geralmente preferem a I-EM pelo conforto e eficácia, além de a considerarem menos cansativa. A aspiração traqueal, seja através da via aérea superior ou de tubos invasivos, pode ser incômoda para a maioria dos pacientes.

A expectativa de vida das crianças com doenças neuromusculares aumentou para além das expectativas iniciais com o uso do suporte ventilatório, o qual reverte a insuficiência respiratória resultante da fraqueza muscular e alterações torácicas.

Miske et al. realizaram um estudo retrospectivo para verificar a segurança, tolerância e eficácia do uso do insuflador-exsuflador mecânico em uma população pediátrica, considerando que há poucos estudos sobre o uso de dispositivos mecânicos para tosse em crianças. Foram analisadas 62 crianças com diversas doenças neuromusculares, sendo 29 pacientes traqueostomizados em ventilação mecânica, 25 pacientes em ventilação mecânica não invasiva, e os demais sem indicação de suporte ventilatório. Todos os pacientes tiveram a indicação do uso do insuflador-exsuflador mecânico no domicílio, aplicado por cuidadores previamente treinados por terapeutas respiratórios.

A segurança do uso do equipamento foi avaliada observando-se a ocorrência de complicações pulmonares, cardíacas ou gastrintestinais como: pneumotórax, hemorragias pulmonares, arritmias cardíacas, náuseas ou vômitos. A tolerância foi avaliada pela frequência do uso do equipamento e a eficácia na eliminação de secreções e resolução da infecção com melhora radiológica.

As pressões positivas foram estabelecidas pela inspeção visual da excursão do tórax e ausculta bilateral para adequação da entrada de ar; as pressões negativas foram fixadas em 15 cmH$_2$O e aumentadas progressivamente de acordo com o conforto do paciente e eliminação de secreções até pressões máximas de 40 cmH$_2$O, quando necessário foram realizadas aspirações no final de cada ciclo. A saturação de oxi-hemoglobina foi monitorada a fim de se manter acima de 94%. A frequência de uso variou de uma vez ao dia, até o uso de 4 em 4 horas, de acordo com a necessidade individual. O uso pela manhã, ao acordar e antes de dormir foi eficaz para a manutenção da desobstrução das vias aéreas, mesmo em períodos sem crises respiratórias.

Não houve nesse estudo episódios de pneumotórax ou hemorragias pulmonares, nem a obstrução de cânulas de traqueostomia por secreções. Nenhum paciente relatou dor ou distensão abdominal. Essa experiência foi semelhante à relatada por Bach em uma grande população de adultos.

Os autores concluíram que 90% dos pacientes avaliados durante o uso do insuflador-exsuflador mecânico usaram a terapia sem nenhum risco de vida ou complicações que necessitassem de hospitalizações. Ocorreu rápida resolução de atelectasias e redução na frequência de pneumonias e hospitalizações por insuficiência respiratória.

A melhora da qualidade e expectativa de vida contribuem para que os pacientes e seus familiares idealizem planos a longo prazo. Até recentemente eles viveram a crença de que sua doença era terminal em uma idade jovem.

Sancho et al. concluíram, em um estudo com 26 pacientes com esclerose lateral amiotrófica, sendo 15 bulbares e 11 não bulbares, que o uso da I-EM aumenta significativamente o PFT para pacientes com ou sem disfunção bulbar, com exceção para os pacientes bulbares com capacidade de insuflação máxima (CIM) menor que 1 L e pico de fluxo de tosse menor que 162 litros por minuto. Nesses casos, pode ocorrer o colapso dinâmico das vias aéreas superiores durante o ciclo de exsuflação.

No estudo de Mustfa et al., o aumento da tosse com a aplicação de I-EM foi avaliado em 26 pacientes com esclerose lateral amiotrófica não bulbares, 21 bulbares e dez indivíduos saudáveis. Foram medidas pressões esofágica, transdiafragmática, gástrica, expiratória e inspiratória máximas, além da capacidade vital e pico de fluxo de tosse. O aumento do PFT foi maior em indivíduos com a doença não bulbar do que em indivíduos saudáveis, o que não se aplicou a pacientes com severa disfunção bulbar. Essa falta de correlação demonstrou a importância da fraqueza de vias aéreas superiores nesses indivíduos.

Em um estudo realizado por duas instituições europeias, Gonçalves et al. avaliaram o uso do I-EM no domicílio; apesar de estar sendo aplicado como tratamento de primeira linha, ainda não existiam dados sobre essa utilização. Aplicaram um protocolo apoiados por um programa de telemedicina, com monitorização de oximetria, função pulmonar, eficácia da tosse, relato de cuidadores previamente treinados pela equipe e avaliações clínicas rotineiras. Trinta e dois pacientes foram acompanhados por 25 meses, sendo 24 com esclerose lateral amiotrófica e oito com outras doenças neuromusculares. Medidas de segurança e eficácia foram avaliadas com base no número de sessões, complicações e internações relacionadas a infecções respiratórias agudas (IRA), intolerância e efeitos colaterais. Encontraram no uso do I-EM no domicílio um instrumento seguro e eficaz na prevenção de IRA quando utilizado por cuidadores bem preparados. Evitaram-se desta maneira internações em unidades de emergência, reduziram-se as infecções traqueobrônquicas em pacientes traqueostomizados e detectaram-se precocemente episódios de complicações pulmonares por meio do programa de telemedicina.

Em 2010, foi publicado um artigo que complementa o estudo citado, no qual Vitacca et al. descrevem um programa domiciliar baseado na demanda para o uso do I-EM em 39 pacientes com esclerose lateral amiotrófica. Foi estabelecido um programa de apoio com telessuporte e monitorização de saturação de oxigênio, o acesso rápido ao aparelho era disponível por 24 horas, de acordo com critérios específicos de alerta, que incluíam a dessaturação e episódios de complicações pulmonares. Após seis meses, verificou-se que o programa evitou pelo menos trinta internações, reverteu episódios de complicações pulmonares relacionados à secreção abundante e teve aprovação de 75% dos pacientes.

Nenhum estudo havia comparado as técnicas convencionais de fisioterapia com o incremento do uso da I-EM. Em 2009, Chatwin e Simonds fizeram essa pesquisa com pacientes na vigência de infecção respiratória aguda comprovada por exames de sangue, radiografias e cultura das secreções, controlando medidas de saturação de oxigênio, dióxido de carbono, frequência cardíaca e ausculta pulmonar. O uso do I-EM foi considerado seguro, bem tolerado e trouxe benefícios adicionais como a redução do tempo de terapia com a eliminação completa das secreções de vias aéreas, sem alteração significativa das medidas de controle em relação às técnicas convencionais e com melhora significativa do escore de ausculta pulmonar. O mesmo autor e seus colaboradores haviam realizado um estudo em 2003 com 22 pacientes de doenças neuromusculares no qual compararam métodos de aumento da tosse assistida manualmente: a tosse após a aplicação de pressão positiva com ventilação mecânica não invasiva e a tosse durante o uso da aplicação do I-EM. Eles quantificaram o aumento do pico de fluxo da tosse e as pressões expiratórias e inspiratórias e concluíram que com a I-EM houve um aumento do pico de fluxo da tosse significativo em relação a outras técnicas de tosse.

Bach et al. demonstraram, em um estudo com 157 pacientes, um novo paradigma na extubação dos pacientes com doenças neuromusculares. Os pacientes não conseguiam ter sucesso no teste de ventilação espontânea durante o processo de desmame ventilatório e eram traqueostomizados sem a possibilidade do uso da ventilação mecânica não invasiva. Com a aplicação persistente das técnicas de I-EM na vigência dos processos infecciosos respiratórios e na presença de secreções, 95% dos pacientes passaram do tubo para a ventilação volumétrica não invasiva na primeira tentativa de extubação.

Chatwin relatou o caso de um paciente de 18 anos, sexo masculino, com distrofia miotônica de Steinert, que desenvolveu atelectasia de pulmão esquerdo e falência respiratória após a cirurgia de Nuss (cirurgia para correção de *pectus excavatum*) (Figura 24.12). Intensivas insuflações e exsuflações

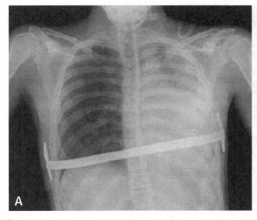
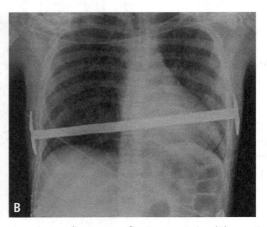

Figura 24.12 Paciente com distrofia miotônica de Steinert, antes da insuflação-exsuflação mecânica (**A**) e após oito sessões de insuflação-exsuflação mecânica (**B**). Fonte: Breathe. June 2008;4(4).

mecânicas evitaram a intubação endotraqueal e a broncoscopia nesse paciente. Foram aplicadas oito sessões de insuflação-exsuflação mecânica após o procedimento cirúrgico e a anestesia. A falência respiratória e a atelectasia foram revertidas. A CV, o PFT e a SatO$_2$ melhoraram com a remoção da secreção (CV de 0,69 para 1,71 L, PFT de 175 para 350 L/min e oximetria de 88 para 97%).

CONCLUSÕES

A expectativa de vida dos pacientes que sofrem com complicações respiratórias de causas diversas foi prolongada com o avanço da técnica de higiene brônquica proporcionada pelo uso do Cough Assist®. O auxílio da terapia por profissionais de saúde e cuidadores, orientados e treinados adequadamente, se faz imprescindível, além da adequação aos protocolos estabelecidos terapeuticamente.

Medidas para desobstruir as vias aéreas e promover a reexpansão pulmonar podem minimizar ou prevenir condições de risco de vida, internações hospitalares, intubações, reverter ou prevenir atelectasias e evitar traqueostomias. Em muitos casos, não só a expectativa, mas principalmente a qualidade de vida é melhorada, tornando possíveis novos planos e objetivos, ampliando as possibilidades terapêuticas e proporcionando novos horizontes aos pacientes.

BIBLIOGRAFIA RECOMENDADA

1. Bach JR. A historical perspective on the use of noninvasive ventilatory support alternatives. Respir Care Clin N Am. 1996;2(2):161-81.

2. Bach JR. Amyotrophic lateral sclerosis: prolongation of life by noninvasive muscle aids. Chest. 2002;122:92-8.

3. Bach JR, Baird JS, Plosky D, Navado J, Weaver B. Spinal muscular atrophy type I: management and outcomes. Ped Pulmonol. 2002;34:16-22.

4. Bach JR, Gonçalves MR, Hamdani I, Winck JC. Extubation of patients with neuromuscular weakness: a new management paradigm. Chest. 2010;137(5);1033-9.

5. Bach JR, Gonçalves MR. Ventilator weaning by lung expansion and decannulation. Am J Med Rehabil. 2004;83:560-8.

6. Bach JR. Guide to the evaluation and management of neuromuscular disease. Philadelphia: Hanley & Belfus; 1999. p.89-129.

7. Bach JR, Niranjan V, Weaver B. Spinal muscular atrophy type I: noninvasive respiratory management approach. Chest. 2000;117:1100-5.

8. Bach JR. Noninvasive mechanical ventilation. Philadelphia: Hanley & Belfus; 2002. p. 153.

9. Bach JR. Mechanical insufflation-exsufflation: comparison of peak expiratory flows with manually assisted and unassisted coughing techniques. Chest 1993;104:1553-62.

10. Bach JR. Pulmonary rehabilitation – the obstructive and paralytic conditions. Philadelphia: Honley; 312-5.

11. Bach JR, Saporito LR. Criteria for extubation and tracheostomy tube removal for patients with ventilatory failure – A different approach to weaning. Chest. Belfuls; 1996;110:1566-71.

12. Bach JR. Update and perspective noninvasive respiratory muscle aids: part 2. The expiratory aids. Chest. 1994;105:1538-44.

13. Barach AL, Beck GJ, Bickerman HA, Seanor HE. Physical methods simulating cough mechanisms. Use in poliomyelitis, bronchial asthma, pulmonary enfisema and bronchiectasis. JAMA. 1952;150(14):1380-5.

14. Barach AL, Beck GJ, Smith WH. Mechanical production of expiratory flow rates surpassing the capacity of human coughing. Am J Med Sci. 1953;226(3):241-9.

15. Barach AL, Beck GJ. Exsufflation with negative pressure. Arch Intern Med. 1954;93(6):825-41.

16. Beck GJ, Scarrone LA. Physiological effects of exsufflation with negative pressure. Dis Chest. 1956;29:1-16.

17. Bickerman HA, Beck GJ, Gordon C, Barach AL. Physical methods simulating mechanisms of the human cough: elimination of radiopaque material from the bronchi of dogs. J Appl Physiol. 1953;5(2):92-8.

18. Chatwin M, Ross E, Hart N, Nickol AH, Polkey MI, Simonds AK. Cough augmentation with mechanical insufflations/exsufflation in patients with neuromuscular weakness. Eur Respir J. 2003;21:502-8.

19. Chatwin M, Simonds AK. The addition of mechanical insufflation/exsufflation shortens airway-clearance sessions in neuromuscular patients with chest infection. Respir Care. 2009;54(11):1473-9.

20. Faroux B, Guillemot N, Aubertin G, Nathan N, Labit A, Clément A, Lofaso F. Physiologic benefits of mechanical insufflation – exsufflation in children with neuromuscular diseases. Chest. 2008;133:161-8.

21. Fink JB. Forced expiratory technique, directed cough, and autogenic drainage. Respir Care. 2007;52(9):1210-21.

22. Gonçalves MR, Bertella E, Bento J, Trainini D, Paneroni M, Barbano L et al. Clinical of home mechanical insufflations-exsufflation in patients with neuromuscular disease. Eur Respir J. 2010 ERS Congress Abstract Book.

23. Gonçalvez MR, Winck JC. How to use a mechanical insufflator-exsufflator "cough assist machine". Breathe. 2008;4(4).

24. Gonçalvez MR. Utilidad de la fisioterapía respiratoria. In: Medina A, Pons M, Esquinas A. Ventilación no

invasiva em pediatría. Madrid: Ergon; 2004. Capítulo 12, p. 97-103.

25. Guia do Usuário do Cough Assist®. Disponível em: http://www.respironics.com.

26. Homnick DN. Mechanical insufflation-exsufflation for airway mucus clearance. Respir Care. 2007;52(10):1296-305.

27. Miske LJ, Hickey EM, Kolb SM, Weiner DJ, Panitch HB. Use of mechanical in-exsufflator in pediatric patients with neuromuscular disease and impaired cough. Chest. 2004;125:1406-12.

28. Mustfa N, Aiello M, Lyall RA, Nikoletou D, Olivieri D, Leigh PN, et al. Cough augmentation in amyotrophic lateral sclerosis. Neurology. 2003;61:1285-7.

29. Respiratory care of the patient with Duchenne muscular dystrophy. ATS Consensus Statement Am J Respir Crit Care Med. 2004;170:456-65.

30. Sancho J, Servera E, Dáz J, Marín J. Efficacy of mechanical insufflation-exsufflation in medically stable patients with amyotrophic lateral sclerosis. Chest. 2004;125:1400-5.

31. Simonds AK. Recent advances in respiratory care for neuromuscular disease. Chest. 2006;130:1879-86.

32. Sivasothy P, Brown L, Smith IE, Shneeerson JM. Effect of manually assisted cough and mechanical insuffla-tion on cough flow of normal subjects, patients with chronic obstructive pulmonary disease (COPD), and patients with respiratory muscle weakness. Thorax. 2001;56:438-44.

33. Tzeng AC, Bach JR. Prevention of pulmonary morbidity for patients with neuromuscular disease. Chest. 2000;118:1390-6.

34. Vitacca M, Paneroni M, Trainini D, Bianchi L, Assoni G, Saleri M, et al. A home based on demand mechanical cough assistance program for patients with amyotrophic lateral sclerosis. Am J Phis Med Rehabil. 2010; 89(5):401-6.

35. Willians EK, Holaday DA. The use of exsufflation with negative pressure in postoperative patients. Am J Surg. 1955;90:637-40.

36. Winck JC, Gonçalves MR. Técnicas de tos asistida con sistemas de insuflación y exsuflación mecánica – principios e indicaciones. Rev Iberoamericana de VMNI. 2005;5(3):20-4.

37. Winck JC, Gonçalvez MR, Lourenço C, Viana P, Almeida J, Bach JR. Effects of mechanical insufflation-exsufflation on respiratory parameters for patients with chronic airway secretion encumbrance. Chest. 2004;126:774-80.

25

TÉCNICAS DE REMOÇÃO DE SECREÇÕES BRÔNQUICAS EM PACIENTES VENTILADOS MECANICAMENTE

MARCUS VINICIUS HERBST RODRIGUES
POLIANA DE ANDRADE LIMA

O sistema respiratório é provido de um mecanismo de defesa composto por um tapete mucociliar responsável pela captura e movimentação de partículas advindas do meio externo, que passaram pelo sistema de filtragem inicial (narinas) até atingirem a traqueia, onde por meio da tosse ou da deglutição são eliminadas juntamente ao muco brônquico.

Em algumas situações, seja pelo aumento de secreção brônquica, aumento da viscosidade ou deficiência no transporte, a tosse se torna o mecanismo fundamental para eliminação do muco. Quando um indivíduo está sob ventilação mecânica, esse mecanismo está totalmente desfavorecido, por conta da conexão dos pulmões a um sistema fechado por intermédio do circuito do ventilador, impossibilitando assim a eliminação do muco pela tosse ou deglutição.

Nessas situações, é de fundamental importância a remoção das secreções brônquicas periodicamente pela aspiração traqueal, que é realizada pela introdução de uma sonda no tubo orotraqueal, conectada a um sistema de vácuo. Nessa técnica, procede-se também a instilação de solução salina, a fim de favorecer a retirada de um maior volume de secreções, provavelmente porque essa substância estimula o reflexo de tosse.

A avaliação é de fundamental importância para a indicação e realização da aspiração traqueal; portanto, não se justifica a execução dessa técnica baseada simplesmente no tempo de intubação, no intervalo entre as aspirações, ou ainda, de forma empírica para confirmação da presença de secreção brônquica.

A aspiração traqueal é indicada na presença de sons grosseiros (roncos) detectados pela ausculta pulmonar, aumento da pressão inspiratória máxima durante a ventilação com volume controlado, diminuição do volume corrente durante a ventilação por pressão controlada, incapacidade do paciente de gerar uma tosse espontânea efetiva, secreções visíveis na cânula endotraqueal, suspeita de aspiração de secreções gástricas, aumento do trabalho respiratório, deterioração dos valores da tensão arterial de gás, alterações radiológicas consistentes de retenção de secreções pulmonares, necessidade de manter as vias aéreas artificiais pérvias, presença de atelectasia ou consolidação pulmonar, que se presume ser associada a retenção de secreção. É importante informar o paciente quanto ao procedimento, incentivar a sua participação e colaboração, para dessa forma reduzir o estresse e a ansiedade, maximizando os resultados da aspiração.

Recomenda-se a hiperoxigenação com $FiO_2 = 1,0$ no mínimo 30 segundos previamente ao procedimento de aspiração traqueal, para diminuir o risco de hipoxemia. Esta pode ser obtida por qualquer das seguintes formas: ajustando-se a FiO_2 no ventilador mecânico pelo uso de um programa temporário de enriquecimento de oxigênio disponível em muitos ventiladores microprocessados ou por meio de ventilação manual com aumento da FiO_2.

A execução da técnica de aspiração traqueal consiste em desconectar o paciente do ventilador, introduzir o cateter de aspiração na via aérea artificial, na traqueia e nas vias aéreas respiratórias. O cateter é retirado com aplicação de pressão negativa gerada ao acionar o vácuo simultaneamente a movimentos circulatórios; a pressão negativa deve ser a menor possível para remover a secreção. A duração de cada aspiração é de aproximadamente 10 a 15 segundos. Períodos longos estão associados a maior risco de traumas e hipoxemia. O procedimento é realizado com técnica estéril. Após a aspiração, o paciente é novamente hiperoxigenado com FiO_2 1,0 por um período superior a um minuto.

A instilação de solução salina 0,9% dentro do tubo traqueal, durante o procedimento de aspiração traqueal, tem a finalidade de diminuir a viscosidade das secreções e de facilitar a sua remoção, além de favorecer a dissolução ou remoção de uma quantidade maior de muco por estimular uma tosse vigorosa e potente. Entretanto, não há consenso na literatura sobre a quantidade de solução a ser instilada, com autores utilizando de 2 até 10 mL de solução salina.

Para execução da aspiração traqueal, são necessários os seguintes materiais: uma fonte de vácuo (calibrado), um recipiente coletor, luvas de procedimentos e luvas estéreis, solução salina 0,9% e um cateter de aspiração estéril de calibre adequado para cada indivíduo. O diâmetro do cateter de aspiração não deve exceder mais da metade do diâmetro interno do tubo traqueal. Na prática clínica, em geral utiliza-se o tamanho 12FR para aspiração em cânula orotraqueal ou traqueostomia e tamanho 10FR para aspiração nasotraqueal. Cabe ainda ressaltar que quanto maior o calibre da sonda maiores os possíveis efeitos deletérios. Os equipamentos de proteção individual (EPI) para o executante, como avental, óculos de proteção e máscara oronasal, também são obrigatórios.

Apesar da sua larga aplicabilidade nas UTI, a aspiração traqueal em pacientes intubados apresenta diversos efeitos deletérios, como arritmias, trauma na mucosa, risco de contaminação, atelectasia, pneumotórax e perda da função ciliar, aumento da pressão arterial, bradicardia, hipoxemia, hipercapnia e elevação da pressão intracraniana. O aumento abrupto da pressão intracraniana pode provocar hiperperfusão cerebral e hemorragia intraventricular em indivíduos com mecanismo de autorregulação comprometido.

Como complicação da aspiração traqueal, pode-se incluir diminuição da saturação de oxigênio, estresse, aumento do trabalho muscular e tosse. Além disso, acredita-se que em razão dos esforços e aumento da pressão intratorácica por causa da tosse, há um aumento de catecolaminas circulantes, podendo gerar acúmulo de CO_2.

O cateter de aspiração pode inocular material infectado proveniente do tubo traqueal em região inferior da traqueia. A aspiração traqueal é responsável também por um atraso de até 10 minutos do retorno hemodinâmico e respostas neurológicas aos níveis basais.

A pressão subatmosférica durante aspiração traqueal em sistema aberto pode gerar certo grau de colapso alveolar, que dependerá das condições da parede torácica e do pulmão, e do tempo de exposição da pressão negativa. Para reduzir as possibilidades de complicações, orienta-se a realização de umidificação adequada das secreções, curto período de permanência com o cateter na via aérea, poucas repetições, tamanhos de cateter adequado para cada cânula e pressões de vácuos não tão elevadas.

A aspiração endotraqueal é descrita pelos pacientes como dolorosa e desconfortável, pode resultar em uma sensação de asfixia e iniciar uma tosse vigorosa, também podendo causar uma sensação desagradável gerada pelo cateter durante o procedimento. No entanto, apesar do desconforto, os pacientes relatam que o procedimento é necessário e posteriormente facilita a sua respiração. O desconforto associado com aspiração não diminui durante a ventilação mecânica; ao contrário, ele pode piorar.

A aspiração traqueal não é um procedimento simples; seus executores devem estar atentos e cientes para possíveis riscos e complicações, agindo com o máximo de cuidado para a necessária segurança do paciente; porém, deve ser realizada sempre que clinicamente indicada. A frequência da aspiração traqueal deve ser a mínima necessária para manter a patência das vias aéreas artificiais. Dessa forma, para não submeter o paciente aos riscos impostos por tal procedimento, a aspiração traqueal deverá somente ser realizada após uma avaliação completa do paciente, que determinará se há real necessidade de executá-la.

Mesmo quando bem indicada, a aspiração traqueal pode gerar efeitos deletérios no sistema cardiorrespiratório, como já citado anteriormente. Uma alternativa para minimizar essas alterações é a indicação de um sistema alternativo de aspiração que realize a mesma função do convencional, porém agora sem a necessidade de desconexão do paciente do ventilador mecânico. Por tais motivos, na década de 1980 foram criados sistemas de aspiração fechados, nos quais um cateter fica continuamente posicionado no o tubo endotraqueal por uma peça em Y diretamente ao circuito do ventilador. Dessa forma, durante a aspiração das secreções não há interrupção da assistência ventilatória sem despressurização ou diminuição da oxigenação. A partir da criação desse sistema, diversos centros se empenharam em identificar seus benefícios, uma vez que o sistema apresentava custo maior do que o sistema tradicional.

Com relação à contaminação, observou-se que o uso do sistema fechado aumenta o risco de colonização, porém não ficou demonstrado aumento na incidência de pneumonia associada à ventilação. O estudo de Deppe et al., com 84 pacientes, demonstrou maior colonização com o uso do sistema fechado, 67 × 39% ($p < 0,022$), porém sem diferença na incidência de pneumonia, 26 × 29%. Já Combes et al., em estudo com 104 pacientes, não observaram efeitos adversos ou diferença no número de aspirações entre os sistemas, mas descreveram menor incidência de pneumonia associada à ventilação com o uso do sistema fechado de aspiração 7,32 × 15,89 ($p = 0,07$).

A recomendação vigente pela American Association of Respiratory Care refere-se ao uso do sistema fechado, porém sua duração permanece desconhecida. Outros guias também recomendam o uso do sistema fechado, inclusive o de prevenção de pneumonia associada à ventilação, que sugere também que sua troca deve ser realizada em cada paciente e quando houver evidência clínica de necessidade.

Na realização da aspiração, é gerada uma pressão subatmosférica de cerca de -100 cmH_2O. Essa pressão poderia prejudicar a manutenção do volume pulmonar. O estudo de Cereda et al. demonstrou maior redução na dessaturação de oxigênio no sistema aberto em relação ao fechado e maior alteração no volume pulmonar ao final da expiração no sistema aberto (Figuras 25.1 e 25.2). Nos pacientes que

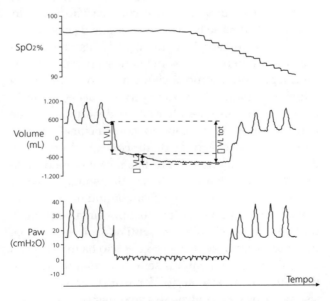

Figura 25.1 Representação da oximetria de pulso (SpO_2), volume pulmonar (VT) e pressão na via aérea (Paw) obtida de um paciente durante a aspiração com sistema aberto.

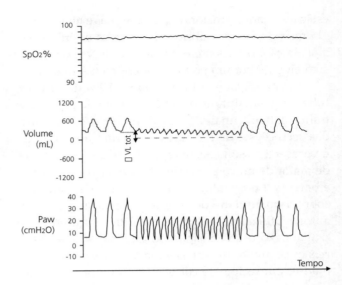

Figura 25.2 Representação da oximetria de pulso (SpO_2), volume pulmonar (VT) e pressão na via aérea (Paw) obtida de um paciente durante a aspiração com sistema fechado.

utilizavam PEEP > 10 cmH_2O, a saturação de oxigênio não retornou à linha base em até 120 segundos.

Outra dúvida que começou a surgir foi se esse sistema alterava o desempenho dos ventiladores ao gerar pressão subatmosférica quando o fluxo gerado pela sucção fosse maior que o do ventilador. No estudo de Masry et al., com onze tipos de ventiladores, durantes vários modos ventilatórios foi demonstrado que existem muitas diferenças entre os ventiladores. Porém, durante a aspiração a oferta de gás é mantida, o retorno à oferta pré-aspiração ocorre em uma ou duas respirações após a aspiração ser finalizada, as mudanças na PEEP em relação à pré-aspiração não excedem 15 cmH_2O e em alguns ventiladores a máxima pressão negativa é limitada pelo ventilador; a diminuição das pressões, sobretudo na PEEP, retorna aos valores de base em duas respirações.

Caramez et al. estudaram o impacto da aspiração endotraqueal na troca gasosa e na hemodinâmica durante ventilação protetora em ovelhas induzidas à síndrome da angústia respiratória aguda. A relação PaO_2/FiO_2 manteve-se maior no sistema fechado, tanto em ventilação com volume controlado (VC) quanto em pressão controlada (PC) (Figura 25.3). O uso do sistema fechado não preveniu hipercapnia 10 minutos após a aspiração; o efeito hemodinâmico não foi diferente, porém houve uma tendência não significativa que sugeriu um aumento no estresse cardiovascular durante o sistema aberto. Os autores recomendam o uso de sistema fechado em pacientes que necessitem de ventilação mecânica com estratégia protetora.

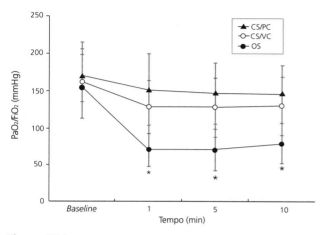

Figura 25.3 Relação PaO$_2$/FiO$_2$ antes (*baseline*) e depois da aspiração com sistema aberto (OS) ou sistema fechado (CS) com pressão controlada (PC) ou volume controlado (VC). Sistema aberto (OS) causou maior queda na PaO$_2$/FIO$_2$ do que o sistema fechado (CS), em VC e PC. *CS/VC e CS/PC foram significativamente diferentes do OS (p>0,001).

Vale ressaltar que toda a equipe deve estar treinada quanto ao uso do sistema, uma vez que a utilização inadequada também pode aumentar o risco de infecções, desgaste precoce do sistema e alteração na ventilação do paciente. O relato de caso de Ozcan et al. descreve aumento de trabalho ventilatório com o uso inadequado do sistema fechado. O paciente apresentava maior dificuldade ventilatória quando estava conectado ao ventilador do que em respiração espontânea, dificultando o seu desmame. Ao estudar a causa da descompensação, detectou-se que a sonda de aspiração do sistema estava introduzida 8 cm dentro da traqueostomia; quando ela foi retirada e colocada na posição ideal, houve diminuição significativa do trabalho ventilatório.

Conclui-se a partir dos estudos apresentados que o uso de sistema fechado de aspiração é recomendado pelos guias. Mostra-se como forma de prevenção de hipoxemia, diminuição no risco de despressurização e diminuição de volume corrente; apesar de aumentar o risco de colonização, não eleva o risco de pneumonia associada à ventilação. Deve-se estudar caso a caso, em razão dos custos; e mostra-se bastante efetivo quando estratégias protetoras de assistência ventilatória são tomadas. No entanto, a aspiração pode ser insuficiente para uma adequada higiene brônquica, pois alguns pacientes apresentam aumento na quantidade de secreção traqueal; ou, ainda, aumento em sua viscosidade. Nesses casos, outras técnicas são utilizadas para facilitar a remoção das secreções.

Entre os procedimentos realizados pela fisioterapia respiratória, há uma série de técnicas para remoção da secreção brônquica, como vibração, percussão, compressão torácica, *bag-squeezing* e drenagem postural. Contudo, de acordo com o Consenso de Lyon (2000), o maior êxito na remoção das secreções brônquicas é obtido pelo aumento do fluxo expiratório, independentemente da técnica utilizada.

A mais tradicional é a técnica introduzida em 1968 por Clement e Hübsh, denominada *bag-squeezing* (BS), que, em alguns países, também é chamada de *hiperinsuflação manual com compressão torácica* (HM). Na sua descrição original, essa manobra era constituída por três etapas:

1. hiperinsuflação pulmonar por meio da insuflação manual, com o intuito de promover a expansão pulmonar;
2. manobra de compressão torácica manual na fase expiratória, com o objetivo de deslocar as secreções dentro da árvore brônquica;
3. remoção da secreção deslocada por meio de aspiração traqueal realizada com um cateter de sucção.

Para a realização dessa técnica, eram necessários três profissionais. Posteriormente, ela foi adaptada, sendo então realizada por meio de um reservatório de ar, que infla os pulmões com um volume corrente aproximado de 1.000 mL, quando se atinge pressões inspiratórias entre 20 e 40 cmH$_2$O. A insuflação deve ser realizada de maneira lenta, seguida de pausa inspiratória de 2 ou 3 segundos, a fim de distribuir o gás uniformemente, propiciando assim a ventilação de regiões colapsadas previamente; em seguida, a liberação rápida na fase expiratória cria um fluxo de ar turbulento, carreando o muco e simulando o ato da tosse. Nessa versão, não é aplicada a compressão torácica expiratória manual.

Em algumas situações, a hiperinsuflação manual promove melhora da oxigenação por aumento das pressões e volumes impostos ao sistema pulmo-

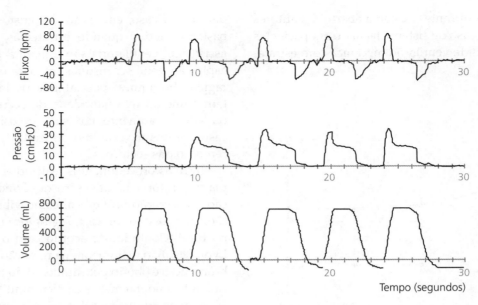

Figura 25.4 Curvas de fluxo, pressão e volume capturadas durante a manobra *bag-squeezing*.

nar durante a ventilação manual. Características ventilatórias durante a hiperinsuflação manual (Figura 25.4) foram estudadas por Clarke et al., que verificaram aumento nos valores de volume corrente, pico de pressão inspiratória e PaO_2 e decréscimo nos valores da $PaCO_2$, quando comparados aos obtidos durante os ciclos basais da ventilação mecânica.

Quando a hiperinsuflação manual foi adicionada às técnicas fisioterapêuticas, como drenagem postural e aspiração traqueal, aumentou de forma significativa a quantidade (peso) de muco retirado, a saturação de O_2 e a complacência do sistema respiratório.

Em um estudo realizado no Instituto do Coração (InCor – HC-FMUSP) em pacientes em pós-operatório imediato de cirurgia valvar submetidos a técnica de *bag-squeezing*, quando comparados a outro grupo submetido a técnica de hiperinsuflação manual, não foram observadas diferenças no fluxo expiratório, mostrando que para esse grupo de pacientes a compressão torácica não contribuiu para o aumento do fluxo expiratório, sendo ela contraindicada para eles. É possível sugerir que, em pacientes sedados e curarizados, a pressão exercida no tórax inferior não aumenta o fluxo expiratório. A curarização e o edema da parede torácica, causados pelo procedimento cirúrgico, podem contribuir para a redução da mobilidade torácica, dificultando a conversão da força extrínseca em aumento do fluxo. Essa suposição torna-se mais evidente quando indivíduos saudáveis, submetidos à manobra de compressão torácica manual, foram capazes de aumentar o fluxo expiratório.

Outro fato a ser considerado sobre essa técnica é que muitos fisioterapeutas a realizam de forma inadequada, insuflando os pulmões de forma rápida e em algumas vezes até em dois ou três tempos, tentando mimetizar o exercício de soluços inspiratórios ou respiração em tempos, o que pode gerar altos volumes pulmonares, predispondo a lesão pulmonar ou ainda a impactação das secreções em vias ainda mais periféricas.

Durante a técnica de hiperinsuflação manual, a colocação de um manômetro à linha do sistema pode ser útil para controlar o nível de pressão gerada pelo dispositivo. Geralmente, o ressuscitador manual, comumente chamado de Ambu®, utilizado nas UTI brasileiras é do tipo de borracha ou silicone (Figura 25.5). Esse dispositivo mostrou-se inadequado, pois não é capaz de gerar fluxo lento, apresentando uma relação de efetividade não adequada para realização da técnica. O mais adequado é o dispositivo de borracha, que se insufla quando conectado a um fluxo contínuo de oxigênio, denominado em algumas regiões do país como *BARACA*, no qual o tempo de insuflação pode ser controlado mais facilmente (Figura 25.6). A quantidade de muco removida também está diretamente relacionada ao tipo de dispositivo utilizado, apontando para uma menor efetividade na remoção de muco dos dispositivos comuns, utilizados rotineiramente na prática clínica.

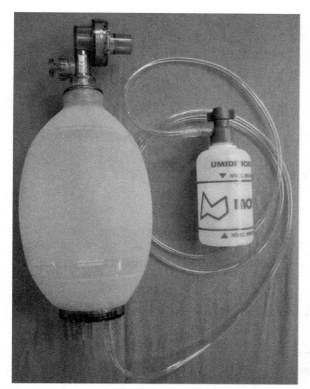

Figura 25.5 Ressuscitador manual de silicone, conectado a extensão de silicone e umidificador.

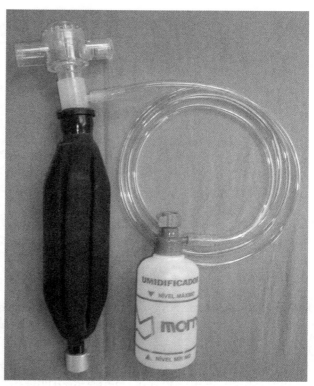

Figura 25.6 Ressuscitador manual de borracha a fluxo dependente, conectado a extensão de silicone e umidificador.

Embora a hiperinsuflação manual seja efetiva no tratamento de pacientes sob ventilação mecânica que necessitam de terapia de higiene brônquica, esse método apresenta algumas limitações, como a desconexão do ventilador mecânico, que resulta em perda da pressão positiva expiratória final (PEEP) e da fração inspirada de oxigênio (FiO_2), além do controle precário do pico de pressão e fluxo inspiratório.

Em algumas situações críticas, embora os pacientes necessitem da terapia de higiene brônquica para a manutenção da adequada função respiratória, os efeitos colaterais advindos dessa intervenção são mais prejudiciais do que o próprio benefício da intervenção fisioterapêutica. Nessas situações, deve-se recorrer a técnicas que possam atingir os objetivos primários da terapêutica de remoção de secreção brônquica, porém sem causar efeitos indesejados como os descritos anteriormente.

Uma outra forma de mimetizar a tosse é por meio da utilização do próprio ventilador mecânico como recurso de terapia de higiene brônquica, que na fase inspiratória insuflaria ar nos pulmões, podendo gerar assim grandes volumes pulmonares, e na fase expiratória ocorreria a expulsão do gás explosivamente, com o auxílio da compressão torácica manual, realizada pelo fisioterapeuta.

Pensando-se nisso, no Brasil, surgiu a ideia de realizar uma técnica que impusesse ao sistema respiratório uma pressão positiva expiratória final (PEEP) e, após alguns ciclos ventilatórios, reduzisse a pressão ao valor de 0 cmH_2O, provocando uma abrupta desinsuflação pulmonar com deslocamento de secreções brônquicas. A técnica foi, então, denominada manobra PEEP-ZEEP. Nela, ocorre insuflação dos pulmões, pelo aumento gradual da pressão positiva expiratória final (PEEP) em até 15 cmH_2O (A), seguido de rápida desinsuflação pulmonar pela diminuição abrupta da PEEP até 0 cmH_2O, acompanhada da compressão torácica manual (B) (Figura 25.7).

Teoricamente, ao aumentar a PEEP por um intervalo mínimo de 30 segundos, o gás é redistribuído por meio da ventilação colateral, alcançando alvéolos adjacentes previamente colapsados por muco. Essa redistribuição propicia a reabertura de pequenas vias aéreas, descolando o muco aderido à sua parede. Posteriormente, ao diminuir a PEEP para 0 cmH_2O, altera-se o padrão de fluxo expiratório, interferindo no mecanismo de duas fases

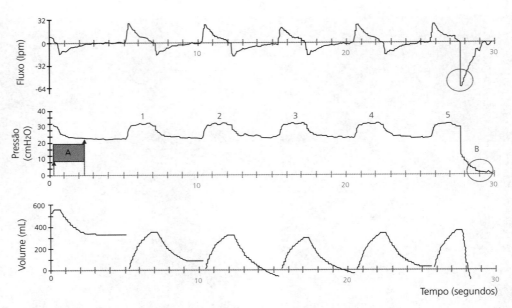

Figura 25.7 Curvas de fluxo, pressão e volume capturadas durante a manobra PEEP-ZEEP.

(gás-líquido) e potencializando o carreamento das secreções descoladas.

Em estudo realizado por Herbst-Rodrigues et al., a manobra PEEP-ZEEP foi testada em um grupo de pacientes intubados no pós-operatório imediato de cirurgia cardíaca na UTI cirúrgica do InCor/HC-FMUSP. Constatou-se aumento médio no fluxo expiratório em 69%. A técnica também se mostrou segura, não alterando os parâmetros hemodinâmicos, como frequência cardíaca e pressão arterial. Embora os pacientes não apresentassem hipersecreção pulmonar, o objetivo desse estudo foi padronizar a técnica PEEP-ZEEP e observar o comportamento hemodinâmico e da mecânica pulmonar.

Em outro estudo realizado por Herbst-Rodrigues et al., avaliou-se a eficácia da manobra PEEP-ZEEP em pacientes hipersecretivos submetidos à cirurgia cardiovascular. Quando comparada a manobra PEEP-ZEEP com a técnica *bag-squeezing* e aspiração traqueal, observou-se que as técnicas *bag-squeezing* e PEEP-ZEEP foram capazes de aumentar o fluxo expiratório com manutenção da pressão alveolar em valores considerados seguros, e ambas removeram secreções brônquicas em pacientes hipersecretivos; porém, observou-se que a técnica PEEP--ZEEP, embora tenha removido menor quantidade de muco, removeu um muco de pior deslocamento, quando testado na máquina da tosse.

Quando a hiperinsuflação manual foi comparada com a hiperinsuflação realizada no ventilador mecânico, não foram evidenciadas diferenças no volume aspirado de secreções avaliado pelo peso úmido, bem como na complacência estática, que aumentou nos dois regimes de tratamento. Em um modelo experimental que utilizou secreção artificial em um tubo de acrílico simulando a via aérea, mostrou-se que o deslocamento do muco foi maior com a hiperinsuflação manual do que com a do ventilador mecânico.

A técnica de escolha do fisioterapeuta deve ser considerada dentro de critérios como uso de recursos físicos e humanos e tempo despedido, pois não se observam diferenças quanto à efetividade das técnicas estudadas. A utilização do ventilador mecânico como recurso terapêutico para remoção de secreções brônquicas mostrou-se viável, pois pode potencializar o deslocamento de secreções com maior monitorização do sistema cardiorrespiratório.

A técnica PEEP-ZEEP é uma proposta terapêutica que pode ser implementada na prática assistencial, sendo no mínimo tão benéfica quanto as demais, porém, mais estudos serão necessários para evidenciar seu valor clínico, sobretudo em populações de pacientes com secreções brônquicas de características diferentes às estudadas pelo nosso grupo.

Com base nas evidências científicas, pode-se instituir uma forma não convencional de remover as secreções brônquicas, associando técnicas de deslocamento de muco brônquico e utilizando-se o ventilador mecânico, a fim de alterar os fluxos e as pressões no sistema respiratório, para promover o deslocamento do muco e posteriormente associar o uso do sistema fechado de aspiração para sua retirada. Dessa forma, pacientes impossibilitados de receber a terapia de higiene brônquica convencional, que na maioria das vezes é realizada por meio de ressuscitador manual e aspiração traqueal em sistema aberto, agora poderão se beneficiar de uma nova estratégia, eficiente e segura.

BIBLIOGRAFIA RECOMENDADA

1. Ackerman MH. The use of bolus normal saline instillation in artificial airways. Is it useful or necessary? Heart & Lung. 1985;14(5):505-6.

2. Berney S, Denehy L, Pretto J. Head-down tilt and manual hyperinflation enhance sputum clearance in patients who are intubated and ventilated. Austr J Physiotherapy. 2004;50:9-14.

3. Blackwood B, Normal saline instillation with endotracheal suctioning: primum non nocere (first do no harm). Journal of Advanced Nursing. 1999;29(4):928-34.

4. Bostick J, Wendelgass TS. Normal saline instillation as part of the suctioning procedure: Effects on PaO_2 and amount of secretions. Heart & Lung. 1987;16(5):532-7.

5. Branson RD, Campbell RS, Chatburn RL, Covington J. AARC Guideline Endotracheal suctioning of mechanically ventilated adults and children with artificial airways. Respir Care. 1993;38:500-4.

6. Brown SE, Stansbury DW, Merrill EJ, Linden GS, Light RW. Prevention of suctioning-related arterial oxygen desaturation. Chest. 1983;83:621-7.

7. Caramez MP, Schettino G, Suchodolski K, Nishida T, Harris RS, Malhotra A, et al. The impact of endotracheal suctioning on gas exchange and hemodynamics during lung-protective ventilation in acute respiratory distress syndrome. Respir Care. 2006 May;51(5):497-502.

8. Cereda M, Villa F, Colombo E, Greco G, Nacoti M, Pesenti A. Closed system endotracheal suctioning maintains lung volume during volume-controlled mechanical ventilation. Intensive Care Med. 2001 Apr 27(4):648-54.

9. Ciesla ND. Chest physical therapy for patients in the intensive care unit. Phys Ther. 1996;76(6):609-25.

10. Clarke RCN, Kelly BE, Convery PN, Fee JPH. Ventilatory characteristics in mechanically ventilated patients during manual hyperinflation for chest physiotherapy. Anaesthesia. 1999;54:936-40.

11. Clement AJ, Hübsch SK. Chest physiotherapy by the bag-squeezing method. Physiotherapy.1968;54:355-9.

12. Combes P, Fauvage B, Oleyer C. Nosocomial pneumonia in mechanically ventilated patients, a prospective randomised evaluation of the Stericath closed suctioning system. Intensive Care Med. 2000 Jul;26(7):878-82.

13. Consenso de Lyon. 1994-2000: 9-10.

14. Day T, Wainwright SP, Wilson-Barnett J. An evaluation of a teaching intervention to improve the practice of endotracheal suctioning in intensive care units. Journal of Clinical Nursing. 2001;10:682-96.

15. Deppe SA, Kelly JW, Thoi LL, Chudy JH, Longfield RN, Ducey JP, et al. Incidence of colonization, nosocomial pneumonia, and mortality in critically ill patients using a Trach Care closed-suction system versus an open-suction system: prospective, randomized study. Crit Care Med. 1990 Dec;18(12):1389-93.

16. Dodek P, Keenan S, Heyland D, Jacka M, Hand L, Muscedere J, et al. Evidence-based clinical practice guideline for the prevention of ventilator-associated pneumonia. Ann Intern Med. 2004;141:305-13.

17. Hanley MV, Rudd T, Butler J. What happens to intratracheal saline instillation? American Review of Respiratory Disease. 1979;117:24.

18. Herbst-Rodrigues MV. Estudo do comportamento hemodinâmico, da troca gasosa, da mecânica respiratória e da análise do muco brônquico na aplicação de técnicas de remoção de secreção brônquica em pacientes sob ventilação mecânica. [tese]. São Paulo: Faculdade de Medicina da Universidade de São Paulo; 2007.

19. Herbst-Rodrigues MV, Alencar ALN, Cartaxo AM, Ianotti RM, Auler JR JOC, Feltrim MIZ. Compressão torácica manual (CTM) pode aumentar o fluxo expiratório em pacientes sob ventilação mecânica submetidos à cirurgia cardíaca valvar? São Carlos: UFSCAR. Revista Brasileira de Fisioterapia. 2006 set/06:22.

20. Herbst-Rodrigues MV, Auler Jr JOC, Feltrim MIZ. PEEP-ZEEP manoeuvre: Can be a secure alternative in chest physiotherapy? In: International Conference of the American Thoracic Society (ATS), 2005, San Diego – CA. Proceedings of the American Thoracic Society. USA: American Thoracic Society. 2005;2:a437-.

21. Herbst-Rodrigues MV, Barna JR EJ, Carvalho VO, Rodrigues Jr. ES, Feltrim MIZ. Flow, volume and pressure on pulmonary system analysis in the use of manually assisted coughing (MAC), PEEP-ZEEP (PZ) and PZ without MAC maneuvres. European Respiratory Journal. 2005;26:498s.

22. Herbst-Rodrigues MV, Carvalho VO, et al. PEEP-ZEEP technique: cardiorespiratory repercussions in mechanically ventilated patients submitted to a coronary artery bypass graft surgery. J Cardiothorac Surg. 2011 Sep 13;6:108.

23. Hess DR, Kallstrom TJ, Mottram CD, Myers TR, Sorenson HM, Vines DL, American Association for Respiratory Care. Care of the ventilator circuit and its relation to ventilator associated pneumonia. Respir Care. 2003;48(9):869-79.

24. Hodgson C, Denehy L, Ntoumenopoulos G, Santamaria J, Carroll S. An investigation of early effects of manual lung hyperinflation in critically ill patients. Anaesth Intensive Care. 2000;28(3):255-61.

25. Hodgson C, Ntoumenopoulos G, Dawson H, Paratz J. The Mapleson C circuit clears more secretions than the

Laerdal circuit during manual hyperinflation in mechanically-ventilated patients: a randomised cross-over trial. Australian Journal of Physiotherapy. 2007;53:33-8.

26. Hyunsoo OH, Whasook SEO. A meta-analysis of the effects of various interventions in preventing endotracheal suction-induced hypoxemia. Journal of Clinical Nursing. 2003;12:912-24.

27. Jerre G, Silva TJ, Beraldo MA, Gastaldi A, Kondo C, Lemi F, et al. III Consenso Brasileiro de Ventilação Mecânica – Fisioterapia no paciente sob ventilação mecânica. J Bras Pneumol. 2007;33(Supl 2):S142-S150.

28. Jones AYM, Hutchinson RC, Oh TE. Effects of bagging and percussion on total static compliance of the respiratory system. Research Report. 1992;78(9):661-6.

29. Kaiser JR, CH Gauss, Williams DK. Tracheal suctioning is associated with prolonged disturbances of cerebral hemodynamics in very low birth weight infants. Journal of Perinatology. 2008;28:34-1.

30. Kinloch D. Instillation of normal saline solution during endotracheal suctioning: effects on mixed venous oxygen saturation. Am J Crit Care. 1999;8(4):231-40.

31. Masry A, Williams PF, Chipman DW, Kratohvil JP, Kacmarek RM. The impact of closed endotracheal suctioning systems on mechanical ventilator performance. Respir Care. 2005 March;50(3):345-53.

32. Maxwell LJ, Ellis ER. The effect of circuit type, volume delivered and "rapid release" on flow rates during manual hyperinflation. Australian Journal of Physiotherapy. 2003;49:31-8.

33. Morrow BM, Futter MJ, Argent AC. Endotracheal suctioning: from principles to practice. Intensive Care Med. 2004;30:1167-74.

34. Ozcan MS, Bonett SW, Martin AD, Gabrielli A, Layon AJ, Banner MJ. Abnormally increased power of breathing as a complication of closed endotracheal suction catheter systems. Respir Care. 2006 Apr;51(4):423-5.

35. Pedersen CM, Rosendahl-Nielsen M, Hjermind J, Egerod I. Endotracheal suctioning of the adult intubated patient – what is the evidence. Intensive and Critical Care Nursing. 2008;20:1-12.

36. Redfern J, Ellis E, Holmes W. The use of pressure manometer enhances student physiotherapists' performance during manual hyperinflation. Austr J Physiotherapy. 2001;47:121-31.

37. Sangean MC. Análise prática da manobra ZEEP [monografia]. São Paulo: Centro de Ciências Biológicas e da Saúde, Faculdade de Fisioterapia, Universidade da Cidade de São Paulo; 1998.

38. Templeton M, Palazzo MGA. Chest physiotherapy prolongs duration of ventilation in the critically ill ventilated for more than 48 hours. Intensive Care Med. 2007;33:1938-45.

39. Thompson SR. Bronchial catheterization. American Journal Surgery. 1936;31:260.

40. Turki M, Young MP, Wagers SS, Bates JHT. Peak pressures during manual ventilation. Respir Care. 2005;50(3):340-44.

41. Vanner R, Bick E. Tracheal pressures during open suctioning. Anaesthesia. 2008;63:313-15.

42. Walsh JM, Vanderwarf C, Hoscheit D, Fahey PJ. Unsuspected hemodynamic alterations during endotracheal suctioning. Chest. 1989;95;162-5.

26

RESPIRON®/VOLDYNE®

VINÍCIUS TORSANI

INTRODUÇÃO

Aborda-se inicialmente dois incentivadores respiratórios muito utilizados na prática de fisioterapia respiratória, Respiron® e Voldyne®, detalhando seu funcionamento e procurando fazer uma breve revisão de estudos relacionados ao seu manuseio. Esses aparelhos fazem parte da conduta de inúmeros profissionais há muitos anos; no Brasil, particularmente, seu uso é muito difundido, sendo um recurso simples e popular. Assim, sua utilização passou a ser "tradicionalmente" recomendada, banalizando sua função, o que pode estar associado ao fato de haver poucos dados técnicos sobre os aparelhos e estudos publicados com informações conflitantes. É importante que suas origens sejam resgatadas e que alguns conceitos práticos, como importância da motivação e considerações em relação à resistência imposta pelos aparelhos, sejam mais bem compreendidos.

Procura-se mostrar a importância de mais estudos a respeito desse assunto e estimular uma abordagem mais científica em conjunto com a experiência clínica. Um recurso simples pode ser de grande valia se utilizado por um profissional que considera suas implicações fisiológicas e faz uma avaliação crítica quanto ao seu uso.

INCENTIVADORES

História

O final do século XIX foi marcado por importantes avanços nas especialidades cirúrgicas: novos anestésicos permitiram uma maior duração do procedimento; padrões mais rigorosos de higiene diminuíram a incidência de infecções; e o cuidado pós-operatório ganhou atenção especial. O comprometimento pulmonar no pós-operatório se tornava um problema recorrente, com descrição de complicações, como atelectasias maciças e pneumonias, em relatos e estudos científicos publicados na época.

Ao mesmo tempo em que se ampliavam os conhecimentos sobre a mecânica do sistema respiratório, alternativas eram propostas para a prevenção e o tratamento das complicações pulmonares, como associação ao decúbito elevado e orientação para a realização de respirações profundas. Uma das propostas iniciais que visam a esse cuidado no pós-operatório vem da década de 1920, utilizando administração de CO_2 via máscara para estimular o centro respiratório e aumentar a ventilação. Esse princípio de estimular uma hiperpneia por aumento de CO_2 se manteve presente por algumas décadas, sendo modificado para utilizar CO_2 autoinalado, utilizando-se acréscimo de espaço morto: um tubo flexível com comprimento de 125 cm, diâmetro de 3,2 cm e que acrescentava 1.000 ml ao espaço morto anatômico era conectado a um bocal e utilizado por 4 a 5 minutos, com administração de O_2 na extremidade para prevenção de hipoxemia. Nesse mesmo período, iniciavam-se estudos promissores sobre a utilização de respiração com pressão positiva intermitente (RPPI) de forma não invasiva como terapia de expansão pulmonar.

Em um estudo publicado em 1970, o cirurgião Robert H. Bartlett sugeriu um equipamento que estimulasse o indivíduo a realizar voluntariamente uma inspiração profunda e prolongada, simulando um bocejo. Ele relata que havia a necessidade de se realizar inspirações máximas para o manejo das complicações pulmonares no pós-operatório, cuidado no qual o RPPI já auxiliava. No entanto, observando a reexpansão do pulmão durante uma toracotomia, ele percebeu a importância de a manobra inspiratória ser prolongada. Estudos seguintes reforçavam essa teoria. O aparelho desenvolvido para os estudos foi posteriormente comercializado com o nome de *Bartlett-Edwards incentive spirometer*. Seguindo esse modelo, diversos aparelhos foram criados, com maior ou menor sofisticação de recursos, inicialmente com componentes reutilizáveis, mas que foram substituídos por aparelhos de uso individual e de custo mais baixo.

Indicações e contraindicações

Os incentivadores respiratórios estimulam a realização de uma inspiração profunda. O objetivo do estímulo é que se consiga um exercício realizado de forma adequada à orientação do fisioterapeuta, voltado à expansão máxima dos pulmões, mas que continue sendo essencialmente um exercício de respiração profunda. Portanto, as indicações e contraindicações para o uso do incentivador respiratório são basicamente as mesmas para exercícios de respiração profunda.

A principal indicação para a utilização de um dispositivo que oferece estímulo visual é a necessidade desse estímulo para uma melhor compreensão e coordenação dos exercícios, além do incentivo à repetição quando o paciente estiver sem a orientação do fisioterapeuta. Essa situação é comum à maioria dos pacientes que necessitam de assistência respiratória preventiva ou curativa, principalmente:

- pacientes idosos;
- pacientes em pós-operatório de diversas cirurgias com risco de complicação pulmonar (torácicas/cardíacas e abdominais, por alteração da mecânica toracoabdominal; ortopédicas e neurológicas, por diminuição da mobilidade);
- indivíduos sob tratamentos clínicos específicos para expansão pulmonar (atelectasias, pneumonias);
- pessoas com quadros restritivos por dor ou ausência de força muscular (p. ex., em tetraplégicos ou portadores de paresia diafragmática).

Observação

É importante diferenciar sua indicação para pacientes neurológicos (p. ex., trauma raquimedular) de pacientes com distrofias musculares ou doenças neuromusculares progressivas. O prognóstico e a fisiopatologia das distrofias limitam a indicação de exercícios que acrescentam resistência ao paciente, pois há o risco de fadiga muscular, tornando o exercício prejudicial. Não foram encontrados dados suficientes relacionados à contraindicação de incentivadores respiratórios em distrofias progressivas, porém diversas vezes deixam de ser citados como recurso em estudos sobre cuidados respiratórios nesses pacientes. Como a indicação do incentivador respiratório é fortemente baseada em experiências profissionais, com opiniões divergentes, deve-se sugerir muita cautela no seu uso.

As contraindicações, todas relativas, estariam relacionadas à dificuldade no manuseio do aparelho, como:

- nível de consciência insuficiente para realizar exercícios voluntários;
- alteração cognitiva que limita a realização de exercícios voluntários;
- não ser possível uso de bocal (trauma de face, falta de preensão do bocal); ou situações em que a inspiração profunda não esteja indicada, como:
  - pneumotórax hipertensivo ou não drenado;
  - crise aguda de broncoespasmo.

Algumas situações que exigem cuidado ou interrupção do exercício:

- hiperventilação;
- desconforto secundário ao manejo inadequado da dor;
- pneumotórax (sobretudo pacientes enfisematosos);
- exacerbação de broncoespasmo;
- fadiga.

DPOC

O uso dos incentivadores respiratórios já foi descrito em pacientes com doença pulmonar obstrutiva crônica (DPOC). Nesse caso, a carga imposta durante o exercício deve ser avaliada com mais critério para evitar fadiga muscular e desconforto do paciente (vide "Diferenças entre modelos").

Traqueostomia

Um estudo mostrou benefícios do incentivador respiratório em pacientes taqueostomizados. Nesse caso, existe a necessidade de uma adaptação para conectar o incentivador respiratório à cânula de traqueostomia. Essa adaptação pode ser feita com qualquer tipo de conexão, desde que não haja vazamentos e que se mantenha, de preferência, uma distância razoável do paciente para seu conforto e melhor visualização. Apesar de pouco descrito, esses pacientes podem se beneficiar tanto do volume inspiratório, auxiliando na expansão pulmonar, quanto do esforço para treinamento da musculatura respiratória frequentemente enfraquecida (Figura 26.1).

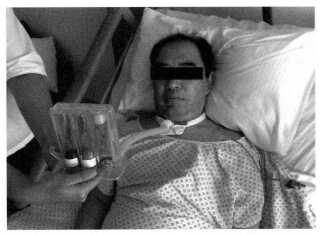

Figura 26.1 Paciente traqueostomizado fazendo uso do Respiron® com adaptação para conexão da cânula.

Como o aparelho permite fluxo livre de ar, não haveria necessidade de desconectá-lo durante a exalação. No entanto, essa situação vai contra a recomendação do fabricante do Respiron®, que orienta não expirar no aparelho em razão da dificuldade de higienização (vide "Respiron® invertido [expiratório]"). Diante de uma conduta descrita como benéfica para o paciente traqueostomizado e da falta de dados precisos quanto ao malefício de se expirar no aparelho, não há como estabelecer uma recomendação quanto a essa conduta, mas apenas sugerir novos estudos sobre o assunto, a fim de esclarecer os possíveis riscos de infecção.

Pediatria

Em pediatria, o uso do incentivador respiratório pode ser um componente lúdico durante a fisioterapia, mas depende da aceitação da criança. Para isso, a idade é um fator limitante. Bellet et al. publicaram um estudo sobre o benefício do incentivador respiratório na prevenção de complicações pulmonares decorrentes da síndrome torácica aguda em pacientes de 8 a 21 anos de idade com anemia falciforme. O incentivador trouxe benefícios na prevenção de complicações pulmonares decorrentes da síndrome torácica.

Procedimento

Segue uma orientação-padrão, baseada nos protocolos dos estudos publicados e nos manuais de instruções dos fabricantes:

- o paciente deve ficar reclinado no leito ou sentado;
- o fisioterapeuta deve orientar o paciente a segurar o aparelho e vedar o bocal com os lábios;
- o paciente precisa iniciar uma inspiração profunda pela boca, de forma a atingir o maior volume possível e sustentar uma pausa inspiratória por 3 a 5 segundos;
- expirar fora do bocal de forma tranquila, até a capacidade residual funcional;
- o fisioterapeuta precisa orientar a repetição do exercício com aproximadamente dez inspirações a cada hora acordado, oito com alteração a critério do fisioterapeuta.

Quanto à posição, estudos com pletismografia por indutância encontraram maior participação do compartimento abdominal no volume inspirado com inclinação de 30°. Essa participação diminui em relação à caixa torácica com a transição de supino para sentado. Porém, deve-se levar em consideração que a saída do leito e a mobilização precoce são elementos importantes no cuidado do paciente em pós-operatório e que realizar o exercício em uma poltrona ou cadeira pode agregar benefícios. A realização em decúbitos laterais também pode ser uma opção, caso não haja contraindicações.

A pausa inspiratória é baseada no mecanismo de ventilação colateral. Alguns pacientes sentem dificuldade de realizar essa pausa, pois ela exige uma maior coordenação e consciência ventilatória. Visualizar a queda das esferas pode induzir à expiração, uma vez que uma orientação cuidadosa do procedimento auxiliaria esse controle.

Relação entre pressão, fluxo e resistência

Um importante conceito a ser levado em consideração durante a utilização de qualquer incentivador respiratório é a resistência imposta pelo aparelho. Acrescentar qualquer objeto na passagem do ar durante a inspiração ou expiração acarreta uma resistência adicional ao fluxo.

Para gerar um fluxo do ponto A para o ponto B, é necessário haver uma diferença de pressão entre esses dois pontos, sendo a direção do fluxo do ponto de maior pressão para o de menor pressão. A resistência é a relação entre o gradiente de pressão e o fluxo resultante.

$$R = DP \; (cmH_2O) \; / \; V' \; (L/s)$$

em que: R = resistência; P = gradiente de pressão; e V' = fluxo resultante.

Em um caso em que o fluxo deve ser de 500 ml/s (ou 0,5 L/s) e para conseguir esse fluxo, gera-se um P = 10 cmH_2O; a resistência dessa passagem de ar é:

$$R = 10/0,5 = 20 \; cmH_2O/L/s.$$

Considerando que se queira manter o mesmo fluxo (500 ml/s), caso se aumente a resistência (R = 40 $cmH_2O/L/s$), será preciso aumentar o gradiente de pressão, pois estes são diretamente proporcionais.

$$40 = P/0,5$$
$$P = 40 \times 0,5 = 20 \; cmH_2O.$$

Considerando que se queira manter o mesmo gradiente de pressão do início (10 cmH_2O), caso se aumente a resistência (40 $cmH_2O/L/s$) o fluxo diminuirá, pois estes são inversamente proporcionais.

$$40 = 10/V'$$
$$V' = 10/40 = 0,25 \; ou \; 250 \; ml/s$$

Aparelhos denominados *orifícios fixos resistidos* utilizam esses princípios para realizar treinamento da musculatura respiratória ou auxiliar a higiene brônquica. O incentivador respiratório atua como um orifício fixo resistido. O gradiente de pressão referido é o que se dá entre as pressões negativas intratorácicas, gerado pelos músculos respiratórios, e a pressão atmosférica. Durante seu uso, deve-se estar atento a essas variáveis, já que o aparelho representa uma resistência ao fluxo e depende-se desse fluxo para obter uma resposta visual do aparelho. Alguns aparelhos podem ser adaptados ou já instruir essa adaptação para sensibilizar a resposta visual de incentivo, sendo necessário um fluxo menor e, consequentemente, um esforço menor.

Incentivo e motivação

Ao se analisar de forma objetiva, um incentivador respiratório é apenas um instrumento psicológico, um estímulo dado para se atingir uma meta. É comum o fisioterapeuta, mesmo durante uma simples orientação de inspiração profunda, incentivar o paciente com palavras e entonação de voz para conseguir o melhor desempenho possível. Contudo, esse desempenho depende apenas do paciente. Se ele não tiver motivação, pouco importa o que o fisioterapeuta fala, orienta ou estimula. Por vezes, pode até conseguir uma colaboração momentânea, mas é pouco provável que o paciente realize o exercício sozinho.

De uma maneira simplificada, o incentivo estaria relacionado a um estímulo externo, e a motivação a um objetivo interno do indivíduo. A motivação faria com que o paciente aceitasse o desafio do exercício e o incentivo o ajudaria a melhorar seu desempenho.

Em seu dicionário de psicologia, Henri Pierón define motivação como um "fator psicológico, consciente ou não, que predispõe o indivíduo a efetuar certas ações ou a tender para certos objetivos".

O incentivador respiratório é um exercício voluntário e necessita da aceitação e compreensão do paciente. Em um exemplo extremo, não haveria sentido em adaptar um incentivador respiratório para que um paciente confuso e com nível baixo de consciência conseguisse realizá-lo. Terapia com pressão positiva e *breath-stacking* seriam técnicas mais viáveis nesses casos de reexpansão pulmonar em pacientes que não conseguem colaborar.

Respiron®

O Respiron® (NCS, Barueri, Brasil) é um incentivador respiratório classificado como *orientado a fluxo*, que possui três cilindros e esferas com diferentes cores, representando dificuldade progressiva na sua elevação (Figura 26.2).

Ele possui um anel regulador de esforço na base do primeiro cilindro para dificultar o exercício e

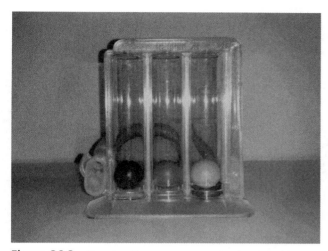

Figura 26.2 Respiron®.

adesivos para oclusão das entradas de ar nas bases para facilitar. Esse anel permite aumentar o vazamento do ar inspirado, reduzindo a sensibilidade para elevação das esferas e aumentando o esforço necessário para gerar esse fluxo.

Formas de uso e intensidade

São diversas as formas de orientação de uso do aparelho, com vários graus de intensidade do esforço. Inicialmente, pode-se orientar o paciente a realizar uma inspiração profunda pelo bocal para elevar as esferas com o anel regulador na posição "zero" e nenhuma base ocluída com adesivos. De acordo com a necessidade e o objetivo do fisioterapeuta, pode-se orientar a elevação de apenas uma esfera até mantê-la sustentada, ou todas as três esferas. Alguns pacientes relatam uma maior dificuldade em manter uma esfera sustentada em comparação a três esferas sustentadas.

O uso do anel regulador é uma opção para dificultar o exercício por meio do aumento do fluxo. Esse recurso é pouco utilizado, pois para a maioria dos pacientes que utilizam esse aparelho, elevar as esferas com o anel regulador na posição "zero", sem cansaço excessivo, já representa um desafio suficiente. Caso o paciente apresente dificuldades em elevar as esferas, ou mesmo uma esfera, existe a opção de ocluir as entradas de ar nas bases dos cilindros. Isso faz com que o fluxo de ar seja direcionado somente para os cilindros restantes. Quanto mais direcionado o fluxo de ar e menor o vazamento controlado, mais sensível se torna a resposta visual de elevação das esferas. Sugere-se ocluir primeiro as bases do terceiro cilindro, para direcionar o fluxo às duas primeiras esferas. Se desejar, pode-se ocluir também as bases do segundo cilindro, tornando o exercício mais leve, com elevação apenas da primeira esfera. Esse recurso tem sido cada vez mais usado em razão de sua sensibilidade ao fluxo baixo, podendo ser utilizado por pacientes muito debilitados, com fraqueza de musculatura respiratória ou restrição ventilatória por dor, idosos e pediátricos (Figuras 26.3 e 26.4).

Se mesmo com os adesivos ocluindo as bases dos dois cilindros o paciente tiver dificuldade em elevar a primeira esfera, pode-se inclinar o aparelho para diminuir o peso da esfera (Figura 26.5). Muitos se perguntariam o porquê do uso do Respiron® se o paciente tem tamanha dificuldade a ponto de

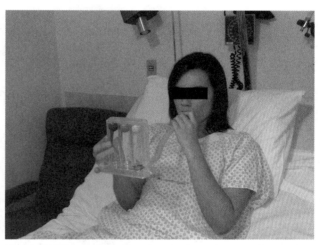

Figura 26.3 Respiron® utilizado com as três esferas abertas e anel regulador em "zero".

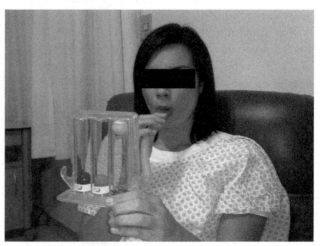

Figura 26.4 Respiron® com as duas últimas esferas ocluídas com adesivos.

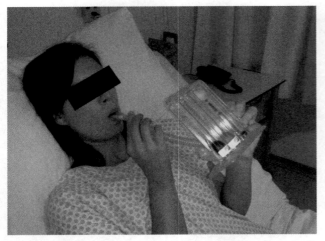

Figura 26.5 Respiron® com duas esferas ocluídas e inclinado, aumentando a resposta do aparelho em casos de muita dificuldade.

precisar que o aparelho fique ocluído e inclinado para a elevação da esfera, mas essa é a ideia por trás do uso dos incentivadores respiratórios: servir de estímulo ao paciente para realizar um exercício proposto. Uma inspiração voluntária é de extrema valia por menor que seja seu volume gerado e sempre considerando os critérios de avaliação do fisioterapeuta. Toda essa adaptação serve para sensibilizar o aparelho ao fluxo (Figura 26.5).

Com a melhora progressiva do paciente, torna-se opcional manter o exercício com baixo fluxo e com prolongamento do tempo inspiratório ou retirar os adesivos e aumentar o fluxo e esforço para o exercício. Esse aumento de esforço no exercício está mais relacionado ao fortalecimento muscular, já que o incentivador respiratório atua como uma carga alinear (dependente do fluxo). A sugestão é que, caso se queira aumentar a dificuldade, eliminem-se os adesivos em vez de utilizar o anel regulador, pois, analisando de forma empírica, dado o esforço necessário para se elevar as três esferas e sustentá-las com fluxo contínuo, é provável que o paciente já apresente uma força muscular considerável e não necessite de mais carga ou fortalecimento. Como toda conduta sugerida neste capítulo, essa opção fica a critério do fisioterapeuta, de acordo com a avaliação e os objetivos traçados. Como não há valores numéricos precisos de fluxo ou resistência na elevação das esferas com ou sem uso dos adesivos e do anel regulador, faz-se necessária avaliação criteriosa do fisioterapeuta, evitando exercícios que levem à fadiga muscular e ao desconforto do paciente (Quadro 26.1).

Quadro 26.1 Sugestão de progressivos níveis de intensidade

a. Aparelho inclinado, com os dois últimos cilindros ocluídos, elevando a primeira esfera até sustentá-la

b. Aparelho em posição normal, com os dois últimos cilindros ocluídos, elevando a primeira esfera, até sustentá-la

c. Aparelho com o último cilindro ocluído, elevando as duas primeiras esferas, até sustentá-las

d. Aparelho sem adesivos, com anel regulador no "zero", elevando de uma a três esferas, até sustentá-las

e. Aparelho com anel regulador no "1", elevando de uma a três esferas

f. Aparelho com anel regulador no "2", elevando de uma a três esferas

g. Aparelho com anel regulador no "3", elevando de uma a três esferas

Respiron® invertido (expiratório)

Mesmo sem relato científico sobre essa forma de uso do Respiron®, sabe-se que muitas pessoas a utilizam com objetivos diversos: "desinsuflação" pulmonar, treino de musculatura expiratória, higiene brônquica e realização em crianças. Alguns debates têm surgido em fóruns de discussão, com opiniões diversas.

Primeiramente, é importante salientar que o Respiron® não foi desenvolvido com esse propósito. A opção do fabricante em não recomendar seu uso expiratório se baseia na higiene do aparelho, já que ele pode apresentar condensação do ar exalado nas paredes internas e limitação de acesso para sua limpeza.

Uma análise crítica desse exercício mostra uma semelhança com outros exercícios já realizados na fisioterapia. Da mesma forma que na inspiração, um incentivo pode facilitar a orientação da expiração. Com o Respiron® virado de cabeça para baixo, a elevação das esferas ocorre com fluxo expiratório, mas muitas vezes de forma não sequencial. Conforme já discutido sobre o fluxo inspiratório, para soprar algo que ofereça resistência, é necessário esforço expiratório. É difícil extrapolar uma comparação sem conhecer os valores de resistência do aparelho, mas com a hipótese de uma resistência mais alta, esse exercício teria função semelhante ao de aparelhos de pressão expiratória positiva (como o TheraPep®). No caso de haver resistência mínima, o exercício com o Respiron® invertido se tornaria semelhante a uma manobra de *huffing*. Tanto o TheraPep® como o *huffing* têm seu uso conhecido quando o objetivo é higiene brônquica. Seria o Respiron® invertido uma opção para higiene brônquica?

Outra relação é com o fortalecimento muscular. Se o Respiron® pode oferecer uma carga alinear dependendo do fluxo utilizado na inspiração, a mesma condição se aplica na expiração. Seria o Respiron® invertido uma opção para treinamento de musculatura expiratória?

Não podemos tirar conclusões sobre o uso do Respiron® invertido sem estudos mais detalhados a esse respeito. Se essas ideias existem é porque a necessidade também existe. Diversas limitações levam o profissional a adaptar recursos para conseguir o resultado desejado. No entanto, não se deve trabalhar apenas com suposições. Tudo deve ser considerado sem preconceito, mas é fundamental que se evolua para uma base científica sólida nas condutas de fisioterapia.

Voldyne®

O Voldyne® (Smiths Medical) é um incentivador respiratório classificado como orientado a volume. Esse dispositivo possui um orientador de fluxo e um cilindro com um disco que se eleva durante a inspiração de forma contínua em uma escala de 0 a 5.000 ml. Essa escala se refere ao volume inspirado e serve de referência e estímulo para que se consiga um volume cada vez maior (Figura 26.6).

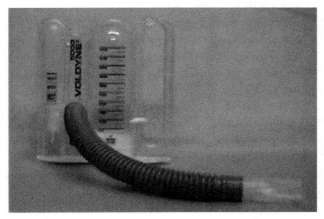

Figura 26.6 Voldyne®.

Formas de uso e intensidade

O Voldyne® possui uma boa reprodutibilidade do seu exercício, permitindo uma comparação e o acompanhamento da evolução da capacidade ventilatória do paciente. Porém, o volume sugerido no aparelho possui um erro de aproximadamente 10%, o que não o torna indicado para quantificar volumes pulmonares absolutos. Nesses casos, devem ser utilizados instrumentos específicos para essa mensuração, como um ventilômetro. Apesar de os aparelhos comercializados no Brasil serem importados e haver instruções somente em inglês, seu manuseio é intuitivo, com orientação para manter um fluxo mais lento e tentar alcançar o maior volume possível. Sem adaptação, seu uso já atende às necessidades da maioria dos pacientes com uma boa sensibilidade ao esforço. Mesmo com pouco volume é possível elevar o disco, pois sua escala é marcada a cada 500 ml. Contudo, como o disco é elevado por conta de uma aspiração de parte do volume total inspirado, já que a maior parte é um vazamento controlado no marcador de fluxo, há necessidade de um fluxo mínimo para que o disco se eleve de forma constante. Esse valor mínimo de fluxo não é conhecido.

Há uma forma de sensibilizar o Voldyne® que não é descrita pelo fabricante, porém tomou-se a liberdade de descrevê-la aqui. Ocluindo os orifícios ao redor do copinho orientador de fluxo, é possível diminuir o vazamento controlado e direcionar o fluxo para o cilindro do volume. Ocluindo-os completamente, o aparelho torna-se bastante sensível, permitindo que baixos fluxos e volumes elevem o disco, servindo de estímulo ao paciente. É importante observar que, nesse caso de oclusão dos orifícios do controle de fluxo, a escala de volume perde seu valor de estimativa do real. Porém, o valor relativo continua, sabendo-se que 3.000 é mais que 1.000, o que mostra um aumento no volume inspirado.

Estudos

A medicina seguiu uma tendência de se basear em evidências para a prática clínica. Isso levou à realização de estudos que procuravam comparar a influência de cada técnica da terapêutica adotada como padrão em prevenção e tratamento de complicações pulmonares, como tapotagem, vibrocompressão, drenagem postural e exercícios respiratórios voluntários, pressão positiva e incentivadores respiratórios.

Incentivadores na fisioterapia respiratória

Há mais de trinta anos os incentivadores respiratórios são estudados para se tentar responder questões quanto a prevenção, comparação com outras técnicas e diferentes formas de utilização dos aparelhos. A maioria dos estudos foi realizada com pacientes em pós-operatório de cirurgias torácicas e abdominais. Alguns estudos mostraram benefício e outros concluíram que o incentivador respiratório não acrescentou benefício ao cuidado pós-operatório. Em nenhum estudo foi encontrado efeito adverso desencadeado pelo seu uso.

Sendo ferramentas estatísticas mais poderosas, revisões sistemáticas e metanálise realizadas sobre incentivadores respiratórios e fisioterapia respiratória no pós-operatório concluíram que não há evidência que suporte o uso do incentivador respiratório para prevenção de complicações pulmonares em pacientes de pós-operatório de cirurgias torácicas e abdominais. Porém, a interpretação desses resultados deve ser cuidadosa. Diversas limitações metodológicas dos estudos originais, como tamanho insuficiente de amostra e controle para fatores de confusão, limitam a conclusão de uma metanálise.

A ideia de inutilidade do incentivador respiratório no cuidado de pacientes em geral não parece definitiva. Pelo contrário, apesar dos estudos desencorajarem seu uso, esta ainda é uma rotina frequente. Isso sugere um difícil e frágil elo na transferência do conhecimento da pesquisa para a prática clínica ou uma incapacidade de mensurar os resultados reais de uma conduta, seja por limitação tecnológica ou metodológica. Ainda se faz necessário entender qual a melhor forma de utilização desse recurso e qual benefício traz para determinados grupos de pacientes.

Diferenças entre modelos

Alguns estudos comparando aparelhos orientados a fluxo e a volume sugerem um maior benefício da orientação a volume, por ser mais fisiológica. Esse dado também precisa ser interpretado e mais bem analisado.

Como discutido previamente, os principais fatores que interferem nesse cuidado são fluxo, resistência e esforço (gradiente de pressão) e o trabalho respiratório imposto pelo aparelho pode interferir no desempenho do exercício. Weindler e Kiefer estudaram trinta pacientes em pós-operatório de cirurgia abdominal e torácica, realizando exercícios com dois incentivadores respiratórios (Coach®, orientado a volume, e Mediflo, orientado a fluxo) e observaram um menor trabalho respiratório com o Coach®.

Um grupo brasileiro que estudou movimento toracoabdominal e eletromiografia do músculo esternocleidomastóideo (ECM) durante respiração diafragmática com Triflo II (orientado a fluxo), elevando duas esferas, e Voldyne® mostrou uma maior atividade elétrica do ECM com uso do Triflo II. Isso sugere um maior trabalho imposto, já relatado com esse aparelho em modelo experimental.

Portanto, parece recorrente a conclusão de que um aparelho orientado a fluxo é pior que um orientado a volume, pois impõe um maior trabalho respiratório para sua realização. Essa informação é importante, pois sabe-se que o ideal é oferecer um recurso que não leve o paciente à fadiga. Baseado nesses dados e na observação clínica, tornou-se mais frequente a adaptação dos aparelhos para sensibilizar a resposta visual e exigir um menor esforço do paciente. Dessa forma, é preciso rever as conclusões desses estudos que limitam sua avaliação a modelos ou forma de orientação dos aparelhos (a volume ou a fluxo). Se é possível ajustar o dispositivo modificando sua característica operacional, são necessários novos estudos que comparem essas diversas opções.

O limite de esforço do paciente também não é preciso. Quanto de esforço é muito esforço? A utilização de medidas como pressão inspiratória máxima serviria para estimar o trabalho imposto pelo incentivador respiratório, já que isso leva a um fortalecimento da musculatura inspiratória. Esse também pode ser um objetivo do fisioterapeuta, embora o recomendado seja utilizar equipamentos específicos em razão de um controle mais preciso das pressões trabalhadas. De qualquer forma, o uso de músculos acessórios sugere um esforço excessivo e deve ser evitado. O mais importante é por vezes o menos realizado: perguntar ao paciente. Essa informação é mais valiosa que qualquer sinal clínico e seu limite deve ser respeitado.

Quanto à necessidade de se saber o volume inspirado, essa informação é opcional. Bastin et al. relataram uma boa correlação entre um incentivador respiratório orientado a volume e os dados espirométricos no acompanhamento da função pulmonar de pacientes submetidos a lobectomia. Eles reforçam ainda uma observação clínica de Shapiro et al., de que uma diminuição súbita no desempenho com o incentivador pode ser um sinal clínico precoce de complicação pulmonar. No estudo de Bastin et al., dois pacientes apresentaram diminuição de seu desempenho com o incentivador: um após a parada da administração de analgésicos e outro 24 horas antes de uma piora clínica e radiológica por conta de uma pneumonia.

A falta de informações objetivas quanto ao funcionamento dos aparelhos e a possibilidade de adaptação de seu uso permitem uma escolha mais flexível do aparelho para cada caso. Dessa forma, o principal fator limitante nos dias de hoje é o custo, que reflete diretamente na disponibilidade dos aparelhos. Em diversas regiões do país, um Voldyne® pode custar até dez vezes mais que um Respiron®. Em hospitais, muitas vezes nem é possível escolher, estando disponível apenas o financeiramente mais viável.

Portanto, é importante saber que há a possibilidade de adaptação dos aparelhos, baseando-se em conhecimentos fisiológicos, para se realizar um exercício adequado com incentivadores respiratórios. Deve-se continuar o aperfeiçoamento com estudos científicos de qualidade, tentando responder inúmeros questionamentos sobre o assunto.

CONSIDERAÇÕES FINAIS

O primeiro incentivador respiratório data da década de 1970 e diversos modelos surgiram a seguir. Hoje são de uso individual e relativamente de baixo custo. Seu princípio é baseado no estímulo à respiração profunda e prolongada e está indicado para pacientes que necessitam de expansão pulmonar (atelectasias), ou de forma preventiva para pacientes com risco de complicações pulmonares (cirúrgico ou clínico). É contraindicado para pacientes com pneumotórax não drenado e pacientes em crise aguda de broncoespasmo. O aparelho representa uma resistência adicional ventilatória e deve-se evitar utilizá-lo de forma a exigir um esforço elevado (altos fluxos).

O Respiron® é um incentivador respiratório orientado a fluxo: o marcador (esfera) permanece elevado enquanto houver o fluxo inspiratório mínimo. Ele possui graduação de dificuldade para elevação das esferas, partindo do muito fácil (inclinado com adesivos ocluindo as bases dos dois últimos cilindros e anel regulador na posição 0) até o muito difícil (sem oclusão das bases, com anel regulador na posição 3).

O Voldyne® é um incentivador respiratório orientado a volume: além de um marcador de fluxo, possui um marcador adicional (disco) que se eleva continuamente durante o fluxo inspiratório com escala que estima o volume de ar inspirado. Não possui adaptação orientada pelo fabricante, mas ocluindo as aberturas do marcador de fluxo, consegue-se sensibilizar a resposta do aparelho para fluxos mais baixos.

Os principais estudos concluem que não há evidência para que se recomende o uso dos incentivadores respiratórios nos cuidados de pós-operatório, mas essa interpretação exige cautela, visto que há limitações de metodologia e de mensuração na maioria dos trabalhos.

BIBLIOGRAFIA RECOMENDADA

1. AARC Clinical Practice Guideline: Incentive Spirometry. Respir Care. 1991;36:1402-5.

2. AARC Clinical Practice Guideline: Intermittent Positive Pressure Breathing 2003 – Revision & Update. Respir Care. 2003;48:540-6.

3. Agostini P, Calvertb R, Subramanianc H, Naidua B. Is incentive spirometry effective following thoracic surgery? Interact Cardiovasc Thorac Surg. 2008;7:297-300.

4. Bach JR, Ishikawa Y, Kim H. Prevention of pulmonary morbidity for patients with Duchenne muscular dystrophy. Chest. 1997;112(4):1024-8.

5. Baker VJ, Lamb VJ, Marini JJ. Breath-stacking increases the depth and duration of chest expansion by incentive spirometry. Am Rev Respir Dis. 1990;141:343-6.

6. Bartlett RH, Krop P, Hanson EL, Moore FD. Physiology of yawning and its application to postoperative care. Surg Forum. 1970;21:222-4.

7. Bartlett RH, Gazzaniga AB, Geraghty T. Respiratory maneuvers to prevent postoperative pulmonary complications. A critical review. AMA. 1973;224:1017-21.

8. Bartlett RH, Gazzaniga AB, Geraghty T. The yawn maneuver: prevention and treatment of postoperative pulmonary complications. Surg Forum. 1971;22:196-8.

9. Basoglu OK, Atasever A, Bacakoglu F. The efficacy of incentive spirometry in patients with COPD. Respirology. 2005;10:349-53.

10. Bastin R, Moraine JJ, Bardocsky G, Kahn RJ, Melot C. Incentive spirometry performance. A reliable indicator of pulmonary function in the early postoperative period after lobectomy? Chest. 1997;111:559-63.

11. Bellet PS, Kalinyak KA, Shukla R, Gelfand MJ, Rucknagel DL. Incentive spirometry to prevent acute pulmonary complications in sickle cell diseases. N Engl J Med. 1995;333:699-703.

12. Browning L. The quantity of early upright mobilization performed after upper abdominal surgery is low: an observational study. Aust J Physiot. 2007;53:47-52.

13. Celli BR, Rodriguez KS, Snider GL. A controlled trial of intermittent positive pressure breathing, incentive spirometry, and deep breathing exercises in preventing pulmonary complications after abdominal surgery. Am Rev Respir Dis. 1984;130(1):12-5.

14. Dean E. Invited commentary. Phys Ther. 1994;74:10-6.

15. Elliot M, Ambrosino N. Noninvasive ventilation: a decade of progress. Eur Respir J. 2002;19:587-9.

16. Elliot TR, Dingley LA. Massive collapse of the lungs following abdominal operations. Lancet. 1914;1:1305.

17. Freitas ER, Soares BG, Cardoso JR, Atallah AN. Incentive spirometry for preventing pulmonary complications after coronary artery bypass graft. Cochrane Database Syst Rev. 2007;(3):CD004466.

18. Gosselink R, Schrever K, Cops P, Witvrouwen H, De Leyn P, Troosters T, et al. Incentive spirometry does not enhance recovery after thoracic surgery. Crit Care Med. 2000;28(3):679-83.

19. Hall JC, Tarala RA, Tapper J, Hall JL. Prevention of respiratory complications after abdominal surgery: a randomised clinical trial. BMJ. 1996 ;312:148-52; discussion 152-3.

20. Ho SC, Chiang LL, Cheng HF, Lin HC, Sheng DF, Kuo HP, et al. The effect of incentive spirometry on chest expansion and breathing work in patients with chronic obstructive airway diseases: comparison of two methods. Chang Gung Med J. 2000;23:73-9.

21. Mang H, Obermayer T, Weindler J. Comparison of inspiratory work of breathing through six different spirometers. Respir Care. 1988;33:958-64.

22. Marini JJ, Rodriguez RM, Lamb VJ. Involuntary breathstacking. An alternative method for vital capacity estimation in poorly cooperative subjects. Am Rev Respir Dis. 1986;134(4):694-8.

23. Matos JP, Madureira KT, Filho DS, Parreira VF. Eficácia da espirometria de incentivo na prevenção de complicações pulmonares após cirurgias torácicas e abdominais – Revisão de literatura. Rev Bras Fisiot. 2003;7:93-9.

24. Melendez JA, Alagesan R, Reinsel R, Weissman C, Burt M. Postthoracotomy respiratory muscle mechanics during incentive spirometry using respiratory inductance plethysmography. Chest. 1992;101:432-6.

25. Motley HL, Werko L, Cournand A, Richards DN. Observations on the clinical use of positive pressure. J Aviation Med. 1947;18:417-35.

26. Nielsen KG. Effects of posture on postoperative pulmonary function. Acta Anaesthesiol Scand. 2003;47(10):1270-5.

27. Overend TJ, et al. The effect of incentive spirometry on postoperative pulmonary complications: a systematic review. Chest. 2001;120:971-8.

28. Parreira VF, Tomich GM, Britto RR, Sampaio RF. Assessment of tidal volume and thoracoabdominal motion using volume and flow-oriented incentive spirometers in healthy subjects. Braz J Med Biol Res. 2005;38:1105-12.

29. Pasquina P, Tramer MR, Walder B. Prophylactic respiratory physiotherapy after cardiac surgery: systematic review. BMJ. 2003;327(7428):1379-81.

30. Pasquina P. Respiratory physiotherapy to prevent pulmonary complications after abdominal surgery: a systematic review. Chest. 2006;130:1887-99.

31. Pasteur W. Massive collapse of the lung. Lancet. 1908;2:1351.

32. Schwartz SI, et al. Dead-space rebreathing tube for prevention of atelectasis. JAMA. 1957;163(14):1248-51.

33. Schwieger I, Gamulin Z, Forster A, Meyer P, Gemperle M, Suter PM. Absence of benefit of incentive spirometry in low-risk patients undergoing elective cholecystectomy. A controlled randomized study. Chest. 1986;89:652-6.

34. Scott WJ, Cutler EC. Postoperative massive atelectasis. II. The effect of hyperventilation with carbon dioxide. JAMA. 1928;90(22):1759-63.

35. Shapiro BA, Kacmaralk RM, Cane RD, et al. Clinical application of respiratory care. Chicago: Year Book; 1979. p. 194-5.

36. Sharp JT, Goldberg NB, Druz WS, Danon J. Relative contributions of rib cage and abdomen to breathing in normal subjects. J Appl Physiol. 1975;39:608-18.

37. Tan AK. Incentive spirometry for tracheostomy and laryngectomy patients. J Otolaryngol. 1995;24:292-4.

38. Thomas JA, McIntosh JM. Are incentive spirometry, intermittent positive pressure breathing, and deep breathing exercises effective in the prevention of postoperative pulmonary complications after upper abdominal surgery? A systematic overview and meta-analysis. Phys Ther. 1994;74:3-10; discussion 10-16.

39. Tomich GM, França DC, Diório AC, Britto RR, Sampaio RF, Parreira VF. Breathing pattern, thoracoabdominal motion and muscular activity during three breathing exercises. Braz J Med Biol Res 2007;40:1409-17.

40. Tzeng AC, Bach JR. Prevention of pulmonary morbidity for patients with neuromuscular disease. Chest. 2000;118(5):1390-6.

41. Weindler J, Kiefer RT. The efficacy of postoperative incentive spirometry is influenced by the device-specific imposed work of breathing. Chest. 2001;119:1858-64.

42. Weiner P, Man A, Weiner M, Rabner M, Waizman J, Magadle R, et al. The effect of incentive spirometry and inspiratory muscle training on pulmonary function after lung resection. J Thorac Cardiovasc Surg. 1997;113(3):552-7.

CliniFLO®/Coach®

CARLA OLIVEIRA PIERIN

CliniFLO®

O CliniFLO® é um inspirômetro de incentivo a fluxo usado geralmente após a cirurgia, para ajudar a prevenir complicações pulmonares. O CliniFLO® (ver Figura 26.1) oferta a terapia de inspiração máxima sustentada (SMI), e seu manuseio é de fácil compreensão. O mostrador de ajuste do fluxo encontra-se atrás da unidade, o que dificulta o acesso por parte do paciente, impedindo a alteração dos valores para níveis altos. Contudo, ainda que o ajuste seja alterado para o máximo, o fluxo respiratório não supera 600 ml/s. O equipamento não permite que o paciente utilize musculatura acessória, pois trabalha com baixos fluxos entre 100 e 600 ml/s (ver Figura 26.2) e foi desenvolvido para oferecer o correto incentivo aos seus pacientes. O grande indicador amarelo e o gráfico (face feliz) proporcionam uma simples e intuitiva instrução para manter um fluxo respiratório lento. Todos esses benefícios fazem com que o CliniFLO® seja tão eficaz quanto um incentivador a volume.

Design diferenciado

Em sua face posterior, há uma entrada para possibilitar a associação de oxigenoterapia. A traqueia é extensível, facilitando o uso pelo paciente. O equipamento é confeccionado em material resistente, e possui uma alça para suporte no leito e outra para que o paciente possa segurar o dispositivo na posição correta. Pode ser utilizado por todo tipo de paciente, seja ele adulto, pediátrico ou geriátrico.

Como usar o CliniFLO®

1. Conecte a mangueira com o bocal ao dispositivo e faça a expansão dela;
2. Ajuste o mostrador na parte traseira da unidade de acordo com o volume de fluxo desejado. O paciente deve ser capaz de alcançar um tempo de inalação de, pelo menos, 5 segundos;
3. Coloque o bocal na boca do paciente. Ele deve inalar lenta e profundamente, mantendo o indicador amarelo redondo atrás da "face feliz", entre as setas;

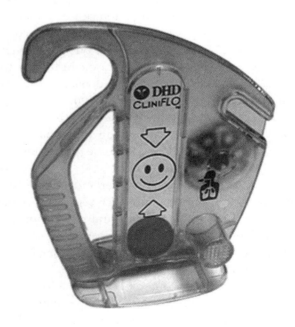

Figura 26.1 Dispositivo CliniFLO®.

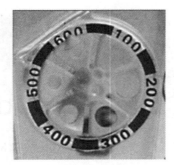

Figura 26.2 Mostrador para ajuste do fluxo (100 a 600 mL/s).

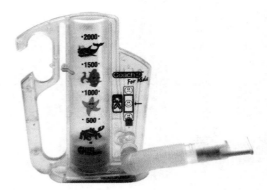

Figura 26.3 Coach® pediátrico.

4. Instrua o paciente a inalar o mais profundamente possível. Quando não conseguir mais inalar, ele deverá prender a respiração por 5 segundos antes de exalar novamente;
5. O paciente deverá repetir as instruções de 5 a 10 vezes por hora, durante todas as horas em que estiver acordado ou conforme recomendação do fisioterapeuta.

COACH® – INSPIRÔMETRO DE INCENTIVO A VOLUME

A inspirometria de incentivo a volume é mais fisiológica quando comparada à inspirometria de incentivo a fluxo, porque o volume de treinamento é constante até atingir a capacidade inspiratória (CI) máxima ou nível prefixado pelo terapeuta. Sua principal aplicação é no pós-operatório de cirurgia torácica e abdominal alta, no qual se observa uma hipoventilação alveolar. Outras aplicações são em pacientes que apresentam distúrbios ventilatórios obstrutivos ou restritivos (p. ex., alteração de caixa torácica, com doença neuromuscular, patologia de pleura e parênquima).

A terapia por inspirometria de incentivo promoverá um aumento da capacidade pulmonar total, mantendo os pulmões insuflados e prevenindo o aparecimento de unidades *shunt*.

Esse tipo de terapia deve ser ministrada com um tempo expiratório maior que 6 segundos, o que promoverá uma frequência respiratória menor que 12 incursões por minuto. O equipamento está disponível nos modelos pediátrico (ver Figura 26.3) e adulto (ver Figura 26.4).

O Coach® pediátrico pode ser graduado em até 2.000 ml de volume para a terapia do paciente. É um produto durável, pois sua base é feita de acrílico. Sua válvula unidirecional não permite a expiração no dispositivo, fazendo com que a terapia seja rea-

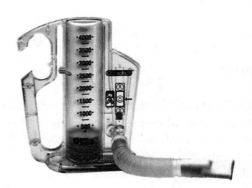

Figura 26.4 Coach® adulto.

lizada de forma fácil e correta. O marcador de fluxo também propicia uma boa orientação ao paciente. Caso seja necessário, pode-se associar O_2 à terapia através da entrada posterior do Coach®.

O modelo infantil é adornado com adesivos de animais, o que torna a terapia mais divertida para as crianças. O Coach® adulto tem os mesmos benefícios do Coach® pediátrico, porém sua escala é de 0 a 4.000 ml.

BIBLIOGRAFIA RECOMENDADA

1. AARC clinical practice guideline – incentive spirometry. 1991.
2. Brandson RD, Hess DR, Chatburn RL. Respiratory care equipament. 2nd ed. Lippincott Williams & Wilkins; 1991. p.339, 342-4.
3. Wilkins RL, Stoller JK. Egan's fundamentals of respiratory care. 6. ed. St. Louis: Mosby; 1995. p.407-9.
4. Butler TJ, Close RJ, Close JB. Laboratory exercises for competency in respiratory care. Cap 10. Hyperinflation techniques. FA Davis; 1998. p.177-80.
5. Eubanks DA, Bone RC. Comprehensive respiratory care. 2. ed. Module eighteen incentive spirometry. St. Louis: Mosby; 1990. p.503-5-9.

27

TERAPIA PARA EXPANSÃO PULMONAR: TÉCNICAS E EQUIPAMENTOS PARA REALIZAÇÃO DE PRESSÃO POSITIVA

ANA MARIA GONÇALVES CARR
ALI MOHAMED AWADA
FABÍOLA PEREIRA REBOUÇAS

INTRODUÇÃO

O III Consenso de Ventilação Mecânica preconiza que a fisioterapia respiratória é vital no que diz respeito à expansão pulmonar e remoção de atelectasias, principalmente em pacientes que estão internados em unidades de terapia intensiva (UTI). O fisioterapeuta deve associar as diversas técnicas recomendadas para esses casos, podendo, também, utilizar aparelhos específicos para ventilação pulmonar mecânica como recurso terapêutico necessário.

O Consenso de Lyon foi de grande importância para a normatização de técnicas e termos utilizados para as manobras e os recursos fisioterapêuticos na área de cardiologia, pneumologia e terapia intensiva. Para a expansão pulmonar, além das técnicas manuais, utilizam-se recursos e aparelhos que permitem a reexpansão pulmonar com grandes resultados. Podem ser citadas a ventilação não invasiva com duplo nível pressórico nas vias aéreas (BiPAP), a pressão positiva contínua nas vias aéreas (CPAP), a respiração por pressão positiva intermitente (RPPI) e a expiração com pressão positiva nas vias aéreas (EPAP/PEP).

A aplicação de pressão positiva nas vias aéreas pode promover uma melhor distribuição da ventilação pulmonar através da ventilação colateral, prevenindo assim o colapso das vias de menor calibre podendo minimizar as complicações pós-operatórias como atelectasias e remoção de secreções. Por meio de um circuito pressurizado e uma interface adequada (máscara ou bocal) pode-se conseguir melhora do quadro respiratório, diminuição do tempo de internação na UTI, evitar a intubação orotraqueal e suas morbidades.

Podem ser utilizados respiradores específicos para a ventilação não invasiva, RPPI ou até ventiladores mecânicos tradicionais de ventilação invasiva. No entanto, para que haja sucesso na terapia a doença de base e suas consequências devem ser conhecidas, além de haver uma elaboração adequada dos objetivos a serem alcançados, visando diminuir custos hospitalares e a morbiletalidade nas UTI, decorrente de complicações da insuficiência respiratória aguda. Esses recursos, embora muito utilizados, dependem dos aparelhos disponíveis em cada local. Muitos hospitais com poucos recursos não possuem os ventiladores específicos para a VPPI, utilizando apenas o BIRD Mark 7®, que possui um nível pressórico na fase inspiratória. Já os hospitais com melhores recursos utilizam aparelhos específicos que dispõem de dois níveis pressóricos (fase inspiratória e expiratória) com os mesmos objetivos. Nas UTI geralmente utiliza-se os ventiladores convencionais, desde que haja disponibilidade ou caso o paciente já esteja utilizando o aparelho. Cada equipe possui uma rotina e deve ponderar as necessidades dos pacientes e dos hospitais.

FISIOLOGIA DA PRESSÃO POSITIVA

O terapeuta deve ter em mente a fisiologia da respiração e os efeitos da pressão positiva sobre a mecânica pulmonar para que as terapias de expansão pulmonar tenham efeito adequado.

Para que haja uma respiração completa, o sistema respiratório deve produzir uma pressão intratorácica menor que a pressão atmosférica, isto é, decorrente da contração diafragmática (que aumenta o diâmetro longitudinal da caixa torácica) e dos músculos intercostais (que aumentam o diâmetro anteroposterior da caixa torácica) que produzem assim uma pressão pleural mais negativa. Essa pressão pleural subatmosférica reflete em mais expansão pulmonar, isto é, há um tracionamento das unidades alveolares e expansão destes pela entrada de ar decorrente de menor pressão no sistema respiratório.

Na expiração há o relaxamento da musculatura respiratória e o recuo elástico das unidades alveolares, retornando assim para as pressões de início, forçando a saída do ar.

Nas patologias pulmonares essa dinâmica se torna alterada devido ao aumento das forças que se opõem ao movimento respiratório normal, com alteração na mecânica pulmonar e na dinâmica dos gases. Esse fato faz com que haja um aumento do trabalho respiratório, levando o paciente à fadiga da musculatura respiratória.

Com o uso da pressão positiva durante a inspiração, há menor trabalho para os músculos respiratórios, pois não ocorre a atuação das forças pleurais negativas. Há, portanto, a insuflação de gás nas vias respiratórias, forçando a abertura alveolar; a isso denomina-se "recrutamento".

Geralmente este fato ocorre pela ação de um aparelho de pressão positiva que aumenta a pressão de abertura de vias aéreas, aumentando o fluxo de ar para o sistema respiratório. Este aumento de pressão transpulmonar ocasiona melhor abertura alveolar e melhor distribuição do ar com consequente distribuição da relação ventilação/perfusão (V/Q). Este processo colabora para a diminuição do trabalho respiratório, principalmente pela promoção de uma pressão positiva ao final da expiração, em que os bronquíolos e os alvéolos são impedidos de entrar em colapso no final da expiração.

Vejamos a seguir alguns dos recursos que geram pressão positiva e são bastante utilizados na fisioterapia respiratória.

BIPAP

A BIPAP (*bilevel positive airway pressure*) é uma modalidade que utiliza duas fases de níveis pressóricos na via aérea, auxiliando o paciente a alcançar um volume corrente adequado na fase inspiratória, mantendo um volume residual adequado, permitindo assim que o paciente não tenha aumento do trabalho respiratório. Para esta técnica necessita-se de ventilador mecânico específico para sua utilização, que permita melhor monitoração do escape de ar na interface ventilador/paciente, podendo até minimizá-lo ou eliminá-lo para melhor conforto e maior ventilação alveolar. Nessa modalidade a pressão inspiratória é denominada IPAP (*inspiratory positive airway pressure*) e a pressão expiratória, EPAP *(expiratory positive airway pressure)*.

Como efeitos fisiológicos ocorrem a diminuição do esforço respiratório, com consequente diminuição do trabalho respiratório, visto que a pressão positiva imposta à via aérea durante a fase inspiratória auxilia a ventilação, havendo diminuição da $PaCO_2$. Na fase expiratória há a manutenção da abertura alveolar, com consequente recrutamento e melhora da troca gasosa.

Como indicações da BIPAP na terapia respiratória há a diminuição da insuficiência respiratória aguda derivada de doença pulmonar obstrutiva crônica (DPOC), asma, neuropatias periféricas, pós-operatórios de cirurgias abdominal e torácica (Figuras 27.1 e 27.2).

Nessa modalidade o paciente também pode ficar com a máscara acoplada à face e realizar a terapia de modo intermitente ou contínuo (Figuras 27.3 e 27.4).

Marrara et al. (2006) demonstraram em seu estudo a utilização da BIPAP em comparação com a fisioterapia convencional sem o uso de aparelhos em pacientes no pós-operatório de cirurgia cardíaca com o objetivo de avaliar as alterações da mecânica

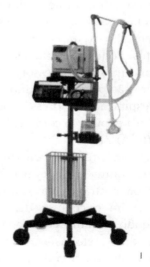

Figura 27.1 BIPAP® S/T-D 30 (Fonte: imagem cedida pelo fabricante).

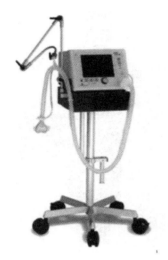

Figura 27.2 BIPAP® Vision (Fonte: imagem cedida pelo fabricante).

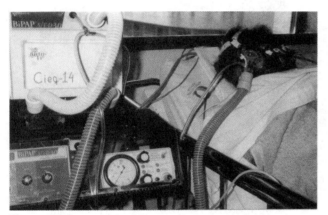

Figura 27.3 BIPAP® S/T-D 30 com máscara facial.

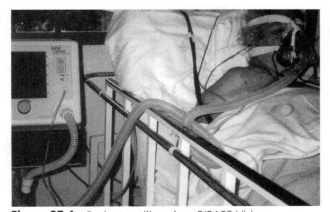

Figura 27.4 Paciente utilizando o BIPAP® Vision.

pulmonar, a força muscular respiratória, o padrão respiratório e a oxigenação. Eles concluíram que houve melhora dos valores avaliados nos pacientes do grupo em que houve associação da BIPAP com a fisioterapia convencional.

CPAP

A CPAP (*continuous positive airway pressure*) pode ser aplicada induzindo uma pressão contínua nas vias aéreas, alterando o volume corrente, de acordo com o esforço respiratório do paciente. O objetivo desta técnica é aumentar a pressão na via aérea e melhorar a relação ventilação/perfusão, permitindo assim uma maior redistribuição do oxigênio, com aumento da pressão parcial de oxigênio (paO_2). Esta modalidade ventilatória pode ser aplicada utilizando-se um ventilador mecânico convencional no modo espontâneo ou um aparelho específico para ventilação não invasiva no modo CPAP, além de um gerador de fluxo contínuo com circuito específico para esse fim.

Com essa técnica é possível conseguir melhor distensão alveolar, prevenir colapso alveolar e realizar a reabertura/recrutamento de áreas colapsadas.

Alguns ventiladores convencionais possuem o modo CPAP com a programação da frequência respiratória zero no modo SIMV, devendo-se também programar a pressão de PEEP (CPAP) necessária, além da fração inspirada de oxigênio (FiO_2). Nos aparelhos mais modernos, utiliza-se o modo espontâneo, ajustando-se a CPAP e a FiO_2. Nos aparelhos específicos para ventilação não invasiva já há o modo CPAP ou espontâneo, em que se deve ajustar a pressão positiva aplicada e a fração inspirada de oxigênio (FiO_2) necessárias ao doente. Já com a utilização do gerador de fluxo no circuito pode ser acoplada uma válvula de PEEP que manterá a pressão na fase expiratória do paciente.

Para realizar a terapia com a CPAP algumas indicações tornam-se específicas, como melhora da hipoxemia, reversão de alguns quadros de insuficiência respiratória (edema agudo de pulmão e broncoespasmo), além de reversão de atelectasias pós-operatórias.

Deve-se atentar para algumas complicações que surgem frequentemente quando não há uma monitoração intensa e adequada de cada paciente. São elas: barotrauma, diminuição do débito cardíaco, aumento do trabalho respiratório e cardíaco.

Embora não haja estudos comprobatórios, a terapia deve ter em média 10 a 15 minutos, tempo em que se consegue uma melhora dos volumes e das capacidades pulmonares e redução da hipoxemia. Pode ser realizada de modo contínuo ou intermitente, respeitando assim a individualidade do doente e do quadro a ser tratado.

Arcêncio et al. (2008) realizaram um estudo de revisão com as diversas técnicas da fisioterapia respiratória em pacientes em cuidados pré e pós-operatórios de cirurgia cardiotorácica em que demonstraram que a CPAP pode prevenir a deterioração da função pulmonar e reduzir a incidência de complicações pulmonares.

No estudo de Kikuti et al. (2008) houve a utilização da CPAP por meio do BIRD Mark 7® em um modelo experimental em que foram encontrados volumes correntes adequados em situações de esforço inspiratório com valores de CPAP de 5, 10 ou 15 cmH$_2$O. Assim, o BIRD Mark 7® é um dos aparelhos que podem ser adaptados à ventilação não invasiva para reexpansão pulmonar.

Modos de aplicação da CPAP

Como dito anteriormente, a CPAP pode ser aplicada através de ventiladores convencionais, aparelhos específicos para ventilação não invasiva e gerador de fluxo.

No ambiente hospitalar a CPAP com gerador de fluxo é amplamente difundida. A vantagem dos geradores de fluxo é o fato de serem mais baratos, portáteis, leves e de fácil manuseio. Pode-se utilizar a CPAP por meio de um gerador de fluxo acoplado facilmente ao sistema da rede hospitalar com máscara e válvula expiratória. Essa válvula pode estipular um valor fixo de pressão ou ser alterada para um valor escolhido (Figuras 27.5 e 27.6).

Atualmente, outros modelos de geradores de fluxo foram criados com objetivo de fornecer CPAP. Um exemplo disso é o modelo brasileiro Acriflux. (Figura 27.7).

Como interface, a CPAP pode ser acoplada à face do paciente por meio de máscaras e assim ser deixada por um período estipulado pelo fisioterapeuta ou até que o paciente se sinta confortável (Figuras 27.8 e 27.9).

RPPI

A respiração por pressão positiva intermitente (RPPI) é um dos métodos mais comuns utilizados pelos fisioterapeutas para a expansão pulmonar.

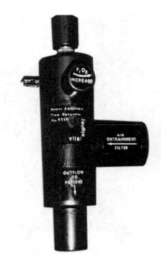

Figura 27.5 Gerador de fluxo (Fonte: imagem cedida pelo fabricante).

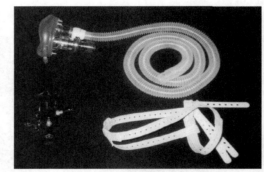

Figura 27.6 Circuito de CPAP.

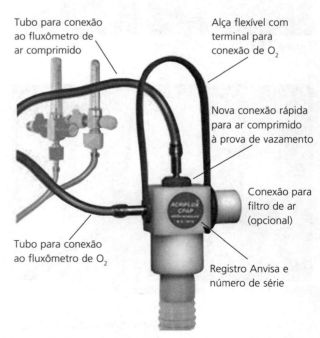

Figura 27.7 Gerador de fluxo Acriflux (Fonte: imagem cedida pelo fabricante).

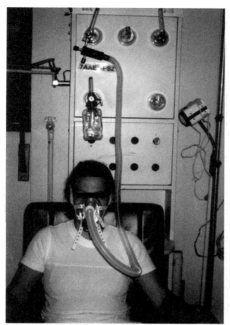

Figura 27.8 Paciente em uso de CPAP com máscara facial e gerador de fluxo em ambiente hospitalar.

Em geral, é realizada por um aparelho de pressão positiva (normalmente o BIRD Mark 7), mas podem-se utilizar outros ventiladores que promovam uma pressão positiva na fase inspiratória.

Guimarães et al. (2009) demonstram a técnica da respiração por pressão positiva intermitente, definindo-a como uma técnica que aplica a pressão supra-atmosférica nas vias aéreas do paciente durante a fase inspiratória com o objetivo de expansibilidade pulmonar e/ou de ofertar aerossolterapia.

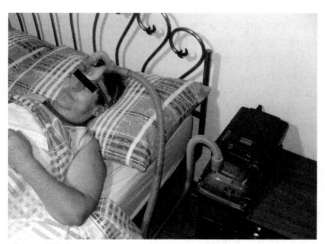

Figura 27.9 Paciente em utilização de CPAP com máscara nasal para apneia do sono em *home care*.

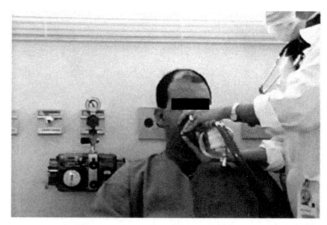

Figura 27.10 Paciente realizando RPPI via máscara facial.

As indicações para o uso da respiração com pressão positiva intermitente incluem pacientes com hipoventilação alveolar, dificuldade de expectoração de secreções brônquicas, presença de fadiga ou fraqueza dos músculos respiratórios, deformidades torácicas, bem como em atelectasias, uma complicação frequente nos pós-operatórios de cirúrgicas abdominais e torácicas.

Como principais contraindicações, podemos destacar a instabilidade clínica e hemodinâmica do paciente, pneumotórax não drenado, bolhas de enfisema pulmonar, abscessos pulmonares, enfisema subcutâneo extenso, hemoptise, tuberculose ativa e distensão gástrica importante.

Em geral, realiza-se a técnica de forma intermitente, em que ocorrem três séries de dez inspirações com um intervalo entre elas para que o paciente recupere o padrão respiratório. Pode ser aplicada por meio de máscara orofacial, nasal ou bucal, desde que o paciente entenda os comandos e esteja confortável com a interface (Figuras 27.10 e 27.11).

Renault et al. (2008) realizaram um estudo analítico sobre artigos publicados em fisioterapia respiratória para a reabilitação de pacientes em pós-operatórios recentes de cirurgia cardíaca. Eles verificaram que a utilização de RPPI foi realizada com pressão média de 20 a 30 cmH_2O por um período de 15 minutos a cada hora nas três primeiras horas pós-extubação e por 30 minutos na 24ª e 48ª hora. Também encontraram a utilização da técnica em períodos de três séries de 20, associados ou não à pressão expiratória positiva.

Romanini et al. (2008) estudaram as técnicas de RPPI e incentivador respiratório em pós-operató-

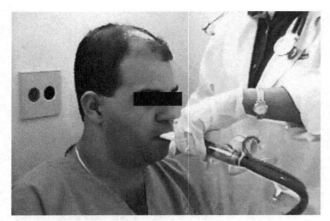

Figura 27.11 Paciente realizando RPPI via bucal.

rio de revascularização de miocárdio realizando séries de 10 minutos com intervalos de 5 minutos. Encontraram melhora da hipoxemia com aumento da saturação periférica de oxigênio (spO_2) quando comparado com a utilização dos incentivadores respiratórios.

Em doenças neuromusculares Lafont e seu grupo vêm investigando há algum tempo os efeitos da RPPI na mecânica respiratória, nas trocas gasosas e na qualidade de vida dos doentes. Em um estudo recente, cuja investigação era a melhora de volumes e das capacidades pulmonares em pacientes com lesão medular anterior a seis meses, verificaram que a utilização da RPPI promove melhora aguda nas trocas gasosas e na mecânica pulmonar, mas a capacidade vital e a complacência pulmonar não melhoraram após longo tempo de utilização. Concluíram, assim, que a RPPI produz melhora significativa na mecânica pulmonar a curto prazo, mas ainda não se aplica quando já há diminuição da capacidade vital por desordem muscular.

Embora muito utilizada a RPPI necessita de monitoração intensa devido ao aparelho ser ciclado a pressão, além de não responder/ciclar adequadamente devido à impedância do sistema respiratório do doente não estar em condições adequadas, outro problema a ser evitado é a distensibilidade intensa nas áreas não colapsadas podendo haver barotrauma. Torna-se então necessária uma cooperação e entendimento adequados por parte do paciente deixando assim a terapia mais segura e eficaz.

Entre os recursos fisioterapêuticos utilizados na Respiração com Pressão Positiva Intermitente estão o BIRD Mark 7®, reanimador de Müller® e o VLP 4000® que abordaremos a seguir.

BIRD MARK 7®

Histórico

Até a metade do século XX, a ventilação mecânica era realizada de duas maneiras: por meio de câmaras de pressão diferencial, método que ficou conhecido como "pulmão de aço", ou por técnicas que utilizavam o mesmo princípio físico, como os ventiladores do tipo "couraça". Com o tempo, constatou-se que a ventilação artificial induzida por insuflações intermitentes através de pressão positiva era superior à da câmara de pressão diferencial. Notou-se também que as técnicas de pressão positiva tinham algumas vantagens sobre o tradicional pulmão de aço, sendo que a mais notória era a diminuição da mortalidade dos doentes.

Frenkner e a companhia AGA desenvolveram um equipamento chamado Spiropulsator® que constituiu o primeiro equipamento de pressão positiva intermitente automático, comercializado a partir de 1940. Outros aparelhos foram desenvolvidos a partir do protótipo do Spiropulsator®, como o Respirador Universal de Engstron® e o Bennett PR1®.

O Bird Mark 7® teve seu lançamento comercial em 1957, mas seu projeto data de 1951. Forrest Bird foi o criador desse aparelho e piloto de avião na II Guerra Mundial. Sua vivência como piloto o levou a desenvolver um aparelho para facilitar a respiração dos seus colegas da aeronáutica durante os voos em alta altitude.

Em 1951, Forrest realizou algumas modificações no aparelho a fim de adaptá-lo para um amigo que sofria de desconforto respiratório decorrente de enfisema pulmonar. O equipamento foi desenvolvido em uma lata de café, em que havia dois ímãs conectados a um diafragma de borracha por meio de uma haste. Existia também uma válvula de liberação de gás, pequenos tubos para conexões, um manômetro de pressão e um botão regulador. Assim surgia o Bird Mark 7®. Esse equipamento recebeu algumas modificações com a ajuda dos doutores Andre Cournd e A. L. Barach até chegar ao modelo conhecido atualmente.

Descrição e funcionamento

O Bird Mark 7® é um equipamento leve (2,5 kg) feito de plástico transparente verde e bem resistente. Seu funcionamento não exige energia elétrica, apenas necessita de uma rede de oxigênio ou de ar comprimido para que possa funcionar. Sua parte interna consiste de dois compartimentos (direito e esquerdo) separados por um diafragma elástico emoldurado por uma peça metálica (Figuras 27.12 e 27.13).

A força de atração entre os ímãs atua sobre as placas metálicas, levando ao afastamento do diafragma para a direita ou para a esquerda, provocando a abertura e o fechamento da válvula de fluxo de gás. Isso acontece porque o diafragma, as placas metálicas e a válvula de fluxo estão montados em um eixo comum; logo, o movimento de uma das peças faz movimentar as outras.

A câmara esquerda (conhecida como câmara de sensibilidade) está conectada ao ar atmosférico através de um filtro de ar; a câmara direita (conhecida como câmara de pressão) comunica-se com as vias aéreas do paciente.

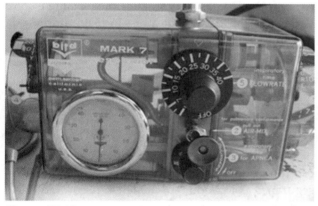

Figura 27.12 Vista anterior do ventilador mecânico Bird Mark 7®.

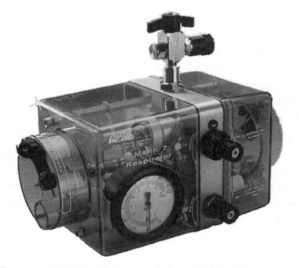

Figura 27.13 Ventilador mecânico Bird Mark 7®.

No aparelho em atividade, a pressão na câmara direita atinge o valor pré-ajustado no equipamento. A válvula de fluxo se mantém aberta durante a inspiração, permitindo que os gases sob pressão entrem na câmara direita e passem para o paciente.

A entrada dos gases leva a um aumento de pressão na câmara provocando o deslocamento do diafragma para o lado esquerdo. Assim, ele se afasta do ímã direito e a placa esquerda é empurrada em direção ao ímã esquerdo. Com o desvio do diafragma para a esquerda, a válvula de fluxo se fecha, finalizando assim a inspiração. Nesse momento ocorre a ciclagem.

A expiração é passiva e os pulmões desinsuflam devido a sua elasticidade. Os gases são eliminados através de uma válvula expiratória.

Ao final da fase expiratória, o esforço inspiratório do paciente faz com que a placa metálica na câmara esquerda se afaste de seu ímã e, consequentemente, a placa metálica direita e o diafragma também se movimentem para a direita. O ímã direito, pela força de atração, movimenta o diafragma para a direita e, por consequência, abre a válvula de fluxo; assim, repete-se a fase de inspiração.

A pressão gerada no sistema interno do compartimento entre o disco metálico e o ímã depende do número pré-fixado no comando de ajuste de pressão, que é realizado por meio de uma alavanca. Esse número fixa a distância entre o ímã e sua placa metálica e determina a força de tração magnética que vai manter a válvula de fluxo fechada/aberta. Quanto menor a pressão pré-fixada maior será a distância entre o ímã e sua placa metálica e com mais facilidade a válvula de fluxo será fechada. Do contrário, quanto maior a pressão pré-fixada, mais próximo estará o ímã de sua placa metálica e maior será a sua dificuldade para desligar a válvula.

Para o seu funcionamento, o Bird Mark 7® deve estar conectado à rede de gases (no caso oxigênio) através da entrada de gás da rede de oxigênio do aparelho por meio de válvula redutora de pressão. O botão de fluxo inspiratório permite o ajuste do fluxo, o que determina o tempo inspiratório, uma vez que sabemos que o fluxo nada mais é que a velocidade de deslocamento de um gás. Assim, quanto maior o fluxo, menor o tempo inspiratório; e quanto menor o fluxo, maior o tempo inspiratório (Figura 27.13).

O manômetro de pressão registra todas as pressões nas vias aéreas (em cmH$_2$O), sendo o principal registro de pressão inspiratória, que determinará a expansão pulmonar e o volume corrente.

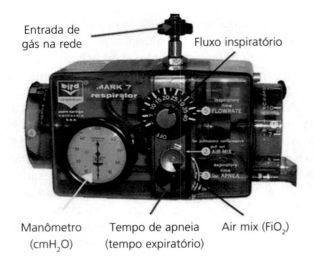

Figura 27.14 Descrição de alguns parâmetros ventilatórios do Bird Mark 7®.

O botão de tempo de apneia controla o tempo de pausa do Bird (em segundos). Assim, através dele, o paciente realiza a expiração.

A alavanca "Air Mix" permite variar a concentração de oxigênio do gás inspirado. Quando a alavanca é tracionada, libera uma mistura de aproximadamente 50% de oxigênio; quando empurrada, libera uma concentração de 100% de oxigênio. O botão de entrada para ar ambiente no aparelho permite a mistura gasosa. Uma pressão subatmosférica é gerada dentro da câmara de sensibilidade por meio da Venturi quando a "Air Mix" é tracionada. Esta pressão faz com que o ar ambiente penetre primeiro nesta câmara através de um filtro de cobre e, em seguida, o ar ambiente se mistura com o oxigênio na câmara de pressão, fornecendo um fluxo inspiratório de oxigênio de aproximadamente 50%.

A alavanca de controle de sensibilidade permite o controle da pressão de disparo do respirador. Quando o paciente em ventilação estiver apresentando *drive* respiratório, o parâmetro para ajuste é baseado na observação do conforto respiratório do paciente, evitando o autodisparo.

A pressão inspiratória é controlada pelo botão de controle de pressão, porém, deve ser sempre observada a expansibilidade torácica do paciente ao decorrer do ajuste de pressão, uma vez que seu valor nesse aparelho não é de total confiança.

Para sua aplicação o aparelho deve ser ajustado para que o paciente receba uma pressão positiva inspiratória com um mínimo de esforço, podendo também ajustar a fração de oxigênio conforme as suas necessidades.

O Bird Mark 7® é desprovido de PEEP. Para sanar essa falta, no início os operadores do aparelho adaptavam um selo d'água ao circuito para retardar a queda de pressão durante a expiração. Atualmente, utiliza-se uma válvula de PEEP do tipo *spring load*.

O modo ventilatório que o Bird Mark 7® apresenta é o ciclado a pressão (nele a inspiração é finalizada quando a pressão máxima é atingida) e disparado a tempo ou pressão (inicia o tempo inspiratório após atingir o tempo controlado ou espera o paciente gerar uma pressão negativa no circuito para iniciar o tempo inspiratório), podendo o paciente receber uma ventilação assistida ou controlada. A pressão inspiratória, o fluxo inspiratório, o tempo expiratório e a FiO_2 são programados diretamente no aparelho, como já citado anteriormente. A frequência respiratória é determinada pelo tempo inspiratório e expiratório. O volume corrente é inconstante e sofre variações com o valor da pressão inspiratória e da mecânica ventilatória.

Considerações gerais

Por muito tempo o Bird Mark 7® foi o recurso mais utilizado nos hospitais para a ventilação de seus pacientes, seja ela invasiva ou não invasiva. Porém, o aparelho necessita de uma atenção e monitoração direta do operador por não possuir alarmes de segurança, colocando o paciente em risco. Não existe controle dos volumes minuto e corrente, ocorrendo assim falta de monitoração da ventilação alveolar e havendo necessidade de complemento espirométrico para a avaliação dos volumes respiratórios. A limitação do controle da FiO_2 fornecida torna difícil a correção de hipoxemia ou hiperóxia quando presentes na gasometria, podendo levar a lesões no pulmão.

Com o passar do tempo outros ventiladores surgiram e junto a eles novos recursos para a ventilação do paciente grave. Logo o Bird Mark 7® tornou-se um aparelho obsoleto e caiu em desuso.

O avanço da tecnologia nos aparelhos microprocessados de ventilação mecânica tornou os ventiladores mais seguros. A mecânica respiratória do paciente, assim como os índices ventilatórios, podem ser controlados por meio de gráficos e valores apresentados no próprio ventilador, além dos alarmes e dispositivos de segurança que possuem. Todos esses recursos levaram a uma diminuição da mortalidade dos pacientes e do tempo de desmame ventilatório.

Embora toda essa evolução nos aparelhos de ventilação mecânica tenham levado o Bird Mark 7® ao desuso, muitos hospitais públicos e privados o utilizam em suas enfermarias e UTI como recurso de ventilação devido ao seu baixo custo, sua simplicidade mecânica e seu fácil manuseio. Mas deve-se ressaltar que sua indicação tem de ser precisa e sua utilização limitada – apenas por curto período de tempo – e em situações de emergência, uma vez que, como já citado, a falta de recursos ventilatórios avançados compromete a ventilação no paciente grave.

REANIMADOR DE MÜLLER®

Histórico

O reanimador de Müller® foi desenvolvido no Serviço de Fisioterapia da Santa Casa de Misericórdia de Curitiba, em 1991, pela fisioterapeuta Andréa Pires Müller, inicialmente no tratamento de pacientes submetidos a cirurgia cardíaca como método auxiliar visando reexpansão pulmonar. Atualmente, esse equipamento é ainda utilizado com o objetivo de corrigir algumas complicações pulmonares causadas pela cirurgia cardíaca, evitando a reintubação desses pacientes no pós-operatório, além do seu uso em cirurgias abdominais e pneumopatias.

Em 1999, Müller propôs esse recurso como um método alternativo para o tratamento das complicações pulmonares no pós-operatório de cirurgias cardíacas, já que, em função da técnica cirúrgica e da própria via de acesso utilizada, os pacientes apresentam disfunções ventilatórias restritivas, além de diminuição dos volumes e das capacidades pulmonares em cerca de 30%, mesmo no décimo dia de pós-operatório.

Definição e efeitos pulmonares

O reanimador de Müller caracteriza-se por ser um aparelho de natureza pneumática que oferece pressão positiva de forma intermitente. Essa técnica melhora a ventilação alveolar por meio do aumento do volume corrente, mantendo a mobilidade torácica e uma melhor troca gasosa, além de diminuir o trabalho respiratório.

A pressão positiva intermitente proporcionada pelo reanimador consiste na manutenção da pressão positiva na via aérea durante toda a fase inspira-

tória. A pressão pleural pode exceder a pressão atmosférica durante uma parte da inspiração, com a pressão das vias aéreas retornando à pressão atmosférica durante a fase expiratória.

O reanimador apresenta algumas vantagens semelhantes às apresentadas pela respiração positiva contínua (CPAP), como decréscimo do trabalho ventilatório, diminuição do índice de dispneia e aumento do volume residual. Ambos têm se mostrado efetivos na terapêutica pós-extubação, cada qual com suas próprias características.

Atualmente, esta modalidade terapêutica tem sido descrita em várias situações clínicas sobretudo em casos de volumes pulmonares reduzidos, tosse ineficiente e debilidade dos músculos respiratórios, achados comuns nas doenças neuromusculares.

Em 2004, Müller et al. compararam o efeito da pressão positiva intermitente e contínua (CPAP) em 40 pacientes no pós-operatório de revascularização do miocárdio, dividindo-os em dois grupos: o primeiro submetido à CPAP e o outro à pressão intermitente através do reanimador de Müller, que foram avaliados no pré-operatório, em 3, 24 e 48 horas pós-operatórias. Os valores gasométricos de PO_2, CO_2 e SO_2 mantiveram-se dentro da normalidade; na ventilometria os grupos apresentaram diferenças significativas no volume corrente e na frequência respiratória no pós-operatório de 48 horas; dispneia e uso de musculatura acessória foram encontrados com maior frequência nos pacientes submetidos a CPAP. Conclui-se, a partir desse estudo, que quando se buscou reexpansão pulmonar, a pressão intermitente foi mais efetiva pela forma rápida de ação e menores índices de dispneia, frequência respiratória e atividade da musculatura acessória.

Em outro estudo da mesma autora, comparando os efeitos da pressão intermitente e do incentivador respiratório no pós-operatório de revascularização do miocárdio em 40 pacientes, a respiração com pressão positiva intermitente mostrou-se mais eficiente em relação ao objetivo de reverter mais precocemente a hipoxemia em comparação ao incentivador respiratório; entretanto, para aumentar a força dos músculos respiratórios, o incentivador mostrou-se mais efetivo.

Modo de uso

A pressão de trabalho do reanimador é ajustada por meio de uma válvula reguladora, responsável pela intensidade de pressão gerada durante a ventilação dos pacientes, na proporção de 10 cmH$_2$O para cada kgf/cm^2. Quando o fisioterapeuta aciona o botão da válvula reguladora, um fluxo de oxigênio proveniente do fluxômetro abastece simultaneamente o micronebulizador (item opcional presente no aparelho) e o injetor. A névoa gerada pelo micronebulizador é aspirada pelo injetor e enviada sob pressão controlada para o paciente. O mesmo injetor atua como válvula de segurança quando a pressão máxima regulada for atingida, sendo que o fluxo antes enviado para o paciente passa a ser desviado para o ambiente (Figura 27.15 a 27.18).

O sistema ainda permite que o paciente realize respirações espontâneas nos intervalos das respirações manuais.

O reanimador pode ser conectado à máscara facial, cânula endotraqueal ou bocal para realização de exercícios respiratórios (Figura 27.19).

Indicações

Pode ser utilizado por pacientes adultos e pediátricos de qualquer tamanho e peso, respeitando-se objetivos, indicações e contraindicações já descritos.

Vantagens

As principais vantagens do reanimador de Müller são sua fácil aplicabilidade, simplicidade de manuseio, baixo custo e segurança. Além disso, o fato de o fisioterapeuta ser o agente operante do

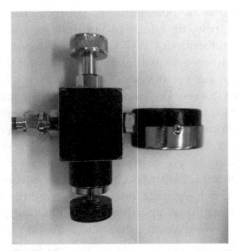

Figura 27.15 Vista lateral do reanimador de Müller.

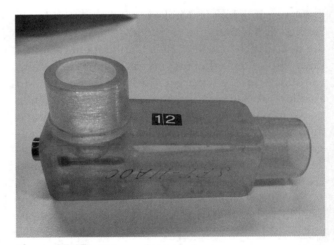

Figura 27.17 Sistema de Venturi.

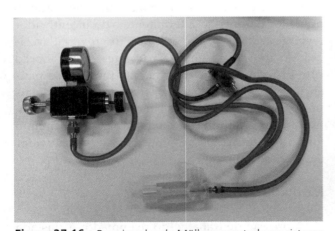

Figura 27.16 Reanimador de Müller conectado ao sistema de Venturi.

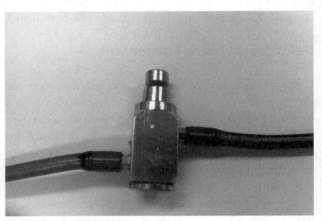

Figura 27.18 Válvula reguladora.

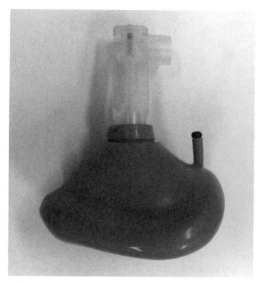

Figura 27.19 Sistema de Venturi conectado à máscara.

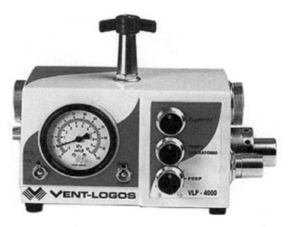

Figura 27.20 Vista frontal do VLP.

equipamento facilita uma melhor adaptação do paciente à máscara facial, ou seja, ao menor sinal de desconforto, agitação ou ansiedade a máscara pode ser removida e, depois de cessado esses sintomas, reiniciado os exercícios respiratórios. A sua válvula de segurança impede que uma pressão maior seja administrada, além de possibilitar um manejo sincrônico entre o fisioterapeuta e o paciente, respeitando o ciclo respiratório produzido pelo doente e adequando um perfeito ajuste da máscara.

VLP 4000®

O VLP 4000® é um equipamento que compõe a linha de ventiladores pneumáticos para ventilação pulmonar artificial, construído com tecnologia pneumática. É indicado para pacientes com insuficiência respiratória, em procedimentos intra-hospitalares (em UTI e pronto-socorros), em transporte extra-hospitalar (muitas vezes utilizado em ambulâncias ou helicópteros) e em exercícios respiratórios em que esteja indicada pressão positiva intermitente (Figura 27.20).

Descrição e funcionamento

O mecanismo automático básico do VLP 4000 é formado por células pneumáticas lógicas que, acopladas como transistores, compõem um circuito que em seu modo de funcionamento muito se assemelha aos circuitos eletrônicos. Além desse circuito automático, o aparelho possui ainda acessórios especiais para alguns modos de ventilação, como um mecanismo que serve de gatilho para o modo de ventilação assistida, em que o próprio paciente dispara o ciclo inspiratório. Possui também um sistema Venturi que tem como finalidade diluir o oxigênio da fonte de gás com ar atmosférico, válvulas para controle de fluxo e tempos de ciclagem e controle das pressões inspiratória máxima e final expiratória (PEEP).

Todos os módulos são construídos em plástico (poliacetal) com diafragmas de neoprene e algumas peças em latão. A caixa é construída em poliuretano expandido e as vias aéreas artificiais em PVC siliconizado.

Os ajustes de parâmetros ventilatórios do aparelho são feitos através dos botões encontrados no seu corpo (Figuras 27.21 a 27.24).

Por meio do botão de controle de fluxo do aparelho pode-se ajustar o tempo inspiratório, o qual pode ser de 0 a 90 L/min quando está selecionado o gerador de pressão. O gás liberado na via inspiratória é uma mistura de oxigênio e ar ambiente, proveniente do sistema Venturi. Quando é selecionado o gerador de fluxo, o gás liberado na via inspiratória é oxigênio a 100% (com fluxo máximo de 60 L/min).

O controle do tempo expiratório é feito através de um botão localizado na face frontal do aparelho que controla o tempo do final de uma inspiração até o início de uma nova fase inspiratória, definindo basicamente a frequência respiratória.

O botão da PEEP, localizado na face frontal do aparelho, controla o nível de pressão positiva final expiratória. Pode ser ajustado de 0 a 20 cmH$_2$O.

A chave seletora de oxigênio permite selecionar o gerador de pressão, que utiliza um sistema Venturi e serve para diluir o oxigênio da fonte com ar atmosfé-

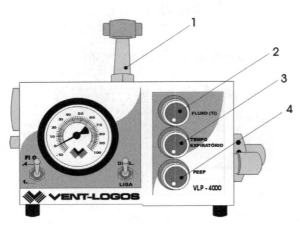

Figura 27.21 Vista frontal: (1) conector de fonte de gás; (2) controle de fluxo inspiratório; (3) controle de tempo inspiratório; (4) controle de nível de PEEP (Fonte: manual do aparelho VLP).

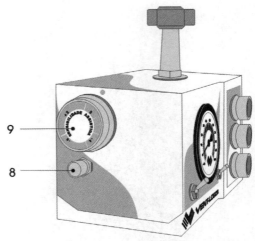

Figura 27.23 Vista lateral: (8) botão de inspiração manual; (9) controle de sensibilidade (Fonte: manual do aparelho VLP).

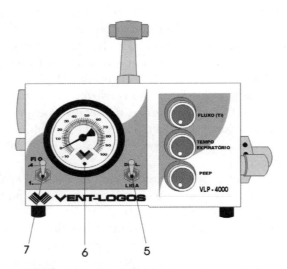

Figura 27.22 Vista frontal: (5) interruptor geral do aparelho; (6) manômetro analógico; (7) chave de concentração de oxigênio (Fonte: manual do aparelho VLP).

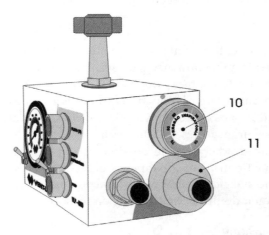

Figura 27.24 Vista lateral: (10) controle de pressão inspiratória; (11) válvula expiratória (Fonte: manual do aparelho VLP).

rico, gerando uma concentração final de 40% de O_2, quando o aparelho trabalha sem carga ajustante. Na outra posição, é selecionado o gerador de fluxo, que permite que apenas o gás da fonte chegue à via inspiratória. Quando o aparelho está conectado a uma fonte de oxigênio, a concentração do mesmo será de 100% nessa via.

A sensibilidade é controlada por meio de um botão localizado na face lateral direita do aparelho com uma escala de referência para ajuste, que tem como função definir o nível de pressão subatmosférica (negativa) a ser gerada pelo paciente para iniciar uma fase inspiratória.

A pressão inspiratória é ajustada por meio de um botão com uma escala de referência, localizado na face lateral esquerda do aparelho, que permite o ajuste do nível de pressão inspiratória em que o aparelho desliga a fase inspiratória e inicia uma fase expiratória. Deve ser ajustado observando-se a leitura do manômetro frontal do aparelho, permitindo variar a pressão de 10 a 70 cmH_2O (0,98 a 6,86 KPa).

Complicações da utilização da pressão positiva na terapia respiratória

Como a pressão positiva tem um grande número de adeptos devido aos seus resultados imediatos e duradouros, pode haver um descuido na monitoração dos pacientes bem como nos cuidados a serem tomados desde a escolha do paciente e técnica a ser utilizada bem como no manuseio dos materiais e também da avaliação após a terapia.

Citaremos algumas das complicações mais comuns listadas na literatura: barotrauma, lesões orofaciais como ressecamento de conjuntiva, conjuntivite irritativa, escaras em topo de nariz e face, aerofagia, cefaleia, aumento do trabalho respiratório, piora do quadro de insuficiência respiratória, além das mais temidas como as arritmias cardíacas e o infarto agudo do miocárdio.

CONSIDERAÇÕES FINAIS

A fisioterapia respiratória é frequentemente utilizada na prevenção e no tratamento de complicações pulmonares como atelectasias, pneumonias e acúmulo de secreções brônquicas, tanto em pacientes clínicos como em pacientes pós-cirúrgicos.

Existem alguns recursos fisioterapêuticos que atuam de forma preventiva e terapêutica naquelas situações e têm por objetivo aumentar os volumes e as capacidades pulmonares, diminuir o trabalho respiratório e restabelecer a expansão pulmonar. A terapêutica com pressão positiva é um recurso cada vez mais utilizado em nosso meio e atua de forma segura e específica na recuperação e manutenção da função pulmonar e mecânica respiratória em pacientes internados em unidades de terapia intensiva e unidades de internação quando é bem indicada e aplicada.

Muitas são as doenças beneficiadas pelas manobras de reexpansão pulmonar e pelos recursos de expansão pulmonar na fisioterapia respiratória.

Atualmente várias empresas nacionais e internacionais vêm investindo em materiais e aparelhos que corroborem as técnicas de expansão da fisioterapia.

Várias técnicas em fisioterapia respiratória são debatidas e contestadas por profissionais das diversas áreas da saúde e por fisioterapeutas respiratórios, principalmente devido aos cuidados com a mecânica pulmonar, as pressões aplicadas e com a gravidade das doenças a serem tratadas.

Apesar disso, poucas são as publicações encontradas e os fisioterapeutas necessitam de mais estudo e conhecimento sobre as técnicas bem como sobre os objetivos de cada aparelho para conseguirem melhora no quadro de seus pacientes.

Torna-se então necessário alertar os fisioterapeutas sobre a situação e difundir cada vez mais a importância da fisioterapia respiratória na área hospitalar, demonstrando seus benefícios e suas conquistas, já bastante respeitados pelas equipes de saúde.

BIBLIOGRAFIA RECOMENDADA

1. Feltrin MIZ, Parreira VF. Consenso de Lyon 1994-2000. Sobrafir, SP, 2001.

2. III Consenso Brasileiro de Ventilação Mecânica, Fisioterapia no paciente sob ventilação mecânica. J Bras Pneumol. 2007; 33 (supl 2), S142:S-150.

3. Arcêncio L, Souza MD, Bortolin BS, Martinez AC. Cuidados pré e pós-operatórios em cirurgia cardiotorácica: uma abordagem fisioterapêutica. Rev Bras Cir Cardiovasc. 2008;23(3):4000-410, 2008.

4. Kikuti BM, Utsunomia K, Colaneri RP, Carvalho CRR, Caruso P. Adaptação do Bird Mark 7 para oferta de pressão positiva contínua nas vias aéreas em ventilação não-invasiva: estudo em modelo mecânico. J Bras Pneumol. [online] 2008; 34(3):167-72.

5. Renault JA, Costa-Val R, Rossetti M. Fisioterapia respiratória na disfunção pulmonar pós-cirurgia cardíaca. Rev Bras Cir Cardiovasc. 2008;23(4):562-9.

6. Romanini W, Muller AP, Carvalho KAT, Olandoski M, Faria Neto JT, Mendes FL, et al. Os efeitos da pressão positiva intermitente e do incentivador respiratório no pós-operatório de revascularização miocárdica. Arq Bras Cardiol. 2007;89(2).

7. Laffont I, Bensmail D, Lortat-Jacob S, Falaize L, Hutin C, Le Bomin E, Ruquet M, Denys P, Lofaso F. Intermittent positive-pressure breathing effects in patients with high spinal cord injury. Arch Phys Med Rehabil. 2008;89(8):1575-9.

8. Guimarães FS, Menezes SLS, Oliveira JF. Terapia de expansão pulmonar. In: Sarmento GJV, Ribeiro DC, Shiguemoto TS. O ABC da fisioterapia respiratória. Barueri: Manole; 2009.

9. Marrara KT, Franco AM, Di Lorenzo VAP, Negrini F, Luzzi S. Efeitos fisiológicos da fisioterapia respiratória convencional associada à aplicação de BiPAP no pós--operatório de cirurgia cardíaca. Fisioterapia Brasil. 2006;7(1):12-7.

10. José A, et al. Bird Mark 7: avaliação e evolução clínica durante a sua utilização. Rev Bras Terap Intens. 2005; 17(2):94:7.

11. Kikuti BM, et al. Adaptação do Bird Mark 7 para a oferta de pressão positiva contínua nas vias aéreas em ventilação não invasiva: estudo em modelo mecânico. J Bras Pneumol. 2008;34(3):167:73.

12. Mehta S, Hill NS. Nonivasive ventilation. Am J Respir Crit Care Med. 2001:163(2):540:77.

13. Pelosi P, Chiumello D, Calvi E, Taccone P, Bottino N, Panigada M, Cadringher P, Gattinoni L. Effects of different continuos positive airway presssure devices and periodic hyperinflations on respiratory function. Crit Care Med. 2001;29(9): 1683:9.

14. Nappolis LM, Jeronimo LM, Baldini DV, Machado MP, de Souza VA, Caruso P. Availability and use of noninvasive ventilation in the intensive care units of public, private and teaching hospital in the greater metropolitan area of São Paulo, Brazil. J Bras Pneumol. 2006;32(1):29:34.

15. Pazzianoto-Forti EM, Nalet OMCC, Giglioli MO. A eficácia da aplicação de pressão positiva contínua nas vias aéreas (CPAP), com utilização do Bird Mark 7, em pacientes em pós-operatório de cirurgia de revascularização do miocárdio. Rev Bras Fisioter. 2002;6(1):31-5.

16. Fu C, Caruso P, Lucatto JJ, de Paula Schettino GP, de Souza R, Carvalho CR. Comparison of two flow generators with a noninvasive ventilator to deliver contínuos positive airway pressure: a test lung study. Intensive Care Med. 2005; 31(11):1587-91.

17. Weterdahle E, Lindmark B. Chest. Physioterapy after coronary artery bypass graft surgery – a comparison of the different deep breathing techniques. J Rehabil Med. 2001:33(2):79-84.

18. Müller AP, et al. Estudo comparative entre pressão positiva intermitente (reanimador de Müller) e contínua no pós-operatório de cirurgia de revascularização do miocárdio. Arquivos Brasileiros de Cardiologia 2006;86(3):232-9.

19. Romanini W, Muller AP, Carvalho KAT, Olandoski M, Faria-Neto JR, Mendes FL, et al. Os efeitos da pressão positiva intermitente e do incentivador respiratório no pós-operatório de revascularização do miocárdio. Arq Bras Cardiol. 2007;89(2):105-10.

20. Matthay MA, Wiener JP. Respiratory management after cardiac surgery. Chest. 1989;95(2):424-32.

21. Müller AP. Reanimador de Müller como recurso fisioterapêutico. Revista Fisioterapia em Movimento 1999;XIII(1):9-16.

22. Azeredo CAC. Fisioterapia respiratória no hospital geral. Barueri, SP: Manole; 2002.

23. Barnas GM, Gilbert T, Watson RJ. Respiratory mechanics in the open chest: effects of parietal pleural. Respir-Physiol. 1996;(104):63-70.

24. www.cedan.com.br/conteudo/produtos/Lamina_do_VLP-4000P.pdf

25. www.cedan.com.br/conteudo/produtos/Manual_VLP-4000P.pdf

SISTEMAS EPAP/PEP

EDUARDO MORENO
FERNANDA BATISTA FERREIRA

INTRODUÇÃO

A assistência ao paciente pneumopata requer do fisioterapeuta amplo conhecimento da fisiologia, da mecânica e da clínica do sistema cardiorrespiratório, assim como conhecimento acerca dos recursos terapêuticos disponíveis.

O sistema respiratório trabalha 24 horas por dia e tem como principal e vital função a promoção das trocas gasosas. Esse sistema necessita de um constante funcionamento e equilíbrio entre as três diferentes etapas que estão envolvidas no processo respiratório: ventilação, difusão e perfusão. As etapas serão explicadas a seguir.

- Ventilação: é a primeira etapa do ciclo respiratório e se resume na mecânica da passagem do ar pela via aérea superior (VAS) até a chegada aos bronquíolos e alvéolos.
- Difusão: é a etapa da troca gasosa do CO_2 pelo O_2 feita nos bronquíolos respiratórios e alvéolos, também chamados de "ácino" ou "área de troca gasosa".
- Perfusão: é caracterizada pela etapa em que o sangue passa pelo capilar pulmonar carreando o O_2.

Quando há uma falha no sistema respiratório em uma dessas três diferentes etapas, um quadro de insuficiência respiratória aguda (IRPA) pode se instalar. Entre as diversas causas que podem gerar a IRPA há as doenças neuromusculares, as alterações dos padrões restritivos e obstrutivos, assim como distúrbios difusivo, perfusivo e distributivo.

Para que o paciente com IRPA receba um tratamento adequado, o fisioterapeuta necessita ter amplo conhecimento clínico e saber quais os motivos que desencadearam a doença e suas repercussões; precisa ter em mente de que a clínica é "soberana" e que o trabalho multidisciplinar é essencial.

A escolha correta do recurso terapêutico mais indicado para cada situação é a chave para o sucesso do tratamento. Dessa forma, quando existe indicação do uso da pressão positiva, o profissional deve criteriosamente optar por um dos seguintes recursos: ventilação não invasiva com duplo nível pressórico nas vias aéreas (BiPAP), pressão positiva contínua nas vias aéreas (CPAP), respiração por pressão positiva intermitente (RPPI) ou expiração com pressão positiva nas vias aéreas (EPAP/PEP).

Os sistemas EPAP/PEP são aplicados no modo espontâneo de ventilação, geralmente para pacientes mais estáveis, pois a maioria dos equipamentos não oferece auxílio durante a inspiração, ficando a cargo do paciente a realização de todo o esforço inspiratório.

Os objetivos de destaque dos sistemas EPAP/PEP são a obtenção da melhora da expansão pulmonar, o aumento do gradiente transpulmonar e, ainda, o auxílio da mobilização de secreção brônquica sem a necessidade da utilização de sistemas complexos.

Apesar de pouco utilizados, EPAP e PEP são sistemas seguros e que apresentam como vantagem a utilização de recursos de avaliação e de terapia extremamente simples, econômicos e de eficácia comprovada.

Existem diversas formas de utilização dos sistemas EPAP/PEP. A seguir serão apresentadas as definições dos sistemas de EPAP e PEP, seus resistores, seus componentes, suas formas de utilização com os recursos complementares de mensuração da pressão e também suas indicações e contraindicações.

DEFINIÇÃO

Como dito anteriormente, os sistemas de EPAP e PEP têm como objetivo principal a expansão pulmonar através do incremento da ventilação colateral, que promoverá um maior recrutamento de segmentos anteriormente não ventilados ou hipoventilados, além da prevenção do colapso das vias aéreas durante a expiração; auxílio da mobilização da secreção brônquica e, ainda, o fortalecimento da musculatura respiratória.

A técnica de EPAP é realizada quando o paciente expira através de um resistor de PEEP (pressão positiva final nas vias aéreas – *positive end expiratory pressure*, em inglês), gerando pressões fixas preestabelecidas no sistema respiratório. A resistência oferecida pelo resistor é constante e não depende do fluxo expiratório do paciente.

A técnica de PEP (pressão positiva expiratória, *expiratory positive pressure*, em inglês) é realizada quando o paciente expira através de um resistor constituído de uma peça com "orifício resistor fixo", gerando pressões variadas no sistema respiratório. A resistência oferecida pelo resistor é variável e depende do fluxo expiratório do paciente.

As técnicas de EPAP e PEP são aplicadas através de aparelhos que apresentam resistores de diferentes mecânicas e respostas. Os resistores desses sistemas são classificados em linear no sistema EPAP e alinear no sistema PEP, sendo essa a principal diferença entre esses dois sistemas.

No resistor linear pressórico o sistema mantém uma resistência constante sem alterar a PEEP estipulada, independente do fluxo expirado pelo paciente (p. ex., válvula de PEEP *spring load* e selo d'água). No resistor alinear pressórico o sistema pode oferecer uma PEEP variável dependendo do fluxo expirado pelo paciente (p. ex., resistores por orifícios).

RESISTORES DO SISTEMA EPAP

Para o sistema EPAP serão apresentados os dois resistores mais utilizados: a válvula de PEEP e o selo d'água (resistores lineares de pressão). Para o resistor tipo selo d'água serão apresentadas duas formas de realização: a coluna d'água e o frasco de transferência.

Válvula PEEP

Trata-se de uma peça plástica contendo em seu interior molas *spring load* (resistores por sistemas de molas) que comprimem uma membrana gerando uma resistência na fase expiratória (Figura 27.1). O ajuste da resistência é feito por meio de um pino giratório com demarcações de 5, 10, 15 e 20 cmH$_2$O e que determinam a PEEP a ser aplicada. Quanto maior a tensão da mola maior será a PEEP gerada.

Por tratar-se de um componente mecânico com sistemas de extensões e distensões de molas que ainda promovem pressões sobre uma membrana, recomenda-se que seja verificada periodicamente a validação dos ajustes da PEEP através de um instrumento de medição conhecido como manômetro com escala em cmH$_2$O.

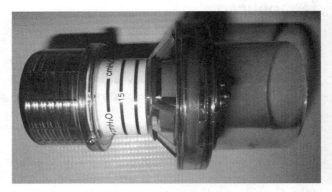

Figura 27.1 Válvula de PEEP ajustável.

Resistor linear tipo "selo d'água"

Esse tipo de resistor, também conhecido como resistor por coluna d'água, é composto de um reservatório de plástico ou vidro, tendo em seu exterior uma escala com medidas em centímetro (cm) que determinarão a altura da coluna d'água (H$_2$O) e, por conseguinte, a PEEP (cmH$_2$O) a ser aplicada. O funcionamento desse sistema de resistor é complementado com um tubo de 2,2 cm de diâmetro por 50 cm de comprimento, imerso na coluna d'água presente no interior do reservatório, pelo qual o paciente realizará o exercício (Figura 27.2).

Frasco de transferência

O frasco de transferência, também denominado reservatório comunicante, é composto de dois reservatórios de vidro ou plástico com sistema comuni-

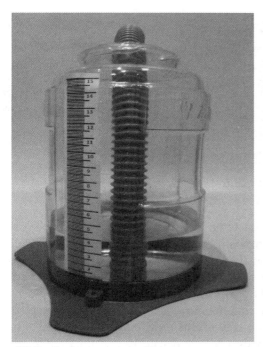

Figura 27.2 Resistor por selo d'água.

cante (Figura 27.3). O sistema de PEEP é gerado através de uma coluna d'água em um dos reservatórios e é realizado na fase expiratória através de um bocal. Nesse sistema o paciente tem o incentivo ao assistir a transferência de água de um reservatório para o outro. Quanto maior a coluna d'água aplicada maior será a resistência.

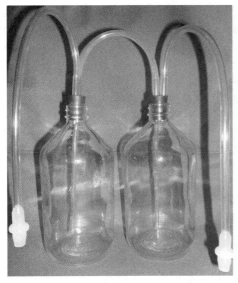

Figura 27.3 Resistor por selo d'água. Reservatórios comunicantes.

RESISTORES DO SISTEMA PEP

Para o sistema PEP será apresentado um único sistema resistor: o resistor por orifícios. Vale lembrar que o sistema PEP é composto por um resistor alinear pressórico e por isso pode oferecer uma PEEP variável, dependendo do fluxo expirado pelo paciente.

Resistor por orifícios

É composto por peças de plástico, tipo tampa de vidro de remédio, com orifícios de diâmetros de 7 mm, 6 mm, 5 mm, 4 mm, 3 mm e 2 mm. Cada orifício permitirá a geração de resistência diferente de PEP.

Em 2000, Azeredo relatou que a PEP é gerada quando o paciente respira através do resistor por orifício fixo, o que pode ocasionar pressões variadas de 10 a 20 cmH_2O. Relatou também que pressões de até 60 cmH_2O já foram mencionadas, sendo o resistor por orifício o que diferencia o sistema PEP. O mesmo autor relatou que o uso da mesma resistência na técnica de EPAP não produz os mesmos efeitos mecânicos e fisiológicos da PEP com orifício fixo e que estudos aprofundados são necessários para determinar como essas diferenças afetam o resultado clínico.

COMPONENTES DOS SISTEMAS EPAP e PEP

Anteriormente foram descritos os modelos de resistores do EPAP e PEP. Para a eficácia da sua utilização serão apresentados a seguir os demais componentes que formam os dois sistemas.

O sistema EPAP linear com "válvula de PEEP" é composto ainda de:

- máscara oronasal de coxim inflável que oferece melhor adaptação, vedação e conforto ao paciente;
- fixador flexível cefálico para sustentação da máscara na face do paciente;
- conector "T" com uma válvula unidirecional de baixa resistência em uma de suas extremidades, que se abre na fase inspiratória sem nenhuma ajuda externa; em outra extremidade é instalado o resistor;
- válvula de PEEP ajustável.

Caso o paciente apresente intolerância ao uso da máscara facial por quadro claustrofóbico ou quaisquer outros problemas, se aplica a técnica de utilização de um bocal acoplado a um dos lados da peça "T", tendo-se o cuidado de promover uma obstrução nasal pelo uso de *clamp* para que não ocorra despressurização do sistema.

Os procedimentos para o uso do sistema EPAP linear com selo d'água de um único reservatório são semelhantes aos procedimentos apresentados para o uso da válvula de PEEP, porém o resistor é substituído pelo reservatório com água:

- máscara oronasal de coxim inflável que oferece melhor adaptação, vedação e conforto ao paciente;
- fixador flexível cefálico para sustentação da máscara na face do paciente;
- conector "T" comum a válvula unidirecional de baixa resistência em uma de suas extremidades, que se abre na fase inspiratória sem nenhuma ajuda externa; em outra extremidade é instalado o resistor;
- traqueia corrugada de 2,2 cm de diâmetro com 50 cm de comprimento;
- reservatório de plástico ou de vidro graduado externamente em centímetros para receber uma coluna d'água (Figura 27.4).

O sistema EPAP linear com "selo d' água com dois reservatórios comunicantes" (Figura 27.5) é composto de duas garrafas de vidro ou plástica interligadas entre si por um tubo de PVC com cada ponta distanciando em aproximadamente 1 cm do fundo de cada garrafa; dois tubos de PVC tendo cada bocal em suas extremidades. Essas garrafas devem possuir cada tampa com dois orifícios precisos para a passagem dos tubos comunicantes e os de contato com o paciente através de bocal para o exercício respiratório e que ainda mantenham o sistema sem vazamentos.

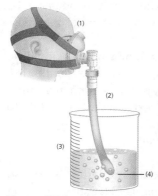

Figura 27.4 Montagem do sistema de selo d'água.

1. Máscara oronasal com conector "T"
2. Traqueia (tubo) corrugada
3. Reservatório graduado em "cm" com água
4. A profundidade da traqueia (coluna d'água) na escala de cm é que irá determinar a PEEP (cmH$_2$O).

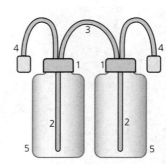

Figura 27.5 Descrição dos componentes.

1. Tampas plásticas com orifícios
2. Tubos de PVC rígido no interior das garrafas
3. Tubo de PVC flexível de comunicação entre as garrafas
4. Tubos de PVC flexível com bocais
5. Garrafas de vidro ou plástico de ½ ou 1 L

O sistema PEP alinear com "resistor por orifício" é composto de um conector "T" com válvula unidirecional; bocal; *clamp* nasal e jogo de seis resistores com orifícios de diâmetros variando de 2 a 7 mm. Além disso, nesse sistema também pode ser adaptada uma máscara facial em substituição ao bocal.

São conhecidas duas marcas: a PFLEX®, que possui o jogo de seis resistores independentes, os quais são aplicados de acordo com a resistência que se quer obter no fluxo expiratório. Pode-se adaptar em sua peça "T" uma conexão para a linha de pressão do manovacuômetro que permite a mensuração da pressão servindo de incentivo ao paciente na manutenção de fluxo laminar e tendo como resultado uma PEP constante. O que garante ao fisioterapeuta uma melhor assistência da técnica aplicada

E a segunda marca conhecida é a Therapep® (Figura 27.6) que também possui seis resistores acoplados a peça "T" sendo o seu ajuste feito através da rotação de um anel em escalas demarcadas e ainda possui um monitor de pressão que permite um *feedback* para o paciente visualizar e sustentar a pressão indicada pelo fisioterapeuta na fase expiratória.

Os sistemas EPAP/PEP são compostos ainda de um resistor; conector "T" com válvula unidirecional o que permite o acesso do fluxo em uma única direção; uma máscara oronasal de coxim inflável o que permite melhor pressurização; um fixador cefálico ou, ainda, composto de bocal e *clamp* de obstrução nasal.

Técnicas de aplicação, indicações e contraindicações

Sistema EPAP com válvula spring load

A técnica de aplicação do EPAP, de acordo com o III Consenso Brasileiro de Ventilação Mecânica,

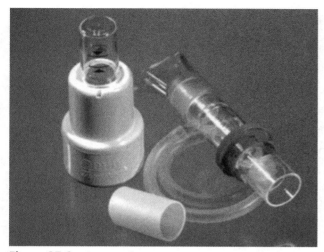

Figura 27.6 Therapep®.

tem Grau de evidência "B" na classificação do GOLD (*Global Initiative for Chronic Obstrutive Lung Diseases*).

Ela é realizada através de um sistema de resistência do fluxo expiratório composto por um resistor linear pressórico (não gravitacional) de fluxo independente, oferecido por uma válvula com molas tipo *spring loaded*. Essa técnica foi descrita pela primeira vez na Dinamarca, na década de 1970, com a denominação PEP-MASK.

A aplicabilidade do sistema EPAP com máscara facial se faz através da acomodação da interface a face do paciente cobrindo-se o nariz e a boca e não permitindo extravasamento de ar pelas bordas, haja vista que essa técnica é um sistema pressurizado que permite somente escapes de ar pela válvula de PEEP (*spring loaded*) com graduação de 5 a 20 cmH$_2$O onde se promove uma resistência na expiração espontânea independente do fluxo do paciente.

Orienta-se o paciente a ficar sentado confortavelmente ou recostado em um ângulo de 30°, para que faça uma inspiração lenta e sem resistência quando a válvula unidirecional do sistema se abrir. Em seguida, o paciente é orientado para que faça uma expiração normal e sem esforço final quando se estabelece o aumento e manutenção da capacidade residual funcional (CRF).

A técnica de EPAP é utilizada principalmente para facilitar a desobstrução brônquica com a ventilação de áreas hipoventiladas por ventilação colateral, prevenir o colapso das vias aéreas no final da expiração pela resistência e promover o recrutamento alveolar. A base fisiológica da terapêutica consiste no aumento da pressão transpulmonar que ocorre junto ao aumento da pressão alveolar e ao prolongamento da permanência do ar dentro dos pulmões gerado pela PEEP, diminuindo o *shunt* promovido pelo colapso pulmonar e otimizando a hematose e melhorando a complacência pulmonar.

Alguns estudos comprovam a eficácia da utilização de EPAP em pós-operatório de cirurgia de andar superior de abdome como profilaxia de atelectasias.

Porém, quando o paciente resiste à técnica com a máscara oronasal, por apresentar ansiedade ou claustrofobia o que pode desencadear aumento do trabalho respiratório e da frequência respiratória; dificuldade ventilatória, hipercapnia; presença de autoPEEP; respiração paradoxal e comprometimento hemodinâmico, a terapia torna-se inviabilizada e nesse caso aplica-se a técnica com bocal e *clamp* nasal mantendo-se a postura do paciente descrita anteriormente.

É fundamental que o fisioterapeuta tenha um amplo conhecimento técnico associado a um olhar clínico aguçado para adequadamente indicar o recurso correto de pressão positiva e as interfaces a serem utilizadas, podendo assim gerar maior conforto respiratório, evitando, no momento certo, que o paciente apresente sobrecarga e piora da função respiratória.

A literatura recomenda, para se evitar fadiga da musculatura respiratória, um tempo de uso diário de 15 minutos divididos em três eventos de 5 minutos cada com evolução gradual e lenta de nível pressórico iniciado em 5 cmH$_2$O mantendo-se uma frequência respiratória durante a terapia na relação de 1:3 ou 1:4, de acordo com a necessidade e a tolerância do paciente.

Segundo o Consenso de Lyon, esta técnica deve ser empregada em pneumopatia hipersecretiva com a atenção para as classificações das indicações e contraindicações que podem ser vistas na Tabela 27.1.

Sistema EPAP em selo d'água com um reservatório

Esse é um sistema de montagem fácil, prática e de baixo custo.

A sua aplicabilidade obedece aos mesmos critérios e objetivos do descrito no "sistema de EPAP com válvula *spring load*" e nesse sistema o resistor é aplicado pelo "selo d'água" através de uma traqueia submersa no reservatório (Figura 27.4).

Na técnica de EPAP em selo d'água os gases expirados são liberados dentro da coluna d'água pela submersão do circuito. A profundidade (cm)

Tabela 27.1 Indicações e contraindicações das técnicas de EPAP segundo o Consenso de Lyon

Indicações	Contraindicações
Desobstrução brônquica	Sinusite aguda e otite média
Otimização do uso de broncodilatadores	Náuseas
Redução de autoPEEP na DPOC	Cirurgias de esôfago
Prevenção ou tratamento de atelectasias	Pneumotórax não tratado
Realização de exercícios respiratórios	Hemoptise e epistaxe
Redistribuição do líquido extravascular	Pressão intracraniana elevada (> 20 mmHg)
	Aumento do trabalho respiratório (DPOC, asma descompensada)

determina o nível da PEEP (cmH$_2$O) que se deseja aplicar ao paciente. Esta técnica também pode ser realizada com máscara oronasal (Figura 27.7) e com bocal tendo-se ainda a acoplagem do conector "T" com válvula unidirecional em ambas as técnicas.

Destacamos que esse é um sistema até hoje utilizado para gerar PEEP por ser bastante prático e econômico, pois utiliza componentes de baixo custo.

Deve-se ter o cuidado de não utilizar o mesmo sistema para pacientes diferentes, devendo ser de uso individual e o material descartado após o uso para evitar contaminações.

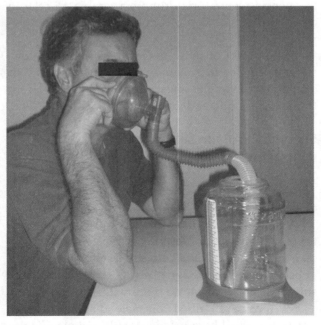

Figura 27.7 Técnica de EPAP com selo d'água e máscara oronasal.

Sistema EPAP em selo d'água com dois reservatórios

Esse sistema promove PEEP pela transferência de líquido entre as garrafas e a resistência é oferecida pela coluna de água a ser transferida, o que permite ainda um incentivo ao paciente pelo sistema visual da passagem de água (Figura 27.5).

Nesse sistema pode-se utilizar líquido colorido (usar coloração de refresco em pó diluído na água) em apenas uma das garrafas com uma coluna inicial de 3 a 5 cm para avaliar a melhor resposta da terapia, em seguida o paciente é acomodado confortavelmente sentado à beira de uma mesa com os cotovelos apoiados sobre ela e incentivado, com o bocal na boca, a inspirar lentamente pelo nariz e em seguida expirar até que a coluna de água seja transferida totalmente para a garrafa vazia e promova borbulhas de ar.

Observe que nesta técnica o nariz fica livre para permitir inspirações normais ou inspirações direcionadas pelo fisioterapeuta.

Em 2000, Azeredo relatou que nas décadas de 1950 e 1960 esse sistema esteve em destaque com a finalidade de promover retardo expiratório e que Colgan et al. estudaram os efeitos da manobra de Valsalva, do frasco de transferência e da respiração sustentada máxima tendo como resultado um aumento significativo da capacidade residual funcional e que o *shunt* teve um delicado decréscimo. Concluem que a eficácia dos frascos de transferência depende de uma inspiração inicial profunda e sustentada, com uma prolongada e gradual transferência de água de uma garrafa para a outra, e que uma única respiração sustentada máxima oferece o mesmo gradiente transpulmonar favorável.

Azeredo ainda dizia: "os frascos de transferência podem ser mais uma valiosa técnica de cuidados respiratórios dirigida para a expansão e pode promover benefícios reais quando aplicada ao paciente correto e com instruções precisas."

Em 1995, Luce et al. relataram o sistema de *feedback* positivo somente na expiração enquanto era feita uma inspiração profunda em preparação a transferência do líquido. Afirmaram ainda que essas manobras podem ser feitas com respirações pequenas e frequentes e o fluido pode até ser movimentado por meio de manobra de Valsalva, em lugar de uma respiração profunda. Porém alertam que o aumento do fechamento alveolar e das vias aéreas é possível se a expiração sempre começar na CFR e que podem ocorrer reduções temporárias do débito cardíaco, particularmente em paciente hipovolêmicos caso seja mantida a pressão intratorácica positiva.

Observamos ainda, com a prática do uso, que esse sistema promove importante trabalho da musculatura expiratória e portanto deve ser usado com muita atenção e cautela em pacientes com doenças neuromuscular ou que não tolerem esforços.

Além disso, esse sistema de transferência de líquido é econômico e pode ser utilizado, com critério, em diversas terapias, podendo ser bastante útil como recurso terapêutico lúdico para crianças.

Sistema PEP com resistores de orifícios

Consiste de resistores de orifícios graduados com diâmetros de 7 mm, 6 mm, 5 mm, 4 mm, 3 mm e 2 mm, uma peça T com válvula unidirecional tendo conexão como opção para aporte de O_2, bocal e clipe nasal. Essa técnica foi preconizada por Cuellos et al.

A pressão expiratória positiva (PEP) também pode ser realizada através de máscara em substituição ao bocal de acordo com aplicabilidade.

Determinando-se o resistor para a terapia e ainda o tipo da interface (máscara ou bocal) o paciente é posicionado à beira de uma mesa com os cotovelos apoiados sobre ela ou ainda recostado em um ângulo de 30°. Em seguida é orientado a inspirar lentamente, realizar uma pausa e em seguida expirar também lentamente e em ritmo constante para se obter uma PEP também constante.

No auxílio dessa técnica de "ritmo constante", o manovacuômetro adaptado à técnica de PEP no PFLEX® tem função de promover o incentivo ao paciente para manter um fluxo laminar expiratório e estabelecer uma graduação de resistência em cmH_2O aplicada.

No Therapep® a técnica é a mesma do PFLEX®, com a diferença de não se conseguir estabelecer uma graduação da resistência em cmH_2O através do seu monitor de pressão, mas somente na manutenção do fluxo laminar expiratório (Figura 27.8).

A PEP é mais uma opção não farmacológica para o tratamento de infiltrados pulmonares e para a higiene brônquica, podendo ser associada a outras técnicas de desobstrução da fisioterapia respiratória. Além disso, ela pode ser autoadministrada, proporcionando uma melhor adesão ao tratamento. Outros benefícios para a função pulmonar conseguidos com seu uso são:

- incrementar a PaO_2;
- incrementar a SAO_2;
- diminuir o aprisionamento de ar;
- aumentar o fluxo expiratório;
- incrementar a ventilação colateral;
- aumentar a pressão intrabrônquica.

CONSIDERAÇÕES FINAIS

Muitos mestres da fisioterapia respiratória têm nos brindado com excelentes trabalhos e publicações, que são a base de um trabalho com segurança no auxílio ao paciente pneumopata. Porém, ainda não é o suficiente e cada um de nós é responsável pela utilização consciente e criteriosa dos recursos existentes e também pelo desenvolvimento com sapiência de outros recursos, divulgando-os por meio de mais trabalhos científicos.

Temos que ter ainda a preocupação em oferecer à população com pouco acesso às tecnologias industrializadas recursos seguros, econômicos e de fácil utilização, como alguns que foram apresentados neste capítulo.

EPAP e PEP são consideradas técnicas convencionais de expansão e reexpansão alveolares, fortalecimento da musculatura respiratória, coadjuvantes na mobilização de secreção brônquica, com custo operacional bem acessível.

A seleção da técnica de EPAP/PEP mais apropriada elegida pelo fisioterapeuta requer que o paciente esteja consciente, conheça a forma do tratamento a que será submetido e se possível participe da escolha da técnica e se sinta motivado e colaborativo para a boa resposta do tratamento.

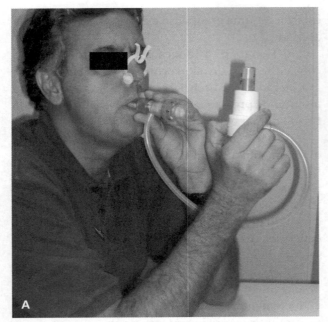 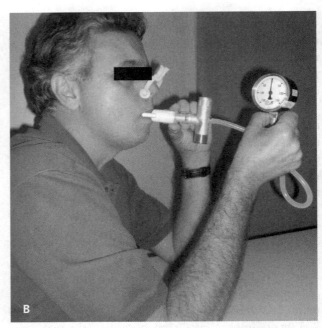

Figura 27.8 Sistema PEP com resistores de orifícios, bocal e *clamp* nasal. (**A**) Therapep®; (**B**) PFLEX® com manovacuômetro.

É importante que o fisioterapeuta mantenha uma vigilância constante na resposta do tratamento aplicado, tendo a consciência da importância da monitorização e avaliação constante e, se necessário, que modifique ou suspenda a técnica buscando sempre recursos mais apropriados.

Para finalizar, alerta-se para a importante questão do aspecto de biossegurança na utilização dos recursos e equipamentos em fisioterapia respiratória. Todos os procedimentos, incluindo a utilização de equipamentos, devem ser realizados de acordo com as normas dos órgãos governamentais, de cada fabricante, e ainda, de acordo com a orientação da equipe responsável de cada hospital ou clínica.

BIBLIOGRAFIA RECOMENDADA

1. Azeredo AEV, Moreno CBC, Slutzky LC, Nardeli L, Albuquerque RAMA, Pinho MBP. Manual prático de fisioterapia respiratória. Rio de Janeiro: Lidador; 2000.
2. Rodrigues-Machado MG, Lacorte AM, Corrêa AR, Pertence AEM, Andrade AD, Alexandre BL, et al. Bases da fisioterapia respiratória: terapia intensiva. Rio de Janeiro: Guanabara Koogan; 2008.
3. Levitzky MG. Fisiologia pulmonar. Tradução de Marcos Ikeda. 6ª ed. Barueri: Manole; 2004.
4. West JB. Fisiologia pulmonar moderna. Tradução de Nelson Gomes de Oliveira. 4ª ed. São Paulo: Manole; 1996.
5. Luce JM, Person DJ, Taylor ML. Tratamento respiratório intensivo. Tradução de Vilma Ribeiro de Souza Varga. 2ª ed. Rio de Janeiro: Revinter; 1995.
6. Knobel E, Barbas CSV, Scapinella-Bueno MA, Rodrigues Junior M. Terapia intensiva: pneumologia e fisioterapia respiratória. São Paulo: Atheneu; 2004.
7. Consenso Chileno de Ventilação Não Invasiva – Chil Enf Respir. 2008; 24:251-61. – XIII Equipamiento em ventilación no invasiva – Orlando Dias P.
8. Santos F. Fisioterapia – CTI – Adulto. Boletim Científico. Hospital Samaritano São Paulo 2005; (10).
9. III Consenso Brasileiro de Ventilação Mecânica. Ventilação mecânica não invasiva com pressão positiva. Schettino GPP, Reis MAS, Galas F, Park M, Franca S, Okamoto V. J Bras Pneumol. 2007; 33(Supl 2):S92-S105.
10. Mackenzie CF, Ciesla N, Ilme PC, Klemic N. Fisioterapia respiratória em UTI. São Paulo: Panamericana; 1988.
11. Christensen FP, Nedegaard T. Dagl D. Long-term treatment of chronic bronchitis with positive expiratory pressure mask and chest physiotherapy. Chest. 1990: 97:645-50.
12. Van Der Schans CP, Jong W, Vries G, Kaan WA, Posta DS. Effects of positive expiratory pressure breathing during exercise in patients with COPD. Chest. 1994; 105:782-89.
13. McCool FD, Mark J, Rosen MJ. Nonpharmacologic airway clearance therapies – ACCP evidence based clinical practice guidelines. Chest. 2006;129:250S-259
14. Costa D. Fisioterapia respiratória básica. Rio de Janeiro: Atheneu; 1999.
15. Azeredo CAC. Fisioterapia respiratória no hospital geral. São Paulo: Manole; 2000.

EZPAP

CARLA OLIVEIRA PIERIN

INTRODUÇÃO

A técnica com PEP foi criada na Dinamarca, onde substituiu, em grande parte, a drenagem postural associada à percussão e à vibração. A terapia com PEP envolve a expiração contra uma resistência ao fluxo variável, o que auxilia na mobilização das secreções nas vias aéreas maiores, por meio do preenchimento dos segmentos hipoventilados, da ventilação colateral e da prevenção do colapso das vias aéreas durante a expiração. Como adjuvante da depuração das vias aéreas, esse método não é utilizado isoladamente, mas sempre em combinação com a tosse dirigida ou outro método de expurgo.

O EzPAP (Figura 27.1) é um dispositivo que gera PEP. É usado para a expansão pulmonar, por meio do aumento da capacidade residual funcional (CRF), contribuindo, assim, para a prevenção e reversão de atelectasias.

FUNCIONAMENTO DO EZPAP

O EzPAP é um sistema de PEP que pode ser utilizado com um nebulizador. Consiste em um dispositivo que provê pressão positiva contínua durante a respiração, usando o fluxo proveniente de um fluxômetro de oxigênio. Trata-se de um amplificador de ar que usa um efeito Coanda (Figura 27.2).

A terapia com EzPAP oferece bons resultados na prevenção ou reversão da atelectasia pós-operatória e também é utilizado para auxiliar na mobilização das secreções das vias aéreas. Uma manobra da técnica de expiração forçada subsequente permite que o paciente gere o fluxo necessário para expelir o muco das vias aéreas bloqueadas.

O EzPAP entrega uma pressão positiva durante o ciclo respiratório. No momento em que a pressão cai, ela não atinge níveis abaixo de zero. A pressão no sistema diminui durante a inalação, mas ainda é positiva e ajuda a manter o efeito de "tala pneumática" e a abrir as vias aéreas, revertendo o colapso das mesmas. Durante a exalação, a pressão positiva provê PEP terapia para favorecer a "tala pneumática" nas vias aéreas (Figura 27.3).

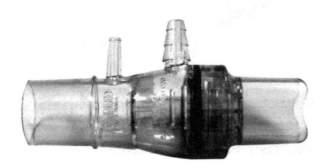

Figura 27.1 Dispositivo EzPAP.

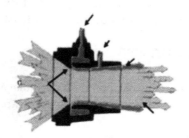

Figura 27.2 Efeito Coanda.

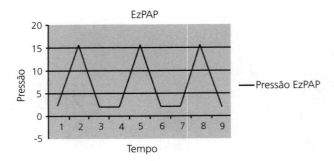

Figura 27.3 Pressão EzPAP.

Muitos hospitais usam até hoje a respiração por pressão positiva intermitente (IPPB) (Figura 27.4) para tratar e reverter atelectasias. Porém, acredita-se que o EzPAP seja uma alternativa superior para pacientes neste estado.

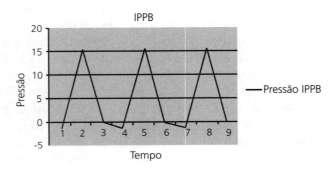

Figura 27.4 Pressão IPPB.

Os dispositivos para IPPB são disparados pelo paciente. O gás é entregue quando a máquina "percebe" um esforço realizado por ele, ou uma pressão negativa de uma fase inspiratória da respiração. Uma respiração por pressão positiva é, então, devolvida pelo paciente. Se a IPPB é usada para tratar atelectasias, o médico e o fisioterapeuta devem titular a pressão para alcançar o volume corrente. Quando uma certa pressão pré-fixada é alcançada, a máquina cicla e a pressão retorna a zero. A IPPB não entrega uma pressão positiva durante a exalação.

RESUMO DA IPPB

- Pressão negativa no início da inalação;
- A máquina dispara uma respiração por pressão positiva;
- A IPPB não oferece uma pressão positiva expiratória;
- A IPPB é cara e sua utilização é complicada.

RESUMO DO EZPAP

- A pressão é positiva durante a inspiração, a pausa inspiratória e a exalação;
- O EzPAP é barato e fácil de usar.

ESTRATÉGIA DE USO

A frequência no uso do EzPAP varia de duas a quatro vezes ao dia, e é determinada pela avaliação da resposta do paciente à terapia. Durante exacerbações da patologia, deve-se diminuir os intervalos da terapia ao invés de se estender a duração das sessões. A aerossolterapia pode ser adicionada a uma sessão de EzPAP, utilizando-se um nebulizador de mão in-line ou um inalador com dosímetro fixado à válvula de entrada (Figura 27.5). Em pacientes pouco colaborativos, pode-se usar uma máscara facial acoplada ao EzPAP (Figura 27.6).

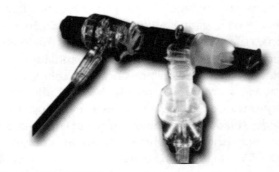

Figura 27.5 EzPAP com nebulizador.

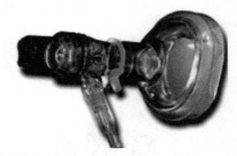

Figura 27.6 EzPAP com máscara facial.

PROPÓSITO DO USO/INDICAÇÕES

O EzPAP é utilizado para expandir o pulmão através do aumento da CRF. Com o aumento da

CRF, contribui-se para a prevenção e a reversão de atelectasias.

PROCEDIMENTO DO USO

As sugestões e instruções para uso estão incluídas na Figura 27.7.

INSTRUÇÕES OPERACIONAIS

1. Reúna as peças necessárias de acordo com o esquema fornecido junto com o equipamento.
2. Conecte uma extremidade do tubo que acompanha a peça ao fluxômetro de ar comprimido ou de oxigênio, ajustando de 0 a 15 Lpm, e conecte a outra extremidade na porta de gás do EzPAP.
3. Conecte uma extremidade de um outro tubo na porta de pressão e a outra extremidade no manômetro de pressão, para melhor avaliação das pressões. Se a monitoração da pressão não está sendo feita, mantenha sua porta fechada.
4. Coloque a peça bucal ou máscara no EzPAP.
5. Instrua o paciente para que relaxe enquanto estiver executando a respiração.
6. Ajuste o fluxo inicial para 5 Lpm no fluxômetro de parede.
7. Coloque a peça apropriada na boca do paciente e instrua-o a respirar normalmente contra a pressão proveniente da peça. Se estiver usando máscara, aplique-a firmemente, mas de forma que fique confortável sobre a boca e nariz.
8. Enquanto estiver monitorando a pressão nas vias aéreas, ajuste o fluxômetro para que funcione de forma lenta até alcançar o valor desejado de pressão positiva expiratória (10 a 20 cmH$_2$O).
9. Ao inalar e expirar lentamente, o paciente irá manter a pressão adequada durante o ciclo respiratório.
10. Mantenha a respiração com o EzPAP para alcançar as metas clínicas. Diversas repetições podem ser necessárias para assegurar que as necessidades dos pacientes sejam atendidas.
11. Documentar pressão, fluxo, tolerância e qualquer evento significante.

CONTRAINDICAÇÕES

Não existem relatos de contraindicações absolutas, mas o uso de EzPAP tem apresentado algumas:

- inabilidade para tolerar aumento do trabalho respiratório;
- pressão intracraniana > 20 mmHg;
- cirurgia ou trauma recente facial, oral ou na cabeça;
- cirurgia de esôfago;
- pneumotórax não tratado;
- conhecimento ou suspeita de ruptura de tímpano ou outras patologias da orelha média;
- instabilidade hemodinâmica;
- sinusite aguda;
- epistaxe;

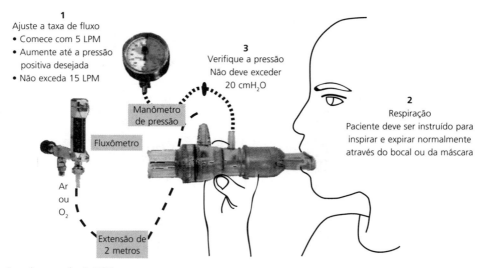

Figura 27.7 Instruções do uso do EzPAP.

- hemoptise ativa;
- náusea;
- bolhas de enfisema;
- enfisema
- também é contraindicado para crianças menores de três anos, por não compreenderem a terapia.

Reações adversas podem ser incluídas, mas não são limitadas ao EzPAP:

- aumento do trabalho respiratório que pode levar à hipoventilação e hipercapnia;
- aumento da pressão craniana;
- comprometimento cardiovascular;
- diminuição do retorno venoso;
- aerofagia com aumento da probabilidade de vômito e aspiração;
- barotrauma.

ADVERTÊNCIAS

- Se estiver ligado à rede de oxigênio, não exceder a prescrição clínica de oxigênio do fluxo respiratório;
- Não ocluir a saída de ar ambiente;
- Não exceder 15 Lpm de gás ou 60 psi de gás comprimido.

RESUMO

A pressão atingida com o EzPAP é de grande utilidade na terapia de reexpansão pulmonar. O dispositivo é facilmente controlado por meio do fluxômetro. Alguns ajustes de fluxo podem ser feitos para manter a pressão de acordo como o desejado. O EzPAP pode ser utilizado em conjunto com um nebulizador. Uma vez que é um dispositivo que provê pressão positiva contínua nas vias aéreas, ele deve ser mais eficaz que a PEP terapia na reversão de atelectasias e no aumento da oxigenação.

REFERÊNCIAS BIBLIOGRÁFICAS

1. American Association for Respiratory Care: Clinical practice guideline: Incentive spirometry. Resp Care. 1991; 36.
2. American Association for Respiratory Care. The pros and cons of IPPB: AARC provides an assessment on its effectiveness. AARC Times. 1986; 10.
3. American Association for Respiratory Care. Clinical practice guideline: use of positive airway pressure adjuncts to bronchial hygiene therapy. Resp Care. 1993; 38.
4. Hall JC et al. Prevention of respiratory complications after abdominal surgery: A randomized clinical trial. BMJ. 1996; 312:148-52.
5. Woodring JH, Reed JC. Types and mechanisms of pulmonary atelectasis. J Thoracic Imaging. 1996;11: 92-108.

28

TÉCNICAS DE INSUFLAÇÃO PULMONAR: *AIR STACKING* E RESPIRAÇÃO GLOSSOFARÍNGEA

LIZETE YUMI NAKANO

INTRODUÇÃO

A fraqueza dos músculos respiratórios e, em alguns casos, bulbares, está presente em diversas patologias e situações na prática clínica. Os problemas respiratórios relacionam-se à restrição pulmonar causada pela fraqueza dos músculos diafragma, intercostais e acessórios. Nas doenças neuromusculares, o comprometimento da função respiratória é um sinal precoce da progressão da doença. Consequentemente, decorre da insuficiência ventilatória, que, quando associada às infecções pulmonares e atelectasias, constitui a causa mais frequente de morbidade e mortalidade.

A respiração normal consiste na variação de volume corrente com inspirações profundas intermitentes e suspiros, os quais são necessários para evitar o colapso das unidades alveolares. Os músculos inspiratórios em pacientes restritivos mais graves, principalmente o diafragma e o intercostal, não possuem a força necessária para uma inspiração profunda e uma ventilação adequada dos pulmões, com tendência à retenção de gás carbônico (hipercapnia). A redução da complacência pulmonar e da caixa torácica está relacionada a alterações nas propriedades elásticas dos tecidos pulmonares com diminuição dos volumes e das capacidades.

A tosse é um dos mais importantes mecanismos de defesa do organismo, de mobilização e eliminação de secreções brônquicas. Inicia-se com uma inspiração máxima 85 a 90% da capacidade total dos pulmões e em seguida há o fechamento da glote e ativação dos músculos expiratórios. A fase de contração tem duração de apenas 0,2 segundo; no entanto, pressões intratorácicas elevadas são atingidas. Na fase final (expiratória) a glote é aberta subitamente e ocorre uma expiração forçada máxima. Em casos de redução da força dos músculos inspiratórios e expiratórios há incapacidade de criar um fluxo suficiente para expulsar as secreções retidas nas vias aéreas, resultando em hipoventilação e hipoxemia (Figura 28.1).

A redução da complacência da parede torácica em casos de fraqueza muscular respiratória reflete diretamente no movimento da caixa torácica, tanto na inspiração quanto na expiração, o que prejudica o mecanismo da tosse. O tórax não se encontra insuflado completamente no início da fase expiratória e, dessa forma, os músculos expiratórios não estão alongados no ponto máximo de vantagem mecânica para potencializar a contração.

Os pulmões, quando não conseguem se expandir totalmente, não apresentam recolhimento elástico eficiente na expiração. Além disso, as vias aéreas apresentam dilatação menor que a esperada (i. e., a área de secção transversal é diminuída), aumentando a resistência durante a expiração com limitação dos fluxos.

Deformidades da coluna e da parede torácica, assim como a insuficiência respiratória, podem estar presentes até mesmo ao nascimento em pacientes com doenças neuromusculares. Estudos com pacientes com distrofia muscular de Duchenne relatam que um aumento de 10% no ângulo da escoliose representa uma redução de 4% na capacidade vital, que é definida como a máxima quantidade de ar que pode ser exalada após uma inspiração profunda.

As escolioses prejudicam o padrão respiratório, levando a quadro de desconforto. Os músculos inspiratórios e expiratórios permanecem em desvan-

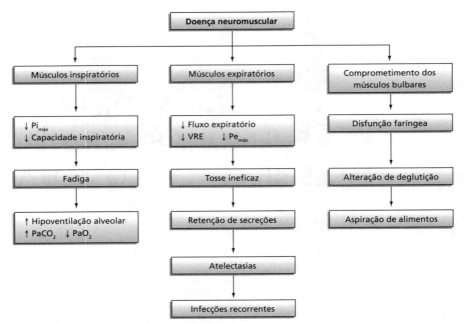

Figura 28.1 Repercussões fisiológicas e clínicas da fraqueza dos músculos inspiratórios, expiratórios e bulbares. $Pi_{máx}$: pressão inspiratória máxima; $PaCO_2$: pressão arterial de gás carbônico; PaO_2: pressão arterial de oxigênio; VRE: volume reserva expiratório; $Pe_{máx}$: pressão expiratória máxima.

tagem mecânica, piorando a complacência da caixa torácica e reduzindo os fluxos por conta da distorção das vias aéreas. Ao menos que se utilize a ventilação não invasiva, as crianças adquirem padrão paradoxal, o qual resulta em *pectus excavatum* e subdesenvolvimento dos pulmões e da caixa torácica.

Com a queda da capacidade vital, a inspiração espontânea máxima do paciente é capaz de expandir somente uma pequena parte dos pulmões. Por exemplo, pacientes com distrofia muscular de Duchenne reduzem a capacidade vital até aproximadamente 10% do valor previsto aos 20 anos de idade e pacientes com amiotrofia espinhal do tipo I não ultrapassam 250 mL (menos que 10% do previsto aos 10 anos).

O uso de inspirômetros de incentivo e de exercícios respiratórios com inspirações profundas por pacientes com fraqueza muscular respiratória promove uma expansão submáxima, a qual não excede uma pequena porcentagem da capacidade vital prevista. Estudos de revisão que avaliaram o efeito de exercícios resistidos inspiratórios em pacientes com doenças neuromusculares não resultaram em alterações na capacidade vital, nos volumes pulmonares e nas pressões inspiratórias e expiratórias máximas. Portanto, torna-se necessário utilizar técnicas que ofereçam quantidades de ar adicionais para garantir um aumento no volume pulmonar próximo de valores normais da capacidade inspiratória.

As manobras de *air stacking* (empilhamento de ar) consistem na oferta de volumes de ar mantidos por meio do fechamento da glote e visam atingir a capacidade máxima de insuflação dos pulmões. Assim como ocorre nas articulações dos membros e demais tecidos moles, os pulmões e a caixa torácica necessitam de mobilização regular para manter a amplitude de movimento, prevenindo contraturas, encurtamentos dos músculos e restrição pulmonar.

Essas técnicas são necessárias para manter a complacência e promover crescimento pulmonar e da caixa torácica normais, manter a ventilação alveolar e aumentar o pico de fluxo de tosse. Em longo prazo, é possível evitar episódios de insuficiência respiratória aguda – principalmente nas infecções –, evitar hospitalizações e prolongar a sobrevida sem a necessidade de traqueostomia.

DEFINIÇÃO

O *air stacking* é uma técnica de empilhamento de ar nos pulmões, descrita desde a década de 1950, na qual as insuflações podem ser fornecidas através de máscara oral, nasal ou facial acoplada a um ressuscitador manual (Ambu®), por um ventilador portátil a volume ou por meio da respiração glossofaríngea.

AIR STACKING POR MEIO DE RESSUSCITADOR MANUAL OU VENTILADORES VOLUMÉTRICOS

Os ressuscitadores manuais, conhecidos como Ambu®, são dispositivos usados para assistir a respiração dos pacientes que precisam de suporte ventilatório. Introduzidos nos Estados Unidos em 1985, são frequentemente utilizados em reanimação cardiorrespiratória e auxiliam em manobras de higiene brônquica e transporte de pacientes. Atualmente, diversas marcas e modelos encontram-se disponíveis no mercado (Figura 28.2) e são essenciais em diversas situações clínicas.

Os ressuscitadores manuais contêm duas partes principais: o balão e a porta de conexão do paciente. O balão autoinflável é a parte a ser comprimida para fornecer o volume de ar. A porta de conexão do paciente, onde é conectada a máscara ou o tubo endotraqueal, localiza-se na parte anterior do dispositivo.

A compressão do balão faz com que a válvula do paciente feche a porta expiratória, permitindo que o ar passe pela porta de conexão do paciente. Posteriormente, por causa da elasticidade intrínseca, cria-se uma pressão negativa quando o balão se reexpande e a válvula de expiração se abre, permitindo que o paciente expire.

Uma das formas de realizar a manobra de *air stacking* é por meio de insuflações consecutivas de volumes de ar fornecidos por meio do ressuscitador manual, de forma que o ar seja "empilhado" (não deve haver expiração entre as insuflações). O fisioterapeuta ou cuidador solicita ao paciente que inspire a cada insuflação com o Ambu® e esse volume de ar se mantém por meio do fechamento da glote.

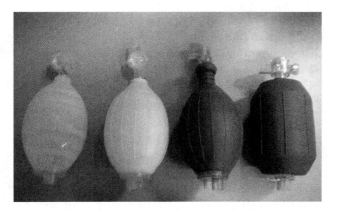

Figura 28.2 Modelos de ressuscitadores manuais (Ambu®).

As insuflações são repetidas até que os pulmões estejam completamente expandidos, atingindo-se a capacidade de insuflação máxima (CIM). A expiração é passiva ou o paciente pode realizar uma tosse utilizando os altos volumes de ar armazenados nos pulmões com a técnica.

Para a maioria dos pacientes com doenças neuromusculares, os valores de capacidade de insuflação máxima podem aumentar anos antes de iniciar a queda, enquanto a capacidade vital diminui progressivamente.

Kang e Bach, em estudo com 43 pacientes com doenças neuromusculares, realizaram treinamento da técnica, indicado quando a capacidade vital era inferior a 2.000 mL. Eles observaram que após o período a capacidade de insuflação máxima havia aumentado de 1.402 ± 530 para 1.711 ± 599 mL para 30 pacientes e que houve redução dos valores em 13 pacientes. Entre os que aumentaram a capacidade de insuflação máxima, houve melhora nos valores de pico de fluxo de tosse de 3,7 ± 1,4 para 4,3 ± 1,6 L/s.

Em outro estudo, foram realizadas 278 espirometrias em pacientes com doenças neuromusculares. A capacidade vital média na posição sentada foi de 1.190,5 mL e em supino, 974,9 mL, enquanto a capacidade de insuflação máxima atingiu 1.820,7 mL. Observou-se também um aumento no pico de fluxo de tosse com e sem assistência manual após a manobra de *air stacking*, além do aumento do volume de voz dos pacientes.

O valor preditivo da capacidade de insuflação máxima é maior que o da capacidade vital. A diferença entre as duas medidas permite quantificar objetivamente a integridade glótica e dos músculos bulbares, sendo que a disfunção nesse nível gera pressões intratorácicas insuficientes para promover a expectoração de secreções das vias aéreas. A maioria dos pacientes com distrofia muscular de Duchenne apresenta boa função glótica; porém, em outros tipos de doenças neuromusculares, como nas amiotrofias espinhais tipo I (Werdnig-Hoffman) ou esclerose lateral amiotrófica, há disfunção bulbar e falha na adução das cordas vocais, prejudicando o mecanismo da tosse.

Ventiladores mecânicos em modo volumétrico podem ser utilizados para promover altos volumes pulmonares. O paciente inspira quantidades de ar que são empilhadas nos pulmões por meio do fechamento da glote até atingir a capacidade máxima.

A assistência manual ou mecânica à tosse após atingir a capacidade de insuflação máxima pode ser associada a episódios de infecção pulmonar.

Pacientes com capacidade de insuflação máxima menor que 1.500 mL apresentam pico de fluxo de tosse espontâneo e assistido reduzidos, predispondo a aumento da morbimortalidade.

Em estudo de efeitos em longo prazo da manobra de *air stacking*, não houve manutenção da complacência pulmonar estática, porém houve melhora temporária da complacência pulmonar dinâmica. No entanto, esse estudo foi realizado em pacientes com restrição pulmonar grave (capacidade vital inferior a 50% do valor previsto) e pressões baixas (< 30 cmH$_2$O). As insuflações devem ser aplicadas com pressão mínima de 40 cmH$_2$O várias vezes ao dia por meio do ventilador ou do ressuscitador manual, por peça bocal ou interface orofacial.

As técnicas de *air stacking* em alguns estudos foram aplicadas a pacientes com capacidade vital de 70 a 80% do valor previsto. Em crianças com distrofias musculares, as manobras devem ser realizadas antes que a capacidade vital torne-se inferior a 50 a 60% do valor previsto. O início precoce, preconizado por alguns autores, visa minimizar as alterações de complacência durante o crescimento e evitar repercussões negativas para atingir a capacidade de insuflação máxima e obter bom pico de fluxo de tosse na fase adulta. Na ABDIM (Associação Brasileira de Distrofia Muscular), inicia-se o treinamento do *air stacking* para pacientes com capacidade vital inferior a 80% do previsto.

RESPIRAÇÃO GLOSSOFARÍNGEA

A respiração glossofaríngea é uma técnica não invasiva que visa aumentar a expansibilidade e ventilação alveolar dos pulmões, por meio da ação de músculos da orofaringe. É também denominada "respiração do sapo" em razão da semelhança dos movimentos respiratórios com esse e outros anfíbios, sem o envolvimento dos músculos da caixa torácica.

A técnica foi introduzida na literatura científica em 1951 por Dail, que descreveu um paciente com poliomielite dependente de ventilação em tempo integral respirando de maneira peculiar quando desconectado do equipamento. O paciente não apresentava movimentos no diafragma e era capaz de aumentar sua capacidade vital de 250 cc para 600 cc com o uso da técnica.

A respiração glossofaríngea consiste em uma série de "goles" de ar, utilizando os lábios, a língua, faringe e laringe, para impulsioná-lo para o interior dos pulmões quando há necessidade de aumentar o seu volume, principalmente em casos de fraqueza muscular inspiratória. Estudos clínicos descreveram a indicação da técnica para patologias que cursam com baixa capacidade vital, com o objetivo de melhorar a eficiência da tosse e manter a complacência da caixa torácica.

Cada ciclo tem duração aproximada de 0,6 segundo e se repete cerca de 10 vezes por minuto, resultando em um acúmulo significativo de ar nos pulmões. São realizados de oito a doze movimentos da orofaringe (goles de ar), de 40 a 100 mL cada, os quais são empilhados nos pulmões por meio do fechamento da glote até atingir a capacidade máxima. A exalação ocorre quando a glote se abre e os pulmões se esvaziam passivamente por conta do recolhimento elástico.

Durante a inspiração normal, a pressão esofágica ou a pressão intrapleural se torna mais negativa do que a pressão atmosférica. Em razão da semelhança da respiração glossofaríngea com a pressão positiva intermitente, as pressões se tornam menos negativas ou positivas em relação à atmosférica. As alterações de pressão indicam se o paciente está inspirando normalmente ou se está realizando a respiração glossofaríngea.

Os benefícios do aprendizado da respiração glossofaríngea são evidentes, principalmente nas patologias que apresentam fraqueza dos músculos respiratórios, entre as quais estão: lesões medulares, síndrome pós-poliomielite e distrofias musculares. Crianças também são capazes de aprender e se beneficiar da técnica. Há relato na literatura de paciente de apenas 4 anos com diagnóstico de tumor, traqueostomizado, com escoliose severa e em falência ventilatória que realiza o procedimento de forma eficiente.

A capacidade máxima de insuflação pulmonar atingida na respiração glossofaríngea e o volume de cada gole de ar tendem a ser menores na distrofia muscular de Duchenne, quando comparada a síndrome pós-poliomielite e lesões medulares. Isso ocorre em razão dos músculos de inervação bulbar, que podem apresentar disfunção progressiva na distrofia, perdendo-se a habilidade de oclusão eficaz para apreender os volumes de ar nos pulmões.

Pacientes com paralisia ou fraqueza acentuada dos músculos respiratórios realizam inspirações profundas somente por meio da respiração glossofaríngea. Tal experiência é semelhante ao suspiro fisiológico periódico presente no padrão respiratório normal.

Atualmente, estudos revelam o sucesso da utilização da técnica para mergulhadores amadores e profissionais. O aumento do volume pulmonar é desejado para ampliar a reserva de oxigênio, aumentar os gases intratorácicos para melhor equalização da pressão e reduzir a compressão torácica, o que permite atingir profundidades maiores.

Objetivos

Os objetivos principais das técnicas de insuflação pulmonar são:

- promover respirações profundas para melhorar a efetividade da tosse;
- aumentar ou manter a complacência pulmonar;
- prevenir microatelectasias;
- aumentar o fluxo da tosse e volume da voz;
- normalizar o ritmo da fala;
- promover independência do ventilador quando o paciente encontra-se acordado;
- aumentar a segurança do paciente em casos de falha do ventilador;
- permitir desconexões temporárias do ventilador;
- auxiliar no alongamento dos músculos torácicos;
- aumentar a expansibilidade pulmonar e otimizar as trocas gasosas.

A respiração glossofaríngea permite que pacientes dependentes de assistência ventilatória não invasiva mantenham ventilação alveolar normal quando permanecem sem o uso do aparelho. Alguns pacientes que apresentam domínio da técnica preferem o seu uso no período diurno à ventilação mecânica, eliminando a necessidade de traqueostomia em favor de cuidados não invasivos.

Autores relatam que 60% dos usuários de ventilação não invasiva totalmente dependentes do respirador mecânico, com boa função bulbar, podem se manter com a respiração glossofaríngea durante todo o dia. Dessa forma, promove-se independência ventilatória para as atividades de vida diária, prevenindo-se efeitos indesejados da ventilação não invasiva em período integral (p. ex., lesões de pele, aerofagia) e segurança em caso de falha do equipamento.

DESCRIÇÃO DAS TÉCNICAS DE INSUFLAÇÃO PULMONAR

Air stacking por meio do ressuscitador manual

A técnica de empilhamento de ar por meio do ressuscitador manual (Figura 28.3) é realizada com as seguintes orientações:

- posicionar o paciente preferencialmente na posição sentada (sobretudo quando há necessidade de tosse assistida) ou na posição deitada;
- orientar o paciente para que realize inicialmente uma inspiração profunda;
- posicionar a interface (máscara facial ou o bocal) (Figuras 28.3A e 28.3B);
- solicitar que o paciente inspire ao mesmo tempo em que o cuidador insufla os pulmões com o Ambu®, repetidas vezes, mantendo o volume de ar com o fechamento da glote (Figuras 28.3C e 28.3D);
- são realizadas três ou mais insuflações com o ressuscitador manual até atingir a capacidade de insuflação máxima (nesse momento é possível notar uma resistência no Ambu® à compressão). O número de insuflações varia para cada paciente;
- o técnico ou cuidador devem estar atentos à expansão do tórax para detectar se o paciente está realizando o empilhamento adequado e se não está realizando expirações entre as insuflações. Deve-se observar se não há escape de ar ao redor da máscara;
- o uso de uma cinta abdominal ou apoio das mãos no abdome facilita a expansão torácica em casos de pacientes com padrão paradoxal;
- deve ser realizado diariamente, três vezes ao dia, até atingir dez manobras de insuflação máxima por sessão, de acordo com a capacidade de cada paciente;
- dá-se preferência a realizar a manobra pelo menos uma hora após as refeições;
- não deve ocorrer tontura, o que pode sugerir hiperventilação ou desconforto. Se ocorrerem esses sintomas, a manobra deve ser interrompida e reiniciada;
- pacientes com força muscular de membro superior preservada ou mínima para promover insuflações com o ressuscitador manual podem realizar a técnica de forma independente, se possível com o uso de bocal (Figura 28.3E).

Air stacking por meio de ventiladores volumétricos

Ventiladores programados em modo de controle a volume podem ser utilizados para o air stacking. O paciente inspira quantidades de ar fornecidas pelo aparelho que são empilhadas nos pulmões por meio do fechamento da glote até atingir a capacidade de insuflação máxima. Pacientes com restrição

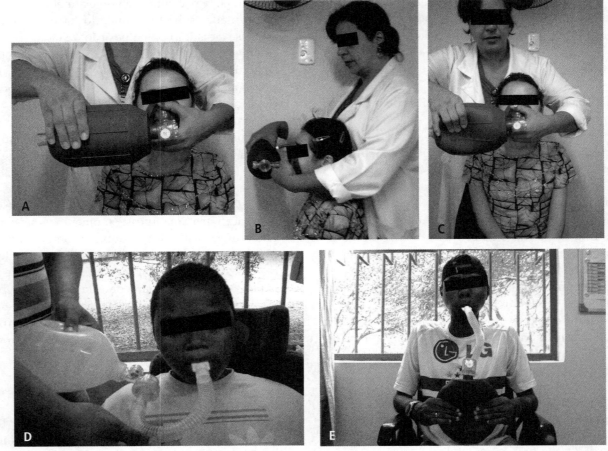

Figura 28.3 Manobra de *air stacking*. (**A**) Posicionamento inicial da manobra de *air stacking*. (**B**) Posicionamento inicial da manobra de *air stacking* (vista lateral). (**C**) Insuflação pulmonar por meio do ressuscitador manual com máscara facial. (**D**) Insuflação pulmonar por meio do ressuscitador manual com bocal. (**E**) *Air stacking* realizado por paciente com força de membros superiores preservada.

pulmonar severa necessitam da programação de frequência respiratória (utilizar modo assistocontrolado ou controlado). As interfaces podem ser oronasais, nasais ou peças bocais (Figura 28.4).

Respiração glossofaríngea

A respiração glossofaríngea pode ser dividida e orientada aos pacientes conforme os estágios (Figura 28.5) a seguir:

- estágio 1: a quantidade máxima de ar é introduzida na orofaringe, com o abaixamento da língua, da mandíbula e da laringe, mantendo a glote fechada (Figura 28.6A);
- estágio 2: os lábios são fechados e o palato mole elevado para aprisionar o ar, mantendo a glote fechada (Figura 28.6B);

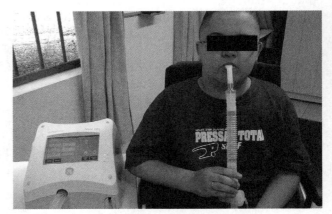

Figura 28.4 Paciente em uso de ventilação não invasiva (peça bocal) em modo volumétrico que permite a realização do *air stacking*.

- estágio 3: a mandíbula, o palato e a laringe são elevados e, simultaneamente aos movimentos da

língua, o ar é forçado para a abertura da laringe. Os lábios mantêm-se fechados, há a contração da faringe e abertura da glote para a passagem do ar (Figura 28.6C);
- estágio 4: há fechamento imediato da glote após mobilização de máxima quantidade de ar forçada através da laringe e o ar é acumulado nos pulmões e na traqueia até o reinício do ciclo (Figura 28.6D).

O ciclo deve ser repetido de 8 a 12 vezes e o ar "empilhado" nos pulmões até a capacidade máxima, momento em que é exalado através da abertura da glote.

Formas alternativas para insuflação pulmonar

Em casos em que a quantidade de ar acumulada nos pulmões é inferior à prevista, seja por déficit cognitivo ou redução significativa da efetividade dos músculos de inervação bulbar ou da glote, está indicada a manobra passiva do *air stacking*. A técnica consiste em realizar a técnica de empilhamento de ar com insuflações consecutivas, porém com o bloqueio da válvula expiratória do ressuscitador manual (Figura 28.7).

A quantidade máxima de ar que pode ser atingida por esse método é denominada *capacidade de insuflação pulmonar*. A manobra passiva pode atingir volumes maiores do que a técnica convencional, principalmente na presença de déficits mais importantes.

Pacientes com capacidade vital menor apresentam maior benefício ao realizar a técnica de forma passiva. Autores realizaram 282 espirometrias em um estudo, avaliando capacidade vital, capacidade de insuflação máxima e capacidade de insuflação pulmonar, e encontraram valores de 1.131 ± 744, 1.712 ± 926 e 2.069 ± 967 mL, respectivamente.

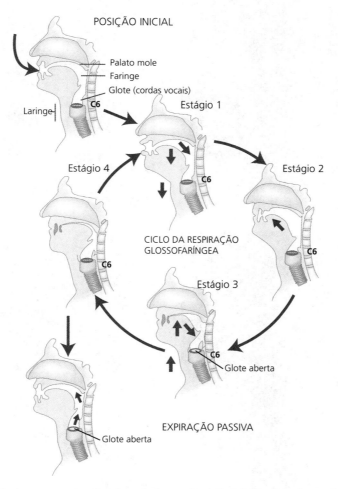

Figura 28.5 Estruturas anatômicas na respiração glossofaríngea. Posição inicial, ciclo da respiração glossofaríngea e expiração passiva.

Pressão positiva intermitente para empilhamento de ar através de peça bocal ou máscara oronasal pode ser utilizada para aumentar a capacidade inspiratória dos pacientes. Dohna-Schwake et al. realizaram um estudo em um grupo de 29 pacientes com doenças neuromusculares. O *air stacking* foi aplicado titulando-se pressões de aproximadamente 10 a 40 cmH$_2$O até que atingisse o volume máximo ou que o paciente não tolerasse o aumento de pressão. A pressão média para obter a capacidade de insuflação máxima foi de 33,2 cmH$_2$O. A capacidade vital inspiratória aumentou de 0,68 para 1,05 L, e o pico de fluxo de tosse aumentou em média de 119,0 para 194,5 L/min. Pacientes com capacidades inspiratórias menores apresentaram aumentos mais significativos nos valores de pico de fluxo de tosse.

Alguns pacientes se beneficiam também do equipamento de assistência mecânica à tosse (Cough Assist®) para promover insuflações pulmonares (Figura 28.8A). Nesse aparelho há a programação de pressão positiva, tempo inspiratório, pressão negativa, tempo expiratório, pausa entre fase expiratória e inspiratória e dois níveis de fluxo. Pode ser utilizado somente com o objetivo de promover insuflações, utilizando-se pressões de 40 cmH$_2$O ou mais (até 70 cmH$_2$O), enquanto a fase expiratória é mantida desativada (tempo expiratório em zero) (Figura 28.8B).

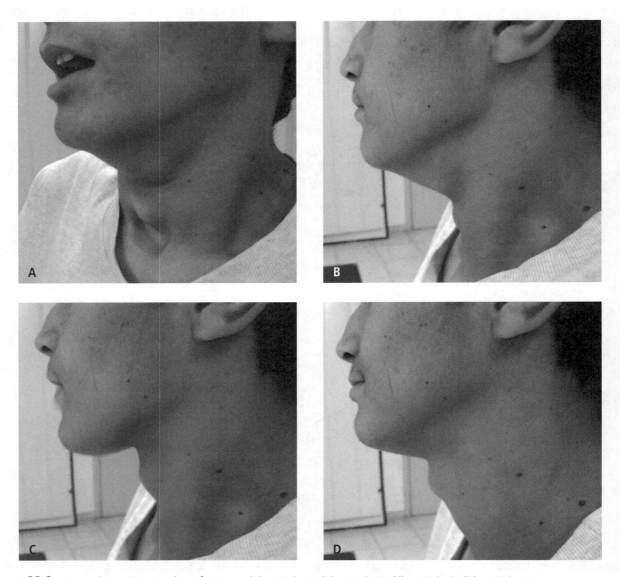

Figura 28.6 Fases da respiração glossofaríngea: (**A**) estágio 1; (**B**) estágio 2; (**C**) estágio 3; (**D**) estágio 4.

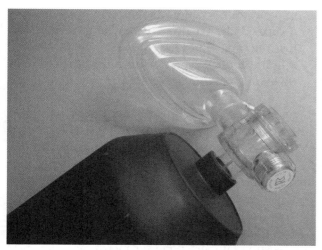

Figura 28.7 Válvula exalatória do ressuscitador manual, que pode ser ocluída para realizar a manobra de *air stacking* passiva com pressões que variam de 40 a 80 cmH$_2$O.

Em casos de redução da eficiência da técnica de *air stacking* ou tosse assistida, os pacientes utilizam o Cough Assist® tanto para promover a insuflação pulmonar quanto para aumentar o pico de fluxo de tosse e remover secreções das vias aéreas. Um estudo relatou que não houve complicações em mais de 1.000 pacientes com doenças neuromusculares tratados dessa forma.

Air stacking por meio de ventiladores volumétricos *vs.* respiração glossofaríngea

A comparação das duas técnicas permite a avaliação da atividade dos músculos da orofaringe. Quando a capacidade máxima atingida pela respiração glossofaríngea é superior à do ventilador volumétrico através de peça bocal, observa-se que, apesar de a glote ter bom fechamento para manter o ar nos pulmões, os músculos dos lábios e da boca estão fracos para evitar escapes. Alguns pacientes conseguem realizar a técnica de forma mais eficaz quando utilizam máscaras nasais.

Em situações em que a capacidade de empilhar com o ventilador é maior do que com a respiração glossofaríngea, nota-se que há fraqueza nos músculos da orofaringe e que a mobilidade laríngea está prejudicada. Alguns pacientes só conseguem realizar as técnicas com a oclusão das narinas, pois o palato mole é incapaz de vedar a nasofaringe.

Traqueostomia

Em doenças neuromusculares, a habilidade de obter valor de capacidade de insuflação máxima superior à capacidade vital é condição essencial para manter os pacientes sob cuidados não invasivos em vez de se submeterem à traqueostomia.

Os cuidados não invasivos são preconizados, uma vez que as complicações inerentes ao uso de cânulas de traqueostomia são bem definidas na literatura e observadas na prática clínica. Há maior risco de infecções, prejuízo na deglutição e comunicação, além de necessidade de cuidados diários. Há também predisposição à formação de tecido de granulação, traqueomalácea e inflamação com hemorragia local. A insuflação do *cuff* por 4 horas pode afetar a estrutura e função ciliar por mais de três dias com eventual formação de *plugs* de secreção.

No entanto, em situações em que a traqueostomia está indicada, as técnicas de *air stacking* com o uso do ressuscitador manual ou ventiladores em modo volumétrico para o empilhamento de ar, assim como a tosse assistida ou o Cough Assist®, podem ser aplicadas diretamente na cânula de traqueostomia ou tubo endotraqueal.

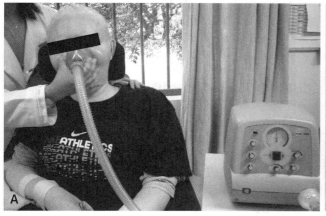
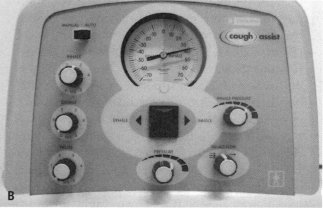

Figura 28.8 (**A**) Uso do Cough Assist® para promover insuflação pulmonar. (**B**) Programação de parâmetros no Cough Assist®.

A respiração glossofaríngea pode ser dificultada pela presença de vazamentos ao redor da cânula. No entanto, a técnica deve ser incentivada quando a cânula encontra-se justa no estoma e não se observa escapes de ar com o *cuff* desinsuflado ou com uso de cânulas fenestradas que podem ser ocluídas.

Em casos em que os pacientes apresentam função bulbar íntegra, capacidade de tosse eficaz (com assistência) e capacidade de empilhar o ar, deve-se considerar a opção de decanulação e transição para cuidados não invasivos. Pacientes traqueostomizados temem a desconexão acidental do ventilador mecânico, pois muitas vezes a respiração glossofaríngea não é tão eficaz. Assim, muitos centros consideram a possibilidade de utilizar a técnica como razão para a transição para cuidados não invasivos mesmo em pacientes completamente dependentes de assistência ventilatória.

AVALIAÇÃO DAS TÉCNICAS

Durante o aprendizado é importante avaliar a eficácia da técnica. O controle da saturação de oxigênio por meio da oximetria de pulso durante o treinamento, assim como a capnografia, é uma medida recomendada para garantir a manutenção das trocas gasosas. Inicialmente, o treinamento pode induzir sintomas de cansaço e fadiga, os quais devem ser evitados. Algumas medidas podem ser úteis para verificar o aumento de volume pulmonar e do fluxo da tosse durante a realização das técnicas:

- capacidade de insuflação máxima após inspiração profunda (Figura 28.9): o paciente realiza uma inspiração máxima e inicia a respiração glossofaríngea ou o empilhamento de ar por meio do ressuscitador manual até insuflar completamente os pulmões. Em seguida, solicita-se que realize uma expiração máxima no ventilômetro (através de máscara orofacial ou bocal) (Figuras 28.9A, 28.9B e 28.9C) ou no espirômetro (Figuras 28.9D, 28.9E, 28.9F e 28.9G). Espera-se que essa medida seja superior à capacidade vital, e a diferença entre tais medidas demonstram a integridade glótica e dos músculos bulbares;
- pico de fluxo de tosse após insuflação máxima (Figura 28.10): utilizando-se o *peak flowmeter* (Figura 28.10A), é possível avaliar a tosse após a realização das técnicas. Solicita-se que o paciente faça a respiração glossofaríngea ou o empilhamento de

ar (com ressuscitador manual) (Figura 28.10B) até a capacidade máxima e em seguida realize uma tosse no aparelho (através de máscara ou bocal) (Figura 28.10C). Espera-se um aumento do pico de fluxo de tosse com as técnicas.

Quando o pico de fluxo de tosse sem assistência apresenta valores baixos (< 270 L/min), a tosse pode ser realizada após as manobras de insuflação pulmonar (Figura 28.11A), associando-se na fase expiratória uma compressão torácica ou abdominal. A técnica pode ser menos efetiva na presença de escolioses e deve ser realizada com cautela na presença de osteoporose. O pico de fluxo de tosse resultante da manobra assistida também pode ser mensurado por meio do *peak flowmeter* (Figuras 28.11B e 28.11C), sendo que a combinação de todos os recursos tende a ser mais eficaz para a eliminação da secreção.

Para atingir um fluxo suficiente que evite o acúmulo de secreção por meio da tosse assistida manual, é necessário obter uma capacidade de insuflação máxima de pelo menos 1.000 mL. Pacientes com capacidade de insuflação máxima acima desse valor, mesmo com capacidade vital reduzida, podem gerar um pico de fluxo de tosse maior que 270 L/min por meio da tosse assistida. Um estudo realizado com 55 pacientes com distrofia muscular de Duchenne demonstrou a baixa correlação do valor em porcentagem da capacidade vital (em relação ao previsto) e o pico de fluxo de tosse (Figura 28.12).

- Volume de cada "gole" de ar na respiração glossofaríngea: pode ser calculado subtraindo-se a capacidade vital da capacidade máxima adquirida por meio da respiração glossofaríngea após inspiração profunda e dividindo-se esse resultado pelo número de "goles" realizados.
- Número de "goles" de ar por respiração e número de respirações por minuto: é importante incentivar os pacientes a realizar o maior número de "goles" em cada respiração e com o maior volume possível.

CUIDADOS E CONTRAINDICAÇÕES

- Fraqueza dos músculos da orofaringe: quando irreversível, inviabiliza o aprendizado da respiração glossofaríngea em razão da presença de escape de ar. Exercícios específicos podem auxiliar no fortalecimento e na melhora funcional.
- Doenças obstrutivas: é necessário cuidado para

TÉCNICAS DE INSUFLAÇÃO PULMONAR: *AIR STACKING* E RESPIRAÇÃO GLOSSOFARÍNGEA | 293

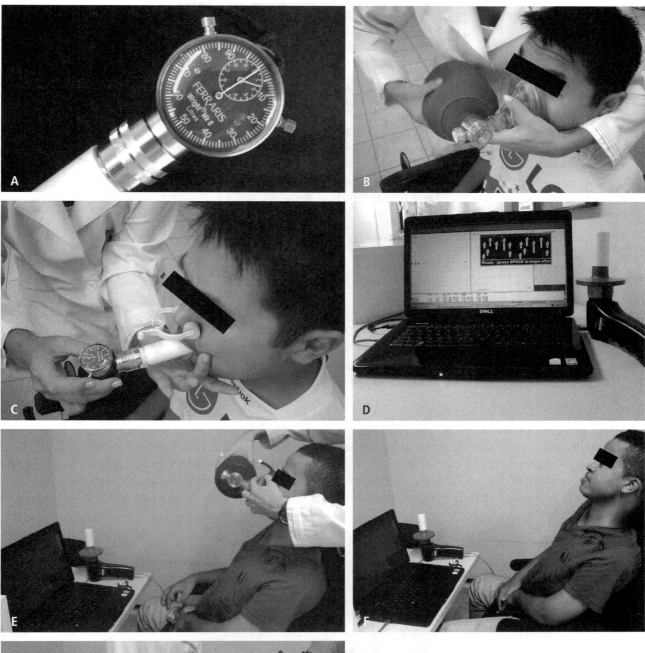

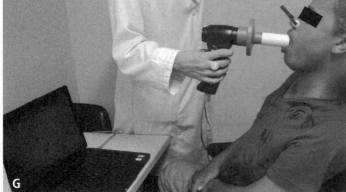

Figura 28.9 Medida da capacidade de insuflação máxima. (**A**) Ventilômetro. (**B**) Manobra de *air stacking* com ressuscitador manual até atingir a capacidade de insuflação máxima. (**C**) O paciente exala o ar apreendido no ventilômetro logo após a manobra para realização da medida da capacidade de insuflação máxima. (**D**) Espirômetro. (**E**) Manobra de *air stacking* com ressuscitador manual até atingir a capacidade de insuflação máxima. (**F**) O paciente mantém o volume de ar insuflado pela manobra de *air stacking* por meio do fechamento da glote. (**G**) Medida da capacidade de insuflação máxima por meio de espirometria.

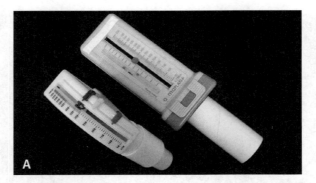
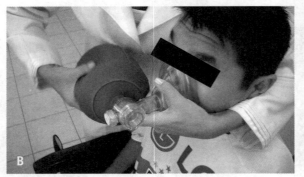
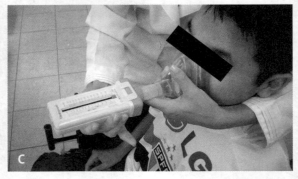

Figura 28.10 Medida do pico de fluxo de tosse após a manobra de *air stacking*. (**A**) *Peak flowmeter*. (**B**) Manobra de *air stacking* com ressuscitador manual até atingir a capacidade de insuflação máxima. (**C**) O paciente tosse no *peak flowmeter* logo após a manobra para realização da medida.

evitar aprisionamento de ar (*air trapping*) (p. ex., asma, enfisema), uma vez que a técnica consiste no acúmulo de grandes volumes de ar nos pulmões.
• Falência cardíaca e disfunção dos reflexos vasomotores: o aumento dos volumes pulmonares durante a técnica leva ao aumento da pressão intratorácica por períodos prolongados, com redução do retorno venoso e do volume diastólico final do ventrículo esquerdo. O aumento na resistência vascular pulmonar pode causar dilatação

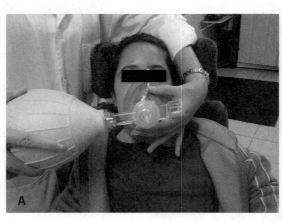
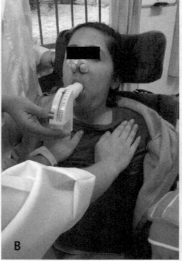
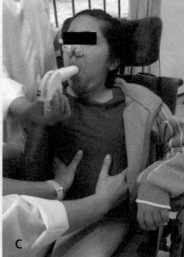

Figura 28.11 Manobra de *air stacking* seguida de tosse assistida e medida do pico de fluxo de tosse resultante. (**A**) Manobra de *air stacking*. (**B**) Assistência manual à tosse com apoio torácico e medida do pico de fluxo de tosse. (**C**) Assistência manual à tosse com apoio abdominal (*thrust*) e medida do pico de fluxo de tosse.

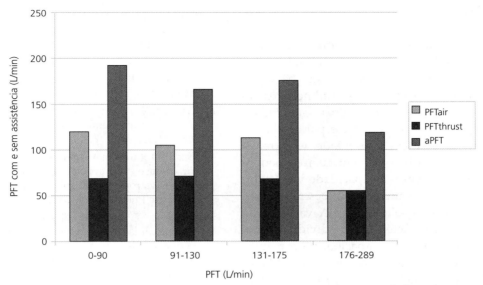

Figura 28.12 Comparação das medidas de pico de fluxo de tosse com e sem assistência *vs.* pico de fluxo de tosse sem assistência. PFT: pico de fluxo de tosse (sem assistência); PFTair: pico de fluxo de tosse após manobra de *air stacking* com ressuscitador manual; PFTthrust: pico de fluxo de tosse após compressão abdominal (*thrust*); aPFT: pico de fluxo de tosse com *air stacking* e apoio abdominal.

e disfunção ventricular direita e movimentação anormal do septo para o ventrículo esquerdo, reduzindo a complacência ventricular esquerda, alterando sua configuração e enchimento. Dessa forma, observa-se que a técnica causa hipotensão pela indução à disfunção sistólica ventricular bilateral. Recomenda-se que o enchimento excessivo dos pulmões durante o procedimento ocorra somente quando há necessidade de tosse ou para alongamento dos músculos da caixa torácica.

RESUMO

Ver Figura 28.13.

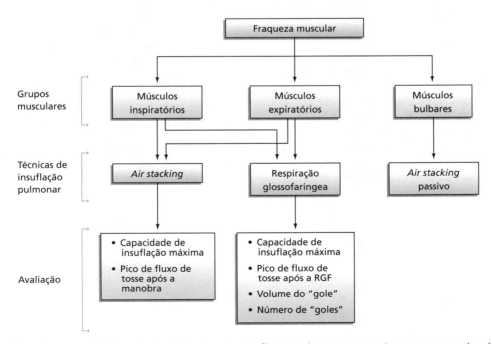

Figura 28.13 Atuação por meio das principais técnicas de insuflação pulmonar em pacientes com quadro de fraqueza muscular respiratória. RGF: respiração glossofaríngea.

CONCLUSÃO

As técnicas de insuflação pulmonar permitem melhorar e estabilizar a função respiratória dos pacientes, mesmo em situações em que há declínio progressivo das capacidades pulmonares. O treinamento regular da manobra de *air stacking* ou a insuflação passiva estão indicados para todos os pacientes que apresentam capacidade vital reduzida. Pacientes com distrofias musculares podem exceder de três a dez vezes a capacidade vital, comparando-se com os pacientes com lesões medulares ou com síndrome pós-poliomielite. A variação de volume depende de características individuais para a expansão pulmonar e da capacidade de manter o ar nos pulmões durante as manobras. As dificuldades para o aprendizado muitas vezes tornam-se limitantes para sua eficácia, porém, o treinamento deve ser sempre incentivado e aprimorado por meio de avaliações regulares com o objetivo de explorar os benefícios que as técnicas oferecem.

BIBLIOGRAFIA RECOMENDADA

1. Bach J, Gonçalves M. Pulmonary rehabilitation in neuromuscular disorders and spinal cord injury. Rev Port Pneumol. 2008; fev.;XII(1):27-44.
2. Bach JR, Bianchi C, Vidigal-Lopes M, Turi S, Felisari G. Lung inflation by glossopharyngeal breathing and "air stacking" in Duchenne muscular dystrophy. Am J Phys Med Rehabil. 2007; Apr;86(4):295-300.
3. Bach JR, Mahajan K, Lipa B, Saporito L, Goncalves M, Komaroff E. Lung insufflation capacity in neuromuscular disease. Am J Phys Med Rehabil. 2008; Sep;87(9):720-5.
4. Bach JR. Guia do exame e tratamento das doenças neuromusculares. São Paulo: Santos; 2004.
5. Bianchi C, Grandi M, Felisari G. Efficacy of glossopharyngeal breathing for a ventilator-dependent, high-level tetraplegic patient after cervical cord tumor resection and tracheotomy. Am J Phys Med Rehabil. 2004; Mar;83(3):216-9.
6. Dail CW, Affeldt JE, Collier CR, Hondo C. Clinical aspects of glossopharyngeal breathing. Report of use by one hundred postpoliomyelitic patients. JAMA. 1955; Jun;11:445-9.
7. Dohna-Schawake C, Ragette R, Teschler H, Voit T, Mellies U. IPPB-assisted coughing in neuromuscular disorders. Pediatr Pulmonol. 2006;41:551-57.
8. Gauld LM. Airway clearance in neuromuscular weakness. Developmental Medicine & Child Neurology. 2009;51:350-5.
9. Gozal D. Pulmonary manisfestations of neuromuscular disease with special reference to Duchenne muscular dystrophy and spinal muscular atrophy. Rev: Pediatric Pneumology. 2000; 29:141-50.
10. Ishikawa Y, Bach JR. Physical medicine respiratory muscle aids to avert respiratory complications of pediatric chest wall and vertebral deformity and muscle dysfunction. Eur J Phys Rehabil Med. 2010; Dec;46(4):581-97.
11. Ishikawa Y. Manual for the care of patients using noninvasive ventilation in neuromuscular disorders. Japan Planning Center. Japão: 2004.
12. Kang SW, Bach JR. Maximum insufflation capacity. Chest. 2000; Jul;118(1):61-5.
13. Kravitz RM. Airway clearance in Duchenne muscular dystrophy. Pediatrics. 2009; May;123:S231-5.
14. Mazza FG, DiMarco AF, Altose MD, Strohl KP. The flow-volume loop during glossopharyngeal breathing. Chest. 1984; May;85(5):638-40.
15. Mazzolini DG, Marshall NA. Evaluation of 16 adult disposable manual resuscitators. Respir Care. 2004; 49(12):1509-14.
16. Potkin R, Cheng V, Siegel R. Effects of glossopharyngeal insufflation on cardiac function: an echocardiographic study in elite breath-hold divers. J Appl Physiol. 2007; Sep;103(3):823-7.
17. Servera E, Sancho J, Zafra MJ. Cough and neuromuscular diseases. Noninvasive airway secretion management. Arch Bronconeumol. 2003;39(9):418-27.
18. Toussaint M, Boitano LJ, Gathot V, Steens M, Soudon P. Limits of effective cough-augmentation techniques in patients with neuromuscular disease. Respir Care. 2009; Mar;54(3):359-66.

29

BASES DO TREINAMENTO MUSCULAR RESPIRATÓRIO

ROSMARI APARECIDA ROSA ALMEIDA DE OLIVEIRA
SILVIA MARIA DE TOLEDO PIZA SOARES
CAROLINA KOSOUR

INTRODUÇÃO

Um dos grandes desafios da atuação fisioterapêutica na abordagem das disfunções do sistema respiratório é a recuperação da função muscular comprometida, pois esses músculos são responsáveis pela manutenção da ventilação pulmonar, e, consequentemente, pela vida humana. Um dos recursos disponíveis nessa abordagem é o treinamento dos músculos desse sistema, que, assim como todos os esqueléticos, podem melhorar a sua função quando submetidos ao treinamento.

Diferentes situações patológicas podem acarretar disfunção dos músculos respiratórios, o que contribui para intolerância ao exercício, para a dispneia e para a própria insuficiência respiratória. No caso de pacientes sob ventilação mecânica prolongada, o prejuízo na função muscular respiratória dificulta a retirada definitiva do suporte ventilatório, além de prolongar o tempo de hospitalização.

Entre os fatores responsáveis por induzir a disfunção muscular respiratória, destacam-se a redução na força muscular, o aumento no trabalho respiratório e a diminuição na eficiência dos músculos respiratórios (Tabela 29.1). Dessa forma, isoladamente ou associados, ao longo do tempo, esses três fatores aumentam a carga sobre o fole ventilatório e podem acarretar fadiga ou fraqueza muscular.

Entende-se por fadiga muscular a perda da capacidade de gerar força; situação reversível com o repouso. Por outro lado, define-se a fraqueza muscular, resultante de doença aguda ou crônica, como a capacidade reduzida de gerar força diante da sobrecarga respiratória normal ou aumentada associada à patologia respiratória. É fundamental observar que o repouso muscular é um componente importante para a diferenciação entre fadiga e fraqueza muscular.

Outro conceito importante a ser considerado na avaliação é o da resistência muscular, que consiste na capacidade de manutenção da atividade de

Tabela 29.1 Fatores desencadeantes da disfunção muscular respiratória

Disfunção respiratória	Causas
Diminuição da força muscular	Alterações metabólicas Desordens neuromusculares Quadros de choque séptico Inatividade durante a ventilação mecânica
Aumento do trabalho	Alterações intrínsecas do parênquima pulmonar (diminuição da complacência, obstrução das vias aéreas) Alterações da caixa torácica (cifoescoliose)
Redução na eficiência muscular	Hiperinsuflação pulmonar Tórax instável

contração muscular ao longo do tempo, e relaciona-se à resistência de um músculo ou grupo muscular com o desenvolvimento da fadiga.

Embora a força dos músculos respiratórios e a resistência pareçam estar intimamente ligadas, em muitas situações a capacidade ventilatória ou as pressões respiratórias máximas não predizem a resistência. Além disso, ela pode mudar com o treinamento muscular, com uso de medicamentos e com o desuso. Esse assunto é muito complexo, portanto, o fisioterapeuta tem papel significativo na abordagem terapêutica das disfunções musculares e na implementação do treinamento da forma mais adequada, tanto para prevenir a fadiga como para promover a recuperação da função muscular.

Nesse contexto – a abordagem de pacientes com fraqueza muscular crônica decorrente de doenças pulmonares e neuromusculares –, o treinamento tem seu papel bem estabelecido, pois é por meio dele que são observadas melhoras funcionais e fisiológicas, como maior tolerância ao exercício, a redução da hipercapnia e da dispneia e a melhora na qualidade do sono e de vida dos indivíduos acometidos por esses males.

Por outro lado, embora o treinamento muscular seja reconhecido como componente fundamental no tratamento de pacientes sob ventilação mecânica prolongada, os estudos controlados e randomizados que avaliam a capacidade de geração de força, resistência e o status funcional do paciente após o treinamento são escassos. Os resultados enfocam o sucesso de desmame e a sobrevida do paciente, enquanto as informações funcionais não são disponibilizadas. Não existe também consenso quanto à melhor técnica de treinamento ou em relação ao momento em que ele deve ser iniciado, o que, contudo, não confere menor valor à essa terapêutica, mas sim demonstra a necessidade de novos estudos. Percebe-se também que a indicação desse recurso deve ser fundamentada no conhecimento profundo do profissional, bem como na avaliação adequada do paciente.

AVALIAÇÃO GERAL

Sinais e sintomas da disfunção muscular respiratória

Os sintomas de disfunção da musculatura respiratória são inespecíficos, e os principais são a dispneia e a intolerância ao exercício. Entre os sinais,

destacam-se a taquipneia, a tiragem dos músculos intercostais e acessórios da inspiração, a cianose, que indica hipoxemia grave, e, em casos mais críticos, o rebaixamento do nível de consciência e o coma. Também pode produzir alterações no padrão ventilatório toracoabdominal, que se caracterizam por "desacoplamento" entre os movimentos da caixa torácica e do abdome.

Durante a inspiração paradoxal, observa-se a diminuição do diâmetro laterolateral do tórax inferior (i. e., a retração do terço inferior do tórax em vez da expansão, como seria normalmente esperado). Esse fenômeno também é conhecido como sinal de Hoover, sendo mais facilmente observado em pacientes portadores de hiperinsuflação pulmonar grave, cujo diafragma se mantém retificado e rebaixado.

Vários fatores podem causar o aumento do trabalho respiratório e a fadiga muscular, com a consequente diminuição dos movimentos da caixa torácica, da expansão pulmonar e da capacidade pulmonar total (Figura 29.1).

Aspectos metabólicos e nutricionais

A nutrição adequada desempenha papel fundamental na manutenção da saúde e na recuperação das enfermidades. A desnutrição pode ser causada pela ingestão insuficiente ou inadequada de nutrientes, bem como por alterações no processo digestivo, na absorção ou no metabolismo dos componentes nutricionais.

Em pacientes desnutridos, ocorre a perda, preferencialmente, de massa muscular constituída por fibras do tipo II, de resposta rápida. Porém, a função de contração muscular mostra-se mais ineficiente nas fibras do tipo I, de resposta lenta, como no músculo diafragma. Essa alteração da função é potencializada por condições de anaerobiose. Portanto, pacientes que se mantêm em regime hipóxico, como na doença pulmonar obstrutiva crônica (DPOC), na sepse e em estado de choque, estão sujeitos a maior perda de função muscular, o que favorece a insuficiência respiratória e necessidade de ventilação mecânica prolongada, como citado no estudo de Higgins et al. (2006).

A deficiência nutricional pode causar também déficit eletrolítico, ocasionando piora na função muscular respiratória. A hipofosfatemia pode, por exemplo, reduzir a função contrátil diafragmática; e

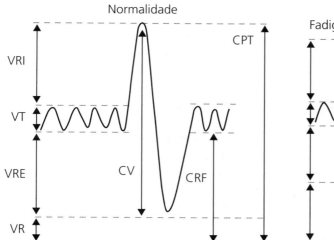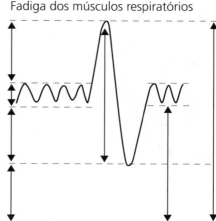

Figura 29.1 Volumes pulmonares em situação normal (esquerda) e fadiga muscular (direita). CPT: capacidade pulmonar total; CRF: capacidade residual funcional; CV: capacidade vital; VR: volume residual; VRE: volume de reserva expiratória; VRI: volume de reserva inspiratória; VT: volume corrente.

a hipocalcemia, a hipomagnesemia e a hipopotassemia também podem comprometer a função muscular respiratória. Todas essas alterações geradas pela desnutrição causam disfunção respiratória, pois o estado nutricional está intimamente interligado com a função pulmonar.

A desnutrição afeta a função respiratória por causa da perda de massa muscular e de alterações estruturais do parênquima pulmonar, causadas por modificações do *drive* ventilatório e dos mecanismos imunológicos de defesa do pulmão.

O controle e a regulação do centro respiratório são extremamente sensíveis às variações no estado nutricional. O jejum prolongado e a consequente queda na taxa metabólica diminuem a resposta à hipóxia, que é plenamente reversível quando se institui suporte nutricional adequado. De forma semelhante, o nível proteico influencia na resposta à hipercapnia.

A desnutrição pode comprometer a resposta imunológica dos pulmões à infecção. Pacientes consumidos por carência alimentar têm menor capacidade para suspirar, tossir, expectorar e produzir surfactantes, comprometendo o *clearance* mucociliar.

Em pacientes desnutridos e com perda de massa muscular, há diminuição da capacidade vital (CV), da ventilação voluntária máxima (VVM) e da força muscular respiratória. Portanto, antes de iniciar o treinamento muscular é imprescindível considerar o estado nutricional.

AVALIAÇÃO ESPECÍFICA

Os músculos têm apenas duas funções: a de gerar força, expandindo-se, e então, a de encurtar-se, ou recolher-se. No sistema respiratório, a medida de força é estimada por meio do uso de pressão, e o encurtamento muscular por meio de alterações de volume ou deslocamento das estruturas da caixa torácica. Portanto, a caracterização quantitativa dos músculos respiratórios tem sido realizada a partir de medidas de pressão, volume e deslocamentos. Convencionalmente, as duas medidas mais frequentes são as pressões respiratórias máximas e de capacidade vital.

A força diafragmática pode, especificamente, ser estimada por mensurações da pressão transdiafragmática, que é a diferença entre as pressões abdominal e pleural. Na prática, equivale à diferença entre a pressão gástrica e a pressão esofágica. Entretanto, essa medida é invasiva, pois requer a passagem de um balão gástrico e esofágico. Sendo assim, a pressão transdiafragmática tem sido utilizada apenas nas investigações científicas.

As pressões inspiratórias e expiratórias máximas são uma estimativa da força produzida por todos os músculos inspiratórios e expiratórios, respectivamente. Para realizar tal mensuração, utiliza-se o manovacuômetro (Figura 29.2), disponível no mercado na forma digital ou analógica. Nesse aparelho, conecta-se um tubo cujo comprimento varia de 6,5 a 25 cm e o diâmetro de 0,5 a 1,5 cm. Na extremidade desse tubo,

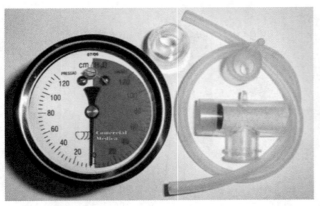

Figura 29.2 Manovacuômetro modelo MR®, da GeRar®.

acopla-se uma peça bucal, que pode ser substituída por uma válvula unidirecional de três vias, no caso de pacientes intubados, traqueostomizados e/ou pouco colaborativos.

Alguns estudos sugerem que nesse sistema de mensuração deve haver um pequeno orifício, ou fuga, de 2 mm de diâmetro, para dissipar as pressões geradas pela musculatura da face e da orofaringe.

Em razão das relações de tensão-comprimento dos músculos esqueléticos, as pressões inspiratória e expiratória variam a partir do volume pulmonar. Dessa forma, e uma vez que a posição do diafragma em repouso ou suas alterações patológicas sejam impossíveis de serem determinadas, exceto com a utilização de aparelhos sofisticados, clinicamente adotam-se os conceitos de volume e capacidade pulmonares na padronização da técnica para a mensuração das pressões (Figura 29.1).

A pressão inspiratória máxima (PImáx) é a medida de pressão negativa obtida por meio de esforço inspiratório a partir do volume residual (i. e., o paciente é orientado a realizar uma expiração máxima seguida de uma inspiração máxima contra a via aérea ocluída). Nesse momento, o manômetro do equipamento registrará o valor de pressão inspiratória alcançado no ramo negativo da escala.

Caso o instrumento de mensuração utilize um tubo com extremidade distal ocluída, o paciente a ser avaliado deverá expirar inicialmente fora do circuito, e então, após a expiração completa, conectar-se ao bucal para a realização da inspiração forçada. Se a extremidade distal do tubo apresentar uma abertura que permita a respiração diretamente com o ar do meio ambiente, toda a manobra respiratória deverá ser executada com o paciente conectado ao bucal. Porém, há necessidade de oclusão dessa abertura imediatamente após a expiração completa e antes da inspiração forçada para que se faça o registro da pressão negativa.

Já a pressão expiratória máxima (PEmáx) é a medida de pressão positiva gerada pela contração dos músculos expiratórios a partir da capacidade pulmonar total (i. e., o paciente é orientado a realizar uma inspiração máxima seguida de uma expiração forçada contra a via área ocluída). Nesse caso, o manômetro do equipamento registrará o valor de pressão expiratória atingido no ramo positivo da escala.

Assim como na PImáx, no caso do tubo com extremidade distal com abertura, toda manobra respiratória para obtenção da PEmáx ocorrerá com o paciente respirando acoplado ao bucal. Porém, o fisioterapeuta deverá ocluir a abertura do tubo antes da expiração forçada para registro da pressão positiva. Caso não haja abertura do tubo, a inspiração máxima que precede a expiração forçada deve ser realizada fora do sistema.

Recomendações

Recomenda-se a utilização de um *clip* nasal para a mensuração das pressões, evitando o escape de ar pelo nariz, no caso de pacientes em respiração espontânea. Aconselha-se que as mensurações sejam realizadas com o paciente na posição sentada, porém tal posição pode ser inviável ou contraindicada para pacientes em estado crítico, como com fraturas de quadril. Nesse caso, a mensuração pode ser executada em decúbito inferior.

Como o procedimento pode ser cansativo, normalmente concede-se ao paciente um período de descanso entre as mensurações, que varia de 30 segundos a um minuto. As diretrizes da Sociedade Brasileira de Pneumologia e Tisiologia, estabelecidas para realizar os testes de função pulmonar, publicadas em 2002, orientam o número máximo de cinco manobras para cada pressão, sendo três manobras aceitáveis (desde que não ocorram vazamentos), pelo menos duas reprodutíveis (i. e., a diferença entre os valores não pode ultrapassar 10% entre as mensurações) e, então, o maior valor deve ser considerado.

Fatores determinantes

São fatores determinantes para a obtenção das pressões respiratórias máximas a ausência de vazamentos, a compreensão das manobras respiratórias pelo paciente, bem como sua colaboração, pois as pressões geradas dependem não só da força muscular, mas também dos volumes pulmonares nos quais as manobras foram realizadas. Se os valores forem subestimados, isso poderá conferir risco ao diagnóstico e ao tratamento.

Valores de normalidade

Com relação aos valores de normalidade, há discrepâncias entre os autores, o que pode ser atribuído às diferenças nos métodos utilizados, nas populações estudadas e, até mesmo, ao pequeno tamanho das amostras. Sendo assim, neste capítulo foram consideradas as equações para cálculo das pressões respiratórias máximas, descritas no estudo realizado na população brasileira por Neder et al., publicado em 1999, de acordo com a idade e sexo, como mostra a Tabela 29.2.

Capacidade vital

A alteração dos volumes pulmonares frequentemente observada em pacientes com fraqueza muscular é a queda da capacidade vital (CV), que é limitada pelos músculos inspiratórios, que dificultam a insuflação completa, e pelos músculos expiratórios, que inibem a plena expiração.

Além da redução da força, a perda de complacência pulmonar também resulta em queda da CV. Na fraqueza muscular mais grave, a capacidade pulmonar total e a CV estão mais relacionadas à complacência do pulmão do que à capacidade de geração de força. Assim, pode-se dizer que a CV reflete a fraqueza dos músculos respiratórios e a carga mecânica estática dos pulmões.

A vantagem da CV como índice de força muscular respiratória é a facilidade em sua mensuração, que consiste na verificação do volume expirado após uma inspiração máxima, até que o volume residual seja alcançado. Assim, a CV representa a soma dos volumes de ar corrente e das reservas inspiratória e expiratória. Essa mensuração pode ser realizada com aparelhos de espirometria, em um laboratório de função pulmonar, ou com um ventilômetro de Wright® (Figura 29.3).

Tabela 29.2 Equações de regressão para cálculo das pressões respiratórias máximas

Homens de 20 a 80 anos		
PImáx$_{VR}$ (cmH$_2$O)* = 155,3 − 0,80 × idade (anos)	R$_2$ = 0,42	EPE = 17,3
PEmáx$_{CPT}$ (cmH$_2$O) = 165,3 − 0,81 (anos)	R$_2$ = 0,48	EPE = 15,6
Mulheres de 20 a 80 anos		
PImáx$_{VR}$ (cmH$_2$O)* = 110,4 − 0,49 × idade (anos)	R$_2$ = 0,46	EPE = 9,1
PEmáx$_{CPT}$ (cmH$_2$O) = 115,6 − 0,61 × idade (anos)	R$_2$ = 0,48	EPE = 11,2

PImáx$_{VR}$*: pressão inspiratória máxima a partir do volume residual, desprezando-se o sinal de negatividade; PEmáx$_{CPT}$: pressão expiratória máxima a partir da capacidade pulmonar total; R$_2$: coeficiente de determinação; EPE: erro-padrão da estimativa. Retirado das Diretrizes para Teste de Função Pulmonar, SBTP; 2002.

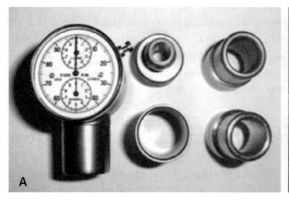
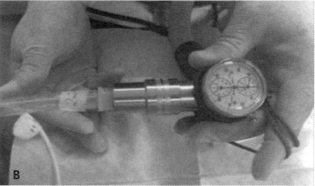

Figura 29.3 (**A**) Ventilômetro Wright® da Ferraris®; (**B**) adaptação do ventilômetro para mensuração utilizando o tubo endotraqueal.

Entretanto, a CV é considerada uma mensuração não específica, pois o resultado pode mostrar-se ineficiente por conta da presença de doença pulmonar obstrutiva, restritiva, assim como por fatores extrapulmonares (p. ex., na obesidade e na ascite) ou intraparenquimatosos.

Na fraqueza muscular leve, a CV é menos sensível do que as pressões respiratórias máximas; entretanto, a queda de ambos revela perda funcional mais acentuada.

A manobra de CV requer esforço e colaboração do paciente, e parece ser mais útil em pacientes com ausência de doenças respiratórias como fator primário da fraqueza muscular, tais como a síndrome de Guillain-Barré. Nesses pacientes, os estudos apontam que a queda da CV para aproximadamente um litro está associada à necessidade de intubação e ventilação mecânica. Também considerada uma das aplicações clínicas, a queda da CV no paciente em posição supina, quando comparada com aquela na posição sentada, sugere fraqueza ou paralisia diafragmática.

Índice pressão-tempo

A resistência tem sido definida como a capacidade de sustentar um nível de ventilação-minuto ou um determinado valor de pressão inspiratória, ou expiratória, ao longo do tempo. Assim, a partir do ponto de vista da energia muscular necessária para o trabalho muscular, recomenda-se que a tensão desenvolvida sobre o tempo (i. e., o índice pressão-tempo [IPT]) seja utilizada como medida de resistência.

Na padronização para o teste de função muscular, segundo a American Thoracic Society e a European Respiratory Society (2002), o índice pressão/tempo do diafragma (IPTdi) é definido como:

$$\text{IPT} = \text{Pdi/Pdi máx} \times \text{Ti/Ttot}$$

Pdi = pressão transdiafragmática
Pdi máx = pressão transdiafragmática máxima
Ti = tempo inspiratório
Ttot = tempo total do ciclo respiratório

Indivíduos normais sustentam um IPTdi de até aproximadamente 0,18 cmH_2O/mL, enquanto o volume corrente permanece aproximadamente em 0,75 L. Porém, para a obtenção dessa medida faz-se necessária a monitorização com o cateter de pressão esofágica, descrita anteriormente. Isso, contudo,

dificulta a mensuração na prática clínica à beira do leito. Assim, na padronização das sociedades americana e europeia, é possível substituir a Pdi e a Pdi máx, pela pressão inspiratória (PI) e PImáx, respectivamente, obtendo-se a avaliação global dos músculos inspiratórios, e não exclusivamente do diafragma. Nesse caso, considerando-se a caixa torácica e os músculos inspiratórios, o IPT global normal é de até 0,3 cmH_2O/mL.

Eletromiografia

A contração dos músculos respiratórios depende de sua ativação elétrica. Estimulado tanto pelo *input* voluntário como pelo involuntário, o impulso elétrico originário nos neurônios respiratórios do tronco cerebral é conduzido por meio dos nervos motores, transmitido via funções neuromusculares e propagado ao longo da membrana muscular. A falha em qualquer um desses sítios pode resultar em falta de coordenação e reversibilidade, ou irreversibilidade, e em fraqueza muscular.

Os testes eletrofisiológicos avaliam a integridade desse sistema neuromotor, e a eletromiografia (EMG) é um dos principais. Para a avaliação da disfunção dos músculos respiratórios, a EMG pode ser empregada no sentido de detectar e diagnosticar a doença neuromuscular. Quando esse processo estiver associado aos testes de função mecânica, poderá contribuir ainda na investigação da efetividade da contração muscular.

A EMG pode ser registrada a partir de eletrodos dispostos na superfície corporal, sobre a região de interesse (i. e., nos músculos do diafragma, nos intercostais, nos escalenos, nos abdominais, dentre outros) ou por meio de um eletrodo esofágico. Apesar de o uso de eletrodos de superfície não ser invasivo, pode haver contaminação por causa de sinais emitidos pelos músculos adjacentes, que poderão ser traduzidos como problemas no registro da EMG. Já o uso do eletrodo esofágico fornece informações mais específicas, embora seja um recurso invasivo. Os testes eletrofisiológicos são tecnicamente complexos e devem ser interpretados por um profissional da área.

DISPOSITIVOS E RECURSOS PARA O TREINAMENTO MUSCULAR RESPIRATÓRIO

A escolha do tipo de treinamento muscular, bem como do dispositivo a ser utilizado, está diretamente

BASES DO TREINAMENTO MUSCULAR RESPIRATÓRIO

relacionada a fatores que podem fazer diferença no sucesso do procedimento, relacionados a seguir.

- a capacidade e o conhecimento do terapeuta a respeito do método de escolha;
- as condições do paciente, considerando-se a estabilidade hemodinâmica e/ou da doença de base;
- o estado nutricional do paciente;
- o nível de consciência, entre outros.

Existem alguns recursos de treinamento descritos na literatura, porém não há consenso sobre a supremacia de um em relação a outro, bem como da eficácia e da eficiência de tais recursos. Essa situação se deve principalmente à diversidade de protocolos, à não homogeneidade das amostras nas populações estudadas, às diferentes patologias, ao tempo de treinamento dos profissionais, à carga imposta e à indicação do início do treinamento (Tabela 29.3).

Treinamento de resistência

Sensibilidade do ventilador mecânico

A ventilação mecânica tem por objetivo a manutenção da função respiratória quando ela se mostrar comprometida, seja pela presença de doença ou durante a realização de um procedimento cirúrgico. Porém, em algumas situações, esse período se prolonga, o que pode gerar déficit da musculatura, levando à fraqueza ou fadiga muscular, impedindo que o paciente assuma novamente suas funções. Nos casos de fraqueza, indica-se o início do treinamento muscular.

O treino muscular inspiratório gera benefícios aos pacientes com dependência da ventilação mecânica, pois pode atuar na preservação e/ou no aumento da resistência, e, consequentemente, na melhora da força muscular e do desempenho físico. Um dos recursos disponíveis para o treinamento muscular durante a VM é a sensibilidade do ventilador mecânico (i. e., dispositivo de pressão, para pacientes com PImáx menor que –20 cmH_2O).

Essa técnica visa oferecer sobrecarga inspiratória ao esforço do paciente para disparar o ventilador, gerando assim aumento do trabalho muscular. Para eleger a carga de trabalho a ser ajustada para o treinamento, deve-se considerar o valor de 30 a 40% da PImáx no início do treinamento. Vale ressaltar que não há consenso na literatura quanto à carga a ser utilizada nesse método de treinamento.

O tempo em que o paciente permanecerá com alteração da sensibilidade será aumentado gradativamente. O processo deve ocorrer duas vezes ao dia, iniciando com o período de cinco minutos até atingir, no máximo, 30 minutos.

O treinamento utilizando a sensibilidade do ventilador será interrompido quando a PImáx atingir valores superiores a 20 cmH_2O, progredindo para o treinamento com nebulização intermitente, ou até o desmame da ventilação mecânica.

Nebulização intermitente

O treinamento muscular com nebulização intermitente preconiza a retirada gradual do paciente da ventilação mecânica, para que ele possa assumir o trabalho ventilatório sem o suporte mecânico. Atualmente, é um dos métodos mais utilizados e aceitos na prática clínica e está indicado para pacientes com nível cognitivo diminuído e para aqueles com PImáx maior que –20 cmH_2O (em módulo).

Essa técnica de treinamento requer monitoração rigorosa dos sinais e sintomas para evitar a fadiga muscular. Não há descrição nos estudos da literatura de padronização quanto a um protocolo de nebulização intermitente estabelecido. O treinamento poderá iniciar com período de 30 minutos ou inferior, ou ainda até o paciente apresentar sinais de esforço, como a sudorese, o aumento da frequência respiratória e a alteração do padrão ventilatório. Com base na monitorização dos sinais e sintomas do paciente, o profissional deverá readaptar o paciente à ventilação mecânica para repouso.

O treinamento será realizado de duas a três vezes ao dia, até que o paciente consiga permanecer sem a ventilação mecânica por um período mínimo de quatro horas sem sinais de esforço. Nessas condições, o paciente poderá permanecer fora do suporte ventilatório.

Observação: Nas duas formas de treinamento muscular descritas anteriormente (i. e., tanto na técnica de sensibilidade do respirador como na nebulização intermitente) o treinamento visa aumentar a resistência dos músculos.

Treinamento de força muscular inspiratória

Carga pressórica linear

Trata-se de um recurso de treinamento com carga linear inspiratória, fluxo-independente, que

Tabela 29.3 Relação de alguns protocolos de treinamento dos músculos respiratórios descritos na literatura

Referência	População (N)	Tipo de TM	Recurso	Frequência e tempo	Resultado
Rassler et al., 2007	Mista (10) Miastenia gravis	Resistência	50 a 60% da ventilação voluntária máxima	30 min/dia 5 dias da semana 20 sessões	Aumento da resistência e do volume ventilatório
Verge et al., 2006	Homens (21) Atletas	Resistência	Hiperpneia normocápnica	30 min 2 vezes/dia 20 sessões	Diminui a incidência de fadiga muscular respiratória durante o exercício intenso
Griffiths e McConnel, 2006	Homens (17) Atletas	Força inspiratória e expiratória	Threshold 50% da PImáx	30 repetições/dia 6 semanas	Melhor desempenho no grupo de treinamento com enfoque inspiratório
Kunikoshita et al., 2006	Mista (50) DPOC	Força muscular	Threshold 30% (TMR) Treinamento físico (TF)	3 vezes/semana 6 semanas	Associação do TMR e TF melhora a tolerância ao esforço e a qualidade de vida
Moreno et al., 2005	Mulheres (4) Saudáveis	Força muscular	Cinesioterapia Técnicas de facilitação neuro-muscular proprioceptiva – KABAT	10 repetições de cada exercício de MMSS 3 vezes/semana	Aumento da PImáx e da PEmáx após treinamento
Ide et al., 2005	Mista (59) Idosos	Força e resistência muscular inspiratória e expiratória	Cinesioterapia	3 vezes/semana 10 semanas	Aumento da força muscular inspiratória
Jong et al., 2001	Mista (16) Fibrose cística	Resistência	Threshold % PImáx 20% – 1ª semana 30% – 2ª semana 40% – 3ª semana – final	20 min/dia 5 dias por semana 6 semanas	Aumento da PImáx

utiliza equipamentos com resistência de linha. Entre os equipamentos disponíveis no mercado, o mais utilizado e difundido é o Threshold IMT®. Esse equipamento é constituído por uma câmara cuja extremidade distal apresenta uma válvula solenoide mantida por uma mola interna. A compressão dessa mola dentro da câmara permite a graduação de pressão que varia de –7 a –41 cmH$_2$O. Essa válvula é mantida por uma pressão positiva que se abre quando a pressão negativa é gerada com o esforço inspiratório do paciente, permitindo a passagem do ar (Figura 29.4).

A carga a ser adaptada para o treinamento descrita na literatura varia de 30 a 70% da PImáx. É aplicada em três a cinco séries, com dez a quinze repetições, três vezes ao dia.

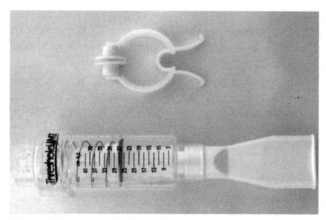

Figura 29.4 Threshold IMT®.

Carga pressórica alinear

Para o treinamento com carga pressórica alinear, o equipamento disponível é o Pflex® (Figura 29.5), e similares, que é composto por uma válvula bidirecional que permite o ajuste de uma peça com orifícios de tamanho variável, responsável por gerar a carga de trabalho a ser imposta no treinamento. Portanto, a resistência à entrada de fluxo de ar está diretamente relacionada ao tamanho do orifício, e esse sistema é denominado fluxo-dependente.

No uso desse equipamento, a carga a ser utilizada pode variar de 30 a 80% da PImáx. Nesse tipo de treinamento, pressupõe-se que quanto maior a carga, maior a força a ser desenvolvida pelo paciente, resultando em hipertrofia muscular. O tempo preconizado para o treinamento é de 15 a 30 minutos, duas vezes ao dia.

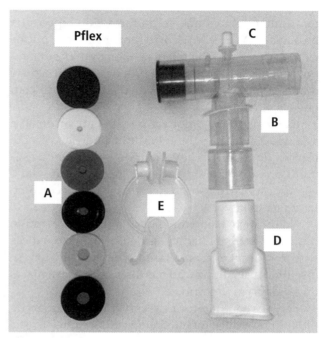

Figura 29.5 DHD inspiratory muscle trainer, DHD Dealthcare®. (**A**) peças com orifícios de resistência fluxo-dependente; (**B**) peça T com válvula unidirecional; (**C**) adaptador para oxigênio; (**D**) bocal; (**E**) clipe nasal.

Treinamento de músculos expiratórios

O principal objetivo do treinamento da musculatura expiratória é promover a força desses músculos. Sapienza e Wheeler (2006) afirmam que os protocolos desse tipo de treinamento são frequentemente realizados em domicílio, com o uso do Threshold até cinco vezes por dia, com sessões que duram de 15 a 20 minutos, cinco dias por semana. A carga no Threshold é alterada semanalmente pelo profissional responsável, para manter um limiar de esforço muscular ao redor de 75% da pressão expiratória máxima.

Os resultados com esse treinamento mostram que, após quatro semanas em média, pode haver melhora da PEmáx em indivíduos saudáveis, naqueles com esclerose múltipla e com lesão da medula espinal.

OUTROS RECURSOS

Estimulação elétrica

A estimulação elétrica neuromuscular (EENM) consiste na aplicação de corrente elétrica para estimular a contração muscular durante o fortalecimento, resultando no aumento da força e da hipertrofia muscular. A EENM ocorre por meio de pulsos elétricos que despolarizam a membrana, gerando um potencial de ação que se propaga pelo nervo até o músculo, sem perder a intensidade, fazendo com que ele se contraia.

Existem relatos de que é possível ativar de 30 a 40% mais unidades motoras utilizando a corrente elétrica de média frequência, pois esse tipo de estímulo promove a modulação do nervo motor alfa e não a despolarização do neurônio, como ocorre no movimento ativo.

Na prática fisioterapêutica, a EENM é muito difundida na reabilitação das disfunções ortopédicas e neuromusculares; entretanto, recentemente tem-se discutido a sua utilização nas disfunções musculares do sistema respiratório.

Estudos na literatura descrevem a utilização da EENM no fortalecimento de músculos esqueléticos e têm demonstrado a eficácia na prevenção da atrofia causada pelo desuso. Porém, há poucos relatos do uso de correntes nos músculos respiratórios, além da controvérsia observada nos protocolos descritos.

Quando se discute o treinamento dos músculos responsáveis por manter a ventilação pulmonar utilizando a EENM, o diafragma é o principal alvo. Trata-se então da eletroestimulação diafragmática transcutânea (EDET).

Os equipamentos a serem utilizados devem permitir a modulação da corrente elétrica quanto à intensidade, tempo de elevação, tempo de sustentação, tempo de queda (relaxamento), além de permitir a atenuação da corrente elétrica previamente escolhida.

Aplicação da eletroestimulação diafragmática transcutânea

- Pontos motores: estão localizados na região da linha axilar média e paraxifóidea (i. e., o 6º, o 7º e o 8º espaço intercostal) e da fossa supraclavicular, entre os músculos escalenos e esternocleidomastóideos.
- Regulagem do equipamento: consiste nos ajustes de intensidade da corrente, frequência de pulso, rampa, tempo de contração e de relaxamento, cujos valores preconizados são apresentados na Tabela 29.4. O protocolo da EDET pode ser realizado até três vezes ao dia, e a duração de cada sessão é de cerca de 20 minutos.

Tabela 29.4 Valores utilizados para ajustar a corrente de EDET.

Parâmetro	Valor
Largura de pulso	0,1-10 ms
Frequência de pulso	25 e 30 hz
Tempo de sustentação	1 s
Tempo de contração	1 s
Tempo de relaxamento	2 s
Intensidade da corrente	Mínima necessária para gerar a contração muscular

Hiperpneia voluntária isocápnica

O treinamento utilizando a hiperpneia consiste no aumento consciente da frequência respiratória, ou hiperventilação, elevando-se o volume-minuto previamente determinado para o treinamento. É realizado em situações de isocapnia. Esse tipo de treinamento requer a participação voluntária do paciente e é pouco difundido na prática clínica, pois deve ser realizado em laboratório com equipamentos específicos.

A literatura cita a sustentação da hiperpneia, ou o aumento da frequência respiratória, por um tempo que varia de 20 a 30 minutos a cada sessão, que é realizada uma vez ao dia por um período de quatro a seis semanas. Os ajustes da frequência respiratória e do volume são baseados na pré-avaliação, considerando-se a ventilação voluntária máxima. A monitorização durante o procedimento deve ser rigorosa, pois a hipocapnia é um efeito indesejado.

Cinesioterapia

Atualmente, o exercício físico é um dos principais recursos no processo de reabilitação de várias doenças, principalmente daquelas que afetam o sistema respiratório. Essa reabilitação pode promover melhora na resistência, por meio dos exercícios aeróbicos e/ou da força muscular, com uso de carga.

Essa técnica consiste na realização de exercícios físicos para incrementar o treinamento dos músculos respiratórios. Alguns estudos têm demonstrado os benefícios dos exercícios físicos no desempenho dos músculos respiratórios de pacientes com DPOC, com doenças neuromusculares, idosos, atletas, entre outros (Tabela 29.3).

Geralmente, para o treinamento aeróbico, recomenda-se que o protocolo seja realizado de três a cinco vezes por semana, por um tempo que varia de 20 a 50 minutos. Deve ser realizado durante um período mínimo de oito semanas para que possa produzir a eficácia desejada.

Já o treinamento de força pode ser realizado de duas a três vezes por semana, utilizando-se de uma a três séries, com um número de oito a doze repetições para cada grupo muscular a ser treinado. A intensidade dos exercícios deve ser reajustada a cada três ou quatro semanas.

Recomendações: no treinamento dos músculos da cintura escapular, principalmente dos membros superiores de pacientes com doenças respiratórias, é necessária muita cautela, pois alguns desses músculos participam como músculos acessórios da respiração e, portanto, podem ficar sobrecarregados. Nesse caso, recomenda-se associar a técnica de conservação de energia durante o treinamento com a cinesioterapia.

ESTUDOS CLÍNICOS E APLICAÇÕES

Ventilação mecânica prolongada

Apesar dos estudos encontrados na literatura, mesmo após a revisão publicada por Shekleton (1991), ainda não há consenso em relação ao treinamento muscular de pacientes em ventilação mecânica. Os pacientes que requerem ventilação mecânica prolongada apresentam fraqueza muscular generalizada e também dos músculos respiratórios em razão de insuficiência respiratória precipitada pela doença subjacente, efeitos adversos dos medicamentos, déficit nutricional e/ou longo período de imobilização no leito. O equilíbrio entre a resistência muscular inspiratória e a carga de trabalho é um fator determinante da dependência do uso do ventilador.

Aldrich e Karpel (1985) mostraram que o treinamento muscular resistivo inspiratório, instituído após a falha no desmame do ventilador, melhorou a força muscular (i. e., a PImáx média de 38 para 54 cmH_2O), e a resistência dos músculos respiratórios, que é avaliada pela redução da pressão parcial de gás carbônico média ao final do mesmo tempo de respiração espontânea de 70 para 52 mmHg. Esses pacientes com insuficiência respiratória crônica foram desmamados da ventilação mecânica com sucesso.

Considerando o enfoque preventivo, Caruso et al. (2005) demonstraram que o treinamento com a sensibilidade do respirador, iniciado 24 horas após o início do suporte ventilatório em pacientes clinicamente agudos, porém estáveis, não abreviou o tempo de desmame nem reduziu a frequência de reintubação. Nesse estudo, os autores demonstraram a tendência da força muscular inspiratória em permanecer constante ao longo da ventilação mecânica em pacientes que foram ou não submetidos ao treinamento específico com base na pressão inspiratória máxima.

Com uma abordagem diferenciada e irreverente na literatura, Chiang et al. (2006) verificaram o efeito de seis semanas de treinamento físico sobre a força dos músculos respiratórios, por meio da PImáx e também da PEmáx, sobre os membros superiores e inferiores, utilizando-se um dinamômetro sobre o tempo livre da ventilação mecânica e o *status* funcional, usando o índice de Barthel e a medida de independência funcional. Nesse estudo, 39 pacientes sob ventilação mecânica prolongada foram randomizados entre dois grupos, o de treinamento e o de controle. Eles foram avaliados anteriormente, na terceira e sexta semanas do estudo. O treinamento consistiu em cinesioterapia de membros superiores e inferiores, com e sem auxílio de pesos, exercícios respiratórios diafragmáticos e deambulação precoce, quando possível. Os resultados mostraram melhora do *status* funcional, atribuído ao aumento significativo da força muscular respiratória e dos membros, e ao tempo livre da ventilação mecânica.

Pacientes cirúrgicos

As cirurgias abdominais e torácicas de médio e grande porte impõem alterações sistêmicas que demandam cuidados específicos no pós-operatório. Entre elas destacam-se as de origem pulmonar. Em decorrência da resposta inflamatória sistêmica, do uso de anestésicos, de dor, da presença de drenos e cateteres e de outros fatores de risco, é comum observar mudanças no padrão respiratório, descoordenação muscular e queda da complacência pulmonar.

Esses elementos contribuem para a redução da função pulmonar e da força muscular respiratória, de maneira a comprometer a recuperação no pós--operatório.

As atelectasias e pneumonias, as quais são causadas pela redução na capacidade de expectoração e insuficiência respiratória diafragmática, são complicações frequentes no pós-operatório de cirurgias cardíacas, pulmonares, vasculares, gástricas, entre outras. Assim, preservar e/ou otimizar a força muscular respiratória é fundamental para a ventilação pulmonar e para facilitar a desobstrução das vias aéreas.

Nomori et al. (1994) verificaram a eficácia do treinamento muscular respiratório pré-operatório no aumento da força muscular e o seu efeito nas complicações pulmonares pós-operatórias em pacientes submetidos à cirurgia torácica. O treinamento intra-hospitalar, realizado de uma a três semanas, consiste em respiração diafragmática profunda com peso de 1 kg no abdome, tosse com contração vigorosa dos músculos abdominais e terapia de pressão positiva expiratória final (EPAP) com, no mínimo, 15 cmH$_2$O. Os exercícios respiratórios e a tosse foram realizados três vezes ao dia, pelo período mínimo de 10 minutos, e a terapia com EPAP quatro vezes ao dia, por 10 minutos. Entre os resultados, foi observado aumento significativo nas médias da PImáx e PEmáx. Dos 50 pacientes treinados, oito apresentaram complicações pulmonares e também os menores valores nas pressões respiratórias máximas antes e depois do treinamento muscular. As complicações foram a atelectasia, a pneumonia e a hipoventilação, que foi definida por uma PaCO$_2$ maior que 65 mmHg, sendo necessária a instituição da ventilação mecânica. A atelectasia e a pneumonia foram confirmadas pela radiografia de tórax e exames laboratoriais. Outros seis pacientes com redução similar nas medidas de força muscular, mas que obtiveram melhora das pressões respiratórias máximas após o treinamento muscular, não apresentaram complicações pulmonares.

Resultados similares foram observados, em estudo recente, controlado e randomizado, realizado por Dronkers et al. (2008), com vinte pacientes de alto risco para o desenvolvimento de complicações pulmonares pós-operatórias, submetidos à cirurgia eletiva de aneurisma de aorta abdominal. Nessa investigação, o treinamento muscular inspiratório intensivo pré-operatório resultou em um aumento médio da PImáx de 10%, e pareceu reduzir a incidência de atelectasias nessa população.

Um estudo com enfoque pós-operatório realizado por Garcia e Costa (2002) verificou o papel do treinamento muscular respiratório nas pressões respiratórias máximas, na amplitude toracoabdomi-

nal e no pico de fluxo expiratório de pacientes submetidos à cirurgia cardíaca eletiva com circulação extracorporal. Os sessenta pacientes envolvidos no estudo foram divididos em três grupos:

- grupo 1: com treinamento muscular realizado uma vez ao dia;
- grupo 2: com treinamento duas vezes ao dia;
- grupo 3: de controle.

Os resultados foram mensurados no pré e pós-cirúrgico e na alta hospitalar. Entre eles, não foram observadas diferenças significativas na cirtometria do tórax e no pico de fluxo expiratório. Porém, no grupo 2, a recuperação da PImáx na alta hospitalar (média de 80 cmH$_2$O) em relação à medição pré-operatória (média de 88 cmH$_2$O) foi de 90%, com seis dias de treinamento, em média.

Doença pulmonar obstrutiva crônica e asma

Muitos pacientes com DPOC apresentam limitação na sua atividade física em razão da dispneia. A hiperinflação pulmonar, o aumento na ventilação do espaço morto e o aumento do consumo energético durante a hiperpneia do exercício levam à diminuição da reserva ventilatória e piora da dispneia durante o esforço. Alguns indivíduos com DPOC mostraram redução nas pressões respiratórias máximas, o que é um indicativo de fraqueza muscular respiratória e que pode contribuir para a percepção da dispneia.

Lotters et al. (2002), em uma metanálise, demonstraram que quando a carga de treinamento é apropriada (i. e., controlada e superior a 30-40% da PImáx), o treinamento muscular inspiratório resulta em consistente redução da dispneia e melhora no desempenho dos músculos respiratórios. Entretanto, ainda não se sabe se esses programas de treinamento resultam em aumento na tolerância ao exercício e na qualidade de vida, pois os estudos são controversos e não conclusivos.

Embora as mensurações de força muscular inspiratória na DPOC possam se mostrar reduzidas, isso é atribuído, em parte, à desvantagem mecânica resultante da hiperinsuflação pulmonar. Por outro lado, os músculos respiratórios adaptam-se à imposição crônica do aumento do trabalho respiratório, por exemplo, o diafragma de pacientes com DPOC apresenta maior capacidade oxidativa do que aquele dos indivíduos normais; porém, o trabalho diafragmático é maior em pacientes com DPOC, especialmente durante o exercício. Já o aumento do trabalho respiratório, representado pela relação PI/PImáx, está relacionado à percepção de dispneia.

Ramírez-Sarmiento et al. (2002) demonstraram que, em pacientes com DPOC, o treinamento muscular inspiratório resultou em aumento da PImáx, levando à hipertrofia das fibras musculares do tipo II dos músculos intercostais e ao aumento na proporção das fibras do tipo I. Dessa forma, considerando as últimas diretrizes baseadas em evidências científicas, os benefícios funcionais obtidos com o treinamento muscular inspiratório padronizado e controlado podem ser justificados como terapêutica adjunta no treinamento físico global de pacientes com DPOC, visando à melhora nos sintomas de dispneia induzidos pelo exercício. Entretanto, o treinamento não deve ser rotineiro para todos os pacientes nem aplicado isoladamente. Além disso, Weiner et al. (2004) observaram que os efeitos do treinamento muscular inspiratório desapareceram após sua interrupção.

Os pacientes com asma também estão expostos à obstrução e à hiperinsuflação, portanto a fraqueza muscular também pode se instalar nesses casos. Por outro lado, diferentemente da DPOC, na asma, a carga de trabalho imposta aos músculos respiratórios é intermitente. Por sinal, alguns autores consideram que esse aumento "natural" intermitente da carga sobre os músculos respiratórios tem um efeito de treinamento, e permite que os músculos respiratórios se recuperem entre as exacerbações. Entretanto, Wiener et al. (2000) verificaram o papel do treinamento muscular inspiratório em pacientes com asma leve e o alto consumo de β_2-agonista.

Nessa investigação, 82 pacientes foram randomizados em dois grupos: o de treinamento, no qual ocorreu o uso do Threshold® com carga inicial de 15% da PImáx, progredindo até 60% da PImáx; e o de controle, no qual o Threshold® foi aplicado sem ajuste de resistência, e que foi denominado falso treinamento. Em ambos os grupos, o treinamento foi diário por três meses, seis vezes por semana, com duração de 30 minutos para cada sessão. Nesse estudo, os autores observaram que o treinamento muscular inspiratório em pacientes com asma pode aumentar a força muscular, diminuir a dispneia e reduzir o consumo de β_2-agonista.

Desordens neuromusculares

O prejuízo da função muscular inspiratória é responsável pelo aumento no risco de complicações respiratórias e pelo óbito precoce em pacientes com desordens neuromusculares. A fraqueza grave dos músculos respiratórios nesses pacientes resulta em um padrão restritivo, caracterizado por redução na capacidade vital, capacidade pulmonar total (CPT), capacidade residual funcional (CRF), e com razão volume expirado no primeiro segundo sobre a capacidade residual funcional relativamente normal (VEF1/CRF).

O padrão respiratório é rápido e superficial. No início precoce da doença, pode-se deparar com valores de $PaCO_2$ reduzidos, mas a hipercapnia só está presente quando a força muscular respiratória diminui para 25% do valor previsto.

Alguns estudos têm demonstrado que pacientes com cifoescoliose e distrofia muscular de Duchenne podem melhorar a força e a resistência com o treinamento muscular respiratório; porém, isso ainda é controverso na reabilitação de pacientes com doença neuromuscular. A seguir, são descritas algumas indicações para o uso do treinamento muscular respiratório, bem como as controvérsias nos casos de pacientes com doença neuromuscular.

Esclerose múltipla

Pacientes com esclerose múltipla apresentam fraqueza dos músculos inspiratórios e expiratórios. Entretanto, os músculos expiratórios são frequentemente mais fracos do que os inspiratórios, em razão da paralisia ascendente a partir das extremidades inferiores do corpo. Também contribuem para a fraqueza muscular respiratória a fraqueza de outros músculos esqueléticos, a miopatia por uso de corticoides e a liberação do fator-a de necrose tumoral durante as exacerbações.

Em um estudo controlado e randomizado de Smeltzer et al. (1996), três meses de treinamento muscular expiratório promoveram aumento da força expiratória de 19 cmH_2O, em comparação com a queda de 1 cmH_2O no grupo controle. Resultados similares foram observados por Gosselink et al. (2000), em pacientes com mais tempo de doença e em estado mais grave. Nessa investigação, os autores observaram que o treinamento muscular expiratório, com resistor expiratório ajustado em 60% da

PEmáx, realizado com três séries de quinze repetições, duas vezes ao dia e por três meses, aumentou a força muscular expiratória e a eficácia da tosse, a qual se manteve por mais três meses após a interrupção do treinamento.

Em um curioso estudo conduzido por fisioterapeutas na Universidade da Flórida (por Chiara et al., em 2007), investigou-se o efeito do treinamento muscular expiratório na voz, na disartria e na qualidade de vida relacionada à voz. Dezessete pacientes com esclerose múltipla e quatorze indivíduos-controle completaram oito semanas de treinamento, seguidos de quatro semanas sem a intervenção. Os resultados mostraram aumento da força muscular expiratória, mas sem alterações significativas nos componentes da voz e na produção da fala nos pacientes com esclerose múltipla.

Lesão medular

Em pacientes com lesão medular, o comprometimento da musculatura respiratória dependerá do nível de lesão. Lesões medulares altas, entre o C1 e C2, e nos cordões cervicais médios, de C3 a C5, resultam em paralisia do diafragma, dos músculos intercostais, dos escalenos e dos abdominais. Lesões cervicais baixas, de C6 a C8 e torácica alta, de T1 a T6, levam à denervação dos intercostais e do músculo abdominal, porém os músculos do pescoço e diafragmáticos permanecem intactos.

Durante a primeira semana de denervação, o diafragma sofre hipertrofia e remodelamento das suas fibras. A partir da quarta semana, a denervação causa atrofia muscular acrescida das alterações estruturais, justificando a fatigabilidade desse músculo. A suscetibilidade da fadiga é maior pelo aumento da carga elástica inspiratória, a partir da parede torácica e do pulmão, e pela paralisia dos músculos respiratórios.

Em um estudo em pacientes quadriplégicos, 30 minutos de treinamento muscular por seis dias da semana, com resistor inspiratório ajustado para produzir suficiente alteração eletromiográfica para fadiga, resultou em diminuição da suscetibilidade ao cansaço observada por Gross et al. (1980). Entretanto, na revisão sistemática de Van Houtte et al. (2006), os dados na literatura são inconclusivos quanto ao efeito do treinamento na força inspiratória, na resistência e na qualidade de vida.

Miastenia gravis

A *miastenia gravis* é uma doença autoimune caracterizada por fraqueza e fadiga muscular. Os músculos respiratórios também podem ser afetados, causando sintomas que variam de dispneia presente no exercício intenso a dispneia durante o repouso.

Os benefícios do treinamento muscular foram relatados por dois estudos não randomizados, de Gross e Meiner (1993) e Weiner et al. (1998), os quais resultaram no aumento significativo da PImáx e PEmáx. Entretanto, considerando o quadro fisiopatológico da doença, o treinamento diário poderia acarretar alterações na perda dos íons de potássio a partir da contração muscular, o que está relacionado à fadiga muscular. Assim, Fregonezi et al. (2005) optaram por um treinamento intervalado. Nesse estudo, o Threshold®, ajustado a partir de 20 até 60% da PImáx, foi intercalado por exercícios diafragmáticos e pela respiração frenolabial (*pursed-lips*).

Esse tratamento foi realizado em domicílio, três vezes por semana, por oito semanas, em 27 pacientes. Entre os resultados, os autores observaram melhora na força muscular, mobilidade da caixa torácica, padrão respiratório e resistência muscular.

Distrofia muscular de Duchenne

A distrofia muscular de Duchenne é uma doença caracterizada pela perda progressiva de força muscular, resultando na perda de deambulação e de força muscular respiratória. A fraqueza muscular respiratória acarreta tosse inefetiva, na diminuição da ventilação, em pneumonia, em atelectasias, na insuficiência respiratória noturna e, posteriormente, diurna. A distrofia muscular de Duchenne tem característica recessiva ligada ao comossomo X. É causada por uma mutação genética e é mais frequente em homens. A razão para o treinamento muscular respiratório nessa doença baseia-se no pressuposto de que a melhora da força muscular e a resistência nos doentes afetados podem resultar na preservação da função pulmonar ao longo do tempo.

Wanke et al. (1994) verificaram o efeito do treinamento muscular inspiratório em 15 pacientes com distrofia muscular de Duchenne e compararam com 15 pacientes do grupo controle. A avaliação foi realizada três meses antes do treinamento, em seu início, após o primeiro e terceiro meses de intervenção, e após seis meses de interrupção do protocolo. Entre os resultados, verificou-se que em dez pacientes houve melhora dos parâmetros de função muscular respiratória após um, três e seis meses de treinamento, e seis meses após o final do protocolo. Cinco pacientes não melhoram com a intervenção e apresentavam capacidade vital menor do que 25% do previsto e $PaCO_2$ maior que 45 mmHg. Nenhum paciente do grupo controle apresentou variação nos parâmetros de força muscular.

No entanto, os efeitos do treinamento muscular respiratório em pacientes com essa distrofia variam com os estudos. Além disso, a descoberta do mecanismo protetor da liberação do óxido nítrico no exercício muscular pode ser defeituosa em crianças com distrofia tipo Duchenne, como apresentado por Sander et al. (2000). Isso pode levar a um aumento da lesão muscular durante a aplicação dos protocolos de treinamento. Portanto, a recomendação de resguardo para o treinamento muscular respiratório ainda não pode ser totalmente endossada, devendo aguardar mais estudos.

CONCLUSÃO

O treinamento muscular respiratório continua sendo um paradigma para a terapêutica de pacientes com alterações da musculatura respiratória, porém tem sido utilizado há anos nos pacientes com lesão medular, portadores de DPOC, esclerose múltipla, nos sedentários, nos idosos, nos jovens e nos indivíduos saudáveis, entre outros. Entretanto, não há padronização quanto ao melhor método de treinamento muscular, seja para obtenção de força e/ou de resistência, delineado para uma determinada doença. Portanto, para a utilização desse recurso, faz-se necessário discernimento na escolha do tipo de treinamento a ser indicado, além da rigorosa monitorização dos sinais de fadiga ou de melhora da função muscular respiratória. Vale ressaltar a necessidade de formação adequada do profissional para a condução do treinamento muscular.

BIBLIOGRAFIA RECOMENDADA

1. Aldrich TK, Karpel JP. Inspiratory muscle resistive training in respiratory failure. Am Rev Respir Dis. 1985;131:461-2.
2. Ambrosino N, Clini E. Long-term mechanical ventilation and nutrition. Respiratory Medicine. 2004;98:413-20.
3. American Thoracic Society and European Respiratory Society: ATS/ERS Statement on respiratory muscle testing. Am J Respir Crit Care Med. 2002;166:518-624.
4. American Thoracic Society. Respiratory care of the patient with Duchenne muscular dystrophy. ATS Consensus Statement. Am J Respir Crit Care Med. 2004;170:456-65.
5. Caruso P, Denari SDC, Ruiz SAL, Bernal KG, Manfrin GM, Friedrich C, et al. Inspiratory muscle training is ineffective in mechanically ventilated critically ill patients. Clinics. 2005;60:479-84.
6. Chiang LL, Wang LY, Wu CP, Wu HD, Wu YT. Effects of physical training on functional status in patients with prolonged mechanical ventilation. Physical Therapy. 2006;86:1271-81.
7. Chiara T, Martin D, Sapienza C. Expiratory muscle strenght training. Neurorehabilitation and Neural Repair. 2007;21:239-49.
8. Dronkers J, Veldman A, Hoberg E, Waal CVD, Meeteren NV. Prevention of pulmonary complications after upper abdominal surgery by preoperative intensive inspiratory muscles training: a randomized controlled pilot study. Clinical Rehabilitation. 2008;22:134-42.
9. Fregonezi GAF, Resqueti VR, Guell R, Pradas J, Casan P. Effects of 8-week, interval-based inspiratory muscle training and breathing retraining in patients with generalized myasthenia gravis. Chest. 2005;128:1524-30.
10. Garcia RCP, Costa D. Treinamento muscular respiratório em pós-operatório de cirurgia cardíaca eletiva. Rev Bras Fisioter. 2002;6:139-46.
11. Gosselink R, Kovacs L, Ketelaer P, Carton H, Decramer M. Respiratory muscle weakness and respiratory muscle training in severely disabled multiple sclerosis patients. Arch Phys Med Rehabil. 2000;81:747-51.
12. Griffiths LA, McConnell AK. The influence of inspiratory and expiratory muscle training upon rowing performance. Eur J Physiol. 2007;99:457-566.
13. Gross D, Ladd HW, Riley EJ, Macklem PT, Grassino A. The effect of training on strength and endurance of the diaphragm in quadriplegia. Am J Med. 1980;68:27-35.
14. Gross D, Meiner Z. The effect of ventilatory muscle training on respiratory function and capacity in ambulatory and bed-ridden patients with neuromuscular disease. Monaldi Arch Chest Dis. 1993;48:322-6.
15. Higgins PA, Daly BJ, Lipson AR, Guo S. Assessing nutricional in chronically critically ill adult patients. Am J Crit Care. 2006;15(2):166-76.
16. Ide MR, Belini MAV, Caromano FA. Effects of an aquatic versus non-aquatic respiratory exercise program on the respiratory muscle strength in healthy aged person. Clinics. 2005;60(2):151-8.
17. Jong W, Van Aalderen WMC, Kraan J, Koëter GH, Van Der Schans CP. Inspiratory muscle training in

patients with cystic fibrosis. Respiratory Medicine. 2001;95:31-6.

18. Kunikoshita LN, Silva YP, Silva TLP, Costa D, Jamami M. Efeitos de três programas de fisioterapia respiratória (PFR) em portadores de DPOC. Rev Bras Fisioter. 2006;10(4):449-55.

19. Lotters F, Van Tol B, Kwakkel G, Gosselink R. Effects of controlled inspiratory muscle training in patients with COPD: a meta-analysis. Eur Respir J. 2002;20:570-6.

20. Mancini DM, Henson D, LaManca J, Levine S. Evidence of reduced respiratory muscle endurance in patients with heart failure. J Am Coll Cardiol. 1994;24:972-81.

21. Moreno MA, Silva E, Gonçalves M. O efeito das técnicas de facilitação neuromuscular proprioceptiva – método KABAT nas pressões respiratórias máximas. Curitiba: Fisioterapia em Movimento. 2005;18(2):53-61.

22. Neder JA, Andreoni S, Lerario MN, Nery LE. Reference values for ling function tests. II. Maximal respiratory pressures and voluntary ventilation. Braz J Med Biol Res. 1999;32:719-27.

23. Nomori H, Kobayashi R, Fuyuno G, Morinaga S, Yashima H. Preoperative respiratory muscle training. Assessment in thoracic surgery patients with special reference to postoperative pulmonary complications. Chest. 1994;105:1782-8.

24. Pereira CAC, Neder JA. Diretrizes para testes de função pulmonar. J Pneumol. 2002;28(Supl 3):S1-165.

25. Ramirez-Sarmiento A, Orozco-Levi M, Guell R, Barreiro E, Hernandez N, Mota S, et al. Inspiratory muscle training in patients with chronic obstructive pulmonary disease: structural adaptation and physiologic outcomes. Am J Respir Crit Care Med. 2002;166:1491-7.

26. Rassler B, Hallebach G, Kalischewski P, Baumann I, Schauer J, Spengler CM. The effect of respiratory endurance training in patients with myastenia gravis. Neuromuscular Disorders. 2007;17:385-91.

27. Roig JS. Consecuencias clínicas de la disfunción muscular en la enfermedad pulmonar obstructiva crónica. Nutr Hosp. 2006;21(3):69-75.

28. Sander M, Chavoshan B, Harris SA, Ianacccone ST, Stull JT, Thomas GD, et al. Functional muscle ischemia in neuronal nitric oxide synthase-deficient skeletal muscle of children with Duchenne muscular dystrophy. Proc Natl Acad Sci USA. 2000;97:13818-23.

29. Sapienza CM, Wheeler K. Respiratory muscle strength training: functional outcomes versus plasticity. Semin Speech Lang. 2006;27:236-44.

30. Shekleton ME. Respiratory muscle conditioning and the work of breathing: a critical balance in the weaning patient. AACN Clin Care Nurs. 1991;2(3):405-14.

31. Smeltzer SC, Lavietes MH, Cook SD. Expiratory training in multiple sclerosis. Arch Phys Med Rehabil. 1996;77:909-12.

32. Van Houtte S, Vanlandewijck Y, Gosselink R. Respiratory muscle training in persons with spinal cord injury: a systematic review. Respir Med. 2006;100(11):1886-95.

33. Verges S, Lenherr O, Haner AC, Schulz C, Spengler M. Increased fatigue resistance of respiratory muscles during exercise after respiratory muscle endurance training. Am J Physiol Regul Integr Comp Physiol. 2007;292:1246-53.

34. Wanke T, Toifl K, Merkle M, Formanek D, Lahrmann H, Zwick H. Inspiratory muscle training in patients with Duchenne muscular dystrophy. Chest. 1994;105:475-82.

35. Weiner P, Berar-Yanay N, Davidovich A, Magadle R, Weiner M. Specific inspiratory muscle training in patients with mild asthma with high consumption of inhaled 2-agonists. Chest. 2000;117:722-7.

36. Weiner P, et al. Respiratory muscle training in patients with moderate to severe myasthenia gravis. Can J Neurol Sci. 1998;25:236-41.

37. Weiner P, Magadle R, Beckerman M, Weiner M, Berar-Yanay N. Maintenance of inspiratory muscle training in COPD patients: one year follow-up. Eur Respir J. 2004;23:61-5.

30

PROTOCOLOS DE AJUDAS TÉCNICAS AOS MÚSCULOS RESPIRATÓRIOS PARA EVITAR FALÊNCIA RESPIRATÓRIA E TRAQUEOSTOMIA: UM NOVO PARADIGMA DE TRATAMENTO PARA OS PACIENTES COM DOENÇA NEUROMUSCULAR

JOHN BACH
MIGUEL R. GONÇALVES

"Chamar alguma coisa pelo que ela é de fato é princípio de sabedoria."

Provérbio chinês

INTRODUÇÃO

A finalidade deste capítulo é descrever o uso de auxílios não invasivos aos músculos inspiratórios e expiratórios, não só para evitar e prevenir a insuficiência e falência ventilatória, mas também para permitir a extubação e decanulação do tubo de traqueostomia de pacientes graves com grande dependência ventilatória, considerados "não desmamáveis"[1]. O auxílio de aparelhos que administram não invasivamente pressão positiva nas vias aéreas pode fornecer até suporte ventilatório contínuo aos pacientes com pouca ou nenhuma capacidade vital e ainda conferir fluxos de tosse eficazes àqueles com disfunção grave dos músculos expiratórios. Um consenso de abril de 2010 de clínicos provenientes de 22 centros médicos em 18 países relatou 1.623 usuários de ventilação não invasiva (VMNI) para atrofia muscular espinal

tipo 1, distrofia muscular de Duchenne e esclerose lateral amiotrófica, dos quais 760 deles desenvolveram dependência ventilatória contínua para prolongar a sobrevida por mais de 3.000 pacientes/ano sem traqueostomias. Quatro dos centros extubaram, rotineiramente, os pacientes não desmamáveis em UTI com distrofia muscular de Duchenne, de modo que nenhum de seus mais de 250 pacientes foi submetido à traqueostomia. Atualmente, esta abordagem está avançando para o Brasil pelos centros médicos de referência existentes em Belo Horizonte e São Paulo.

FISIOPATOLOGIA

O comprometimento respiratório poderá resultar de doenças primárias das vias aéreas ou dos pulmões (nesse caso, as provas completas de função pulmonar podem ser indicadas, e a suplementação de oxigênio e o uso de broncodilatadores, benéficos) ou provém de complicações relacionadas com a disfunção dos músculos respiratórios. O primeiro tipo caracteriza-se por hipóxia na presença de normocapnia ou hipocapnia até que uma exacerbação cause falência respiratória aguda (FRA), enquanto o segundo se caracteriza por hipercapnia e hipóxia causadas por hipoventilação ou insuficiência/ falência respiratórias com acumulação de secreções por tosse ineficaz. O primeiro caso corresponde à insuficiência/falência respiratória, ao passo que o

---

1   N. do T.: pacientes não passíveis ao desmame (i. e., à retirada de ventilação mecânica e/ou ventilador). O termo desmame refere-se à transição da ventilação artificial para a espontânea nos pacientes que permanecem sob ventilação mecânica invasiva por tempo superior a 24 horas.

segundo pode representar um quadro de insuficiência/falência ventilatória. Infelizmente, é raro que os médicos diferenciem entre os dois quadros, referindo-se a ambos, bem como avaliando e tratando a ambos, como insuficiência/falência respiratória. Isso resulta em morbidade e mortalidade desnecessárias, sem mencionar o custo e a redução na qualidade de vida. Os pacientes com falência ventilatória hipercápnicos e sintomáticos beneficiam-se da ventilação mecânca não invasiva (VMNI) com pressão positiva por, no mínimo, parte do dia e, com maior frequência, à noite. Em caso de fraqueza progressiva dos músculos inspiratórios, a capacidade respiratória espontânea (livre de ventilação mecânica) acaba sendo perdida e o suporte ventilatório contínuo é inevitável. O acúmulo de secreções e formação de tampão mucoso nas vias aéreas, causados por tosse ineficaz, é reversível por meio de auxílios expiratórios (tosse).

O quadro de insuficiência/falência ventilatória pode ser apenas noturno e resultar de disfunção do diafragma, tornando o paciente incapaz de respirar na posição supina; pode ser decorrente de falência total dos músculos inspiratórios; pode se originar de controle ventilatório central inadequado ou decorrer de obesidade intensa ou restrição grave da parede torácica. Muitos pacientes com insuficiência ventilatória sobrevivem por anos sem o uso de ventilador à custa de ortopneia e hipercapnia crescente com seus sintomas e perigos associados, além de alcalose metabólica compensatória, que deprime o controle ventilatório central.

A alcalose faz com que o cérebro se adapte à hipercapnia sem sintomas evidentes de falência ventilatória aguda. Os pacientes hipercápnicos que não fazem uso de VMNI, mas especialmente aqueles submetidos à suplementação de oxigênio, desenvolvem hipercapnia progressivamente grave, que acaba resultando em coma decorrente de narcose por dióxido de carbono e parada ventilatória. Quando sintomáticos, os pacientes hipercápnicos são devidamente tratados com VMNI – com isso, os gases sanguíneos voltam ao normal, mas os sintomas e a alcalose desaparecem à medida que os rins excretam o excesso de íons bicarbonato. Em razão da necessidade de se respirar cada vez mais intensamente para manter a normalidade da $PaCO_2$ e do pH sanguíneo à interrupção da VMNI pela manhã, a ocorrência de dispneia pode exigir períodos crescentes de VMNI durante o dia até que os pacientes necessitem desse tipo de ventilação de forma contínua. Alguns pacientes com falência muscular ventilatória e sem capacidade vital (CV) mensurável com seus músculos respiratórios utilizam apenas o auxílio noturno e contam com a respiração glossofaríngea (RGF) para ventilar seus pulmões durante as horas do dia.

Existem três grupos de músculos respiratórios: os músculos inspiratórios, os expiratórios (predominantemente torácicos superiores e abdominais) da tosse e aqueles inervados pelos nervos cranianos bulbares. Embora os músculos inspiratórios e expiratórios possam ser submetidos a suporte ventilatório total (de tal modo que está descrito que até mesmo os pacientes com 0 mL de CV utilizaram a VMNI por mais de 50 anos sem recorrer à traqueostomia), não há medidas não invasivas eficazes para auxiliar a função dos músculos inervados pelos nervos bulbares. Assim, a única indicação da traqueostomia em pacientes não desmamáveis é a aspiração de saliva a ponto de diminuir a saturação de oxi-hemoglobina e mantê-la abaixo de 95%. Felizmente, a única doença neuromuscular (DNM) em que isso acontece é a esclerose lateral amiotrófica com compromisso bulbar avançado, em que estes pacientes perdem totalmente a capacidade de falar e deglutir alimentos. Tais pacientes desenvolvem basicamente obstrução irreversível das vias aéreas superiores e necessitam de tubos de traqueostomia para proteger suas vias aéreas.

AUXÍLIOS MUSCULARES RESPIRATÓRIOS

Os auxílios musculares inspiratórios e expiratórios são dispositivos e técnicas que envolvem a aplicação manual ou mecânica de forças ao corpo, ou alterações pressóricas intermitentes às vias aéreas, para auxiliar na função dos músculos inspiratórios ou expiratórios. Os dispositivos com atuação no corpo incluem ventiladores corporais, que criam alterações de pressão em torno do tórax e abdome. A pressão negativa aplicada às vias aéreas durante a expiração auxilia no processo de tosse, exatamente como a pressão positiva aplicada às vias aéreas durante a inalação (VMNI) ajuda os músculos inspiratórios. A pressão positiva contínua nas vias aéreas (CPAP) não auxilia na ventilação e também não é útil em pacientes com comprometimento ventilatório primário.

AVALIAÇÃO DO PACIENTE

Os pacientes com reserva ventilatória diminuída e com capacidade deambulatória costumam se queixar de dispneia de esforço. Por fim, desenvolvem-se os sintomas de cefaleia matinal, fadiga, distúrbios do sono e hipersonolência. Para usuários de cadeira de rodas, os sintomas podem ser mínimos, exceto durante infecções respiratórias intercorrentes; nesse caso, eles se queixam de ansiedade, incapacidade de adormecer e dispneia. Os pacientes são observados quanto à presença de taquipneia, respiração paradoxal, hipofonia, rubor nasal, uso da musculatura respiratória acessória, cianose, rubor ou palidez, e congestão das vias aéreas por secreção. Os sintomas de letargia e confusão mental sinalizam narcose por CO_2.

A avaliação do paciente necessita de quatro itens: espirometria, pico de fluxo da tosse, capnografia e oximetria. A CV é mensurada nas posições sentada e supina, mas a diferença dessa capacidade vital deve ser inferior a 7%. Como a hipoventilação piora durante o sono, a CV mensurada na posição supina e não sentada corresponde ao indicador mais importante de disfunção ventilatória. Quando a diferença da CV supina e sentada se encontra acima de 20%, a presença de ortopneia frequentemente indica a necessidade de VMNI noturna. Os pacientes que utilizam colete toracolombar devem ser submetidos à mensuração da CV com e sem o colete, já que um colete bem ajustado pode aumentar a CV, enquanto um mal ajustado pode diminuí-la. A espirometria também é útil para monitorizar a evolução do quadro com respiração glossofaríngea e empilhamento de ar (i. e., retenção de volume pulmonar máximo do auxílio fornecido por ressuscitador manual ou ventilador ciclado a volume que pode ser mantido pela glote). O volume máximo é denominado capacidade de insuflação máxima (CIM). Os pacientes que aprendem a respiração glossofaríngea podem frequentemente realizar esse tipo de respiração por consecutivos empilhamentos de ar, atingindo ou ultrapassando a CIM. Uma interface nasal, ou vedação labial, pode ser utilizada para o empilhamento de ar quando os lábios estiverem muito fracos para um empilhamento eficaz pela boca (Figura 30.1).

Os picos de fluxo da tosse (PFTs) são mensurados utilizando-se fluxômetro de pico (Access Peak Flow Meter, Healthscan Products Inc., Cedar Grove, NJ). PFT de 160 L/min constitui o valor mínimo

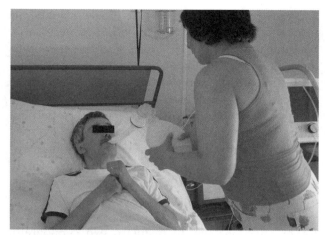

Figura 30.1 Paciente com esclerose lateral amiotrófica, demonstrando empilhamento de ar por ressuscitador manual.

necessário para a realização de tosse eficaz, e também é o melhor indicador para remoção do tubo de traqueostomia, independentemente da função pulmonar remanescente. De fato, 40% dos pacientes com esclerose lateral amiotrófica conseguem sobreviver apesar da dependência contínua do ventilador, utilizando auxílios estritamente não invasivos. Os pacientes com CV inferiores a 1.500 mL são submetidos à mensuração de pico de fluxo de tosse assistida a partir de um volume máximo de empilhamento de ar seguida de uma compressão abdominal aplicada simultaneamente com a abertura da glote. A tosse desencadeada a partir de um volume máximo de empilhamento de ar com aplicação concomitante de tração abdominal recebe o nome de tosse manualmente assistida (Figura 30.2).

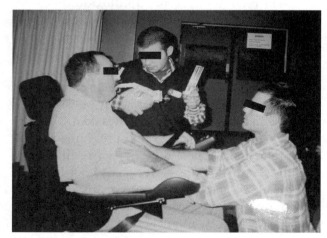

Figura 30.2 Mensuração dos fluxos de tosse assistida após empilhamento de ar até volume pulmonar máximo e tração abdominal/compressão tussiva.

Para o paciente estável sem doença pulmonar intrínseca, a gasometria arterial é desnecessária. Além do desconforto, 25% dos pacientes hiperventilam como resultado da ansiedade ou dor durante o procedimento. A monitorização contínua não invasiva dos gases sanguíneos, incluindo capnografia e oximetria, fornece informações mais úteis, particularmente durante o sono.

Embora todos os pacientes claramente sintomáticos com volumes pulmonares reduzidos necessitem de uma tentativa de VMNI para aliviar os sintomas, a monitorização noturna não invasiva dos gases sanguíneos poderá ser realizada se os sintomas forem questionáveis. O oxímetro e o capnógrafo, que mensura a pCO_2 corrente (*tidal*) final, devem ser capazes de resumir os dados. Esses estudos são mais convenientemente realizados em casa. Qualquer paciente questionavelmente sintomático com CV diminuída, múltiplas dessaturações noturnas da oxi-hemoglobina abaixo de 95% e $PaCO_2$ noturna elevada deve ser submetido a uma tentativa de VMNI noturna. Como, em geral, apenas os pacientes tratados de forma inadequada com suplementação de O_2 desenvolvem narcose por CO_2 e a falência respiratória aguda costuma ser causada por mecanismo ineficaz da tosse e controle ineficiente da secreção das vias aéreas, qualquer paciente que julga o uso da VMNI mais incômodo que os sintomas de insuficiência ventilatória tem o direito de interromper esse tipo de ventilação e retornar para reavaliação em três a seis meses.

Em pacientes sintomáticos com CV normal, padrão incerto de dessaturação da oxi-hemoglobina e sem retenção aparente do dióxido de carbono, suspeita-se de distúrbio respiratório do sono, sendo justificável a realização de polissonograma. Os pacientes com hipoventilação por obesidade são tratados com suporte ventilatório noturno, assim como os pacientes com DNM, mas não com pressão positiva contínua nas vias aéreas. A polissonografia não é indicada para os pacientes com CV reduzida (DNM), pois é um exame programado para interpretar toda apneia e hipopneia resultante de eventos centrais ou obstrutivos e não por fraqueza dos músculos inspiratórios. Além disso, o tratamento de pacientes assintomáticos acometidos por DNM, com base em anormalidades polissonográficas, não prolonga a vida nem melhora sua qualidade.

TRATAMENTO EM LONGO PRAZO

Objetivos da intervenção

Os objetivos da intervenção são manter a complacência do pulmão e da parede torácica, promover o desenvolvimento normal do pulmão e da parede torácica das crianças, conservar a ventilação alveolar normal o dia todo e maximizar o PFT. As metas em longo prazo são prevenir episódios de falência respiratória aguda (especialmente durante infecções respiratórias intercorrentes), evitar hospitalizações e prolongar a sobrevida do paciente sem recorrer à traqueostomia. Os pacientes que são intubados e traqueostomizados, mesmo não sendo desmamáveis podem ser submetidos a extubação e decanulação para VMNI e tosse mecanicamente assistida (TMA). Todos os objetivos podem ser facilitados por meio de uma correta avaliação, treinamento e suprimento dos pacientes no ambiente ambulatorial e em casa.

Objetivo 1: Manter a complacência pulmonar, o desenvolvimento do pulmão e a mobilidade da parede torácica

A complacência pulmonar sofre declínio porque o paciente não consegue expandir os pulmões até a capacidade inspiratória predita. À medida que a CV diminui, a maior respiração que alguém consegue realizar expande apenas uma fração do volume pulmonar. Semelhantemente às articulações dos membros, a mobilização regular é necessária para evitar contraturas da parede torácica e restrição do pulmão. Isso pode ser atingido apenas por meio de insuflações profundas, empilhamento de ar ou VMNI noturna. O grau em que a CIM excede a CV (CIM-VC) quantifica objetivamente a integridade da glote e, portanto, a integridade dos músculos inervados pelos nervos bulbares, mas se correlaciona com a capacidade de uso dos auxílios não invasivos em vez da traqueostomia. Os pacientes que não conseguem fechar a glote e, portanto, não são capazes de promover o empilhamento de ar, podem ser passivamente insuflados, fazendo-se uso da insuflação mecânica através do CoughAssist® (Respironics International Inc., Murrysville, PA), ventilador ciclado sob pressões de 40 a 70 cmH₂O ou ressuscitador manual com a válvula de exalação bloqueada. O volume máximo de insuflação passiva pode receber o nome de capacidade de insuflação pulmonar ou CIP.

Os principais objetivos da terapia de expansão pulmonar são aumentar a CV, maximizar o PFT (Figura 30.1), manter ou melhorar a complacência pulmonar, diminuir a atelectasia e controlar a VMNI. Em 282 avaliações de pacientes com DNM por espirometria em busca de dados sobre CV, CIM e CIP, os autores encontraram valores médios de 1.131 ± 744 mL, 1.712 ± 926 mL e 2.069 ± 867 mL, respectivamente. Os volumes pulmonares mais profundos obtidos por empilhamento de ar também permitiram que os pacientes elevassem o volume da voz, conforme desejável.

Qualquer paciente capaz de empilhar o ar também consegue utilizar a VMNI. Se tal paciente for intubado para falência respiratória, poderá ser mais facilmente extubado por via direta para VMNI contínua, independentemente da capacidade respiratória livre de ventilador (CRLV). A extubação de pacientes sem capacidade respiratória livre de ventilador e inexperientes em relação à VMNI pode resultar em pânico, dissincronia paciente-ventilador, asfixia e consequente reintubação.

Antes da redução das CV para 70% do valor normal predito, os pacientes são instruídos a promover o empilhamento de ar dez a quinze vezes, no mínimo duas ou três vezes ao dia, utilizando geralmente um ressuscitador manual. No sentido de promover o empilhamento de ar, a VMNI é fornecida por meio de ventiladores, utilizando o modo assistido-controlado ciclado a volume e não a pressão.

Os bebês não conseguem efetuar o empilhamento de ar nem cooperar com a terapia de insuflação passiva. Todos os bebês com atrofia muscular espinal (AME) tipo 1, outros com AME tipo 2 e aqueles com DNM infantil que apresentam movimento paradoxal da parede torácica necessitam de VMNI noturna para evitar a anomalia de peito escavado (*pectus excavatum*) e promover o desenvolvimento dos pulmões, bem como para assistência ventilatória. Além do auxílio noturno, as insuflações profundas são possíveis pelo fornecimento de ar por meio de ressuscitador manual via interface oronasal e pela sincronização da distribuição do ar com a respiração da criança. As crianças podem passar a colaborar com a terapia de insuflação profunda por volta de 14 a 30 meses de vida.

Objetivo 2: Manter a ventilação alveolar normal por assistência muscular inspiratória

Embora os músculos inspiratórios possam ser assistidos pela aplicação de pressões sobre o corpo através de ventiladores corporais de pressão negativa, estes provocam apneias obstrutivas, são menos eficazes que a VMNI e ficam cada vez menos eficientes com o avanço da idade e a redução da complacência pulmonar. Os gases sanguíneos melhoram drasticamente ao trocar os pacientes desses ventiladores corporais para VMNI.

Um ventilador corporal que continua sendo útil é o ventilador de pressão abdominal intermitente (VPAI) ou Exsufflation Belt® (Respironics International Inc., Murrysville, PA). Esse tipo de ventilador envolve a insuflação intermitente de saco de ar elástico, contido em uma espécie de corpete ou cinto usado debaixo da vestimenta externa do paciente (Figura 30.3). O saco é ciclicamente insuflado por

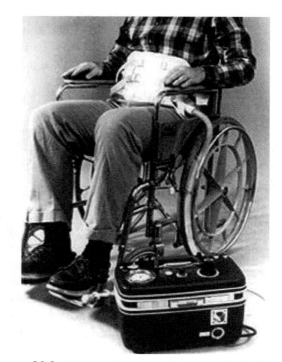

Figura 30.3 Um paciente de 44 anos de idade com distrofia muscular de Duchenne, utilizando ventilador de pressão positiva intermitente (Exsufflation Belt®, Respironics International Inc., Murrysville, PA) durante as horas do dia e ventilação com vedação labial à noite, por 19 anos. O balão de ar dentro da cinta é conectado ao circuito do ventilador (ilustrado aqui) e, em seguida, a cinta é colocada sob as roupas e sobre o abdome do paciente.

ventilador de pressão positiva. A insuflação do balão desloca o diafragma para cima para auxiliar na expiração. Durante a desinsuflação do balão, a gravidade faz com que o conteúdo abdominal e o diafragma retornem à posição de repouso e a inspiração ocorre de forma passiva. Um ângulo de 30° ou mais do tronco a partir da posição horizontal é necessário para que essa inspiração seja eficaz. Se o paciente tiver qualquer capacidade inspiratória ou for capaz de efetuar a respiração glossofaríngea, ele poderá adicionar os volumes de ar autonomamente inspirados àqueles obtidos de forma mecânica. O VPAI aumenta os volumes correntes em incrementos de 300 até 1.200 mL; os pacientes com menos de 1 hora de tolerância respiratória geralmente preferem esse ventilador a utilizar a VMNI durante as horas do dia.

Ventilação mecânica não invasiva (VMNI) com pressão positiva intermitente

A VMNI pode ser distribuída, como o próprio nome diz, de forma não invasiva por meio de vedações labiais, máscaras nasais e interfaces oronasais para suporte ventilatório noturno. As VPPI via adaptador bucal e máscara nasal constituem sistemas abertos que exigem que o usuário conte com os reflexos do sistema nervoso central para evitar vazamento excessivo da insuflação durante o sono; dessa forma, a suplementação de oxigênio e o uso de sedativos podem tornar a VMNI ineficaz. Esse tipo de ventilação pode ser introduzido em ambiente hospitalar ou domiciliar.

Existem inúmeras interfaces nasais disponíveis no mercado em que várias delas devem ser experimentadas, e os pacientes devem ser incentivados a alternar seu uso. É possível evitar o vazamento excessivo da insuflação, trocando-se para o uso de sistema fechado não invasivo, como sistemas de vedação labial-cânula nasal. Tais interfaces distribuem o ar pela boca e pelo nariz durante o sono, mas necessitam de mínima pressão da tira de sustentação. Isso otimiza o conforto da pele e minimiza o vazamento de ar (insuflação). O vazamento excessivo também é evitado, conservando-se o controle ventilatório pela manutenção do CO_2 diurno normal e evitando-se a suplementação de O_2 e o uso de sedativos.

A VMNI por meio de adaptador bucal angulado de 15 ou 22 mm é o método mais importante de suporte ventilatório diurno. Alguns pacientes mantêm o adaptador bucal angulado de 15 mm entre seus dentes o dia todo. A maioria fica com o adaptador bucal preso perto da boca. Um grampo de metal preso à cadeira de rodas pode ser utilizado para essa finalidade ou, então, o adaptador bucal pode ser fixado aos controles da cadeira de rodas motorizada – mais frequentemente controles de sorver e soprar, localizados no queixo ou próximos à língua (Figura 30.4). O ventilador é configurado para grandes volumes correntes, muitas vezes 800 a 1.500 mL. O paciente agarra o adaptador bucal com sua boca e complementa ou substitui os volumes respiratórios autônomos inadequados. Além disso, o paciente varia o volume de ar obtido de ciclo ventilatório a ciclo ventilatório e de respiração a respiração para variar o volume da fala e os fluxos da tosse, bem como para promover o empilhamento de ar até expandir completamente os pulmões. Há necessidade de certo movimento cervical e função labial para agarrar o adaptador bucal e utilizá-lo sem vazamento de ar. O palato mole deve se deslocar na direção posterocranial, para fechar a nasofaringe. Ademais, o paciente deve abrir a glote e as pregas (cordas) vocais, dilatar a hipofaringe e

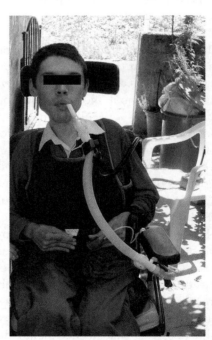

Figura 30.4 Homem de 32 anos de idade com distrofia muscular de Duchenne, que tem feito uso de ventilação com pressão positiva intermitente via adaptador bucal no período de 24 horas por 10 anos, agora com 0 mL de capacidade vital. O adaptador bucal angulado de 15 mm é fixado ao lado dos controles de sua cadeira de rodas motorizada, localizados no queixo ou próximos à língua.

manter a patência (desobstrução) das vias aéreas. Talvez haja necessidade de alguns minutos para que os pacientes submetidos à ventilação via tubo de traqueostomia reaprendam esses movimentos normais de reflexo.

A VMNI nasal é a técnica mais prática para uso noturno e também é indicada para bebês e para aqueles que não conseguem agarrar ou segurar o adaptador bucal por conta de fraqueza dos músculos orais, abertura inadequada da mandíbula ou movimento insuficiente do pescoço. Apesar disso, a VMNI nasal contínua é uma alternativa viável e desejável ao uso da traqueostomia. Os usuários de VMNI nasal aprendem a fechar suas bocas ou ocluir a orofaringe com seus palatos moles e línguas, para evitar vazamento oral da insuflação.

A umidificação abaixo do ideal provoca ressecamento e irritação das mucosas nasais, causa dor orofaríngea ("dor de garganta") e resulta em vasodilatação e congestão nasal. O aumento da resistência ao fluxo de ar até 8 cmH$_2$O pode ser causado pela perda de umidade, atribuída ao fluxo de ar unidirecional com expiração pela boca durante a aplicação de pressão positiva contínua nas vias aéreas ou VMNI pelo nariz. Isso pode ser reduzido aquecendo-se o ar inspirado à temperatura corporal e umidificando-o com o uso de umidificador dotado de sistema de banho-maria. O emprego de descongestionantes também pode aliviar a irritação dos seios nasais e dificultar o aparecimento de congestão nasal. A troca para interface apenas de vedação labial pode aliviar muitas, se não todas, dificuldades associadas com a VMNI nasal. A não ser, talvez, por algum distúrbio convulsivo incontrolável e dificuldade de cooperação, não há contraindicações para o uso de auxílios musculares inspiratórios não invasivos em longo prazo.

A distensão abdominal tende a ocorrer esporadicamente em usuários de VMNI. O ar costuma ser eliminado sob a forma de flatulência assim que o paciente for mobilizado pela manhã. Quando intensa, no entanto, essa distensão abdominal pode aumentar a dependência do ventilador e necessitar de tubo retal para descompressão do cólon ou tubo nasogástrico ou de gastrostomia para eructação do ar.

Apesar da mobilização e expansão pulmonares rigorosas três vezes ao dia, muitas vezes sob pressões acima de 60 cmH$_2$O e juntamente ao suporte de VMNI por mais de 50 anos em muitos casos, ocorreu um caso de pneumotórax em mais de 1.000 usuários desse tipo de ventilação. Embora frequentemente descrita como uma complicação ou fator limitante da VMNI, a obstrução das vias aéreas por secreção muitas vezes se origina da falha de uso da tosse mecanicamente assistida.

Objetivo 3: Auxiliar os músculos expiratórios a aumentar os fluxos de tosse

A tosse manualmente assistida corresponde ao uso de empilhamento de ar para qualquer paciente com menos de 1.500 mL de CV para anteceder uma compressão abdominal sincronizada com a abertura da glote. Com os volumes pulmonares mais altos atingidos pelo empilhamento de ar, foram obtidos picos de fluxo de tosse assistida de 4,3 ± 1,7 L/s em comparação com 2,5 ± 2,0 L/s em técnica não assistida. Em 364 avaliações de pacientes acometidos por DNM com capacidade de empilhamento de ar, os valores de CV média na posição sentada e CIM média eram, respectivamente, de 996,9 e 1.647,6 mL e, apesar dos PFTs de 2,3 L/s (menos de 2,7 L/s ou o mínimo necessário para remover as secreções das vias aéreas), os picos médios de fluxo da tosse assistida eram de 3,9 L/s. Essa é a diferença entre mecanismo eficaz da tosse, capaz de evitar a ocorrência de pneumonia e falência respiratória aguda, e mecanismo ineficaz da tosse. A incapacidade de gerar 160 L/min de pico de fluxo de tosse assistida, apesar do nível de CV ou CIM superior a 1 L, indica obstrução das vias aéreas superiores, atribuída frequentemente à disfunção dos músculos inervados pelos nervos bulbares. Tal obstrução deve ser avaliada por laringoscopia e as lesões reversíveis devem ser corrigidas por intervenção cirúrgica.

A tosse mecanicamente assistida (TMA) é a combinação do uso da técnica de insuflação-exsuflação mecânica (através do aparelho CoughAssist®) com compressão abdominal sincronizada com a exsuflação. Insuflações profundas acompanhadas imediatamente por exsuflações profundas sob pressões de 40 a 40 cmH$_2$O costumam ser as mais eficazes e preferidas. A TMA pode ser produzida via máscara oronasal, adaptador bucal único ou via tubo translaríngeo ou de traqueostomia. Quando fornecida por meio dos tubos mencionados, o manguito, se presente, deve ser insuflado. O dispositivo CoughAssist® pode ser ciclado de forma manual ou automática. A ciclagem manual facilita a coordenação médico-paciente dos processos de inspiração e expiração com os ciclos de insuflação e exsuflação, mas exige o uso das mãos para proceder à tração abdominal, segurar a máscara no paciente e ciclar o aparelho.

Um único tratamento consiste em cerca de cinco ciclos de TMA, seguidos por curto período de respiração normal ou uso de ventilador para evitar hiperventilação. Os períodos de insuflação e exsuflação são ajustados de modo a conferir a máxima expansão do tórax e o rápido esvaziamento do pulmão. Em geral, há necessidade de 2 a 4 segundos. O tratamento continua até que nenhuma secreção seja expulsa e as dessaturações de oxi-hemoglobina relacionadas com secreções sejam revertidas. O uso desse tratamento pode ser requerido a cada 30 minutos, o dia todo, durante infecções torácicas.

O emprego de insuflação-exsuflação mecânica (I-EM) pelas vias aéreas superiores pode ser eficaz para crianças de até 11 meses de vida. Os pacientes dessa idade podem se acostumar com o método de I-EM e permitir seu uso efetivo sem chorar ou fechar a glote. Entre 2 anos e meio e 5 anos de idade, a maioria das crianças pode cooperar e tossir em sincronia com I-EM. As trações abdominais sincronizadas com a exsuflação também são usadas em bebês.

Seja pelas vias superiores ou por meio de tubos inseridos nas vias aéreas, a aspiração de rotina dessas vias negligencia o brônquio principal esquerdo em cerca de 90% das vezes. A TMA proporciona os mesmos fluxos de exsuflação em ambos os brônquios (esquerdo e direito), sem desconforto ou traumatismo das vias aéreas, decorrente da sucção traqueal. Os pacientes preferem a TMA à sucção (aspiração) por causa do conforto e eficácia, e ainda a consideram menos cansativa. A sucção profunda, seja via tubo nas vias aéreas ou pelas vias aéreas superiores, pode ser interrompida em grande parte dos pacientes.

Quando anormais, os valores de CV, taxas de fluxo pulmonar e SpO_2 melhoram imediatamente com a depuração (remoção) das secreções e do muco nas vias aéreas por I-EM. Foi observado um aumento na CV de 15 a 42% imediatamente após o tratamento em 67 pacientes com dispneia obstrutiva e outro aumento de 55% no mesmo índice de ventilação após I-EM em pacientes com distúrbios neuromusculares. Tem sido observado o aumento de 15 a 400% (200 a 800 mL) da CV e a normalização da SpO_2 à medida que a I-EM elimina o muco das vias aéreas de pacientes com DNM e infecções torácicas assistidos por ventilador.

Dos três grupos musculares requeridos para uma tosse efetiva, a I-EM pode assumir o lugar apenas dos músculos inspiratórios e expiratórios. Dessa forma, essa técnica não pode ser utilizada para adiar o procedimento de traqueostomia por muito tempo, se a função dos músculos inervados pelos nervos bulbares estiver inadequada para evitar colapso das vias aéreas e aspiração contínua de saliva, como frequentemente vem a ser o caso em esclerose lateral amiotrófica bulbar avançada. Por outro lado, os pacientes com função dos músculos bulbares completamente intacta, como a maioria dos usuários de ventilador acometidos por tetraplegia traumática (lesão medular), em geral conseguem promover o empilhamento de ar até volumes de 3 L ou mais e, a menos que muito escolióticos ou obesos, uma tração abdominal devidamente aplicada pode resultar em pico de fluxo de tosse assistida de 6 a 9 L/s. Esses fluxos devem ser mais do que adequados para limpar as vias aéreas e evitar a ocorrência de pneumonia e falência respiratória aguda sem a necessidade de TMA. Assim, os pacientes que se beneficiam mais com a TMA apresentam função dos músculos bulbares moderadamente comprometida, o que limita o pico de fluxo de tosse assistida para menos de 300 L/min. Isso é típico de grande parte dos pacientes com DNM sem esclerose lateral amiotrófica, sobretudo aqueles com distrofia muscular de Duchenne, que notavelmente se beneficiam com a TMA. Os pacientes com fraqueza muscular respiratória complicada por escoliose e incapacidade de capturar o diafragma assimétrico pela tração abdominal também se beneficiam muito com a manobra de I-EM.

RESPIRAÇÃO GLOSSOFARÍNGEA

A função dos músculos inspiratórios e, indiretamente, expiratórios pode ser assistida pela respiração glossofaríngea (RGF). Esse tipo de respiração pode conferir uma ventilação alveolar normal ao indivíduo com músculos inspiratórios fracos e sem CV ou tolerância respiratória quando esse paciente não estiver fazendo uso de ventilador ou em caso de falha súbita desse dispositivo durante o dia ou à noite. A técnica envolve o uso da glote para adição de esforço inspiratório, projetando (tragando) golfadas de ar para dentro dos pulmões. A glote fecha em cada "golfada". Uma única respiração geralmente consiste em 6 a 9 golfadas de 40 a 200 mL cada uma (Figura 30.5). Durante o período de treinamento, a

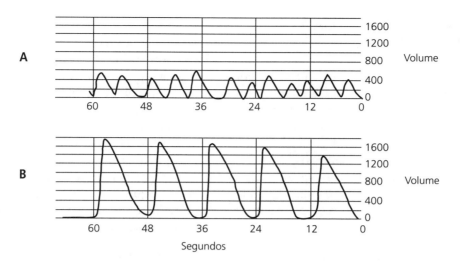

Figura 30.5 (A) Volume corrente basal de um paciente com grave disfunção ventilatória. (B) Valores do mesmo paciente quando este realiza respiração glossofaríngea (RGF). Ventilação minuto normal (60 a 90 mL por golfada, seis a oito tragadas por respiração, 12 movimentos respiratórios por minuto) ao longo das horas do dia por respiração glossofaríngea para indivíduo sem capacidade vital mensurável. As capacidades máximas de respiração única glossofaríngea podem exceder 3.000 mL para muitos desses indivíduos.

eficiência da RGF pode ser monitorizada por espirometria, mensurando-se os mililitros de ar por tragada, as tragadas por respiração e os movimentos respiratórios por minuto. Há um manual de treinamento e inúmeros vídeos disponíveis, dos quais o melhor foi produzido em 1999.

Embora a fraqueza grave dos músculos da orofaringe possa limitar a utilidade da RGF, foram tratados 13 usuários de ventilador acometidos por distrofia muscular de Duchenne, que não tinham tolerância respiratória, exceto pela RGF. Aproximadamente 60% dos usuários de ventilador com nenhuma capacidade autônoma de respirar e função satisfatória dos músculos bulbares podem utilizar a RGF e interromper o uso do ventilador por minutos até o dia todo. A RGF raramente é útil na presença de tubo de traqueostomia (tubo de demora). A segurança e a versatilidade conferidas pela RGF são motivos extras para dispensar a traqueostomia em favor de auxílios não invasivos.

Em virtude de sua musculatura bulbar geralmente intacta, os pacientes acometidos por lesão da medula espinal superior são candidatos ideais à RGF para respiração livre de ventilador e à decanulação para VMNI. Em alguns centros médicos, esses pacientes são submetidos à decanulação para livrá-los do medo de falha do ventilador ou desconexão acidental desse dispositivo (Tabela 30.1).

Tabela 30.1 Tratamento de pacientes com lesão da medula espinal

Nível*	CV (em mL)	Função bulbar/função cervical**	Diurna	Noturna
Acima de C1	0	Inadequada/inadequada	VPPIT	VPPIT
C2-C3	< 200	Adequada/inadequada	EEF	VPPIB/N
Abaixo de C2	> 200	Adequada/adequada	VPPIB/VPAI	VPPIB/N

* Níveis motores.
** A função adequada do pescoço envolve controle muscular oral e cervical suficiente para rotacionar, flexionar e estender o pescoço para segurar e utilizar um adaptador bucal para VPPI; a função bulbar adequada para evitar aspiração de saliva a ponto de reduzir o nível basal da SpO$_2$ abaixo de 95%.
EEF: estimulação eletrofrênica; VPAI: ventilador de pressão abdominal intermitente; VPPIB: ventilação com pressão positiva intermitente via adaptador bucal; VPPIN: ventilação com pressão positiva intermitente por via nasal; VPPIT: ventilação com pressão positiva intermitente via traqueostomia.

MONITORIZAÇÃO DA OXIMETRIA E PROTOCOLO DE *FEEDBACK*

Ao paciente hipercápnico com dessaturação por hipoventilação alveolar crônica ou àquele submetido a desmame da ventilação por traqueostomia, a introdução e o uso de VMNI via adaptador bucal ou máscara nasal são facilitados pelo *feedback* da oximetria. Um alarme de SpO_2 fixado a 94% sinaliza o paciente a normalizar essa saturação por meio de respirações profundas e a mantê-la acima de 94% o dia todo. Quando não for mais possível atingir esse valor por meio de respiração não assistida, isso será feito por VMNI via adaptador bucal ou máscara nasal. Com o tempo, o paciente necessita de períodos crescentes de VMNI para manter a SpO_2 normal. Desse modo, o controle ventilatório central pode ser reiniciado ou reajustado.

O *feedback* contínuo da SpO_2 é particularmente importante durante infecções do trato respiratório. A tosse de bebês e crianças pequenas que nunca conseguem se sentar é inadequada para evitar pneumonia e falência respiratória aguda, deflagradas por resfriado do peito. Os pacientes utilizam a TMA para qualquer inclinação na SpO_2 abaixo de 95%. Ao utilizar a VMNI de forma contínua, tais declives na saturação costumam ser atribuídos a tamponamento dos brônquios por muco e, se esse tampão mucoso não for removido rapidamente, poderá ocorrer o rápido desenvolvimento de atelectasia e pneumonia. Assim, os pacientes são instruídos a utilizar a VMNI e a TMA para manter a SpO_2 normal com o objetivo de evitar pneumonia, falência respiratória aguda e hospitalização. Para adultos com resfriados infrequentes, o rápido acesso à TMA pode ser tudo o que é necessário.

SUPORTE VENTILATÓRIO INVASIVO

O uso de auxílios não invasivos pode ser contraindicado pela presença de função cognitiva deprimida, condições ortopédicas que interferem no uso de interface não invasiva, doença pulmonar que necessita de FiO_2 alta, ou crises convulsivas incontroláveis ou abuso de substâncias. Além disso, a presença de tubo nasogástrico pode dificultar o ajuste de interface nasal e o uso de VMNI via adaptador bucal ou máscara nasal pode interferir no fechamento da faringe pelo palato mole e na vedação do nariz. Embora a ventilação por traqueostomia possa prolongar a sobrevida de pacientes com DNM, os desfechos de morbidade e mortalidade não são tão favoráveis quanto por meio de abordagens não invasivas. A traqueostomia fica indicada em pacientes com esclerose lateral amiotrófica bulbar grave, raramente ou nunca em pacientes com distrofia muscular de Duchenne e atrofia muscular espinal, exceto naqueles com atrofia muscular espinal ocasional tipo 1. Os pacientes com distrofia muscular de Duchenne, até mesmo aqueles que continuamente dependem de ventilador sob VMNI, podem evitar as hospitalizações, bem como a morbidade e a mortalidade pulmonares, por décadas e a traqueostomia por tempo indefinido, quando manejados de forma apropriada, utilizando auxílios musculares respiratórios.

DESFECHOS EM LONGO PRAZO

- Atrofia muscular espinal tipo 1: foram relatados 17 pacientes com esse tipo de atrofia, submetidos à ventilação por tubos de traqueostomia, com idade média de 78,2 (faixa de 65-179) meses, mas 25 de 27 perderam toda a capacidade respiratória autônoma imediatamente à traqueostomia. Nenhum paciente dos 21 que não haviam desenvolvido a capacidade de verbalizar antes de serem submetidos à traqueostomia fez isso depois desse procedimento. Por outro lado, 72 pacientes com atrofia muscular espinal tipo 1, que fizeram uso de VMNI, permanecem vivos com idade média de 86,1 (faixa de 13-196) meses; 13 morreram aos 52,3 (faixa de 13-111) meses. Sessenta e sete dos 75 pacientes conseguiam se comunicar verbalmente. Quinze pacientes com atrofia muscular espinal tipo 1 estão atualmente com mais de 10 anos e 6 com mais de 15 anos de idade sem tubos de traqueostomia, apesar de necessitarem de VMNI contínua na maioria dos casos. Outros também relataram dependência de VMNI contínua em pacientes com atrofia muscular espinal tipo 1 (Figuras 30.6 e 30.7).
- Distrofia muscular de Duchenne: 101 pacientes, entre os usuários de VMNI apenas noturna, acabaram se tornando dependentes de VMNI contínua por $7,4 \pm 6,1$ anos a $30,1 \pm 6,1$ anos de idade, com 56 pacientes ainda vivos. Vinte e seis dos 101 pacientes tornaram-se continuamente dependentes, sem necessitarem de hospitalização. Oito usuários de ventilação contínua por traqueostomia foram submetidos à decanulação para VMNI. Trinta e um pacientes intubados "não desmamáveis" consecutivos foram extubados para VMNI e TMA.

Sete dos pacientes com distrofia muscular de Duchenne viveram por mais de 40 anos, incluindo quatro que necessitaram de VMNI continuamente por 28, 19, 21 e 24 anos até 41, 44, 48 e 47 anos de idade. Outros também relataram prolongamento da vida em casos de distrofia muscular de Duchenne por meio de VMNI contínua.

- Esclerose lateral amiotrófica: de 176 dos pacientes acometidos por esse tipo de esclerose que faziam uso de VMNI noturna, 109 ou 42% deles passaram a necessitar de VMNI contínua por cerca de dez meses antes que seu valor basal de SpO_2 diminuísse abaixo de 95% pela aspiração de saliva causada pelo comprometimento dos músculos inervados pelos nervos bulbares. No 69th *Congress of the Mexican Society of Respirology and Thoracic Surgeons* (69º Congresso da Sociedade Mexicana de Pneumologia e Cirurgiões Torácicos), 20 centros médicos de 14 países apresentaram dados referentes a mais de 1.500 pacientes com atrofia muscular espinal tipo 1, distrofia muscular de Duchenne e esclerose lateral amiotrófica, que necessitaram de suporte ventilatório contínuo sem tubos de traqueostomia. Quatro dos centros extubaram, com certa rotina, os pacientes não desmamáveis com distrofia muscular de Duchenne, de modo que nenhum de seus mais de 250 pacientes dependentes de ventilação contínua ou qualquer outro paciente foi submetido à traqueostomia.

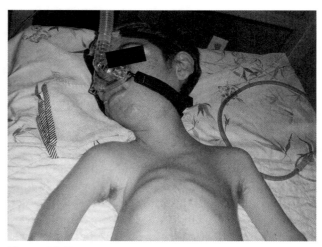

Figura 30.7 Mesma criança da Figura 30.6, agora com 17 anos de idade.

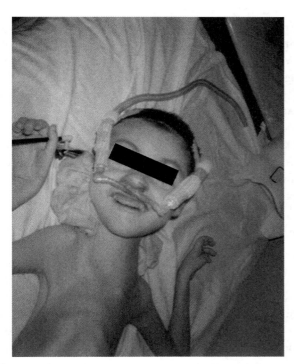

Figura 30.6 Criança de 1 ano de idade dependente de ventilação não invasiva, acometida por atrofia muscular espinal tipo 1.

Extubação de pacientes não desmamáveis

Foram desenvolvidos critérios de extubação específicos para DNM e novo protocolo de extubação (Tabela 30.2). Uma vez atendidos os critérios, o tubo oro ou nasogástrico era removido para facilitar a VMNI nasal pós-extubação. O paciente, então, era extubado diretamente para VMNI a 800-1.500 mL em modo assistido-controlado, com uma frequência respiratória de 10 a 14/min em ar ambiente. A VMNI era fornecida por uma combinação de máscara nasal, interface oronasal e adaptador bucal. Os picos de fluxo da tosse (PFTs) assistida, PFT obtido por meio de compressão abdominal após empilhamento de ar, eram mensurados dentro de três horas, conforme o paciente recebia suporte completo de VMNI ciclada a volume. Os pacientes eram mantidos com adaptadores bucais angulados de 15 mm acessíveis (Figura 30.4) e desmamados sozinhos, sempre que possível, efetuando-se ventilações com pressão positiva intermitente cada vez menores, conforme a tolerância. A VMNI nasal diurna era utilizada para aqueles que não conseguiam segurar o adaptador bucal. Tais pacientes utilizavam interfaces nasais ou oronasais para ventilação no período da noite. Para episódios de $SpO_2 < 95\%$, eram considerados fatores como: pressão inspiratória positiva (PIP) do ventilador, vazamento de ar pela interface ou pelo tubo, retenção de CO_2, configurações do ventilador e TMA. Os pacientes, então, eram ensinados a promover o empilhamento de ar e a efetuar a tosse manualmente assistida. Na sequência, o pico de fluxo de tosse assistida era mensurado.

Os fisioterapeutas, enfermeiros e, particularmente, os familiares e assistentes de cuidados pessoais produziam a TMA via interfaces oronasais a cada 30 minutos até que a SpO_2 não declinasse mais abaixo de 95% e os pacientes se sentissem livres das secreções. Em sete casos, a ingestão oral pós-extubação não foi considerada segura e, por essa razão, gastrostomias (método de Stamm modificado) foram realizadas sob anestesia local, utilizando a VMNI, sem complicações.

Foram relatados dados sobre 157 pacientes "não desmamáveis" consecutivos (25 com atrofia muscular espinal, 20 com distrofia muscular de Duchenne, 16 com esclerose lateral amiotrófica, 68 com outras doenças neuromusculares, 17 com lesão da medula espinal e 11 com poliomielite). Oitenta e três pacientes que se recusaram a fazer traqueostomias foram transferidos de outros hospitais. Eles não conseguiam superar tentativas de respiração espontânea antes ou depois da extubação. Assim que a SpO_2 fosse mantida a ≥ 95% no ar ambiente, tais pacientes eram extubados para VMNI contínua e submetidos à TMA rigorosa. O sucesso da extubação era definido como a falta de necessidade de nova intubação durante a hospitalização. Antes da hospitalização, 96 (61%) pacientes não tinham experiência

Tabela 30.2 Critérios de extubação para pacientes não desmamáveis (dependentes de ventilador)

Paciente afebril e com leucograma normal

$PaCO_2$ de 40 mmHg ou menos sob pressões inspiratórias de pico abaixo de 30 cmH_2O sob suporte ventilatório total e frequência respiratória normal, conforme a necessidade

Saturação de oxi-hemoglobina (SpO_2) ≥ 95% por 12 horas ou mais no ar ambiente

Todas as dessaturações de oxi-hemoglobina abaixo de 95%, revertidas por tosse mecanicamente assistida e sucção via tubo translaríngeo

Paciente completamente alerta, que colabora com o tratamento e não recebe qualquer medicação sedativa

Anormalidades ausentes ou em processo de desaparecimento à radiografia torácica

Vazamento de ar pelas vias aéreas superiores, suficiente para vocalização à deflação do manguito

com VMNI, 41 (26%) a utilizavam parte do tempo (i. e., meio período) e 20 (13%) eram continuamente dependentes desse tipo de ventilação. Na primeira tentativa, a taxa de sucesso do protocolo de extubação foi de 95% (149 pacientes). Todas as 98 tentativas de extubação em pacientes com pico de fluxo de tosse assistida ≥ 160 L/min foram bem-sucedidas. Seis de oito pacientes que falharam na primeira tentativa de extubação tiveram sucesso nas tentativas subsequentes, de tal modo que apenas dois pacientes com esclerose lateral amiotrófica bulbar sem pico de fluxo de tosse assistida mensurável foram submetidos à traqueostomia.

Decanulação de pacientes não desmamáveis

Em 1996, relatamos a decanulação de 50 pacientes não desmamáveis com fraqueza neuromuscular. Antes disso, em 1990 e 1991, outros autores, juntamente conosco, relataram a decanulação de rotina de pacientes com lesão traumática da medula espinal superior para VMNI. Os princípios da decanulação de pacientes não desmamáveis são basicamente os mesmos daqueles utilizados na extubação. Qualquer paciente dependente de ventilador, cuja musculatura inervada pelos nervos bulbares se apresenta funcionalmente adequada a ponto de evitar o declínio contínuo na SpO_2 basal pela aspiração de saliva, é candidato à decanulação para VMNI. Os pacientes com tubos de traqueostomia que não tinham capacidade respiratória livre de ventilador com CV iguais ou superiores a 250 mL invariavelmente desenvolveram essa capacidade após a decanulação. A maioria dos pacientes foi submetida a desmame para VMNI apenas noturna dentro de três meses da decanulação. A remoção do tubo também facilitou a fala e a deglutição. Todos os pacientes decanulados preferiram a VMNI à ventilação via traqueostomia por conveniência, possibilidade de fala/deglutição, estética, conforto, segurança e outros motivos.

CONSIDERAÇÕES FINAIS

A realização de uma simples avaliação destinada a estimar a função dos músculos respiratórios do paciente e não uma bateria completa de provas da função pulmonar planejadas para avaliar a presença de doença pulmonar obstrutiva/intrínseca, bem como a aplicação de pressões sobre o corpo e as vias aéreas a fim de manter a função dos músculos inspiratórios e expiratórios em vez da suplementação de oxigenoterapia e do uso de broncodilatadores, pode fazer com que muitos pacientes com fraqueza progressiva evitem a falência respiratória aguda. Aqueles que desenvolvem esse tipo de falência, são intubados e não conseguem suportar as tentativas de respiração espontânea podem, apesar disso, ser quase invariavelmente extubados para VMNI e TMA e, com isso, impedir o procedimento de traqueostomia, desde que a função da glote seja suficiente para evitar a aspiração de secreção a ponto de manter a SpO_2 basal abaixo de 95%. Dessa forma, há necessidade de um paradigma de avaliação e tratamento completamente diferentes para o manejo ideal e humanitário de pacientes que apresentam fraqueza primária dos músculos respiratórios e não doença pulmonar.

Embora os protocolos descritos neste capítulo venham sendo praticados com sucesso nos últimos anos em centros de referência em Belo Horizonte (projeto VentLar), São Paulo (centro ABDIM) e Fortaleza (Hospital de Messejana), nos mais variados doentes neuromusculares adultos e crianças, não há provas de que esse paradigma esteja sendo empregado em qualquer outro lugar no Brasil.

BIBLIOGRAFIA RECOMENDADA

1. Bach JR, Alba AS, Bodofsky E, Curran FJ, et al. Glossopharyngeal breathing and noninvasive aids in the management of post-polio respiratory insufficiency. Birth Defects. 1987;23:99-113.

2. Bach JR, Alba AS, Saporito LR. Intermittent positive pressure ventilation via the mouth as an alternative to tracheostomy for 257 ventilator users. Chest. 1993;103:174-82.

3. Bach JR, Alba AS, Shin D. Management alternatives for post-polio respiratory insufficiency: assisted ventilation by nasal or oral-nasal interface. Am J Phys Med Rehabil. 1989;68:264-71.

4. Bach JR, Alba AS. Intermittent abdominal pressure ventilator in a regimen of noninvasive ventilatory support. Chest. 1991;99:630-6.

5. Bach JR, Alba AS. Management of chronic alveolar hypoventilation by nasal ventilation. Chest. 1990;97:52-7.

6. Bach JR, Alba AS. Noninvasive options for ventilatory support of the traumatic high level quadriplegic. Chest. 1990;98:613-9.

7. Bach JR, Baird JS, Plosky D, Nevado J, et al. Spinal muscular atrophy type 1: management and outcomes. Pediatr Pulmonol. 2002;34:16-22.

8. Bach JR, Bianchi C, Aufiero E. Oximetry and indications for tracheotomy in amyotrophic lateral sclerosis. Chest. 2004;126:1502-7.

9. Bach JR, Bianchi C, Finder J, Fragasso T, Gonçalves MR, Ishikawa Y, et al. Tracheostomy tubes are not needed for Duchenne muscular dystrophy. Eur Respir J. 2007;30:179-80.

10. Bach JR, Bianchi C, Vidigal-Lopes M, Turi S, Felisari G. Lung inflation by glossopharyngeal breathing and "air stacking" in Duchenne muscular dystrophy. Am J Phys Med Rehabil. 2007;86:295-300.

11. Bach JR, Gonçalves MR, Hamdani I, Winck JC. Extubation of unweanable patients with neuromuscular weakness: a new management paradigm. Chest. 2010;137:1033-9.

12. Bach JR, Gupta K, Reyna M, Hon A. Spinal muscular atrophy type 1: prolongation of survival by noninvasive respiratory aids. Pediatric Asthma, Allergy & Immunology. 2009; 22:151-62.

13. Bach JR, Kang SW. Disorders of ventilation: weakness, stiffness, and mobilization. Chest. 2000;117:301-3.

14. Bach JR, Mahajan K, Lipa B, Saporito L, Komaroff E. Lung insufflation capacity in neuromuscular disease. Am J Phys Med Rehabil. 2008;87:720-5.

15. Bach JR, Rajaraman R, Ballanger F, Tzeng AC, Ishikawa Y, Kulessa R, et al. Neuromuscular ventilatory insufficiency: the effect of home mechanical ventilator use vs. oxygen therapy on pneumonia and hospitalization rates. Am J Phys Med Rehabil. 1998;77:8-19.

16. Bach JR, Robert D, Leger P, et al. Sleep fragmentation in kyphoscoliotic individuals with alveolar hypoventilation treated by nasal IPPV. Chest. 1995;107:1552-8.

17. Bach JR, Saporito LR. Criteria for extubation and tracheostomy tube removal for patients with ventilatory failure. A different approach to weaning. Chest. 1996;110:1566-71.

18. Bach JR, Smith WH, Michaels J, Saporito L, Alba AS, Dayal P, et al. Airway secretion clearance by mechanical exsufflation for post-poliomyelitis ventilator assisted individuals. Arch Phys Med Rehabil. 1993;74:170-7.

19. Bach JR. A comparison of long-term ventilatory support alternatives from the perspective of the patient and care giver. Chest. 1993;104:1702-6.

20. Bach JR. Conventional approaches to managing neuromuscular ventilatory failure. In: Bach JR, ed. Pulmonary rehabilitation: the obstructive and paralytic conditions. Philadelphia: Hanley & Belfus; 1996. p.285-301.

21. Bach JR. Mechanical insufflation-exsufflation: comparison of peak expiratory flows with manually assisted and unassisted coughing techniques. Chest. 1993;104:1553-62.

22. Bach JR. New approaches in the rehabilitation of the traumatic high level quadriplegic. Am J Phys Med Rehabil. 1991;70:13-20.

23. Barach AL, Beck GJ. Exsufflation with negative pressure: physiologic and clinical studies in poliomyelitis, bronchial asthma, pulmonary emphysema and bron-

chiectasis. Arch Intern Med. 1954;93:825-41.

24. Currie DC, Munro C, Gaskell D, Cole PJ. Practice, problems and compliance with postural drainage: a survey of chronic sputum producers. Br J Dis Chest. 1986;80:249-53.

25. Dail C, Rodgers M, Guess V, Adkins HV. Glossopharyngeal breathing. Downey: Rancho Los Amigos Department of Physical Therapy; 1979.

26. Dail CW, Affeldt JE. Glossopharyngeal breathing [video]. Los Angeles: Department of Visual Education, College of Medical Evangelists; 1954.

27. Fishburn MJ, Marino RJ, Ditunno JF Jr. Atelectasis and pneumonia in acute spinal cord injury. Arch Phys Med Rehabil. 1990;71:197-200.

28. Garstang SV, Kirshblum SC, Wood KE. Patient preference for in-exsufflation for secretion management with spinal cord injury. J Spinal Cord Med. 2000;23:80-5.

29. Gomez-Merino E, Bach JR. Duchenne muscular dystrophy: prolongation of life by noninvasive respiratory muscle aids. Am J Phys Med Rehabil. 2002;81:411-5.

30. Ishikawa Y. Manual for the care of patients using noninvasive ventilation. Japan Planning Center. Matsudo, Japan; 2005.

31. Kang SW, Bach JR. Maximum insufflation capacity. Chest. 2000;118:61-5.

32. Kohler M, Clarenbach CF, Böni L, Brack T, Russi EW, Bloch KE. Quality of life, physical disability, and respiratory impairment in Duchenne muscular dystrophy. Am J Respir Crit Care Med. 2005;172:1032-6.

33. McKim DA, LeBlanc C. Maintaining an "oral tradition": specific equipment requirements for mouthpiece ventilation instead of tracheostomy for neuromuscular disease. Respiratory Care. 2006;51:297-8.

34. Richards GN, Cistulli PA, Ungar RG, Berthon-Jones M, Sullivan CE. Mouth leak with nasal continuous positive airway pressure increases nasal airway resistance. Am Respir Crit Care Med. 1996;154:182-6.

35. Schroth MK. Special considerations in the respiratory management of spinal muscular atrophy. Pediatrics. 2009;123:S245-S249.

36. Toussaint M, Steens M, Wasteels G, Soudon P. Diurnal ventilation via mouthpiece: survival in end-stage Duchenne patients. Eur Respir J. 2006;28:549-55.

37. Waldhorn RE, Herrick TW, Nguyen MC, O'Donnel AE, Sodero J, Potolicchio SJ. Long-term compliance with nasal continuous positive airway pressure therapy of obstructive sleep apnea. Chest. 1990;97:33-8.

38. Webber B, Higgens J. Glossopharyngeal breathing: what, when and how? [video] Aslan Studios Ltd., Holbrook, Horsham, West Sussex, England; 1999.

39. Williams AJ, Yu G, Santiago S, Stein M. Screening for sleep apnea using pulse oximetry and a clinical score. Chest. 1991;100:631-5.

40. Bach JR, Goncalves MR. Noninvasive ventilation or paradigm paralysis. Eur Respir J. 2004;23:651-4.

41. Winck JC, Gonçalves MR. et al. Effects of mechanical insufflation-exsufflation on respiratory parameters for patients with chronic airway secretion encumbrance. Chest. 2004;126:774-80.

42. Bach JR, Goncalves MR. Ventilatory weaning by lung expansion and decanulation. Am J Phys Med Rehabil. 2004;83:560-8.

43. Gonçalves MR, Bach JR. Mechanical insufflation-exsufflation improves outcomes for neuromuscular disease patients with respiratory tract infections – a step in the right direction. Am J Phys Med Rehabil. 2005;84:89-91.

44. Bach JR, Goncalves MR, Paez S, Winck JC, Leitao S, Abreu P. Expiratory flow maneuvers in patients with neuromuscular diseases. Am J Phys Med Rehabil. 2006 Feb;85(2):105-11.

45. Bach JR, Goncalves MR. Pulmonary rehabilitation in neuromuscular disorders and spinal cord injuries. Rev Port Pneumologia. 2006;2(1):27-44.

46. Bach JR, Bianchi C, Finder J, Fragasso T, Goncalves MR, Ishikawa Y, et al. Tracheostomy tubes are not needed for Duchenne muscular dystrophy. Eur Respir J. 2006 Sep;28(3):468-9.

47. Bach JR, Gonçalves MR, Eisenberg M, Altschuler E. A ventilator requirement index for patients with neuromuscular disease. Am J Phys Med Rehab. 2008.

48. Bach JR, Mahajan K, Lipa B, Saporito L, Goncalves MR, Komaroff E. Lung insufflation capacity in neuromuscular disease. Am J Phys Med Rehabil. 2008 Sep;87(9):720-5.

49. Gonçalves MR, Winck JC. Exploring the potential of mechanical insufflation-exsufflation. Breathe. 2008; 4:326-9

50. Winck JC, Gonçalves MR. Management of acute respiratory failure in restrictive disorders (obesity excluded). Eur Respir Mon. 2008;41:37-46.

51. Bento J, Gonçalves M, Silva N, Pinto T, Marinho A, Winck JC. Indications and compliance of home mechanical insufflation-exsufflation in patients with neuromuscular diseases. Arch Bronconeumol. 2010 Aug;46(8):420-5.

52. Vitacca M, Paneroni M, Trainini D, Bianchi L, Assoni G, Saleri M, et al. At home and on demand mechanical cough assistance program for patients with amyotrophic lateral sclerosis. Am J Phys Med Rehabil. 2010 May;89(5):401-6.

53. Winck JC, Gonçalves MR, Silva N. Oxygen or ventilation during flight for patients with neuromuscular disease? Thorax. 2010 Apr;65(4):370.

54. Winck JC, Gonçalves MR. The evolution of practice of noninvasive ventilation: epidemiologic outcomes and patient's preference. J Med Pers. 2011;9:1-5

31

AUXÍLIOS MUSCULARES RESPIRATÓRIOS COMPARATIVOS À FISIOTERAPIA TORÁCICA

CHITRA GNANASABESAN

INTRODUÇÃO

A depuração adequada das vias aéreas é importante para manter uma oxigenação satisfatória e preservar a função pulmonar. O principal meio de eliminação de partículas estranhas e microrganismos presentes nas vias aéreas é pelo sistema de depuração mucociliar. A "esteira mucociliar" ajuda nessa depuração por impelir as secreções mucosas a partir das camadas mais profundas do pulmão e as deposita nas vias aéreas mais centrais e calibrosas. Em seguida, o muco expelido é removido por deglutição ou tosse.

Na presença de depuração mucociliar afuncional, a manobra de tosse torna-se o esforço espontâneo mais eficaz para higienização das vias aéreas. Durante infecções respiratórias, há um aumento na produção de muco capaz de sobrepujar a depuração mucociliar por afetar o revestimento celular das vias aéreas e interromper a ação dos cílios respiratórios. No último caso, uma tosse efetiva é basicamente o único método que resta para a depuração das vias aéreas. Na ausência de sistema adequado de depuração de muco, essa secreção fica estagnada, formando com isso tampões mucosos e provocando atelectasia dos segmentos respiratórios distais.

Os pacientes com tosse fraca, como em casos de doença neuromuscular (DNM), são particularmente suscetíveis a infecções respiratórias atribuídas à retenção de secreções, que, por fim, evoluem para início de pneumonia. Em razão da fraqueza profunda dos músculos respiratórios e ventilatórios, a mecânica da parede torácica e do pulmão é afetada, dificultando ainda mais a depuração das vias aéreas. Os pacientes

inspiram pequenos volumes correntes, exibem eficácia reduzida da tosse, formam tampões de muco e são incapazes de mobilizar as secreções o suficiente para eliminá-las. Por causa da predisposição às infecções respiratórias, os pacientes infectados são tratados com múltiplos cursos de antibióticos, ficando sob risco de desenvolvimento de resistência antimicrobiana e hospitalizações; no último caso, a aquisição de infecções respiratórias secundárias é intensificada. As infecções respiratórias são as culpadas por gerar graves consequências à saúde e interferir na qualidade das atividades da vida diária de pacientes que participam de programas de reabilitação ou serviços recreativos e programas escolares. Portanto, nunca é demais enfatizar a importância dos dispositivos e das técnicas de depuração das vias aéreas em indivíduos com comprometimento da tosse e/ou disfunção do aparelho mucociliar, a fim de reduzir as taxas de mortalidade e morbidade.

O objetivo da terapia de depuração das vias aéreas é melhorar a mecânica pulmonar e a troca gasosa, bem como evitar o desenvolvimento de atelectasia e o aparecimento de infecções respiratórias. Muitos estudos compararam um dispositivo ou uma técnica de depuração de secreções com outro, com diferença reprodutível limitada na eficácia. A seleção do dispositivo ou a escolha da técnica, em geral, parecem depender do conhecimento e da experiência do prescritor, sendo adaptadas ao estilo de vida do paciente. O último item é um fator importante quando os clínicos consideram a obediência e a adesão do paciente ao plano terapêutico. Este capítulo revisa e compara o uso de dispositivos e técnicas tanto para remoção de secreção como para mobilização de muco, enfatizando os achados, sempre que possível, em pacientes pediátricos e com fisioterapia torácica (FT) convencional.

DEPURAÇÃO MUCOCILIAR

As secreções consistem em um líquido heterogêneo, composto principalmente de água e, em menor grau, de eletrólitos, aminoácidos e açúcares. A quantidade de secreção produzida em diferentes partes do trato respiratório conta com a área de superfície das vias aéreas nesses segmentos e também com a quantidade de células produtoras de muco. Por essa razão, o volume de secreção que chega à traqueia oscila entre 10 e 100 mL por dia, sob circunstâncias normais.

O transporte das secreções depende dos vetores mecânicos que as deslocam para as vias aéreas centrais e se opõem àqueles de inércia e fricção. As forças friccionais são determinadas por características reológicas, tensão superficial na interface e aderência entre as secreções e o epitélio. A interação entre a viscosidade e a elasticidade (i. e., a tenacidade) das secreções é um fator importante, que contribui para a velocidade de transporte. A superfície de transporte compreende a fase gel (viscosa), na qual o muco passa para o lúmen da árvore respiratória, e a fase sol (aquosa), na qual os cílios batem para conduzir o muco em direção às vias aéreas superiores (Figura 31.1). No nível da árvore traqueobrônquica, a superfície de transporte depende do diâmetro interno das vias aéreas e do número das vias presentes. As vias aéreas sofrem estreitamento com consequente redução dos diâmetros internos à medida que ocorre a ramificação, além do aumento exponencial no número de vias aéreas da região mais central para a periferia. Em contrapartida, a pequena superfície de transporte presente nas vias aéreas centrais mais calibrosas explica a razão do acúmulo de secreções nesses segmentos aéreos e da remoção por meio de altas velocidades expiratórias como mecanismo compensatório em indivíduos normais (não afetados). A umidificação desempenha papel importante para manter a tenacidade reduzida das secreções e evitar a formação de muco espesso, facilitando a mobilização. Isso é particularmente essencial em pacientes traqueostomizados, pois as passagens nasais normais de umidificação são desviadas com a inserção do tubo de traqueostomia.

FISIOLOGIA E MECÂNICA DA TOSSE

A tosse é uma manobra complexa, deflagrada de forma voluntária ou pela estimulação de receptores tussígenos localizados principalmente nas vias aéreas centrais. Ela serve não só para manter as vias aéreas livres de corpos estranhos, mas também para impelir e remover o excesso de secreções ou aquelas sob más condições reológicas. Os receptores tussígenos responsivos a deslocamento e temperatura estão localizados na porção posterior da traqueia, laringe e carina, enquanto outros, responsivos a gases nocivos, estão situados nas vias aéreas centrais. Acredita-se que a resposta de tosse seja ativada pelo nervo vago, que representa a principal via aferente para o centro da tosse. Os impulsos nervosos eferentes do reflexo da tosse são transmitidos pelo nervo frênico e por outros nervos motores espinais para estimular o diafragma e os músculos respiratórios associados com a tosse.

Os estágios da manobra de tosse são divididos em fases inspiratória, compressiva e expiratória. Na fase inspiratória, o diafragma e os músculos acessórios contraem-se enquanto a glote abduz até provocar rápida inalação. Um indivíduo tipicamente inala 60 a

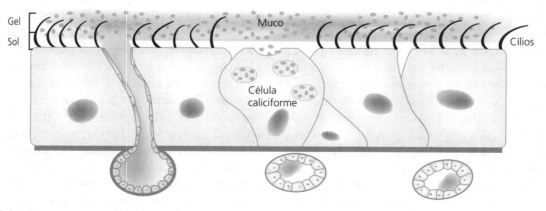

Figura 31.1 *Clearance* mucociliar demonstrando a fase sol e a fase gel.

90% da capacidade pulmonar total (CPT), para facilitar o mecanismo de tosse eficaz. Quanto maior o volume inspiratório adquirido para aumentar o comprimento dos músculos expiratórios, maior será a energia cinética armazenada nos músculos estirados na forma de retração elástica. Isso prossegue até gerar uma pressão intratorácica positiva maior e consequentes fluxos expiratórios mais intensos para remover as secreções. A fase compressiva, que dura 0,2 segundo, abrange a adução simultânea da glote e a contração toracoabdominal (i. e., do gradil costal e do abdome). A pressão intratorácica positiva gerada por esse processo pode chegar até 300 cmH$_2$O. Na fase expiratória, a glote se abre ao mesmo tempo em que libera abruptamente a pressão acumulada; esse processo declina a pressão intratorácica abaixo dos níveis atmosféricos. A fase expiratória pode gerar velocidades de fluxo de ar de até 12 m/s, com taxas de fluxo de 360 a 1.000 L/min. Durante a expiração prolongada, acredita-se que as paredes das vias aéreas também vibrem.

A velocidade do fluxo expiratório e a compressão dinâmica das vias aéreas são os principais fatores que influenciam o mecanismo de tosse eficaz. Qualquer situação que altere uma ou ambas as condições ou se a tenacidade do muco aumentar, a eficiência da tosse declina. Muitas condições podem predispor os pacientes ao aumento das secreções nas vias aéreas e, em crianças, os quadros de pneumonia e asma são as duas etiologias mais comuns. Essas condições provocam inflamação das vias aéreas e aumentam o volume das secreções produzidas. A não remoção da secreção leva a atelectasia e/ou pneumonia com desequilíbrio de ventilação-perfusão e hipóxia.

PROBLEMAS CLÍNICOS CAUSADOS POR COMPROMETIMENTO DO MECANISMO DA TOSSE

Os volumes correntes inspiratórios espontâneos para uma respiração normal são menores que 1.000 mL. Uma tosse média pode gerar um volume de expulsão de 2,3 a 2,5 L de ar e pressão toracoabdominal superior a 100 cmH$_2$O. Para alcançar esses resultados, a capacidade vital (CV) atingida deve ser de, no mínimo, 2,5 L. Os picos de fluxo da tosse (PFT) normais geralmente ficam entre 6 e 16 L/s, mas PFT mínimos de 160 L/min são essenciais para o mecanismo da tosse e a remoção das secreções. Qualquer tipo de disfunção glótica limitará o aumento progressivo adequado da pressão intratorácica e restringirá a velocidade expiratória observada na segunda fase da tosse.

Em casos de fraqueza neuromuscular, os pacientes podem não ser capazes de realizar qualquer uma das fases da manobra normal da tosse. Na forma não progressiva de DNM, o processo de envelhecimento pode agravar a fraqueza muscular e a hipercapnia. Em doenças como distrofia muscular de Duchene, a fraqueza muscular afeta as fases inspiratória e expiratória da tosse, mas a quantidade e a consistência das secreções nem sempre representam um problema. A complacência respiratória reduzida que induz à rigidez do parênquima pulmonar e da parede torácica afeta a fase inspiratória da tosse. Como o diafragma é o principal músculo inspiratório, sua fraqueza também contribui para a ineficácia da tosse nessa população. Qualquer disfunção bulbar e a consequente disfagia, particularmente prevalente em casos de atrofia muscular espinal tipo 1 ou esclerose lateral amiotrófica, leva à adução inadequada das pregas vocais durante a fase compressiva da tosse. A função muscular respiratória em casos de atrofia muscular espinal tipo 1 caracteriza-se por músculos intercostais muito fracos e diafragma comparativamente mais forte. A parede torácica em crianças com atrofia muscular espinal tipo 1 ou 2 frequentemente aparece colapsada e em formato de sino pela falta de antagonismo muscular entre os intercostais e o diafragma. A deformidade resultante da parede torácica recebe o nome de peito escavado (*pectus excavatum*).

Em geral, quando os músculos inspiratórios não são estendidos a ponto de obter a vantagem mecânica ideal, as vias aéreas de condução não se expandirão o suficiente. As vias aéreas estreitas com diâmetro transversal reduzido aumentarão exponencialmente a resistência ao fluxo de ar expiratório, minimizando a eficácia da tosse. A escoliose, frequentemente observada em DNM, desenvolve-se assim que os pacientes perdem a capacidade deambulatória e ficam restritos a uma cadeira de rodas, em geral na segunda década de vida. A presença de desvios na coluna associada à postura constante de sedestação limita a complacência da parede torácica e acentua a configuração dessa parede e dos brônquios. Isso aumenta a resistência ao fluxo de ar interno e afeta a qualidade da tosse produzida. É razoável supor que a complacência diminuída da parede torácica nessa população possa ter origem no aumento da rigidez do gradil costal em decorrência de seu estado persistente de expansão e imobilidade reduzidas. Consequentemente, ocorre rigidez ou

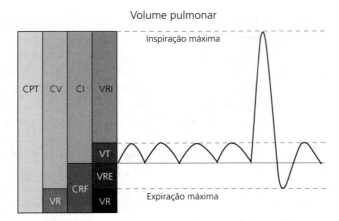

Figura 31.2 Volume pulmonar apresentando inspiração e expiração máximas e volume corrente (VT) durante respiração ativa e passiva. CI: capacidade inspiratória; CPT: capacidade pulmonar total; CRF: capacidade residual funcional; CV: capacidade vital; VR: volume residual; VRE: volume de reserva expiratório; VRI: volume de reserva inspiratório.

anquilose de diferentes estruturas. Portanto, é imperativo e altamente recomendado que os auxílios de aumento de expansão e de tosse sejam aplicados ao esquema terapêutico para essa população de pacientes, a fim de mobilizar e expelir quantidade suficiente de secreções.

EXAME DO PACIENTE E AVALIAÇÃO DO COMPROMETIMENTO DA TOSSE

Avaliação geral

A depuração das vias aéreas pode ficar comprometida em pacientes com distúrbios associados a mecânica anormal da tosse (p. ex., fraqueza muscular), reologia alterada do muco (p. ex., fibrose cística), alteração da depuração mucociliar (p. ex., discinesia ciliar primária) ou presença de defeitos estruturais (p. ex., bronquiectasia). A avaliação depende extensivamente do histórico médico do paciente (como em caso de doença pulmonar obstrutiva crônica [DPOC] ou asma), do tipo de DNM envolvida, da fase durante o processo patológico em que o estado do paciente é avaliado, bem como do bem-estar geral do paciente em relação ao estado nutricional atual, à depuração das secreções e ao controle da ventilação. A avaliação da fala do paciente com desarticulação das palavras e amplitude/projeção alterada da voz, aliada ao exame da deglutição, reflete o grau de disfunção bulbar e a força dos músculos torácicos. A possibilidade de oclusão da via aérea superior pela manobra de Valsalva durante tosse espontânea e/ou tosse manualmente assistida em pacientes não traqueostomizados também é uma importante ferramenta de avaliação. Há uma preocupação crescente quando a deglutição se mostra abaixo do ideal de eficácia e a tosse se apresenta ausente, pois ambas as condições podem levar a pneumonia por aspiração e obstrução das vias aéreas por material particulado aspirado. A evolução natural de DNM pode ser afetada por episódios graves que necessitarão de intervenções imediatas e rigorosas, mas é importante comunicar ao paciente o padrão de evolução e estágio da doença, bem como a a grande quantidade indefinida de questões críticas capazes de impedir desfechos favoráveis à saúde. Isso preparará os pacientes para expressar as decisões relacionadas a ventilação invasiva, traqueostomia e gastrostomia em tempo hábil e oportuno.

Avaliação funcional

A avaliação funcional abrange mensurações da capacidade de insuflação máxima (CIM), pressão expiratória máxima (PEM), PFT, CV, saturação de oxi-hemoglobina/oximetria de pulso (SaO_2/SpO_2) e pressão gástrica durante a manobra de tosse. O uso das medidas de função pulmonar para determinar a necessidade de assistência na depuração das vias aéreas pode ser problemático em crianças, sobretudo naquelas com retardos de desenvolvimento, no sentido de seguirem as instruções específicas para realização do teste.

Capacidade inspiratória máxima (CIM)

A CIM corresponde ao volume máximo de ar inspirado e retido com a glote fechada antes de ser exalado. Os pacientes com CIM abaixo de 1.500 mL não serão capazes de produzir PFT suficientes. A CIM também pode ser atingida por insuflação de ar via bolsa de ressuscitação manual ou por ventilador volumétrico, coordenando as insuflações com a inspiração e o fechamento glótico. Os pacientes com DNM atribuída à fraqueza bulbar podem não ser capazes de efetuar o fechamento da glote, mas o uso de um conjunto de válvulas unidirecionais (i. e., válvulas de uma via) estrategicamente alinhadas (*in-line*) no conjunto de bolsas infláveis ajudará o paciente a reter os volumes insuflados sem vazamentos. O conjunto de válvulas unidirecionais é utilizado em pacientes com traqueostomias. A interface do paciente pode envolver o uso de adaptador bucal, máscara facial ou fixação de traqueostomia em que pode ser importante o emprego de *clip* nasal para evitar vazamentos. Desse modo, a manobra de CIM é indicativa da capacidade inspiratória do paciente até a capacidade total necessária para gerar uma tosse eficaz. A CPT de um paciente não começa a declinar até que a força muscular inspiratória decline abaixo de 50% do normal.

Pressão expiratória máxima (PEM)

A produção de picos de fluxos transitórios durante a tosse depende da capacidade de geração de pressões expiratórias adequadas. Foi demonstrado que um valor de PEM superior a 60 cmH$_2$O produz o mecanismo da tosse com eficiência. Contudo, não há um consenso sobre o valor de corte para uma tosse efetiva entre um ou mais autores diferentes, pois o estabelecimento desse valor de corte tem suas limitações em relação ao procedimento de sua mensuração em si, vinculadas à cooperação inadequada do paciente e aos vazamentos em torno da interface.

Picos de fluxo da tosse (PFT)

O PFT é um determinante essencial na capacidade de remover as secreções durante a manobra de tosse. O PFT normal em adultos excede 360 L/min. Valores superiores a 160 L/min, sejam gerados de forma espontânea ou manualmente assistidos, são necessários para remover as secreções brônquicas com eficácia e predizer o sucesso da extubação ou decanulação. Pacientes com valores de pico da tosse de 200 a 250 L/min, não assistida ou manualmente assistida sob condições normais, costumam ter dificuldades na remoção das secreções com a tosse durante infecção respiratória ou anestesia

geral. Alguns autores têm apontado que, se o PFT de pacientes durante o estado de bem-estar (na ausência de intercorrência respiratória) estiver abaixo de 270 L/min, é possível predizer que, durante o processo de infecção respiratória desses mesmos pacientes o PFT declinará abaixo de 160 L/min. É importante notar que os mesmos valores de limiar do PFT utilizados para pacientes adultos podem não ser apropriados para crianças, pois não foram validados para pacientes pediátricos.

Em alguns estudos de crianças saudáveis entre 5 e 18 anos de idade, a maioria abaixo de 13 anos, foram gerados normalmente PFT menores que 270 L/min. Curiosamente, essas crianças têm a capacidade de gerar PEM acima de 60 cmH$_2$O. Entre adolescentes e jovens adultos com DNM, aqueles com PEM superior a 60 cmH$_2$O são capazes de gerar fluxo transitório de tosse necessário para uma tosse produtiva. Outros pesquisadores focaram na relação entre o PFT e a espirometria em crianças com distrofia muscular de Duchenne. Eles descobriram que o PFT se correlacionava com a capacidade vital forçada (CVF) e o volume expiratório forçado no primeiro segundo da manobra (VEF$_1$). Também se notou que a tosse não assistida geradora de PFT inferior a 270 L/min muito provavelmente é inadequada quando a CVF se encontra abaixo de 2,11 L e o VEF$_1$, menor que 2,1 L/s. A partir desses estudos, fica claro que os dados normativos e específicos da doença sobre PFT assistida ou espontânea são importantes na identificação de crianças sob risco de angústia respiratória durante doença aguda. Por essa razão, o PFT é um índice crítico para o estabelecimento de planos terapêuticos essenciais aos pacientes com DNM.

Capacidade vital (CV)

A mensuração da CV é a referência mais importante na avaliação da função pulmonar, indicando o volume máximo de ar inspirado. Uma CV de 1 a 1,5 L é necessária para produção de tosse eficaz e um indivíduo normal inspira 85 a 90% de seu volume de reserva inspiratória antes de conseguir tossir com vigor. A CV depende da posição do paciente e pode indicar deterioração da função dos músculos respiratórios. Os pacientes acometidos por esclerose lateral amiotrófica com enfraquecimento do diafragma beneficiam-se com a posição sentada, enquanto aqueles afetados por lesão da medula espinal cervical com função intacta do diafragma se saem melhor na posição supina. Os pacientes com DNM devem ser submetidos à mensuração da CV nas posições sentada e supina em virtude das possíveis variações nas medidas. Na posição sentada em geral, a descida do conteúdo abdominal, juntamente com a gravidade, diminui o movimento de excursão diafragmático, reduzindo com isso as mensurações da CV em comparação àquelas na posição supina. As doenças que enfraquecem a função do diafragma, em conjunto com a descida do conteúdo abdominal, reduzem ainda mais as mensurações da CV. Em DNM com fraqueza diafragmática progressiva (como ocorre na esclerose lateral amiotrófica), a CV em uma posição supina aproxima-se estreitamente do grau de fraqueza do diafragma. As discrepâncias nas mensurações da CV, causadas por diferentes posições corporais, podem ser uma possível indicação que reflete o grau de fraqueza diafragmática. Curiosamente, estudos demonstraram que indivíduos saudáveis normais sofrem um declínio na CV em torno de 7,5% quando estão na posição supina. Além disso, a órtese espinal, utilizada para correção de escoliose em pacientes com DNM, pode limitar os movimentos torácicos; nesse caso, a CV deve ser mensurada com e sem colete, para determinar a aplicação da órtese.

Saturação de oxi-hemoglobina

A mensuração da saturação de oxigênio é uma ferramenta útil de monitorização. A saturação normal de oxi-hemoglobina sugere troca gasosa satisfatória. A hipóxia reflete prejuizo nas trocas gasosas em decorrência de alteraçoes do *clearance* mucociliar e/ou da relação ventilação/perfusão. Um paciente clinicamente estável com início de hipóxia em um determinado período do dia pode ser reflexo da necessidade de ventilação assistida em razão da hipoventilação, ao passo que um paciente agudamente enfermo com início de hipóxia provavelmente apresenta capacidade reduzida de depuração das secreções nas vias aéreas e se beneficiaria de manobras de tosse assistida. A saturação de oxigênio pode estar diminuída mesmo sem alterações radiológicas, por conta da hipoventilação. Também podem ocorrer mudanças nas relações de ventilação-perfusão e efeito *shunt* associado com atelectasia e tampões de muco.

Pressão gástrica durante a tosse (Pga)

A capacidade de atingir o pico de fluxo transitório durante a tosse depende da força dos músculos abdominais. A Pga desenvolvida durante a fase expiratória da tosse corresponde à força gerada pelos músculos expiratórios no decorrer da tosse. Os valores de Pga da tosse abaixo de 50 cmH$_2$O não são suficientes para criar pico de fluxo transitório durante a tosse. O valor dessa pressão para um adulto normal é superior a 170 e 100 cmH$_2$O em homens e mulheres, respectivamente. Embora esse método tenha sido proposto pela American Thoracic Society (ATS [Sociedade Torácica Norte-americana]) e pela European Respiratory Society (ERC [Sociedade Respiratória Europeia]), trata-se de uma técnica invasiva com problemas técnicos, sobretudo nesses pacientes com dificuldades de deglutição relacionadas à disfunção bulbar.

TERAPIAS DE AUMENTO DA TOSSE

Auxílios musculares inspiratórios

Manobras de hiperinsuflação

Os pacientes com fraqueza dos músculos inspiratórios podem aumentar a captação espontânea de volume respiratório com terapia de insuflação manual ou mecânica. A hiperinsuflação manual pode ser administrada, fazendo-se uso de bolsa de ressuscitação com válvula unidirecional conectada em uma série de manobras de empilhamento de ar até que o paciente seja submetido a insuflação máxima. A complacência da bochecha deve ser observada a fim de otimizar as pressões sentidas nos pulmões. As insuflações também podem ser produzidas de forma mecânica, utilizando-se insuflações limitadas por pressão ou ventilador ciclado a volume com circuito de adaptador bucal, que faz com que o paciente deflagre e empilhe movimentos ventilatórios consecutivos até atingir a máxima insuflação. Os PFT são gerados por meio de tosse espontânea com a liberação de energia armazenada sob a forma de retração elástica nos músculos contraídos. Os pacientes também podem aumentar seus volumes inspiratórios por meio da respiração glossofaríngea (RGF), na qual se utiliza a glote conforme eles "tragam" bolos de ar para dentro de seus pulmões com a finalidade de depuração pela tosse ou de ventilação em indivíduos com DNM. A disfunção bulbar grave pode limitar a utilidade da RGF por causa da dificuldade de fechamento da glote. Esse tipo de respiração também é raramente útil na presença de tubo de traqueostomia (tubo de demora), até mesmo quando a cânula está ocluída, já que o ar tragado tende a vazar em torno das paredes externas da cânula pelo estoma traqueal.

Insuflação-exsuflação mecânica (I-EM)

A I-EM é uma alternativa à respiração com pressão positiva intermitente (RPPI) e FT padrão. Essa técnica de I-EM atua como auxílios musculares inspiratórios e expiratórios na depuração de secreções e pode ser aplicada tanto de forma invasiva (via tubo de traqueostomia) como não invasiva (via máscara facial) (Figura 31.3). Esse tipo de insuflação-exsuflação mecânica melhora os parâmetros basais, como a saturação de oxigênio, a depuração de CO_2 e a sensação de dispneia em pacientes adultos com DPOC, esclerose lateral amiotrófica e outras DNM. Em revisão clínica de I-EM em diversos pacientes neuromusculares pediátricos, foi constatado que uma pressão média de I-EM de +30/-30 cmH_2O com faixa pressórica de insuflação de +15 a +40 cmH_2O e faixa pressórica de exsuflação de -20 a -50 cmH_2O é eficaz. Foi descoberto que a idade de início da terapia depende do diagnóstico do paciente e que essa terapia é segura e bem tolerada em crianças com DNM. Em geral, a alternância entre 40 cmH_2O de pressão positiva e 40 cmH_2O de pressão negativa com geração de 10 L/s de velocidade do fluxo de ar representa o método mais eficaz na depuração de secreções e exibe os melhores resultados clínicos. A recomendação para a insuflação ideal com I-EM é insuflar até que não ocorra mais expansão do tórax ou se houver desconforto sob aquele nível de pressão. Não há relatos de complicações relacionadas a barotraumas para pressões entre 40 e 60 cmH_2O. No entanto, ainda são incertas as pressões a serem fixadas, particularmente em crianças que poderiam se beneficiar com essa técnica. Em um único estudo, os pacientes pediátricos relataram que sentem "maior facilidade de respirar" depois do uso da I-EM. Independentemente disso, é a combinação de insuflações (para aumentar a CV) e exsuflações que provoca o maior aumento no PFT, tanto em adultos como em crianças.

Vários estudos compararam o efeito relativo exercido pelo ajuste dos tempos de insuflação *vs.* exsuflação sobre as pressões geradas. Os resultados indicam que tempos crescentes de insuflação aumentavam significativamente as pressões, os fluxos e os volumes gerados pela insuflação, bem como os volumes de exsuflação, críticos para a depuração das vias aéreas. Alternativamente, tempos crescentes de exsuflação não se mostravam tão eficazes na produção de efeitos similares. Durante infecções das vias aéreas superiores, a frequência de insuflações-exsuflações pode ser aumentada até a cada 10 minutos.

Há vários grupos de pacientes que podem se beneficiar da terapia de I-EM. A American Academy of Neurology (Academia Norte-americana de Neurologia) recomenda o uso da I-EM para população acometida por esclerose lateral amiotrófica. Estudos que compararam o PFT pelo uso combinado de I-EM e tosse manualmente assistida (TMA) em contraposição com o uso isolado dessas terapias indicam que a combinação produzia PFT significativamente mais alto que cada terapia sozinha. Em pacientes submetidos à cirurgia toracoabdominal, a pressão intragástrica desenvolvida durante a tosse provoca dor. Esses pacientes relatam menos dor com o uso de I-EM para depuração das secreções. Alguns estudos relataram o uso de I-EM no tratamento de pacientes cirúrgicos incapazes de tossir em decorrência de fadiga ou imobilização muscular. Uma tosse fraca ineficaz também é causada pela presença física de tubo endotraqueal ou de traqueostomia na traqueia, em razão da geração de pressões intratorácicas inadequadas. Os resultados de outro estudo sugerem que os pacientes submetidos à traqueostomia estrita para sucção podem ser decanulados com a introdução de I-EM, desde que eles possam ser trocados para ventilação não invasiva. Além disso, o uso constante de I-EM desloca as secreções mais para as vias aéreas centrais, minimizando a necessidade de sucção profunda da traqueia. Isso elimina a irritação e/ou o dano às vias aéreas, causado pela sucção do cateter via tubo endotraqueal ou de traqueostomia.

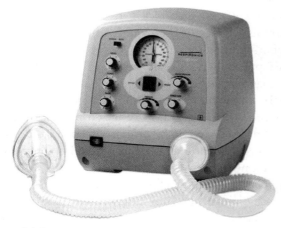

Figura 31.3 Cough Assist®.

Apesar de eficaz, a tosse manualmente assistida (TMA), descrita adiante, é trabalhosa e pode ser de difícil execução por equipe não profissional (i. e., pessoas leigas). Isso pode ser ainda mais dificultado por rigidez da parede torácica, escoliose ou qualquer restrição aos movimentos do gradil costal, o que reduz a eficácia da tosse mesmo com o uso da TMA. A I-EM tem vantagem nessas situações, pois não só é eficaz em comparação com o emprego isolado de TMA, mas também pode ser realizada com segurança por pessoas leigas treinadas. Além disso, a I-EM complementa a ventilação não invasiva (VNI) a diversos grupos de pacientes a fim de reduzir a frequência de complicações pulmonares causadas por retenção de secreções. Ainda há um debate ativo a respeito de configurações ideais de pressão da I-EM, tempo de insuflação--exsuflação e seleção de controles manuais *vs.* automáticos para aumentar o PFT. Há necessidade de mais pesquisas para produzir uma orientação definitiva. Apesar disso, a I-EM gera um aumento mais notável no PFT do que outras técnicas-padrão de aumento da tosse em adultos e crianças com DNM.

Auxílios musculares expiratórios

Aumento manual da tosse

Os pacientes com força muscular inspiratória preservada e expiratória fraca podem se beneficiar de manobras de TMA e compressão abdominal, capazes de aumentar a contração dos músculos abdominais. A TMA tem se mostrado eficaz em lesões da medula espinal para evitar a distensão paradoxal da parede abdominal e aumentar a pressão toracoabdominal interna em conjunto com a manobra da tosse. Essa manobra é aplicada sobre a região abdominal inferior, sendo similar à manobra de Heimlich. A habilidade do indivíduo responsável pela assistência médica em aplicar pressão adequada e a coordenação com os próprios esforços voluntários de tosse do paciente são fatores críticos para o sucesso da técnica. Além disso, os indivíduos que realizam a TMA podem sofrer de tensão muscular em suas extremidades superiores. Estudos conduzidos com o objetivo de comparar as mensurações do PFT com o uso de TMA *vs.* tosse espontânea indicaram que a tosse com TMA produzia PFT significativamente mais alto em pacientes com DNM e comprometimento da tosse. Uma técnica de TMA adequadamente realizada pode aumentar o limiar do PFT. Nos casos em que as técnicas de TMA produzem tosse inadequada

em pacientes com parede torácica não complacente ou em pacientes com escoliose, obesidade, pós-cirurgia abdominal ou secreções tenazes espessas, a I-EM é uma alternativa eficaz. A TMA deve ser efetuada com cuidado na presença de osteoporose.

Além disso, com o objetivo de se obter uma TMA mais efetiva, pode-se utilizar a técnica expiratória forçada antes da TMA. Essa técnica começa com a execução de sopro (*huff*) pelo paciente sob baixos volumes pulmonares, seguido por tosse sob altos volumes pulmonares para expelir as secreções. O ato de soprar (*huffing*) envolve algumas expirações forçadas com a glote aberta, começando a partir de um volume pulmonar médio a baixo, acompanhado por respiração relaxada; isso desloca as secreções mais centralmente, o que pode facilitar a expectoração quando a TMA for realizada.

Combinação de TMA e insuflação mecânica (IM)

O comprometimento da tosse por fraqueza dos músculos expiratórios é uma das razões pela falência respiratória em pacientes que fazem uso de ventilação mecânica não invasiva (VMNI). A depuração inadequada das vias aéreas leva a infecções respiratórias potencialmente letais. Quando a fisioterapia não promove depuração suficiente das vias aéreas, levando à falha significativa de ventilação-perfusão, haverá necessidade de ventilação mecânica (VM) invasiva via tubo endotraqueal ou de traqueostomia. Em um estudo, verificou-se que a VM invasiva permanente não costumava ser requerida pelos pacientes, cujo PFT se encontrava constantemente abaixo de 160 L/min. Em uma tentativa de reduzir a necessidade de VM invasiva, vários grupos desenvolveram programas de aumento da tosse, utilizando técnicas de hiperinsuflação mecânica e técnicas expiratórias de tosse assistida. Curiosamente, embora tanto a hiperinsuflação mecânica como a tosse assistida melhorem o PFT por meio de mecanismos fisiológicos diferentes, apenas alguns estudos avaliaram o uso combinado de ambos os métodos. Um único estudo demonstrou a aplicação de TMA e IM (fornecida por RPPI) individualmente e em combinação. Os resultados do tratamento combinado exerceram um efeito complementar, aumentando significativamente o PFT, o qual se correlacionou com a eliminação de secreções das vias aéreas e mostrou-se um índice confiável na predição do sucesso de desmame do ventilador em pacientes acometidos por doença neuromuscular. A TMA e a

IM em combinação podem não ser tão eficazes em pacientes neuromusculares que sofrem de escoliose ou outras deformidades da caixa torácica em razão da dificuldade de sua aplicação. Seria interessante comparar a TMA e a IM com I-EM. Os métodos utilizados para intensificar a depuração das vias aéreas, como empilhamento de ar, insuflações manuais ou mecânicas, TMA e I-EM, são, sem exceção, bem tolerados em crianças e podem aumentar os PFT. A Figura 31.4 esboça os possíveis fatores que contribuem para a deterioração de pacientes com fraqueza muscular.

Dispositivos e técnicas de mobilização de muco

A terapia de depuração das vias aéreas (TDA) exige quantidade considerável de tempo, esforço e comprometimento de recursos dos indivíduos responsáveis pelos pacientes com dificuldades de eliminação das secreções, como em casos de fibrose cística. Parece haver dados suficientes para indicar que a terapia aerossólica e a TDA retardam a evolução do dano pulmonar em fibrose cística (FC), mas não está muito claro qual método é o mais eficaz. A FC é uma doença respiratória, caracterizada por retenção de secreção, redução da capacidade física e falta de ar.

Drenagem autogênica

A drenagem autogênica é uma técnica que utiliza fluxo de ar expiratório controlado durante a respiração corrente para mobilizar as secreções nas vias aéreas periféricas e deslocá-las mais centralmente. Esse tipo de drenagem consiste nas três fases a seguir: fase de "descolamento" do muco nas vias aéreas menos calibrosas por respiração de pequenos volumes correntes; fase de "coleta" do muco a partir das vias aéreas centrais por respiração sob volumes pulmonares baixos a médios; e fase de "expectoração" do muco, a partir das vias aéreas centrais por respiração sob volumes pulmonares médios a elevados. Depois disso, o paciente sopra (realiza o *huffing*) ou tosse para expectorar o muco das vias aéreas calibrosas.

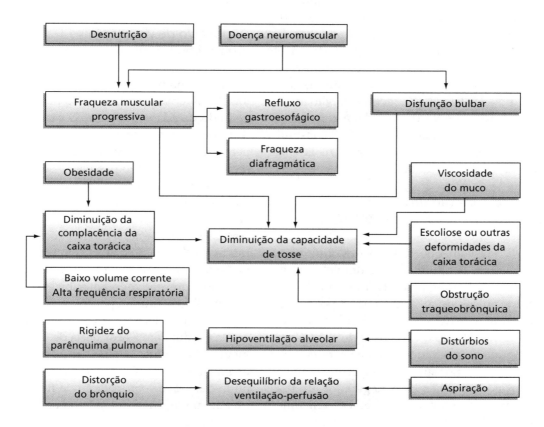

Figura 31.4 Relação entre fatores que contribuem para tosse ineficaz, hipoventilação alveolar e discrepância na ventilação-perfusão em distúrbios neuromusculares.

Dispositivo gerador de pressão expiratória positiva (PEP)

O dispositivo consiste em máscara facial ou adaptador bucal, válvula unidirecional (i. e., válvula de uma via), escolha de resistências expiratórias e manômetro; a pressão gerada pode ficar entre 10 e 20 cmH_2O. Esse tipo de dispositivo faz com que maior quantidade de ar penetre nas vias aéreas periféricas por canais colaterais e esse ar se mova atrás das secreções para direcioná-las rumo às vias aéreas mais calibrosas com o objetivo de expeli-las. Em posição sentada ou ereta, o paciente inspira até volumes pulmonares médios e exala de forma ativa com relação de inspiração:expiração (I:E) de 1:3 ou 1:4 por meio do adaptador bucal com resistor fixo. Com o uso de adaptador bucal, as bochechas devem ser levemente pressionadas a fim de distribuir a pressão com eficiência para as vias aéreas. A exalação por meio do resistor cria a pressão positiva e o tratamento é fornecido por 15 a 20 minutos. Um nebulizador pode ser colocado *in-line* ("em série"), de modo que os medicamentos aerossolizados possam ser distribuídos durante a inspiração. Após dez tratamentos de PEP, segue uma série de sopros (*huffs*) para remover as secreções. Foi demonstrado, em alguns estudos, que a PEP melhora a distribuição ventilatória e a mistura gasosa em pacientes com FC. A independência dos pacientes é potencializada por fácil portabilidade e uso do dispositivo gerador de PEP, bem como pela possibilidade de autoadministração. A PEP constitui o dispositivo de depuração das vias aéreas mais simples e mais barato do mercado.

Dispositivo de oscilação de alta frequência da parede torácica (OAFPT)

A OAFPT faz com que o ar se desloque para dentro e para fora dos pulmões em alta velocidade e frequência, criando minitosses. Durante a OAFPT, são aplicados pulsos de ar com pressão positiva à superfície da parede torácica por meio de colete inflável em torno do tórax. Os pulsos de ar oscilam e vibram o tórax, provocando fluxo de ar transitório nas vias aéreas; isso, por sua vez, desprende o muco e produz forças de cisalhamento. O gerador produz pressão de aproximadamente 50 cmH_2O em uma frequência de 525 Hz. O fabricante recomenda que os pacientes fiquem na posição sentada ou ereta ("em pé") para receber o tratamento e, concomitan-

temente, sejam submetidos à terapia broncodilatadora. As sessões terapêuticas duram 30 minutos e não devem ser realizadas em pacientes com hemoptise. O mecanismo de ação proposto envolve a alteração das propriedades reológicas do muco. Ocorre a criação de um fluxo expiratório semelhante à tosse para desprender o muco da parede das vias aéreas e aumento da frequência de batimento mucociliar para deslocar essa secreção rumo às vias aéreas centrais. Em um único estudo, especula-se que o batimento ciliar pode ser intensificado durante esse procedimento. Acredita-se que a vibração da parede torácica deflagra o nervo vago por meio de vias reflexas nas vias aéreas ou na parede torácica, para aumentar a força do batimento ciliar. Em pequenos ensaios clínicos, foi constatado que a OAFPT mobiliza mais secreções do que a FT padrão isoladamente. A OAFPT foi estudada principalmente em pacientes com FC e nem tanto com DNM. Alguns autores relatam uma melhora na eficácia de sucção em pacientes com traqueostomias. No entanto, há necessidade de mais pesquisas para determinar a eficácia, os custos, os benefícios e as estratégias terapêuticas ideais.

Dispositivo de ventilação intrapulmonar percussiva (VIP)

A VIP combina inalação por aerossol e percussão torácica interna, distribuindo-se fluxo de gás pulsátil aplicado via adaptador bucal. O paciente inicia o fluxo de gás e, durante a inspiração, o fluxo pulsátil provoca percussão interna e interrompe o fluxo respiratório, seguido por expiração passiva. O suposto mecanismo de ação envolve broncodilatação, restabelecimento da distribuição ventilatória e estimulação da tosse. A VIP aumenta a homogeneidade da distribuição de perfusão e ventilação, reduzindo o volume do espaço morto e a eliminação de CO_2. Em um único estudo, os pacientes com DNM que fizeram uso da VIP em um programa preventivo foram submetidos a menos dias de antibióticos, ficaram poucos dias hospitalizados em decorrência da doença respiratória, faltaram menos na escola e reduziram a ocorrência de episódios de pneumonia e bronquite. A VIP é eficaz para a mobilização de secreções em pacientes com queimaduras intensas ou lesões graves por inalação de fumaça. Em 1978, o exército norte-americano relatou os resultados do uso da VIP; nesse relato, 25 pacientes que não podiam receber a FT convencional por conta de queimaduras no tórax e nas costas se beneficiaram com a VIP. De acordo com alguns pesquisadores, a VIP é tão eficaz quanto a FT padrão; no entanto, há necessidade de mais estudos não só para determinar os efeitos em curto e longo prazo, mas também para comparar essa técnica com outras técnicas de depuração das vias aéreas. Há poucas provas para apoiar o uso da VIP em pacientes com FC. Contudo, uma forma essencial de mensuração de resultado para determinar a eficácia do dispositivo é a depuração das secreções que pode ser utilizada como ferramenta para avaliação de pesquisa científica. Em pacientes traqueostomizados, as secreções puderam ser quantificadas antes, imediatamente depois e 45 minutos após a VIP com TMA. Entre os pacientes que produziram volumes normais de secreção como referência, descobriu-se que a VIP não aumentou a depuração das secreções e, em contraste com aqueles que produziram quantidades abundantes de secreções como referência (acima de 30 mL/dia), houve aumento significativo no volume de secreção extraído.

Dispositivo de espirometria de incentivo (EI)

A espirometria de incentivo é destinada a mimetizar o boceijo ou suspiro natural, inspirando de forma lenta e profunda. Esse tipo de dispositivo pode ser utilizado em pacientes pós-operatórios para aumentar a expectoração da secreção. O paciente segura a câmara na posição vertical e respira profunda e lentamente, sendo reforçado por *feedback* visual de um pistão ou êmbolo que sobe até um marcador pré-fixado com base no esforço; além disso, o paciente deve prender a respiração por 2 a 3 segundos na inspiração completa. A expiração é lenta. Após dez respirações, a tosse é incentivada para remover o muco. Há poucas provas para apoiar o uso da EI na depuração das vias aéreas, mas essa técnica é importante na prevenção de complicações pulmonares pós-operatórias, além de ser popular nesse grupo de pacientes.

Dispositivo Flutter®

Oscilações de alta frequência vibram a parede das vias aéreas e mobilizam o muco, em combinação com a terapia por PEP, o que facilita a expectoração das secreções. A válvula do Flutter® faz com que o rolamento de uma esfera de aço oscile em alta frequência e seus efeitos sejam observados durante a expiração. O mecanismo de ação proposto envolve o cisalhamento de muco da parede das vias aéreas e a estabilização dessas vias, aceleração do fluxo de

ar expiratório e possivelmente alteração da qualidade do muco, embora os dados sobre fluidificação direta da secreção nas vias aéreas sejam escassos. O Flutter® é aplicado na posição sentada ou supina, e o paciente é instruído a inalar profundamente e prender a respiração por 2 a 3 segundos, seguida por expiração lenta. São efetuadas rotineiramente três séries de quinze exalações durante 12 a 20 minutos, acompanhadas por sopro (*huff*) e tosse para remover as secreções. A frequência de oscilações pode ser ajustada, mudando-se a inclinação do dispositivo levemente para cima ou para baixo, a partir de sua posição horizontal. Os pacientes com obstrução grave podem não ser capazes de gerar fluxo de ar suficiente a ponto de provocar as vibrações. Os resultados de um único estudo indicaram que o Flutter® é uma terapia adjuvante eficaz em crianças hospitalizadas com asma, conforme demonstrado pela maior resposta à terapia broncodilatadora em vias aéreas calibrosas nos dois primeiros dias de hospitalização. Pacientes de 3 anos de idade ou mais podem efetuar o tratamento com Flutter® de forma independente. Entretanto, há necessidade de estudos em longo prazo para determinar os efeitos do Flutter® sobre a função dos pulmões.

Dispositivo Acapella®

Esse dispositivo atua sob o mesmo princípio do Flutter® (i. e., uma válvula interrompe o fluxo expiratório com consequente geração de PEP oscilante), utilizando tampão de contrapeso e ímã para obter o fechamento da válvula. O Acapella® está disponível em três modelos, um dispositivo de fluxo baixo (< 15 L/min), outro de fluxo alto (> 15 L/min) e o Acapella Choice®. Ao contrário do Flutter®, o Acapella® pode ser utilizado alinhado (*in-line*) com um nebulizador e não depende da gravidade. Embora esses atributos possam conferir ao Acapella® algumas vantagens sobre o Flutter®, nenhum estudo em longo prazo foi realizado sobre eles[24].

Acapella® *vs.* Flutter®

Ambos os dispositivos geram PEP e oscilações, opondo-se ao fluxo produzido por obturador, que atua com força calibrada. O Flutter® utiliza a força gravitacional, enquanto o Acapella® usa a atração magnética. O Acapella® tem características de pressão-fluxo similares ao Flutter®, além de ser uma escolha apropriada ao se aplicar a PEP oscilante. O Acapella®

pode ser vantajoso para alguns pacientes, pois esse dispositivo é capaz de gerar PEP oscilante em qualquer ângulo, beneficiando os pacientes na posição supina e sob fluxos expiratórios muito baixos, como em crianças com doença pulmonar obstrutiva grave.

Dispositivo Cornet®

Esse dispositivo consiste em um tubo semicircular dotado de mangueira flexível. A expiração através da mangueira faz com que ela flexione, dobre e desdobre, provocando com isso várias oscilações de pressão positiva nas vias aéreas. O Cornet® não depende da gravidade, tal como o Acapella® e não pode ser utilizado alinhado (*in-line*) com um nebulizador do mesmo modo que o Flutter®. Além de não haver estudos que comprovem a eficácia do Cornet® em longo prazo em pacientes com FC, os estudos só estão disponíveis na Europa.

TREINAMENTO MUSCULAR RESPIRATÓRIO

A razão pelo treinamento muscular respiratório em casos de distrofia muscular de Duchenne baseia-se na hipótese de que a melhora da força e da resistência muscular poupa a função pulmonar. Contudo, os efeitos sobre pacientes com distrofia muscular de Duchenne exibem resultados variáveis, com alguns estudos indicando melhoras substanciais e outros revelando alterações insignificantes. O mecanismo protetor recém-descoberto do óxido nítrico liberado em músculos exercitados pode ser defeituoso em crianças com distrofia muscular de Duchenne e ainda pode levar a maior dano muscular durante a aplicação de treinamento. O treinamento físico foi implementado no grupo acometido por FC, não só para melhorar a capacidade física e a força muscular, mas também para reduzir a falta de ar; tal treinamento ainda pode ter efeito sobre a depuração das vias aéreas. As recomendações para o treinamento muscular respiratório em distrofia muscular de Duchenne não podem ser endossadas, havendo a necessidade de mais estudos de apoio.

MEDIDAS DE RESULTADO

As medidas padronizadas de resultado com que se julgam os riscos e benefícios relativos de qualquer intervenção são importantes, mas não há um padrão de referência para comparar as técnicas ou os dis-

positivos; por essa razão, os estudos comparativos frequentemente geram resultados conflitantes. Em segundo lugar, a maioria dos estudos é de pequena escala e insuficiente em termos estatísticos para a tomada de decisões clínicas. Além disso, variáveis de confundimento (i. e., intervenientes) em estudos de FC, como o efeito de infecção aguda ou intervenções nutricionais simultâneas, dificultam a clara interpretação dos resultados da terapia de depuração das vias aéreas. Por fim, o estudo cego dos indivíduos nem sempre é possível e, portanto, a novidade da intervenção pode influenciar os resultados tanto subjetivos como objetivos. Apesar disso, diversas variáveis foram utilizadas para tentar classificar a ocorrência e a falta de efeito, como: produção de secreção, obtenção de imagens, saturação de oxigênio, provas de função pulmonar, bem como dias no hospital e *feedback* do paciente.

Outros parâmetros clínicos incluem número de exacerbações, cursos de antibióticos intravenosos/orais e qualidade de vida. Em consequência do caráter igualmente benéfico das intervenções fisioterápicas sugerido pelas evidências atuais, a duração do tratamento, bem como a preferência e adesão do paciente, também podem ser desfechos primários importantes. A relação entre a produção de secreção e a espirometria/evolução da doença é incerta e muitas vezes debatida, mas, independentemente disso, o volume de secreção é utilizado para mensurar a eficácia do plano terapêutico.

A broncoscopia vem sendo utilizada seletivamente em alguns pacientes com distrofia muscular de Duchenne que exibem atelectasia persistente, além de ser bem-sucedida se for detectada a presença de tampão mucoso; no entanto, esse exame não tem se mostrado benéfico sob outros aspectos. O procedimento deve ser considerado somente depois do fracasso de todas as técnicas não invasivas de depuração das vias aéreas.

As decisões clínicas para o fornecimento de várias intervenções são, com frequência, subjetivas e vagamente tomadas com base em critérios clínicos; e mais, a melhora nos parâmetros clínicos é, em parte, subjetiva e, portanto, tais parâmetros são medidas relativamente insatisfatórias para determinar a eficácia comparativa das técnicas de depuração das vias aéreas. É urgente a obtenção de consenso sobre o tipo de medidas de resultado, apropriadas para os ensaios fisioterápicos. Para o benefício de ensaios futuros, também é imprescindível se chegar a um consenso sobre as ferramentas específicas de mensuração dos resultados, bem como sobre o método de relato dos mesmos.

DISCUSSÕES

Há uma grande lista e diversidade de TDA para selecionar. A implementação bem-sucedida de TDA exige que os clínicos adaptem e individualizem os programas de TDA adequados ao paciente e aceitem um nível realista de participação do paciente. A FT com drenagem brônquica constitui o tratamento padrão para a mobilização e remoção de secreções das vias aéreas em muitos tipos de disfunção respiratória, sobretudo em doenças pulmonares crônicas, como FC, bronquiectasia, asma brônquica e síndrome de discinesia ciliar primária. A FT convencional com drenagem auxiliada pela gravidade é considerada há muito tempo o método padrão-ouro para depuração das vias aéreas de pacientes com FC e pode ser a melhor escolha para alguns pacientes, como bebês e crianças na primeira infância.

As revisões baseadas em evidências de vários estudos sobre o papel da FT foram conduzidas por pesquisadores e estão resumidas aqui. Em pacientes com bronquiectasia resultante de diversos distúrbios (incluindo alguns casos de FC), foi sugerido que, como na FC, a FT aumenta a quantidade de secreção expectorada e não exerce efeito sobre o VEF_1, mas é benéfica em pacientes que tipicamente produzem grandes quantidades de secreção (> 20 a 30 mL de muco por dia). Os pesquisadores também reiteram o ponto de que a FT é considerada o padrão de cuidado no tratamento de pacientes com FC. Ainda não há dados suficientes, baseados em evidências, para recomendar essa terapia aos pacientes com outros distúrbios, pois a eficácia da FT em outros distúrbios que não a FC não foi bem estudada.

Como a FT padrão é trabalhosa e demorada para os pacientes, muitos deles se recusam a ser submetidos diariamente a esse tipo de tratamento. Consequentemente, são desenvolvidas alternativas à FT padrão para garantir menor gasto de tempo no fornecimento da terapia e para proporcionar maior independência aos pacientes; isso, por sua vez, resulta em melhores resultados. A maioria das revisões tem se concentrado nos efeitos em curto prazo sobre a depuração das vias aéreas, medindo--se as qualidades da secreção (i. e., volume, peso e viscosidade) ou as taxas de depuração do aerossol radiomarcado a partir do pulmão. Embora algumas modalidades gerem melhorias em curto prazo nesses marcadores, muito poucas têm mensurado os desfechos em longo prazo e clinicamente importantes, como qualidade de vida ou taxas de exacerbações relacionadas a saúde, obediência à terapia, hospitalizações e mortalidade.

Em caso de DNM, o uso da FT convencional sozinha pode não ser uma tarefa fácil em relação ao posicionamento dos pacientes para a terapia pela presença de escoliose ou contraturas; também é preciso tomar grande precaução ao se aplicar a FT sobre ossos osteoporóticos. Uma única monografia revisou 68 estudos de fisioterapia respiratória publicados no PubMed nos últimos vinte anos para definir a eficácia dessas terapias. Havia amplas provas para sugerir que a FT representa o princípio básico da prática de fisioterapia respiratória. O maior número desses estudos concentrou-se na comparação de diferentes dispositivos de depuração das secreções com a FT. Perto desses números, outros compararam estudos sobre a eficácia de cada dispositivo individualmente. Não muitos estudos compararam os dispositivos entre si ou compararam os dispositivos *vs.* as técnicas ativas. Novamente, um grande número de estudos publicados concentrou-se nos efeitos em curto prazo exercidos por dispositivos de depuração de muco. Além disso, grande parte dos estudos determinou os resultados de métodos não farmacológicos em pacientes com FC, embora apenas um pequeno número tenha se concentrado em casos de DPOC. Não havia muitos dados disponíveis sobre discinesia ciliar. Essa revisão não incluiu DNM nem grupos pediátricos. De acordo com outras pesquisas publicadas, os dispositivos, na ordem dos mais frequentemente utilizados, são os seguintes: Flutter®, PEP, OAFPT, VIP, EI, Cornet® e Acapella®. Essa revisão não incluiu a técnica de I-EM. Alguns estudos indicaram que os dispositivos PEP e Flutter® são superiores à FT para expectoração da secreção e função dos pulmões e que as técnicas de OAFPT e VIP são tão eficazes quanto a FT na maioria dos casos. Entre as muitas revisões, os dispositivos Flutter® e PEP são os mais populares em razão da facilidade de uso, embora não haja estudos em longo prazo sobre a eficácia; para os outros dispositivos a literatura especializada é limitada e ambígua.

Em contrapartida, uma revisão Cochrane de estudos conduzidos com o objetivo de comparar a PEP com FT padrão em pacientes com FC não demonstrou qualquer diferença nos efeitos em curto prazo sobre a depuração das vias aéreas e o VEF$_1$, mas apresentou resultados conflitantes nos efeitos em longo prazo sobre o VEF$_1$. Basicamente, não há provas para sugerir que a PEP seja melhor que a FT convencional ou vice-versa. Em estudos conduzidos com o uso de PEP e FT convencional em um período de teste de, no mínimo, um mês, a preferência dos pacientes pendeu para a PEP em detrimento da outra técnica. Alguns ensaios clínicos randomizados sobre o Flutter® sugeriram que esse dispositivo é pouco eficaz no aumento da produção de secreção, mas novamente não há estudos disponíveis sobre os efeitos em longo prazo.

Lesões da medula espinal cervical com complicações respiratórias demonstram evidências para apoiar uma produção mais eficaz de tosse com o uso de assistência manual ou dispositivos de insuflação de pressão positiva. Contudo, em pacientes com DPOC, a TMA isolada ou em combinação com insuflações mecânicas pode ser nociva em decorrência do potencial de obstrução ao fluxo de ar, diminuindo a taxa de pico de fluxo expiratório em 144 L/min. Os pacientes com doença crônica das vias aéreas (p. ex., DPOC e FC) podem exibir vias aéreas intratorácicas centrais notavelmente complacentes com tendência a sofrer colapso durante a tosse, afetando com isso a depuração das vias aéreas. Para minimizar esse efeito, a técnica de expiração forçada (*huffing*) é ensinada a esses indivíduos, já que as pressões intrapulmonares criadas são mais baixas durante essa manobra, em comparação àquelas durante a tosse, e utilizam menos esforço do paciente; assim, embora uma redução na compressão das vias aéreas possa ser experimentada com a manobra de sopro (*huff*), uma depuração mais eficaz da secreção é atingida nesse grupo de pacientes. Notou-se que a expiração forçada (*huffing*) com drenagem postural não era superior à tosse com drenagem postural na população com FC ou bronquite crônica para os fins de depuração de muco. A vantagem de drenagem autogênica sobre a drenagem postural é que a primeira pode ser realizada na posição sentada sem a assistência do terapeuta. Também foi constatado que a drenagem autogênica removeu as secreções mais rapidamente que a drenagem postural, embora não se tenha observado qualquer efeito sobre os achados espirométricos em ambos os tipos de drenagem.

Infelizmente, os estudos que avaliaram o treinamento muscular expiratório em indivíduos com DNM são limitados. Em indivíduos tetraplégicos, o treinamento muscular expiratório leva a um aumento de 46% no volume de reserva expiratório (VRE). Esse aumento no VRE foi atingido por treinamento isométrico da porção clavicular do músculo peitoral maior em um período de seis semanas. Especula-se que isso possa melhorar a eficácia da tosse em DNM até gerar pressões intratorácicas mais altas, mas esse tipo de treinamento não foi testado em ensaios clínicos.

Com a VIP, o mecanismo de ação envolve a broncodilatação por elevação da pressão nas vias aéreas, aumento da umidificação dessas vias e estimulação da tosse. Embora a VIP seja considerada uma alternativa à FT convencional, não houve qualquer diferença nas medidas espirométricas, no número de hospitalizações, no uso de antibióticos orais ou IV ou nas medidas antropomórficas em pacientes com FC. Em alguns estudos, foi constatado que a VIP é superior à CI em crianças com DNM. A OAFPT fornecida por meio de colete inflável foi comparada com FT e ambos os tratamentos resultaram em melhorias similares na espirometria, no peso seco da secreção e no tempo de hospitalização. Quaisquer modalidades direcionadas ao aumento do volume de ar inalado durante a fase inspiratória da tosse aumentam a eficácia da tosse.

Um único estudo, realizado a partir da comparação de OAFPT, Flutter®, PEP e VIP com FT convencional, concluiu que as técnicas de VIP e OAFPT beneficiavam exclusivamente os pacientes incapazes de efetuar outras terapias por reexpandir mais as áreas de atelectasia em pacientes ventilados do que a FT convencional. Em um estudo conduzido com base no sistema de escore radiográfico, o grupo submetido à FT não revelou qualquer alteração na atelectasia, enquanto o outro, que recebeu a VIP, demonstrou melhora significativa em menos tempo em comparação ao grupo anterior. A VIP é provavelmente melhor que a FT para atelectasia ou depuração das secreções. No entanto, a atelectasia não possui qualquer tratamento de padrão-ouro em crianças e varia dependendo da duração e da gravidade da doença. A eficácia da EI depende da força dos músculos inspiratórios (i. e., do esforço do paciente), enquanto a VIP não requer geração de força inspiratória. As técnicas que se mostram bem-sucedidas em crianças e são utilizadas para mobilizar as secreções incluem a OAFPT e a VIP.

O uso de FT em distrofia muscular de Duchenne é mais controverso e não foi completamente estabelecido. Embora as técnicas de FT manual, VIP e OAFPT sejam eficazes para ajudar na depuração das vias aéreas em condições de secreções altamente viscosas (como na FC), o problema subjacente na distrofia muscular de Duchenne não é a viscosidade da secreção, mas sim a incapacidade de tossir. Em caso de distrofia muscular de Duchenne com atelectasia focal como resultado de tamponamento mucoso, essas técnicas podem vir a ser úteis, mas não foram conduzidos estudos suficientes para demonstrar a eficácia do uso de rotina. A I-EM produz o maior aumento no PFT em comparação com outras técnicas-padrão de aumento da tosse em adultos e crianças com DNM. Até mesmo em pacientes com CV gravemente reduzida, eles ainda têm a capacidade de promover o empilhamento de ar, aumentar a CIM e produzir um aumento correspondente no PFT, para remover as secreções com eficiência.

Em um estudo de pacientes com distrofia muscular de Duchenne, foi constatado que os auxílios respiratórios não invasivos, como ventilação com pressão positiva intermitente (VPPI) e TMA, podem melhorar a frequência de extubação ou decanulação e prolongar a sobrevida do paciente. Embora tanto a traqueostomia como os métodos não invasivos também possam prolongar a vida em casos de distrofia muscular de Duchenne, as técnicas não invasivas são associadas com menos morbidade pulmonar e menos hospitalizações relacionadas à aquisição de infecções. Há um consenso de que os métodos não invasivos são tentados em primeiro lugar, antes de a traqueostomia ser considerada para esses pacientes.

O uso de agentes mucolíticos e fluidificadores de secreção das vias aéreas não foi completamente estabelecido. Como os medicamentos alfadornase (Pulmozyme®) e N-acetilcisteína (Mucomyst®) não foram estudados formalmente em casos de distrofia muscular de Duchenne, seu uso não pode ser recomendado[6]. Os agentes que diminuem a secreção, como glicopirrolato (Robinul®), podem ser úteis em pacientes com secreções orais aumentadas, mas é preciso ter cuidado com o ressecamento de secreções das vias aéreas inferiores e consequente dificuldade em removê-las. Injeções de toxina botulínica (Botox®) oferecem a vantagem de não ser um agente secante, mas são planejadas para reduzir a quantidade de secreção; no entanto, o uso dessas injeções em distrofia muscular de Duchenne não foi estabelecido. O emprego de antibióticos de rotina é controverso e deve ser ajustado às necessidades de cada paciente. Broncodilatadores, como albuterol ou levalbuterol, podem ser utilizados antes ou durante a terapia em situações em que haja suspeita ou pre-

sença de hiperatividade das vias aéreas, embora a eficácia desses agentes para uso de rotina não tenha sido confirmada. O procedimento de I-EM pode ser combinado com FT e broncodilatador para a obtenção de desfechos bem-sucedidos em alguns pacientes. Foi demonstrado que o uso de esteroides em distrofia muscular de Duchenne, como prednisona ou deflazacorte (derivado oxazolínico da prednisolona), mantém a deambulação e preserva a função pulmonar. Há necessidade de pesquisas futuras para validar e definir os benefícios pulmonares potenciais de esteroides orais, como na preservação da força dos músculos respiratórios para produzir tosse com eficiência.

Muitos pacientes com distrofia muscular de Duchenne podem ser obesos secundariamente ao gasto energético inadequado diante de ingestão calórica normal. O aumento na massa da parede torácica por obesidade amplia a resistência contra a qual os músculos respiratórios já enfraquecidos devem lutar, levando a maior fadiga e agravamento da tosse. O refluxo gastroesofágico, prevalente nesse grupo, ainda pode levar ao aumento do risco de aspiração e ser precipitado por obesidade, escoliose ou fraqueza muscular progressiva. Em outro extremo, a desnutrição secundária à ingestão calórica inadequada reduz a massa muscular, induz ao início de fadiga e diminui a tosse. Com frequência, a aspiração de secreções orais, alimentos e/ou líquidos é observada secundariamente ao comprometimento da deglutição e isso pode piorar na doença subjacente.

Para evitar o ressecamento das secreções e facilitar a remoção, deve-se manter a boa hidratação do paciente. Durante a terapia, talvez haja necessidade de sucção da secreção para ajudar a remover qualquer secreção acumulada que o paciente não tenha conseguido expectorar. As secreções não expectoradas, sobretudo na presença de quantidades abundantes, podem obstruir as vias aéreas, causando angústia respiratória ou até mesmo parada respiratória; por esse motivo, pausas durante uma série de tratamentos devem avaliar a eficácia de remoção das secreções.

É importante notar que, com a exceção de FT e PEP, outras técnicas, como PEP oscilante (dispositivos Flutter® e Acapella®), OAFPT e VIP, estão aguardando o desenvolvimento de diretrizes clínicas. A aplicação pediátrica das terapias de depuração das vias aéreas inclui todas as modalidades disponíveis para as contrapartes adultas, mas a seleção de terapia apropriada é feita com base na apresentação clínica, nas indicações terapêuticas e na capacidade de realização do paciente.

Entre muitos estudos similares, ainda existem discrepâncias de consenso sobre a eficácia dos dispositivos. Os estudos também parecem ter limitações metodológicas. Em suma, pode-se concluir que há necessidade de mais pesquisas para definir os desfechos em longo prazo dos dispositivos de fisioterapia respiratória, avaliar a obediência dos pacientes à terapia e destacar o efeito desses dispositivos sobre a qualidade de vida dos pacientes. Não é uma tarefa fácil determinar qual dispositivo é superior a outro para uma determinada função, principalmente na ausência de ensaios comparativos em longo prazo entre eles. Os estudos em curto prazo parecem produzir resultados conclusivos sobre técnica ou dispositivo específico para remover as secreções em determinado distúrbio. As revisões sistemáticas preparadas por grupos de revisores da colaboração Cochrane avaliaram seletivamente estudos de nível superior, com base em vários parâmetros de pesquisa, para demonstrar evidências satisfatórias dos ensaios de estudo; todavia, é importante notar que até mesmo ensaios de qualidade inferior também apoiaram achados similares aos seus.

É evidente que os dispositivos atuais são planejados para aumentar a obediência do paciente e sua independência, facilitar o uso e reduzir o custo da terapia. Os fisioterapeutas devem ser orientados sobre os dispositivos atuais de fisioterapia respiratória a fim de escolher o dispositivo apropriado de acordo com a idade e o estado clínico de cada paciente. Esses profissionais também devem orientar os pacientes à autoadministração e fornecer orientação prática para ajudar em seu manejo e reforçar a obediência ao tratamento. Os pacientes também devem ser aconselhados a continuar com seu programa de fisioterapia respiratória, e os dispositivos não devem substituir esses programas. Esses programas melhoram os desfechos clínicos, identificam a não adesão à terapia e, por essa razão, não devem ser substituídos. A alternância de uso dos dispositivos de acordo com a condição e o estado clínico dos pacientes os motivará a continuar com seu tratamento.

RECOMENDAÇÕES E PONTOS PRÁTICOS

Esta seção resume as recomendações e os pontos práticos na depuração das vias aéreas e na metodologia, gerados por meio de pesquisas baseadas em evidências e consenso alcançado por autoridades renomadas nesse assunto.

Em indivíduos com doenças causadas por obstrução ao fluxo de ar (p. ex., DPOC), a TMA pode levar a desfechos desfavoráveis e não deve ser utilizada. Há vantagens no uso de expiração forçada (*huffing*) para complementar outras metodologias tanto na população acometida por FC como naquela afetada por DPOC.

Pacientes com fraqueza neuromuscular podem se beneficiar do treinamento muscular expiratório, havendo grande valor na introdução de TMA de forma precoce e intensiva, idealmente antes de o início do comprometimento da tosse se tornar crítico. A I-EM é uma prioridade no plano terapêutico em casos de DNM, embora o financiamento para a aquisição de dispositivos de assistência mecânica à tosse possa ser um desafio em algumas áreas. Os pacientes submetidos inicialmente a I-EM ou sob VM devem ser acompanhados rotineiramente por algum pneumologista a cada três a seis meses ou conforme a necessidade. Assim que a depuração das vias aéreas se tornar um problema ou se o PFT estiver abaixo de 270 L/min e a PEM for inferior a 60 cmH$_2$O, inicia-se a técnica de tosse assistida.

Do mesmo modo, os pacientes pediátricos produtores de PFT abaixo de 270 L/min e/ou PEM inferior a 60 cmH$_2$O como base de referência, quando sadios, conseguem manter a I-EM, pelo menos, uma a duas vezes ao dia e podem aumentar a terapia durante o início de doença respiratória para a cada 3 a 4 horas ou, até mesmo, em uma frequência maior, a cada 10 a 15 minutos, conforme a tolerância. Em pacientes com FC, foram desenvolvidas as seguintes diretrizes clínicas:

- a FT é considerada uma técnica eficiente na depuração de muco, apesar dos dados restritos sobre os efeitos de cada tratamento e os benefícios em longo prazo;
- os ensaios em médio e longo prazo revelam que a FT convencional é tão eficaz quanto outras formas de depuração das vias aéreas;
- embora ensaios isolados em curto e longo prazo demonstrem que a PEP é tão eficiente quanto outras formas de terapia, ela é recomendada sobre a FT, por ser um método seguro, passível de autoadministração e barato;
- quaisquer dispositivos oscilantes podem ser utilizados como alternativas à FT;
- nessa população, a introdução de drenagem autogênica para complementar a drenagem postural permite a depuração da secreção sem assistência e a realização em uma única posição corporal;
- os ensaios em curto prazo indicam que a VNI é mais eficaz que outras modalidades de depuração

das vias aéreas em pacientes com doença grave e dificuldade de eliminação de secreção, mas os efeitos em longo prazo são desconhecidos;

- os ensaios em curto e longo prazos indicam certo benefício do treinamento físico em comparação à ausência de treinamento;
- não há provas para apoiar ou contestar a substituição das sessões de depuração das vias aéreas por treinamento físico.

Outras recomendações sobre TDA em pacientes com FC incluem os dados expostos a seguir. O reforço na adesão a algum programa de TDA é uma prescrição crítica em terapias de FC. Ao se considerar o uso de técnica ou dispositivo específico, é importante conciliar com o estilo de vida do paciente e a gravidade da doença, bem como com o apoio e os recursos da família, para obter resultados bem-sucedidos. A equipe responsável pelo tratamento de FC deve ter o conhecimento e a capacidade de ajudar os pacientes a selecionar um método de TDA eficaz para eles. É imprescindível que a equipe mantenha uma expectativa realista em termos de obediência ao tratamento e tome nota do estilo de vida e da aceitação psicológica da doença pelo paciente. É útil que os clínicos utilizem uma combinação de relatos pessoais, diários e contadores eletrônicos para refletir a adesão à TDA. Consultas clínicas realizadas, no mínimo, em intervalos trimestrais pela equipe de FC ajudam a detectar a deterioração no estado pulmonar e a eficácia do programa de TDA.

CONSIDERAÇÕES FINAIS

Não há provas definitivas disponíveis a partir das revisões Cochrane sobre a eficácia em longo prazo da depuração das vias aéreas em detrimento da não depuração dessas vias em casos de FC. Apesar da falta de provas, há um consenso disseminado entre os pacientes e clínicos de que a depuração das vias aéreas é essencial no cuidado de pacientes com FC. Portanto, é improvável a realização de ensaios em longo prazo sobre a depuração das vias aéreas no grupo acometido por FC em detrimento da não depuração dessas vias nesse grupo, em virtude dos resultados positivos de ensaios em curto prazo. A realização de outros estudos seria útil para verificar o papel desempenhado pela depuração das vias aéreas em pacientes assintomáticos (i. e., se essa técnica é vantajosa ou não). A opinião atual de especialistas indica que nenhuma técnica de depuração das vias

aéreas é superior a outra, mas circunstâncias específicas podem se beneficiar com determinada técnica. As revisões não fornecem orientação baseada em evidências sobre quais terapias são mais eficientes e em que circunstâncias. É coerente afirmar que quanto mais grave for a doença, com dificuldades de depuração das vias aéreas, maior benefício terá a VNI.

O uso de técnicas alternadas de depuração das vias aéreas durante diferentes estágios da doença é uma boa sugestão para possível autoadministração de esquema independente pelo próprio paciente durante a fase estável de alguma doença, sendo benéfico o emprego de um esquema mais passivo em casos de exacerbação aguda em que há maior envolvimento dos responsáveis ou de técnicas independentes. Também há dados consistentes de que fatores relacionados ao tratamento, como duração e complexidade, e ainda fatores relacionados às características do paciente, como preocupação e confiança nos clínicos, determinam a adesão à terapia. Há necessidade de mais pesquisas sobre quais os critérios mínimos de adesão e as estratégias de maximização dessa aderência. No cuidado de pacientes com FC, os fisioterapeutas devem garantir sua competência no manejo dos dispositivos atuais e de quaisquer intervenções fisioterápicas novas para a implementação bem-sucedida do programa de TDA e ainda devem passar confiança a seus pacientes.

Quanto ao uso de I-EM, não há ensaios randomizados satisfatórios e, por essa razão, é justificável a realização de pesquisas futuras não só para determinar seu uso regular a fim de reduzir o impacto exercido por infecções torácicas em longo prazo em DNM, mas também para avaliar se a técnica de I-EM utilizada durante infecções agudas do trato respiratório é capaz de melhorar os desfechos clínicos com mais eficiência do que as técnicas existentes de aumento da tosse. Esses estudos recentes podem aumentar a popularidade da I-EM no Reino Unido e na Europa, pois foi na América do Norte que essa técnica se mostrou eficaz para evitar a morbidade respiratória em pacientes com DNM.

Até o momento, não há critérios específicos para determinar quando tais modalidades devem ser utilizadas em crianças, quais são as mais eficazes e que parâmetros de pressão devem ser fixados na I-EM. Não são conhecidos os efeitos de desfechos em longo prazo sobre a qualidade de vida e as taxas de exacerbações relacionadas à saúde, as hospitalizações e a mortalidade. Independentemente disso, essas técnicas estão bastante arraigadas no tratamento de pacientes com hipersecreção mucosa, sobretudo em casos de FC.

Este capítulo forneceu um resumo claro sobre os achados de pesquisa, as recomendações e os pontos práticos, bem como as razões por áreas de pesquisas futuras, a fim de expandir as bases de evidências para a aplicação da fisioterapia em diferentes condições que afetam a mobilização e a extração das secreções na população adulta e pediátrica. Várias modalidades de TDA podem ser utilizadas com sucesso de forma isolada ou em combinação; além disso, foi constatado que tais técnicas são seguras até mesmo em bebês que necessitam de assistência para depuração das vias aéreas. A intervenção precoce do paciente, bem como a introdução à TDA correta e eficaz por clínico habilidoso e pessoal treinado, melhorará e otimizará tanto a quantidade como a qualidade de vida de seus pacientes.

BIBLIOGRAFIA RECOMENDADA

1. Airen M, McDonough J, Panitch HB. Cough peak flow measurements in normal school-age children. American Journal of Respiratory Care. 2004;169:A896.

2. Bach JR, Saparito LR. Criteria for extubation and tracheostomy tube removal for patients with ventilatory failure: a different approach to weaning. American College of Chest Physicians. 1996;104:1553-62.

3. Back JR. Mechanical in-exsufflation: A comparison of peak expiratory flows with manually assisted and unassisted coughing techniques. American College of Chest Physicians. 1993;104(5):1553-62.

4. Back JR, Tzeng AC. Long-term mechanical ventilation: use of respiratory muscle aids in prevention of respiratory failure. New York: Marcel Dekker; 2001. p.327-48.

5. Boitano LJ. Management of airway clearance in neuromuscular disease. Respiratory Care. 2006;51(8):913-22.

6. Chatburn RL. High-frequency assisted airway clearance. Respiratory Care. 2007;52(9):1224-35.

7. Chatwin M, Ross E, Hart N, Nickol AH, Polkey MI, Simonds AK. Cough augmentation with mechanical insufflations/exsufflation in patients with neuromuscular weakness. European Respiratory Journal. 2003;21:502-8.

8. Deakins K, Chatburn RL. A comparison of intrapulmonary percussive ventilation and conventional chest physiotherapy for the treatment of atelectasis in the pediatric patient. Respiratory Care. 2002;47(10):1162-7.

9. Gomez-Merino E, Sancho J, Marin J, Servera E, Blasco ML, Belda JF, et al. Mechanical insufflations-exsufflation pressure, volume and flow relationships and the adequacy of the manufacturer's guidelines. American Journal of Physical Medicine and Rehabilitation. 2002;81(8).

10. Kang SW. Pulmonary rehabilitation in patients with neuromuscular disease. Yonsei Medical Journal. 2006;47(3):307-14.

11. Hristara-Papadopoulou A, Tsanakas J, Diomou G, Papadopoulou O. Current devices of respiratory physiotherapy. Hippokratia. 2008;12(4):211-20.

12. Kravitz RM. Airway clearance in Duchenne muscular dystrophy. American Academy of Pediatrics. 2009;123:S231-5.

13. Marks JH. Airway clearance devices in cystic fibrosis. Pediatric Respiratory Reviews. 2007;8:17-23.

14. McCool FD, Rosen MJ. Nonpharmacological airway clearance therapies: ACCP evidence-based clinical practice guidelines. American College of Chest Physicians. 2006;129;250S-9S.

15. Miske LJ, Hickey EM, Kolb, SM, Weiner DJ, Panitch HB. Use of the mechanical in-ex sufflator in pediatric patients with neuromuscular disease and impaired cough. American College of Chest Physicians. 2004;125:1406-12.

16. Panitch HB. Airway clearance in children with neuromuscular weakness. Lippincott Williams & Wilkins. 2006;18:277-81.

17. Pryor JA. Physiotherapy for airway clearance in adults. European Respiratory Journal. 1999;14:1418-24.

18. Reardon CC, Christiansen D, Barnett ED, Cabral HJ. Intrapulmonary percussive ventilation vs. incentive spirometry for children with neuromuscular disease. American Medical Association. 2005;159:526-31.

19. Respiratory care of the patient with Duchenne muscular dystrophy: ATS consensus statement. American Thoracic Society Documents. 2004;170:456-65.

20. Schroth MK. Special considerations in the respiratory management of spinal muscular atrophy. American Academy of Pediatrics. 2009;123:S245-9.

21. Server E, Sancho J, Zafra MJ. Cough and neuromuscular diseases. Noninvasive airway secretion management. Arch Bronconeumol. 2003;39(9):418-27.

22. Sivasothy P, Brown L, Smith IE, Shneerson JM. Effect of manually assisted cough and mechanical insufflations on cough flow of normal subjects, patients with chronic obstructive pulmonary disease (COPD), and patients with respiratory muscle weakness. Thorax. 2001;56:438-44.

23. Whitney J, Harden B, Keilty S. Assisted cough: A new technique. Physiotherapy. 2002;88(4).

24. Vianello A, Corrado A, Arcaro G, Gallan F, Ori C, Minuzzo M, et al. Mechanical insufflations-exsufflation improves outcomes for neuromuscular disease patients with respiratory tract infections. American Journal of Physical Medicine & Rehabilitation. 2005;84:83-8.

25. Winck JC, Goncalves MR, Lourenco C, Viana P, Almeida J, Bach JR. Effects of mechanical insufflations-exsufflation on respiratory parameters for patients with chronic airway secretion encumbrance. American College of Chest Physicians. 2004;126:774-80.

ÍNDICE REMISSIVO

A

ABDIM (Associação Brasileira de Distrofia Muscular) 286
ação da gravidade 1
Acapella® 122, 339
Acapella Choice® 214
aceleração do fluxo expiratório 165
adaptador bucal angulado 319
adolescentes 128
AFE
   ativa 174
   ativo-assistida 173
   contraindicações e limites 176
   efeitos da 175
   indicações 176
   em dois tempos 170
   fracionada 170
   lenta e ativa 175
   no paciente completamente cooperante 174
   no paciente cooperante 173
   no paciente não cooperante 168
   passiva 168
   rápida e ativa 175
   reflexa 170
   torácica 171
   transtorácica 172
   unilateral 170
air stacking 284, 285
   manobra 288
      passiva 290
ajuda inspiratória, técnica de 84
alça de balde, movimento de 36
alcalose 316
alongamento dos músculos inspiratórios 73
alterações abdominais 38
Ambu® 240, 285
amiotrofias espinhais tipo I (Werdnig-Hoffman) 286
anatomia funcional dos músculos respiratórios 35
anatomia pulmonar 1
apoio abdominal inferior 78, 81
apoio abdominal (thrust) 295
apoio no espaço ileocostal 79, 82
   com apoio abdominal inferior 81

apoio, combinação de 80
apoio toracoabdominal 77
   com apoio abdominal inferior 82
asma 310
aspiração 189
   com sonda 162
   endo e nasotraqueal
      complicações 191
      contraindicações 190
      indicações 189
      sistemas aberto e fechado 191
   endotraqueal 190
   mecânica 189
   nasotraqueal 190
   subglótica 196
   traqueal 236
aspirador nasal 162
assincronia toracoabdominal 42
atividade física 119
   combinada com compressão 121
   para crianças 124
atividade lúdica 117
atividades da vida diária 39
atividades funcionais 38
atividades lúdicas e físicas 130
atividades lúdicas "estruturadas" 117
atividades lúdicas respiratórias 127
aumento do fluxo expiratório 165
   lento 166
   rápido 166
aumento manual da tosse 336
ausculta pulmonar 2
auto-PEEP 23
auxílios musculares expiratórios 336
auxílios musculares inspiratórios 334
auxílios musculares respiratórios 315
avaliação do paciente 316

B

bag-squeezing (BS) 239
balonete (cuff) 210
Baraca 240
barreira hematogasosa 45
Barthe 165
batimento ciliar 15
Bennett PR1 262
biomecânica respiratória 36

biomecânica ventilatória 35
BiPAP (bilevel positive airway pressure) 257, 258, 271
bloqueio torácico 33
braço de bomba, movimento de 36
bronquiectasia 211

C

cadeias musculares e articulares de Godelieve Denys-Struyf (GDS) 22
canais de Lambert 118, 139
canais de Martin 31, 118
cânulas com aspiração subglótica 196
capacidade de insuflação máxima 285, 316
capacidade de insuflação pulmonar 318
capacidade inspiratória máxima 333
capacidade pulmonar total (CPT) 148, 208
capacidade residual funcional (CRF) 148
capacidade respiratória livre de ventilador 318
capacidade vital (CV) 302, 334
   posição sentada 334
capacidade vital (CV) 302
carga pressórica alinear 306
carga pressórica linear 304
cateter de aspiração 198, 237
centro frênico 36
Chevallier 149
choro na higiene brônquica 155
ciclo ativo da técnica respiratória 120
ciclo de DA 139
cinesioterapia 93, 307
cintura escapular
   estabilidade 70
CIP 318
clearance mucociliar 15
CliniFLO 255
clip nasal 301
Coach 256
cócegas 125
colapso dinâmico das vias aéreas 136
colete de higiene brônquica 201, 203
complacência 283
componente insercional 50
componente justaposicional 50
compressão e descompressão torácica 33
compressão torácica 15
   torácica manual 241

345

compressões sucessivas com restrições inspiratórias 151
Consenso de Lyon 15, 18, 132
Consenso de Lyon (2000) 239
consumo de oxigênio 39
consumo máximo de oxigênio 39
costelas, reposicionamento 71
Cough Assist® 184, 291, 317
CPAP (continuous positive airway pressure) 257, 259, 271
crianças com doença respiratória 120
crianças em idade escolar 128
crianças em idade pré-escolar 126
cuff 292

D

DA assistida (DAA) 121
decúbito dorsal 47, 74
decúbito lateral 46, 149
decúbito ventral 47, 75
depuração das vias aéreas (TDA) 120
depuração mucociliar 201
desenvolvimento pulmonar 149
desinsuflação, efeito de 149
desinsuflação pulmonar 17, 21, 148
    abrupta 241
desnutrição 299
desobstrução rinofaríngea retrógrada (DRR) 159
desordens neuromusculares 310
diafragma 36, 50
    estimulação proprioceptiva e fortalecimento 76
diafragma 118
diferenças anatômicas e fisiológicas entre crianças e adultos 118
difusão 271
dinâmica das vias aéreas 166
disfunção bulbar 331
disfunção dos músculos respiratórios 314
disfunção glótica 331
disfunção muscular respiratória 298
    sinais e sintomas 299
dispositivo Cornet® 340
dispositivo de espirometria de incentivo (EI) 339
dispositivo de ventilação intrapulmonar percussiva (VIP) 338
dispositivo gerador de PEP 140
dispositivo gerador de pressão expiratória positiva (PEP) 338
distensão abdominal 321
distrofia muscular de Duchenne 287, 312
distúrbio respiratório do sono 318
distúrbios respiratórios agudos 117
distúrbios respiratórios crônicos 117
doença pulmonar obstrutiva crônica 41, 309
doenças neuromusculares, 285
doença unilateral 46
DP modificada 123
DPOC 246
drenagem autogênica 120, 139
    mecanismo de ação 139
drenagem autogênica (DA) 136
drenagem postural
    contraindicações 2
    indicações 1
drenagem postural (DP) 122
dreno de tórax 42

E

efeito de huff 209
efeito de liquefação 149
eletroestimulação diafragmática transcutânea (EDET) 307
eletromiografia 304
ELTGOL 211
empilhamento de ar 319
EPAP (expiratory positive airway pressure) 257, 258
    com válvula spring load, sistema 274
    em selo d'água com dois reservatórios, sistema 276
    em selo d'água com um reservatório, sistema 275
    e PEP 271
        componentes dos sistemas 273
EPAP 258
equipamentos de proteção 237
esclerose lateral amiotrófica 286
esclerose múltipla 310
escolioses 284
esforço muscular ventilatório 73
espaço ileocostal 79
espirometria de incentivo (EI) 145
espirômetro 292
estimulação elétrica neuromuscular (EENM) 306
estimulação proprioceptiva e fortalecimento 76
estratégia protetora 239
exercício com fluxo inspiratório controlado (EDIC) 145
exercício com ventilação de tempos respiratórios equivalentes 24
exercício diafragmático 96
exercício intercostal 96
exercícios de expansão torácica 133
exercícios de membros inferiores 39
exercícios diafragmáticos 132
exercícios respiratórios associados aos membros superiores 39
expansão-compressão
    efeito de 149
expansão pulmonar 94, 257
expiração 138, 139
    abreviada 97
    forçada 36, 132
    lenta e prolongada (ELPr) 151
    pelo nariz 138
    tranquila 36
Exsufflation Belt® 318
extubação de pacientes não desmamáveis 324
EzPAP 279
    indicações 280
    reações adversas 282

F

fadiga muscular 298
falência respiratória 314
fase de "coleta" 121
fase de "descolamento" 121
fase final de "expectoração" 121
feedback da oximetria 323
feedback de secreção 138
fibras costais 36
fibras esternais 36
fibras musculares, 36
fisioterapeuta pediátrico 119

fisioterapeuta respiratório
    papel do 35
fisioterapia cardiorrespiratória 102
fisioterapia respiratória 35, 201
    no Brasil
        história da 93
fissura oblíqua 1
fissura transversa 1
Flutter® 122, 340
fluxo aéreo 167
fluxo vorticial 149
força muscular inspiratória
    treinamento de 305
fração inspirada de oxigênio 241
fraqueza muscular 43, 299
frasco de transferência 272
freno labial 22, 111
funções posturais e ventilatórias 38

G

ginga laterolateral 88
ginga oblíqua 88
ginga torácica 87
    com ajuda inspiratória 89
gradil costal 35

H

HFCWO 203
higiene brônquica 201, 202, 241
    colete de 203
    técnicas de 202
hipercapnia 284
hiperinsuflação dinâmica 24, 42
hiperinsuflação manual 239
hiperinsuflação pulmonar 21, 41
hiperoxigenação 190, 236
hiperpneia voluntária isocápnica 307
hiperventilação 190, 289
horizontalização dos arcos costais 41
huffing 132
huffs 209

I

imagens radiológicas 2
imobilidade 43
    indicações 176
índice pressão-tempo 303
inspiração 137
    em tempos 97
inspirômetro de incentivo a volume 256
instabilidade hemodinâmica 214
instilação com conta-gotas 163
instilação com seringa 163
instilação de solução salina 197, 236
instilação nasal 160
Instituto do Coração (InCor – HC-FMUSP) 240
insuficiência respiratória 315
insuflação-exsuflação mecânica 323, 335
    benefícios 227
    complicações 227
    contraindicações 227
insuflador-exsuflador mecânico
    funcionamento 227
    história e evolução 223
insuflador-exsuflador mecânico – Cough Assist®, efeitos do 222, 223
interação gás-líquido 149
intrapulmonary percussive ventilation 215

ÍNDICE REMISSIVO

IPAP (*inspiratory positive airway pressure*) 258
IPV 215

J
Jean Chevaillier 136

L
lei do escoamento laminar de Poiseuille 166
lesão medular 311
lobos pulmonares 1
lúmen da via aérea 202

M
manobra circular do abdome 83
manobra circular do esterno 82
manobra de *air stacking* 288
manobra de recrutamento alveolar 31
manobras de hiperinsuflação 334
manovacuômetro 300
mãos em forma de concha ou ventosa, 18
massagem perinasal 162
mecânica respiratória 36
medida do pico de fluxo de tosse 294
miastenia gravis 311
milking effect 149
mobilidade da parede torácica 37
mobilização da cintura escapular 43
movimento de alça de balde 24
movimento diafragmático
   facilitação do 74
muco 15
   brônquico, propriedades reológicas 15
músculos abdominais 36
músculos acessórios da inspiração 38
músculos expiratórios
   fortalecimento 71
   treinamento de 306
músculos inspiratórios
   alongamento 69
   aumento do comprimento 69
músculos respiratórios
   alongamento 69
   fraqueza 283
músculos ventilatórios
   treinamento 112
musicoterapia 126

N
narcose 315
nasoaspiração 159
nebulização intermitente 304

O
oscilação de alta frequência da parede torácica
   123, 203

P
pacientes cirúrgicos 308
pacientes hipercápnicos 315
pacientes não desmamáveis 314
pacientes sob ventilação mecânica 241
padrões anormais da respiração 85
padrões ventilatórios terapêuticos 110
pausa inspiratória 139
pausa teleinspiratória 146
peak flowmeter 292
pectus excavatum 331
PEP 257
   com bolha ou frasco 121
   com resistores de orifícios 277

infantil 125
   oscilante 122
percussão torácica 16, 18
   interna 123
perfusão 45, 271
Pflex® 274, 306
pico de fluxo de tosse 180, 222, 286, 333
pneumonia associada à ventilação 238
pneumonia por aspiração 333
pneumonias associadas à ventilação mecânica
   (PAV) 193, 196
pneumotórax 214
polissonograma 317
ponto de igual pressão (PIP) 22
poros de Kohn 31, 118, 139
posição antálgica 42
posição prona 47
posição sentada 335
posição supina 47, 335
Postiaux, Guy 149
posturas 1
pressão alveolar 94
pressão do O_2 45
pressão expiratória máxima 36, 301, 333
pressão gástrica durante a tosse (Pga) 334
pressão inspiratória máxima 36, 301
pressão pleural 94
pressão positiva 184
   ao final da expiração (PEEP) 22
   contínua nas vias aéreas 315
   expiratória final 241
   fisiologia 257
   intermitente (IPPB) 281
   oscilatória (PPO) 206
pressão transdiafragmática 300
pressões pleurais 208
pressões respiratórias finais (PEEP) 190
processo xifoide 35
propriedades reológicas do muco 209
propriedades viscoelásticas 15
propriedade tixotrópica 202
pulmão direito 1
pulmão esquerdo 1
PVT diafragmático forçado 112
PVT durante broncoespasmo ou *ping-pong*
   112

R
radiografia de tórax 2
RC-Cornet® 122
reanimador de Müller® 262, 265
redução do espaço ileocostal 79
reeducação postural global (RPG) 22
reequilíbrio toracoabdominal 73
reexpansão pulmonar 31
reflexo de Hering-Breuer 151
refluxo gastroesofágico (RGE) 124
relaxamento e controle da respiração 132
remoção de secreção
   técnicas de 18
reologia das secreções 167
reposicionamento costal 86
reservatório comunicante 272
resistência
   muscular 298
   treinamento de 304
resistor alinear pressórico 272
resistor linear pressórico 272
resistor linear tipo "selo d'água" 272

respiração
   assincrônica 41
   diafragmática 74
      posicionamento para facilitar a 74
   do sapo 287
   endotraqueal 189
   frenolabial 138
   glossofaríngea 287, 321
      estruturas anatômicas 289
   nasofaríngea/nasotraqueal 189
   normal 283
   orofaríngea/orotraqueal 189
   por pressão positiva intermitente (IPPB) 280
respirações profundas 133
Respiron® 245
   invertido 250
ressuscitadores manuais 285
ressuscitador manual 318
retardo expiratório 111
retificação diafragmática 41
RPPI (respiração por pressão positiva intermitente) 257, 260, 271

S
saturação de oxi-hemoglobina 334
secreções respiratórias 188
segmentos broncopulmonares 1
segmentos pulmonares 1
sensibilidade do ventilador mecânico 304
sentado 76
   recostado 76
   sem apoio nas costas 76
sinal de Hoover 86
síndrome do desconforto respiratório agudo
   (SDRA) 31
sistema de aspiração fechado 192
sistema de depuração mucociliar 329
sistemas de aspiração fechados 237
sistemas EPAP e PEP 271
   componentes 273
solução salina
   instilação de 197
soluços inspiratórios 97
sondas de aspiração 198
soprar 126
Spiropulsator® 262
sucção 189
suporte ventilatório invasivo 323
suspiros 152

T
tapete mucociliar 236
tapotagem 16, 18, 123
   contraindicações 19
   indicações 19
técnica da ponte 171
técnica de EPAP 272
técnica de expiração forçada – *huffing* 132,
   154, 183
técnica de PEP 272
técnicas de conservação de energia 24, 40
técnicas de higiene brônquica 15
técnicas expiratórias forçadas 154
técnicas expiratórias lentas 149
técnicas inspiratórias lentas 145
terapia com pressão expiratória positiva (PEP)
   121, 279
terapia de higiene brônquica 241
terapia de insuflação passiva 318

terapias de aumento da tosse 334
Therapep® 274
Threshold IMT® 306
tixotropismo
  propriedade de 15
tixotropismo 167
tórax 35
tosse 90, 222, 236, 283
  assistida 183, 296
  aumento manual da tosse 336
  auxílio à 90
  complicações da 180
  contraindicações da técnica de 185
  definição e classificação 178
  dirigida 156, 181
  e ventilação mecânica 184
  estimulada pela pressão positiva 184
  etiqueta da 185
  facilitação da 89
  fisiologia e mecânica da 330
  manualmente assistida 181, 316
  mecanicamente assistida 320
  mecanismo e fisiologia 178
  medida do pico de fluxo 294
  pico de fluxo da 180
  produtiva 180
  provocada 155, 181
  reflexo da 178
  seca ou irritativa 180
  técnicas de 180
  voluntária 181
transferência ventilatória 83

transporte mucociliar (TMC) 209
traqueostomia 209, 247, 292
treinamento de força muscular inspiratória 304
treinamento de músculos expiratórios 306
treinamento de resistência 304
treinamento dos músculos ventilatórios 112
treinamento muscular respiratório 340
tubo T 209

V

válvula PEEP 272
ventilação 271
  alveolar 45
  colateral 31, 118, 241
  com pressão positiva intermitente via adaptador bucal 319
  com pressão positiva intermitente (VPPI) 140
  intrapulmonar percussiva 215
    indicações 219
    mecanismo de ação 218
    princípios básicos de funcionamento 217
  intrapulmonar percussiva (VIP) 123
    conceito de 215
  mecânica 236
    prolongada 309
  não invasiva 140, 314
  pulmonar 38, 94, 102
ventilador corporal 318
ventilador de pressão abdominal intermitente 318

ventiladores corporais de pressão negativa 318
ventilador mecânico
  como recurso terapêutico 242
  sensibilidade do 304
ventilômetro 292, 302
vias aéreas
  dinâmica das 166
  inferiores 188
  superiores 188, 210
vibração 15, 123
  mecânica 203
  torácica 202
vibrações não instrumentais 15
vibradores mecânicos 15
vibrocompressão 16
  contraindicações e limitações 16
  indicações 16
VIP 215
VLP 4000® 262, 267
VMNI nasal 320
VMNI noturna 317
Voldyne® 245, 251
volume corrente (VC) 148
volume de oclusão 119
volume de reserva expiratório (VRE) 148
volume de reserva inspiratório (VRI) 148
volume residual (VR) 148

Z

zona de aposição 37, 50